执业药师资格考试学习指南

——中药学专业知识（一）

主　编

王　沛　雷钧涛　姜艳霞

副主编

王　微　刘齐林　顾雪竹

编　者

毕　岩　岳冬辉　赵　琳

唐　旭　冷云凯

金盾出版社

内 容 提 要

本书以 2011 年度执业药师资格考试考试大纲——中药学专业知识(一)的内容为基础,对大纲包含的内容进行了考点分析,并在每章的分析之后提供了大量的模拟考题,为没有充足时间复习的考生提供帮助。

本书的编写成员均为重点医学院校的骨干教师,长期担任执业药师资格考试的考前辅导工作,其编写的内容丰富实用,紧扣考点,适合参加执业药师资格考试的考生阅读。

图书在版编目(CIP)数据

执业药师资格考试学习指南——中药学专业知识(一)/王沛,雷钧涛,姜艳霞主编. --北京:金盾出版社,2011.11
ISBN 978-7-5082-7233-7

Ⅰ.①执… Ⅱ.①王…②雷…③姜… Ⅲ.①中药学—药剂人员—资格考试—自学参考资料 Ⅳ.①R28

中国版本图书馆 CIP 数据核字(2011)第 202875 号

金盾出版社出版、总发行
北京太平路 5 号(地铁万寿路站往南)
邮政编码:100036 电话:68214039 83219215
传真:68276683 网址:www.jdcbs.cn
封面印刷:北京精美彩色印刷有限公司
正文印刷:北京三木印刷有限公司
装订:北京三木印刷有限公司
各地新华书店经销
开本:787×1092 1/16 印张:27.25 字数:600 千字
2011 年 11 月第 1 版第 1 次印刷
印数:1~5 000 册 定价:68.00 元
——————————————————————
(凡购买金盾出版社的图书,如有缺页、
倒页、脱页者,本社发行部负责调换)

目　录

第一部分　中药学

第一章　历代本草代表作简介

一、考试大纲

（一）宋及其以前

1.神农本草经
（1）作者
（2）成书年代
（3）学术价值

2.本草经集注
（1）作者
（2）成书年代
（3）学术价值

3.新修本草
（1）作者
（2）成书年代
（3）学术价值

4.经史证类备急本草
（1）作者
（2）成书年代
（3）学术价值

（二）明清以后

1.本草纲目
（1）作者
（2）成书年代
（3）学术价值

2.本草纲目拾遗
（1）作者
（2）成书年代
（3）学术价值

3.中华本草
（1）作者
（2）成书年代
（3）学术价值

二、应试指南

(一)宋及其以前

1. 神农本草经

(1)作者:非一人一时之作。

(2)成书年代:成书于东汉末年(公元 2 世纪),载药 365 种,分上中下三品。

(3)学术价值:系统总结了汉以前药学成就;我国现存最早的药学专著;为本草学发展奠定了基础。

2. 本草经集注

(1)作者:陶弘景。

(2)成书年代:公元 500 年,魏晋南北朝,载药 730 种。分玉石、草木、虫兽、果、菜、米食及有名未用 7 类。

(3)学术价值:全面系统地整理、补充了《神农本草经》。

3. 新修本草

(1)作者:长孙无忌、李领衔、苏敬等 21 人共同编撰而成。

(2)成书年代:唐代。共 54 卷,载药 850 种。

(3)学术价值:我国历史上第一部官修药典性本草,誉为世界上第一部药典。增加了药物图谱,开创了图文对照法编撰药学专著的先例。总结唐以前药物学成就,对后世医药学发展影响极大。

4. 经史证类备急本草

(1)作者:唐慎微。

(2)成书年代:初稿 1082 年,定稿 1108 年(宋大观二年)以前。宋代本草学代表作,简称《证类本草》,全书共 30 卷,载药 1746 种,附方 3000 余首。

(3)学术价值:图文对照,方药并收,医药结合,资料翔实。集宋以前本草大成,具有极高学术价值和文献价值。

(二)明清以后

1. 本草纲目

(1)作者:李时珍。

(2)成书年代:1578 年(明万历六年),明代本草学代表作。

全书共 52 卷,约 200 万字,载药 1892 种,附方 11000 余首,绘药图 1100 余幅。按自然属性分列为 16 部 60 类。

(3)学术价值:集 16 世纪以前药学成就大成。在生物、天文、地理、地质、采矿等也有突出成就。对世界医药学和自然科学做出卓越贡献。

2. 本草纲目拾遗

(1)作者:赵学敏。

(2)成书年代:1803 年(初稿 1765 年)。清代本草学代表作。全书共 10 卷,载药 921 种,新增药物达 716 种之多。创古代本草增收新药之冠。

(3)学术价值:总结了 16~18 世纪本草学发展的新成就,保存大量已散失的方药书籍的部分内容,具有很高实用价值和文献价值。

3. 中华本草

(1)作者:国家中医药管理局主持,南京中医药大学总编审。

(2)成书年代:1999年,当代本草学代表作。全书共34卷,前30卷为中药药,后4卷为民族药,分为藏药、蒙药、维药、傣药各1卷。收载药物8980种,备考药物571种,插图8534幅,引用古今文献1万余种,计约2800万字。

(3)学术价值:总结了中华民族2000余年来传统药学成就,集中反映了20世纪中药学科发展水平。

三、考前模拟

(一)A型题(最佳选择题)

1. 我国现存最早的本草专著是

A.《开宝本草》　　B.《嘉祐本草》　　C.《神农本草经》

D.《新修本草》　　E.《本草拾遗》

2. 首创按药物自然属性分类的本草著作是

A.《本草拾遗》　　B.《本草纲目》　　C.《神农本草经》

D.《新修本草》　　E.《本草经集注》

3. 我国现存的第一部本草专著是

A.《五十二病方》　　B.《本草经集注》　　C.《神农本草经》

D.《本草纲目》　　E.《黄帝内经》

4. 我国第一部药典性著作是

A.《本草纲目》　　B.《证类本草》　　C.《新修本草》

D.《本草经集注》　　E.《神农本草经》

5. 最早采用图文对照编写方法的本草著作是

A.《神农本草经》　　B.《名医别录》　　C.《徐之才药对》

D.《李当之药录》　　E.《新修本草》

6. 宋代的本草代表著作是

A.《开宝本草》　　B.《本草纲目》　　C.《嘉祐本草》

D.《证类本草》　　E.《本草衍义》

7. 集我国16世纪以前药学大成的本草著作是

A.《本草品汇精要》　　B.《本草纲目》　　C.《证类本草》

D.《图经本草》　　E.《本草原始》

8.《本草纲目》是明代李时珍所著,其中收载药物有

A. 730种　　B. 1082种　　C. 1892种　　D. 12092种　　E. 1982

9.《本草纲目拾遗》收载药物有多少种

A. 850　　B. 558　　C. 921　　D. 1015　　E. 5774

10. 下列哪部本草著作首次采用"方药兼收"体例

A.《本草纲目》　　B.《本草求真》　　C.《唐本草》

D.《本草备要》　　E.《证类本草》

11.下列哪部本草著作首创药图

A.《本草经集注》　　B.《本草衍义》　　C.《本草纲目》

D.《新修本草》　　E.《证类本草》

12.《本草纲目拾遗》重点补充了下列哪部本草著作的不足

A.《新修本草》　　B.《证类本草》　　C.《药性论》

D.《蜀本草》　　E.《本草纲目》

13.《本草纲目拾遗》的作者是

A.陈藏器　　B.李时珍　　C.赵学敏　　D.苏敬　　E.陶弘景

14.《新修本草》成书年代是

A.1999年　　B.唐显庆四年　　C.明万历六年

D.清乾隆三十年　　E.宋元丰五年

(二)B型题(配伍选择题)

A.365种　　B.730种　　C.844种　　D.1500种　　E.1892种

1.《本草纲目》的载药数是

2.《本草经集注》的载药数是

(三)X型题(多项选择题)

1.我国历代本草宋及其以前代表作有

A.《经史证类备急本草》　　B.《本草纲目》　　C.《神农本草经》　　D.《新修本草》

E.《本草经集注》

2.我国历代本草明清以后代表作有

A.《经史证类备急本草》　　B.《本草纲目》　　C.《神农本草经》　　D.《本草纲目拾遗》

E.《中华本草》

3.中华本草中民族药专卷包括

A.藏药　　B.苗药　　C.傣药　　D.蒙药　　E.维药

4.《新修本草》的作者有

A.长孙无忌　　B.李领衔　　C.苏敬　　D.唐慎微　　E.赵学敏

四、答　案

(一)A型题

1.C　　2.E　　3.C　　4.C　　5.E　　6.D　　7.B　　8.C　　9.C　　10.E

11.D　　12.E　　13.C　　14.B

(二)B型题

1.E　　2.B

(三)X型题

1.ACDE　　2.BDE　　3.ACDE　　4.ABC

第二章 中药的性能

一、考试大纲

(一)性能

1. 药性理论的内容
2. 中药防治疾病的机制

(二)四气

1. 确定依据
   (1)确定四气的主要依据
   (2)四气与所疗疾病的关系
2. 所示效用
   (1)寒凉性所示的效用
   (2)温热性所示的效用
3. 指导意义 对临床用药的指导意义

(三)五味

1. 确定依据
   (1)确定五味的主要依据
   (2)五味与所疗疾病的关系
2. 所示效用与临床应用 辛味、甘味、酸味、苦味、咸味、涩味、淡味的效用与临床应用
3. 气味配合
   (1)气味配合的原则与规律
   (2)气味配合与疗效的关系

(四)升降浮沉

1. 确定依据
   (1)确定升降浮沉的主要依据
   (2)升降浮沉与所疗疾病的关系
2. 所示效用
   (1)升浮性所示效用
   (2)沉降性所示效用
3. 临床应用
   (1)顺其病位用药
   (2)逆其病势用药
   (3)据气机运行特点用药
4. 影响因素 升降浮沉转化的条件

(五)归经

1.基础与依据

(1)归经的理论基础

(2)归经的确定依据

2.表述方法　归经的表述方法

3.指导意义　归经对临床用药的指导意义

(六)有毒与无毒

1.特性"毒"的特性

2.确定依据　确定中药有毒无毒的依据

3.影响因素　影响中药有毒与无毒的主要因素

4.不良反应的原因　引起中药不良反应的原因

5.使用注意　使用有毒中药的注意事项

二、应试指南

(一)性能

1.药性理论的内容　中药的性能是指中药的性味和功能;包括中药的四气、五味、升降浮沉、归经和有毒无毒。

2.中药防治疾病的机制　扶正祛邪、消除病因、恢复脏腑功能的协调、纠正阴阳的偏盛偏衰。

(二)四气

是指在长期医疗实践中观察总结出来的寒、热、温、凉四种不同的药性。

1.确定依据

(1)确定四气的主要依据:根据药物作用于人体所发生的反应概括而来。

(2)四气与所疗疾病的关系:与所疗疾病性质相反。

2.所示效用

(1)寒凉性所示的效用:清热、泻火、凉血、解毒等作用。

(2)温热性所示的效用:温里散寒、补火助阳、温经通脉、回阳救逆等作用。

3.对临床用药的指导意义

(1)据病症的寒热选择相应药物。

(2)据病症寒热程度的差别选择相应药物。

(3)寒热错杂者,寒热并用,多少根据病情而定。

(4)对真寒假热或真热假寒者,分别治以热药或寒药,必要时加反佐药。

(三)五味

1.确定依据

(1)确定五味的主要依据:最初由口尝药物的真实滋味而得,后根据疗效反推。

(2)五味与所疗疾病的关系:药物的滋味与药效之间有着密切的联系和对应性。

2.所示效用与临床应用

(1)辛味:能散、能行,有发散、行气、活血作用。辛味药大多能耗气伤阴。

(2)甘味:能补、能缓、能和,有补虚、和中、缓急、调和药性等作用。甘味药大多能腻膈碍胃,令人中满。

(3)酸味:能收、能涩,有收敛固涩作用。酸味药大多能收敛邪气。

(4)苦味:能泄、能燥、能坚。苦味药大多能伤津、伐胃。

(5)咸味:能软、能下,有软坚散结、泻下通肠作用。

(6)涩味:能收、能涩。涩味药大多能敛邪。

(7)淡味:能渗、能利。

3.气味配合

(1)气味配合的原则与规律

①原则。一为任何气与任何味均可组配;二为一药中气只能一,而味可以有一个或更多。

②规律。一为气味均一,二为一气二味或多味。

(2)气味配合与疗效的关系:气味相同,功效相近;气味相异功效不同。

(四)升降浮沉

1.确定依据

(1)确定升降浮沉的主要依据:药物的质地轻重、气味厚薄、性味、药物效用。

(2)升降浮沉与所疗疾病的关系。

2.所示效用

(1)升浮性所示效用:升阳发表、祛风散寒、涌吐、开窍等作用。

(2)沉降性所示效用:泻下、清热、利水渗湿、降逆止呕、止咳平喘作用。

3.临床应用

(1)顺其病位用药。

(2)逆其病势用药。

(3)据气机运行特点用药。

4.影响因素　升降浮沉转化的条件:炮制、配伍。

(五)归经

1.基础与依据

(1)归经的理论基础:脏象学说;经络学说。

(2)归经的确定依据:药物特性;药物疗效。

2.表述方法　十二脏腑经络法表述;经络的阴阳属性表述。

3.指导意义　指导医生根据疾病表现的病变所属脏腑经络而选择用药;指导医生根据脏腑经络病变的转变规律选择用药。

(六)有毒与无毒

1.特性　狭义的毒包括药物的毒性和副作用。广义的毒包括:①"毒"为药物的总称;②"毒"指药物的偏性;③"毒"指药物的毒性和副作用。

2.确定依据　含不含有毒成分;整体是否有毒;用量是否适当。

3.影响因素　药物的有毒无毒受到多种因素影响。

4.不良反应的原因　品种混乱;误服毒药;用量过大;炮制失度;剂型失宜;管理不善;疗程过长;配伍不当;辨证不准;个体差异。

5.使用注意　用量要适当;采制要严格;用药要合理。

三、考前模拟

(一)A型题(最佳选择题)

1.中药对机体的作用包括

A.药物的治疗作用和不良作用　　B.药物的副作用

C.药物的治疗作用　　D.药物的不良反应

E.药物的治疗效用

2.中药性能的主要内容包括

A.升降浮沉和有毒无毒　　B.四气、五味、归经、升降浮沉、毒性

C.功效与不良反应　　D.药物的偏性　　E.气味、归经

3.中药的性能是

A.中药治病的原理　　B.中药的偏性

C.中药作用的性质和特征的高度概括

D.每味药的功效特点　　E.中药治病能力

4.确定中药药性的主要依据是

A.用药部位　　B.用药后的反应　　C.药物的加工方法

D.药物本身所具有的成分　　E.药物贮藏方法

5.药物寒热温凉不同药性称为

A.五味　　B.四气　　C.药物功效　　D.药物归经　　E.升降浮沉

6.中药四气是如何确定的

A.是从人体的感官感觉出来的

B.是从机体的反应总结出来的

C.是从疾病的性质总结出来的

D.是由药物作用于人体所产生的不同反应和所获得的不同疗效总结出来的

E.是从药物的质地轻重、药用部位、炮制方法等推导出来的

7.能够减轻或消除热证的药物,其药性一般多属于

A.热性　　B.温性　　C.平性　　D.寒、凉之性　　E.温、热之性

8.能够减轻或消除寒证的药物,其药性一般属

A.温性　　B.热性　　C.平性　　D.温、热之性　　E.寒、凉之性

9.所谓平性药主要是指

A.寒、热之性不甚明显的药物

B.作用比较缓和的药物

C.升浮、沉降作用趋向不明显的药物

D.性味甘淡的药物

E.寒热界限不很明显、药性平和、作用较缓和的一类药

10.下列指药物具有不同味道因而具有不同作用的是

A.五味　　B.四气　　C.药物功效　　D.药物归经　　E.升降浮沉

11.解表药多具

A.甘味　　B.辛味　　C.苦寒　　D.甘寒　　E.辛凉

12.具有利水渗湿功效的药物大多具有

A.淡味　　B.苦味　　C.咸味　　D.酸味　　E.辛味

13.具有清热燥湿功效的药物大多具有

A.甘味　　B.苦味　　C.咸味　　D.酸味　　E.辛味

14.辛味的功效是

A.能下能软　　B.能泄能燥能坚　　C.能散能行　　D.能收能涩

E.能补能和能缓

15.关于辛味,叙述错误的是

A.能发散　　B.能行气　　C.能活血　　D.能润燥

E.能收敛

16.辛味药物的主要作用是

A.行气、活血　　B.收敛、固涩　　C.补益、缓急　　D.软坚、散结

E.燥湿、通泄

17.下列哪一项属辛味的作用

A.补养,缓急　　B.收敛,生津　　C.软坚,泻下

D.发散,行气血,润养　　E.渗湿利窍

18.甘味

A.能下能软　　B.能泄能燥能坚　　C.能散能行

D.能收能涩　　E.能补能和能缓

19.甘味药物的主要作用是

A.行气、活血　　B.收敛、固涩　　C.补益、缓急　　D.软坚、散结

E.燥湿、通泄

20.甘味药可用于痛证,其作用是

A.温中止痛　　B.活血止痛　　C.缓急止痛　　D.祛风止痛

E.行气止痛

21.酸味的功效是

A.能下能软　　B.能泄能燥能坚　　C.能散能行　　D.能收能涩　　E.能补能和能缓

22.酸味药具有的作用是

A.收敛、固涩　　B.收敛、补虚　　C.收敛、清热　　D.收敛、软坚

E.收敛、温中

23.苦味的功效是

A.能下能软　　B.能泄能燥能坚　　C.能散能行　　D.能收能涩

E.能补能和能缓

24.下列不属于苦味的作用是

A.燥湿　　B.收涩　　C.清泄　　D.降泄　　E.坚阴

25.苦味药的作用是

A.行气、活血　　B.软坚、泻下　　C.和中、缓急　　D.收敛、固涩　　E.通泄、降泄

26.五味之中,兼有坚阴作用的药味是

A.甘味　　B.苦味　　C.咸味　　D.酸味　　E.辛味

27.咸味药的主要作用是

A.清热泻火　　B.引血下行　　C.降逆止呕　　D.利水渗湿

E.软坚泻下

28.咸味的功效是

A.能下能软　　B.能泄能燥能坚　　C.能散能行

D.能收能涩　　E.能补能和能缓

29.酸味药物与下列何种味的药物作用有相似之处

A.苦味　　B.辛味　　C.咸味　　D.甘味　　E.涩味

30.淡味药物能

A.软坚散结　　B.利水渗湿　　C.活血祛瘀　　D.泻下通便　　E.疏肝理气

31.下列哪种作用与苦味没有直接关系

A.通便泻下　　B.止咳平喘　　C.清热泻火　　D.滋阴降火　　E.燥湿

32.下列哪种说法有错

A.一药中气只能有一,而味可以有一个,也可以有两个或更多

B.气味相同,功能相近

C.任何气与任何味均可组配

D.味越多,说明其作用越广泛　　E.气偏于定能,味偏于定性

33.具有芳香化湿作用的药物大多具有

A.甘味　　B.苦味　　C.咸味　　D.酸味　　E.辛味

34.五味中属于阳的是

A.辛、甘、酸　　B.辛、甘、淡　　C.甘、淡、苦　　D.辛、苦、酸

E.酸、苦、咸

35.五味中属于阴的是

A.辛、甘、咸　　B.辛、甘、淡　　C.酸、苦、淡　　D.酸、苦、咸　　E.甘、淡、酸

36.确定升降浮沉的依据是

A.疾病影响人体的部位　　B.病症的寒热程度

C.药物的气味厚薄　　D.用药的反应情况　　E.药物作用的部位特征

37.下列除哪项外,均为升浮类药物的作用

A.升阳　　B.发表　　C.散寒　　D.催吐　　E.清热

38.药物作用于人体的不同趋势称为

A.五味　　B.四气　　C.药物功效　　D.药物归经　　E.升降浮沉

39.下列除哪项外,均属影响药物升降浮沉的因素

A.药物的性味　　B.药物的产地　　C.药物质地的轻重

D.药物的气味厚薄　　E.药物的效用

40.升降浮沉是指药物的

A.药物有无毒副作用　　　B.作用部位的选择性

C.作用趋向性　　　　　D.药物有无补泻作用　　　E.药物作用的峻猛与否

41.下列哪一组药物的性、味,其作用趋向一般属于升浮

A.甘、辛,凉　　B.辛、苦,热　　C.辛、甘,温　　D.甘、淡,寒

E.酸、咸,热

42.作用趋向于沉降的药物气味多是

A.苦、甘,温　　B.酸、苦,寒　　C.辛、苦,热　　D.甘、咸,温

E.辛、甘,寒

43.升浮药的作用趋向是

A.向上、向外　　B.向下、向里　　C.向气、向血　　D.向阴、向阳

E.向寒、向热

44.沉降药的作用趋向是

A.表示发散、上升　　B.表示能降逆、泄利　　C.表示向气、向血

D.表示向阴、向阳　　E.表示向寒、向热

45.病变在上在外在表时一般宜选用的药性属

A.沉　　B.降　　C.升浮　　D.沉降　　E.泻

46.肝火上炎时宜选用的药性属

A.上浮　　B.发散　　C.降逆　　D.升提　　E.上升

47.病势下陷者宜选用的药性属

A.凉　　B.寒　　C.降　　D.升　　E.热

48.酒炙药物对升降浮沉的影响是

A.有收敛作用　　B.有降下作用　　C.有升提作用　　D.有下行作用

E.无影响

49.醋炙对升降浮沉的影响是

A.有收敛作用　　B.有降下作用　　C.有升提作用　　D.有下行作用　　E.无影响

50.盐炙对升降浮沉的影响是

A.升提　　B.下行　　C.发散　　D.收敛　　E.无影响

51.确定药物归经理论的依据是

A.药物的作用趋势　　B.脏腑学说、经络学说及药物的疗效

C.药物的作用性质　　D.药物的配伍　　E.药物的作用功效

52.药物对机体某部分的选择性称为

A.五味　　B.四气　　C.药物功效　　D.药物归经　　E.升降浮沉

53.中药归经指的是

A.药物对于机体某部分的选择性作用　　B.药物寒热温凉四性

C.药物的五种滋味

D.药物具有的升、降、浮、沉的作用趋向

E.药物对于机体有无毒副作用

54.归经学说的依据是

A.阴阳学说　　　B.寒热温凉四性　　　C.脏腑经络学说　　　D.药物的四气五味

E.药物质地轻重升降浮沉趋向

55.归经的依据是

A.脏腑经络学说　　　B.所治的具体病症即药物疗效

C.辛甘酸苦咸五味　　　D.炮制所用的辅料　　　E.寒热温凉四气

56.中药的"毒性"作用是指

A.药物的毒性　　　B.药物的不良反应　　　C.药物的治疗作用　　　D.药物的偏性的总称

E.药物的副作用

57.马钱子须炮制后入药,其炮制的目的为

A.提高药效　　　B.改变药性　　　C.减缓毒性　　　D.便于贮藏　　　E.利于制剂

58.五味是指药物的

A.最基本的滋味　　　B.五类基本作用　　　C.全部味道

D.五种不同的滋味　　　E.部分味道

(二)B型题(配伍选择题)

A.发汗、解表、行气、活血　　　B.补中益气、缓急止痛、调和药性、和中

C.收敛固涩　　　D.软坚散结、泻下通便

E.渗湿利水、利尿通淋

1.甘味药的作用是

2.辛味药的作用是

A.苦　　　B.甘　　　C.辛　　　D.咸　　　E.酸

3.五味中能缓、能和的是

4.五味中能燥、能泄的是

A.通泄作用　　　B.发散作用　　　C.升提作用　　　D.收敛作用　　　E.补益作用

5.苦味药的作用是

6.酸味药的作用是

A.能散、能行　　　B.辟秽、化湿、开窍　　　C.能燥、能泄　　　D.能缓、能和

E.能软坚、润下

7.咸味药的作用为

8.甘味药的作用为

A.发散　　　B.固涩　　　C.生津　　　D.降火　　　E.降气

9.涩味药的作用为

10.辛味药的作用为

A.病势表现为向上,如呕吐、喘咳、呃逆

B.病势表现为向下,如泄利、脱肛、子宫脱垂

C.病势表现为向外,如自汗、盗汗

D.病势表现为向内,如表证不解

E.病势表现为向里,如腹痛

11. 具有降的作用趋向的药物能治疗

12. 具有升的作用趋向的药物能治疗

A. 病变在上在表的疾病,如头痛、头晕

B. 病变在下在里的疾病,如腹痛、腹泻

C. 病势逆上者,如肝火上炎头痛、目赤

D. 病势陷下者,如中气下陷脱肛、子宫脱垂

E. 病势表现为向内,如表证不解

13. 升浮药可治

14. 沉降药可治

A. 清泄   B. 通泄   C. 降泄   D. 燥湿   E. 坚阴

15. 大黄泻下,属于

16. 枇杷叶治呕吐呃逆,属于

(三)X型题(多项选择题)

1. 四气的临床意义是

A. 根据病症的寒热择药   B. 根据病症寒热程度择药

C. 寒热错杂者,寒热并用   D. 真寒假热者,治以热药   E. 真热假寒者,治以寒药

2. 四气主要反映药物对人体的两种影响是

A. 安全性   B. 阴阳盛衰   C. 寒热变化   D. 虚实变化   E. 气机升降变化

3. 中药的性能包括

A. 四气   B. 五味   C. 归经   D. 升降浮沉   E. 毒性

4. 淡味药的两种作用是

A. 渗湿   B. 化湿   C. 燥湿   D. 利水   E. 逐水

5. 咸味药的两种作用是

A. 补肾   B. 养血   C. 软坚   D. 泻下   E. 润燥

6. 甘味表示的作用有

A. 坚阴   B. 缓急止痛   C. 和中   D. 补虚   E. 调和药性

7. 苦味药具有的作用是

A. 清泄   B. 通泄   C. 降泄   D. 燥湿   E. 坚阴

8. 确定中药有毒无毒的依据有

A. 含不含有毒成分   B. 整体是否有毒   C. 用量大的药物

D. 用量是否适当   E. 药物的入药部位

9. 使用有毒药的注意事项是

A. 用量要适当   B. 采制要严格   C. 用药要合理

D. 识别过敏者,及早防治   E. 准确辨证

四、答　案

(一)A型题

1. A   2. B   3. C   4. B   5. B   6. D   7. D   8. D   9. E   10. A

11. B	12. A	13. B	14. C	15. E	16. A	17. D	18. E	19. C	20. C
21. D	22. A	23. B	24. B	25. E	26. B	27. E	28. A	29. E	30. B
31. D	32. E	33. E	34. B	35. D	36. C	37. E	38. E	39. B	40. C
41. C	42. B	43. A	44. B	45. C	46. C	47. D	48. C	49. A	50. B
51. B	52. D	53. A	54. C	55. B	56. D	57. C	58. A		

(二)B 型题

1. B	2. A	3. B	4. A	5. A	6. D	7. E	8. D	9. B	10. A
11. A	12. B	13. D	14. C	15. B	16. C				

(三)X 型题

1. ABCDE　　2. BC　　3. ABCDE　　4. AD　　5. CD　　6. BCDE　　7. ABCDE

8. ABD　　　9. ABCD

第三章　中药的功效与主治病症

一、考试大纲

(一)功效

1.功效的认定　功效的认定
2.功效的表述　表述功效的方法
3.功效的分类　功效的分类方法

(二)主治病症

主治病症的表述方法

(三)相互关系

(1)功效与主治病症的关系
(2)性能特点、功效主治、配伍应用的关系

二、应试指南

(一)功效

1.功效的认定　在中医药理论指导下,根据机体用药反应反推而得。
2.功效的表述　初级功效与病症或症状相对应;高级功效与病因病机、治则治法相对应。
3.功效的分类

(1)按中医辨证学分类:①针对八纲辨证的功效;②针对病因辨证的功效;③针对气血津液辨证的功效;④针对脏腑辨证的功效;⑤针对经络辨证与六经辨证的功效;⑥针对卫气营血辨证的功效;⑦针对三焦辨证的功效。

(2)按中医治疗学分类:①对因功效;②对症功效;③对病症功效;④对现代病症功效。

(二)主治病症

表述为病名类主治病症;证名类主治病症;症状名类主治病症。

(三)相互关系

1.功效与主治病症的关系。
2.性能特点、功效主治配伍应用的关系。

三、考前模拟

(一)A型题(最佳选择题)

1.能比较完全说明药物治病的基本作用是
A.消除病因　　B.扶正祛邪　　C.恢复脏腑的正常生理功能
D.纠正阴阳气血偏盛偏衰的病理现象
E.防治、诊断疾病及强身健体
2.中药功效是指
A.中药的作用趋向　　B.中药的作用部位　　C.中药的防治

D.防治、诊断疾病及保健作用　　E.中药作用性

3.对因功效不包括

A.祛风　　B.除湿　　C.杀虫　　D.清热　　E.平喘

4.降血糖属于

A.对因功效　　B.对症功效　　C.对现代病症功效

D.对病症功效　　E.脏腑辨证功效

5.既属于中医辨证又属于中医治疗学分类的内容是

A.止咳平喘　　B.和解少阳　　C.清气分热　　D.清暑除湿　　E.降血脂

6.不属于八纲辨证功效分类的是

A.发散表邪　　B.清营凉血　　C.补阴　　D.壮阳　　E.清泄里热

7.止痛、止汗、止呕属于

A.对症功效　　B.对因功效　　C 对病症功效

D.对现代病症功效　　E.对病理产物功效

8.主治病症的认定是

A.临床实践　　B.抽象反推　　C.依据气候变化　　D.环境因素　　E.现代检验

(二)B型题(配伍选择题)

A.对病症功效　　B.对症功效　　C.对因功效　　D.对现代病症功效

E.三焦辨证功效

1.涩肠止泻

2.祛风散寒

3.抗肿瘤

A.针对经络辨证的功效　　B.针对脏腑辨证的功效　　C.针对八纲辨证的功效

D.针对气血津液辨证的功效　　E.三焦辨证功效

4.宣化上焦湿浊

5.和解少阳

6.补肾填精

7.补血生津

A.清营凉血　　B.温中散寒　　C.涩精止遗　　D.和解少阳　　E.补气生津

8.属于卫气营血辨证功效的是

9.属于三焦辨证功效的是

10.属于气血津液辨证功效的是

11.属于六经辨证功效的是

(三)X型题(多项选择题)

1.按照中医治疗学功效可分为

A.对证功效　　B.对因功效　　C.气血津液辨证　　D.对症功效

E.对现代病症功效

2.对症功效包括

A.止痒　　B.止咳　　C.散寒　　D.止痉　　E.止汗

3.属于对因功效内容

A.化痰　　B.止痢　　C.散寒　　D.化瘀　　E.排脓

4.中药主治病症表述用语分为

A.病名类主治病症　　B.阴阳属性类主治病症　　C.证名类主治病症

D.症状名类主治病症　　E.功效类主治病症

四、答　案

(一)A 型题

1. E　　2. D　　3. E　　4. C　　5. D　　6. B　　7. A　　8. A

(二)B 型题

1. B　　2. C　　3. D　　4. E　　5. A　　6. B　　7. D　　8. A　　9. B 10. E

11. D

(三)X 型题

1. ABDE　　2. ABDE　　3. ACDE　　4. ACD

第四章　中药的应用

一、考试大纲

(一)中药配伍

1.目的　配伍的目的

2.应用原则

(1)七情配伍的内容与应用原则

(2)君臣佐使的内容

(二)用药禁忌

1. 配伍禁忌

2. 妊娠禁忌

3. 饮食禁忌

(三)剂量

1. 市制与公制计量单位换算

2. 确定剂量优势

(四)煎服法

二、应试指南

(一)中药配伍

即根据病情、治法和药物的性能,选择两种以上药物同用的用药方法。

1.配伍的目的　增强治疗效能,扩大治疗范围,适应复杂病情,减少不良反应。七情配伍的内容:中药通过简单配伍后的性效变化规律。

2.应用原则

(1)单行:即应用单味药就能发挥预期治疗效果,不需其他药辅助。

(2)相须:即性能相类似的药物合用,可增强原有疗效。

(3)相使:即性能功效有某种共性的两药同用,一药为主,一药为辅,辅药能增强主药的疗效。

(4)相畏:即一种药物的毒烈之性,能被另一种药物减轻或消除。

(5)相杀:即一种药物能减轻或消除另一种药物的毒烈之性。

(6)相恶:即两药合用,一种药物能使另一种药原有功效降低,甚至丧失。

(7)相反:即两种药物合用,能产生或增强毒副反应。相须、相使表示增效,相畏、相杀表示减毒,相恶表示减效,相反表示增毒。

3.君臣佐使

(1)君药:即对处方的主证或主病起主要治疗作用的药物。

(2)臣药:辅助君药加强治疗主病和主证的药物;针对兼病或兼证起作用的药物。

(3)佐药:佐助药;佐制药;反佐药。

(4)使药:引经药;调和药。

(二)用药禁忌

1.配伍禁忌

(1)十八反:甘草反甘遂、京大戟、海藻、芫花;乌头(川乌、附子、草乌)反半夏、瓜蒌(全瓜蒌、瓜蒌皮、瓜蒌仁、天花粉)、贝母(川贝、浙贝)、白蔹、白及;藜芦反人参、南沙参、丹参、玄参、苦参、细辛、芍药(赤芍、白芍)。

(2)十九畏:硫黄畏朴硝,水银畏砒霜,狼毒畏密陀僧,巴豆畏牵牛,丁香畏郁金,川乌、草乌畏犀角,牙硝畏三棱,官桂畏石脂,人参畏五灵脂。

2.妊娠用药禁忌　指有些中药能损害胎元或导致堕胎,在妊娠期应予以避忌或慎用。妊娠禁忌药有毒性大小、性能峻缓之别,分为禁用与慎用两大类。

3.服药时的饮食禁忌　指服药期间对某些食物的禁忌,简称食忌,俗称忌口。

(三)剂量

1.市制与公制计量单位及换算

2.确定剂量的依据

(1)药物性质性能:药材质量、药材质地、药物的气味、有毒无毒。

(2)用药方法:方剂配伍、剂型、使用目的。

(3)患者情况:体质、年龄、性别、病程、病势、生活习惯与职业。

(4)因时因地制宜。

(四)煎服法

1.煎药时常用的特殊处理 先煎、后下、包煎、另煎、烊化、冲服、煎汤代水

2.服药方法

(1)服药时间:空腹服、饭前服、饭后服、睡前服、定时服、不拘时服。

(2)服药次数。

(3)服药冷热。

三、考前模拟

(一)A型题(最佳选择题)

1.在中药的七情配伍中,具有增效作用的是

A.相须　　B.相畏　　C.相恶　　D.相杀　　E.单行

2.中药七情配伍中的增毒配伍是

A.相畏　　B.相反　　C.相恶　　D.相杀　　E.单行

3.相杀是指

A.两种以上功用相同的药物合用,相互促进

B.两药同用,一药为主,一药为辅

C.一种药物抑制另一种药物的毒性、烈性

D.一种药物消除或减轻另一种药物的毒性反应

E.一种药物破坏另一种药物的功效

4. 相须是指

A. 两种以上功用相同的药物合用、相互促进

B. 两药同用,一药为主,一药为辅

C. 一种药物抑制另一种药物的毒性、烈性

D. 一种药物消除或减轻另一种药物的毒性反应

E. 一种药物破坏另一种药物的功效

5. 在中药的七情配伍中,具有减毒作用的是

A. 相使　　B. 单行　　C. 相恶　　D. 相畏　　E. 相反

6. 相使是指

A. 两种以上功用相同的药物合用、相互促进

B. 两药同用,一药为主,一药为辅

C. 一种药物抑制另一种药物的毒性、烈性

D. 一种药物消除或减轻另一种药物的毒性反应

E. 一种药物破坏另一种药物的功效转自

7. 在中药的七情配伍中,能降低疗效的是

A. 相须　　B. 相使　　C. 相恶　　D. 相反　　E. 相杀

8. 相畏是指

A. 两种以上功用相同的药物合用、相互促进

B. 两药同用,一药为主,一药为辅

C. 一种药物抑制另一种药物的毒性、烈性

D. 一种药物消除或减轻另一种药物的毒性反应

E. 一种药物破坏另一种药物的功效

9. 相恶是指

A. 两种以上功用相同的药物合用、相互促进

B. 两药同用,一药为主,一药为辅

C. 一种药物抑制另一种药物的毒性、烈性

D. 一种药物消除或减轻另一药物的毒性反应

E. 一种药物破坏另一种药物的功效

10. 下列哪项属相反配伍

A. 丁香配郁金　　　B. 人参配五灵脂　　　C. 乌头配半夏

D. 巴豆配牵牛子　　E. 硫黄配朴硝

11. 不宜与芫花同用的药物是

A. 甘草　　B. 大枣　　C. 乌头　　D. 玄参　　E. 细辛

12. 属于"十八反"配伍性禁忌的药物组对是

A. 人参-商陆　　B. 五灵脂-牵牛子　　C. 甘草-大戟　　　D. 瓜蒌-甘遂

E. 贝母-芒硝

13. 属于"十九畏"配伍性禁忌的药物组对是

A. 海藻-芫花　　B. 甘草-芒硝　　C. 牵牛子-巴豆　　D. 人参-大黄

E. 白蔹-千金子

14. 贝母有清热化痰,润肺止咳,开郁散结之功,临床应用不宜与下列何药同用

A. 瓜蒌　　B. 半夏　　C. 乌头　　D. 苦参　　E. 甘草

15. 脾胃虚弱患者应忌食

A. 鱼、虾、蟹等腥膻发物　　　　B. 油炸黏腻食物、寒冷固硬食物、不易消化食物

C. 胡椒、辣椒、大蒜　　D. 脂肪、动物内脏　　E. 葱、蒜、萝卜

16. 临床应用属禁忌的是

A. 相使　　B. 相畏　　C. 相杀　　D. 相反　　E. 单行

17. 为配伍禁忌的是

A. 甘草与芫花　　　B. 大戟与海藻　　　C. 贝母与半夏　　　D. 大戟与芫花

E. 白及与瓜蒌

18. 中药配伍禁忌包括

A. 相畏　　B. 十九畏　　C. 相须　　D. 相杀　　E. 相使

19. 与乌头相反的药是

A. 白及　　B. 天南星　　C. 大戟　　D. 甘草　　E. 瓜蒌

20. 矿物、蚧类、质地坚硬的药物应

A. 先煎　　B. 后下　　C. 包煎　　D. 另煎　　E. 烊化

21. 胶类药及黏腻易溶的药物应

A. 先煎　　B. 后下　　C. 包煎　　D. 另煎　　E. 烊化

22. 贵重药物应

A. 先煎　　B. 后下　　C. 包煎　　D. 另煎　　E. 烊化

23. 需先煎的药是

A. 薄荷、大黄　　　B. 蒲黄、海金沙　　　C. 人参、阿胶

D. 川乌、附子　　E. 番泻叶、车前子

24. 需后下的药是

A. 磁石、牡蛎　　　B. 薄荷、白豆蔻、大黄、番泻叶　　　C. 蒲黄、海金沙

D. 人参、鹿茸　　E. 芒硝、阿胶

25. 宜饭后服用的药是

A. 功能峻下逐水者　　B. 对胃有刺激性者,作为消食者

C. 用于驱虫者　　D. 用于安神者　　E. 攻积导滞药

26. 宜饭前服用的药是

A. 矿物类药品　　　B. 对胃有刺激性的药物　　　C. 补虚药

D. 用于安神的药物　　E. 攻积导滞药

(二)B型题(配伍选择题)

A. 川乌、草乌、三棱、莪术　　B. 黄连、桂枝、党参、山药

C. 肉桂、附子、枳实、枳壳　　D. 木香、香附、柴胡、前胡

E. 麦冬、玉竹、阿胶、杜仲

1. 妊娠慎用药是

2. 妊娠禁用药是

A. 辛辣、油腻、煎炸类食物　　　B. 生冷食物　　　C. 肥肉、脂肪、动物内脏等

D. 鱼、虾、蟹、辛辣刺激性食物　　E. 不易消化的食物

3. 胸痹患者最应忌食的是

4. 皮肤病患者应忌食的是

A. 先煎　　B. 后下　　C. 包煎　　D. 另煎　　E. 烊化转自

5. 蒲黄、旋覆花入煎剂宜

6. 阿胶、鹿角胶入煎剂宜

7. 薄荷、白豆蔻宜

8. 磁石、牡蛎、川乌宜

A. 磁石、牡蛎　　B. 薄荷、白豆蔻、大黄、番泻叶　　C. 蒲黄、海金沙

D. 阿胶、竹沥　　E. 人参

9. 宜先煎的药是

10. 当后下的药是

A. 驱虫药、攻下药　　B. 安神药　　C. 对胃肠道有刺激性的药

D. 截疟药　　E. 缓下药

11. 宜饭后服用的药是

12. 宜空腹服用的药是

A. 睡前服　　B. 饭前服　　C. 饭后服　　D. 睡后服　　E. 空腹服

13. 驱虫药、攻下药及其他治疗胃肠道疾病的药物宜

14. 对胃肠道有刺激性的药物宜

15. 缓下剂宜

A. 适当低于成人量　　B. 用成人量的 1/3　　C. 用成人量的 1/2

D. 用成人量的 1/4　　E. 成人量

16. 老年人的气血衰弱,而服用峻烈性药物量一般是

17. 小儿 5 岁以下通常用药量是

18. 小儿 5 岁以上通常用药量是

A. 生南星与生姜配伍　　B. 黄芪与茯苓配伍　　C. 石膏与知母配伍

D. 人参与莱菔子配伍　　E. 乌头与半夏配伍

19. 相使配伍是

20. 相恶配伍是

A. 药物配伍时能产生协同作用而增进疗效

B. 药物配伍时能互相拮抗而抵消、削弱原有功效

C. 药物配伍时能减轻或消除原有毒副作用

D. 药物配伍时能产生或增强毒副作用

E. 药物配伍时不发生作用

21. 在用药时应避免的是

22. 在用药时属于配伍禁忌的是

A. 黄芪配知母　　B. 当归配桂枝　　C. 乌头配半夏　　D. 干姜配细辛

E. 丁香配郁金

23.属相反配伍的是

24.属十九畏内容的是

(三)X型题(多项选择题)

1.下列错误的是

A.单行,如独参汤补气固脱

B.相使,如石膏配知母,可增强清热泻火的效果

C.相恶,如生姜能减轻或消除生半夏的毒性

D.相反,如莱菔子能削弱人参的补气作用

E.相畏,如甘遂与甘草合用,能产生或增强不良反应

2.用药禁忌的内容包括

A.时间用药禁忌   B.配伍禁忌   C.妊娠用药禁忌

D.季节用药禁忌   E.服药时的饮食禁忌

3.在中药"十八反"中,甘草反

A.甘遂   B.大戟   C.芫花   D.海藻   E.藜芦

4.为提高药物疗效和扩大用药范围的配伍形式是

A.相须   B.相使   C.相畏   D.相杀   E.相恶

5.确定剂量的依据是

A.病者年龄   B.病程长   C.病势轻重   D.药物质地、质量、性味

E.方药配伍、剂型、用药目的

6.服药方法的主要内容是

A.服药时间   B.服药次数   C.服药冷热   D.服药的剂量

E.服药时的配伍

7.下列按古方剂量换算正确的是

A.1两(16位制)＝30g   B.1钱=3g   C.1分=0.3g   D.1厘=0.05g

E.1斤=500g

四、答　案

(一)A型题

1.A　2.B　3.D　4.A　5.B　6.B　7.C　8.C　9.E　10.C

11.A　12.C　13.C　14.C　15.B　16.D　17.A　18.B　19.E　20.A

21.E　22.D　23.D　24.B　25.B　26.C

(二)B型题

1.C　2.A　3.C　4.D　5.C　6.E　7.B　8.A　9.A　10.B

11.C　12.A　13.E　14.C　15.B　16.A　17.D　18.C　19.B　20.D

21.B　22.D　23.C　24.E

(三)X型题

1.BCDE　2.BCE　3.ABCD　4.AB　5.ABCDE　6.ABC　7.ABC

第五章 解表药

一、考试大纲

(一)基本要求

1. 性能主治

(1)解表药的性能功效

(2)解表药的适用范围

2. 分类 解表药的分类及各类的性能特点

3. 配伍与使用注意

(1)解表药的配伍方法

(2)解表药的使用注意

(二)辛温解表药

1. 麻黄、桂枝、紫苏、生姜、荆芥、防风、羌活、细辛、白芷

(1)各药的药性、性能特点

(2)各药的功效、主治病症

(3)各药的用法、使用注意

(4)细辛的用量

(5)与各单元功效相似药物的药性、功效及主治病症的异同

(6)麻黄、桂枝、细辛的主要药理作用

(7)麻黄配桂枝,麻黄配苦杏仁,麻黄配石膏,桂枝配白芍,细辛配干姜、五味子的意义

2. 香薷、藁本、苍耳子、辛夷

(1)各药的药性

(2)各药的功效、主治病症

(3)各药的用法、使用注意

(4)与各单元功效相似药物的药性、功效及主治病症的异同

3. 西河柳

(1)药性、功效、用法、使用注意

(2)与各单元功效相似药物的药性及功效的异同

(三)辛凉解表药

1. 薄荷、牛蒡子、蝉蜕、桑叶、菊花、葛根、柴胡

(1)各药的药性、性能特点

(2)各药的功效、主治病症

(3)各药的用法、使用注意

(4)与各单元功效相似药物的药性、功效及主治病症的异同

(5)葛根、柴胡的主要药理作用

(6)柴胡配黄芩,生葛根配黄芩、黄连,菊花配枸杞子,蝉蜕配胖大海,桑叶配菊花,桑叶配黑芝麻的意义

2.升麻、蔓荆子

(1)各药的药性

(2)各药的功效、主治病症

(3)各药的用法、使用注意

(4)与各单元功效相似药物的药性、功效及主治病症的异同

3.淡豆豉、浮萍、木贼

(1)各药的药性

(2)各药的功效

(3)各药的用法、使用注意

(4)与各单元功效相似药物的药性及功效的异同

二、应试指南

(一)基本要求

1.性能主治

(1)解表药的性能功效:味辛质轻,以入肺与膀胱二经为主,具有发散表邪、解除表证的主要作用。

(2)解表药的适用范围:发汗解表、水肿兼表证、透疹、风湿痹证。

2.分类

(1)辛温解表:外感风寒表证。

(2)辛凉解表:外感风热表证。

3.配伍与使用注意

(1)解表药的配伍方法:外感表邪兼虚者,应与补益药同用,以扶正祛邪。温病初起,应与清热解毒药配伍。

(2)解表药的使用注意:应控制用量,中病即止。表虚自汗、阴虚盗汗忌服;疮疡日久、淋证、失血患者,虽有表证,均当忌用或慎用。汤剂使用不宜久煎,以免降低药效。

(二)辛温解表药

1.麻黄、桂枝、紫苏、生姜、荆芥、防风、羌活、细辛、白芷

(1)各药的药性、性能特点

麻黄:味辛、微苦性温。主入肺、膀胱经。辛开苦泄,性温散寒,为辛温解表之峻品。

桂枝:辛、甘,温。本品辛甘温煦,入肺、心、膀胱经。能温通扶阳,助卫实表而发汗解肌,治外感风寒,无论虚实汗否皆宜;又温通经脉,散寒止痛,上治胸痹、痹痛;中疗虚寒腹痛;下治经闭、痛经;还温通心阳,化气行水,治水湿内停之水肿及心阳不振之心动悸、脉结代。

紫苏:辛,温。散肺经风寒,理脾胃气滞,安胎,解鱼蟹毒。

生姜:辛,微温。呕家圣药。

荆芥:辛,微温。本品辛香透散,微温不燥,药性和缓,主入肺、肝二经。既善祛风解表,无论表寒、表热皆可应用;又能宣散疹毒,祛风止痒,消散疮疡,常用于麻疹透发不畅、风疹瘙痒及疮疡初起有表证者;还炒炭止血,用于出血证。

防风:辛、甘,微温。本品微温不燥,甘缓不峻,入膀胱、肝、脾经。药力缓和,为"风药中之

润剂"，性升散而以祛风为主，为治风通用之品。无论表寒、表热、夹湿或皮肤瘙痒皆可用之；又胜湿止痛。祛风止痉，用于风寒湿痹，破伤风；炒用止泻，治腹痛泄泻。

羌活：辛、苦，温。本品苦燥温通，气雄香散，入膀胱肾经。既散太阳经肌表游风及寒湿之邪，尤适风寒夹湿表证兼头身痛；又祛风湿散寒邪，利关节而止痹痛，善治上肢痹痛。

细辛：辛，温。有小毒。本品辛散温通，入肺肾心经，有小毒。芳香走窜，通彻表里上下，祛风散寒力强。能外散风寒解表邪，内化寒饮止咳喘，散寒通脉止痹痛，升发辛散通诸窍。为风寒表证、阳虚外感、寒饮咳喘、痹痛的要药。尤为治少阴头痛、牙痛常用品。

白芷：辛，温。本品芳香上达，入肺而主入阳明胃经，既善散阳明经风寒湿邪，又善通窍止痛，为治风寒表证、头痛、牙痛、鼻塞、鼻渊等常用之品，尤适阳明前额头痛、牙痛；还能燥湿止带，止痒，活血消肿排脓，治带下、皮肤瘙痒及疮疡肿毒等证。

(2) 各药的功效、主治病症

麻黄：功效发汗解表、宣肺平喘、利水消肿。主治外感风寒，恶寒、无汗的表实证；内以宣肺气而平喘。适用于肺气壅遏不宣的咳嗽气喘，并能通调水道，下输膀胱而利水消肿，为宣肺利水消肿之要药，对水肿、小便不利兼有表证的风水证(即风水水肿)较为适用。

桂枝：发汗解肌，温经通脉，通阳化气。用于外感风寒表证，寒凝血滞诸痛证，痰饮，水肿及心动悸，脉结代。

紫苏：发汗解表，理气宽中，解鱼蟹毒。用于外感风寒证，脾胃气滞证，鱼蟹中毒。

生姜：发汗解表，温中止呕，温肺止咳。用于外感风寒轻证，胃寒呕吐，风寒咳嗽，食生半夏、生南星的喉舌发麻及食鱼蟹中毒吐泻者。

荆芥：祛风解表，透疹止痒，消疮，止血。用于外感表证，麻疹不透，风疹瘙痒，疮疡初起兼表证，多种出血，炒炭止血。

防风：祛风解表，胜湿止痛，止痉，止泻。用于外感表证，皮肤瘙痒，风湿痹证，破伤风。

羌活：解表散寒，祛风胜湿，止痛。用于风寒表证，风寒湿痹证。

细辛：祛风散寒，通窍止痛，温肺化痰。用于风寒表证及阳虚外感证，头痛，鼻渊，牙痛，痹痛等诸痛证，寒饮咳喘。

白芷：祛风散寒，通窍止痛，燥湿止带，消肿排脓。用于风寒表证，阳明头痛，牙痛，鼻渊，痹痛，寒湿带下，疮疡肿毒。

(3) 各药的用法、使用注意

麻黄：发汗解表宜生用，止咳平喘多炙用或生用；麻黄发散力强，凡表虚自汗、阴虚盗汗及虚喘者均当慎用。

桂枝：辛温助热，容易伤阴动血，凡外感热病、阴虚火旺、血热妄行等证，均当忌用，桂枝又能温通经脉，故孕妇及月经过多者当慎用。

紫苏：煎服，3～10g。芳香气烈，不宜久煎。气虚表虚慎服。

生姜：煎服，3～10g。或捣汁服。伤阴助火，阴虚内热及热盛者慎或忌用。

荆芥：煎服，3～10g。荆芥穗发汗解表力强，善散头面风邪；荆芥炭长于止血；生用长于解表透疹消疮。体虚多汗、阴虚头痛者慎服。

防风：煎服，3～10g。凡燥热、阴虚血亏、热病动风者慎用或忌用。

羌活：煎服，3～10g。阴虚、燥热证忌用。脾胃虚弱者，用量过大，易致呕吐。

细辛：外用适量。有毒，辛温燥烈，耗散正气，故阴虚阳亢头痛，肺燥阴伤干咳忌用。反藜芦。

白芷:煎服,3~10g。阴虚血热者忌服。

(4)细辛的用量:煎服,1~3g;入丸散剂,0.5~1g。

(5)与各单元功效相似药物的药性、功效及主治病症的异同

麻黄与桂枝均能发散风寒、发汗解表,用治外感风寒、恶寒无汗、发热头痛、脉浮而紧的风寒感冒,两者常相须为用。但麻黄善于开宣肺气、开腠理、透毛窍其发汗解表,发汗力较强,适用于外感风寒、恶寒无汗的表实证;并能宣肺平喘、利水消肿,又常用治肺气壅遏不宣的咳嗽气喘及风水水肿证。而桂枝则善于温通阳气,发汗之力较麻黄为缓,无论有汗无汗的表虚、表实证均为适宜;并能温通经脉、散寒止痛、助阳化气,化气行水,又常用治寒凝血滞的多种痛证,痰饮、蓄水证,以及心悸奔豚等证。

荆芥与防风为祛风常用要药,均能发表散风,对于外感表证,无论风寒、风热表证均为适宜,并均可用治风疹瘙痒等风邪为患的病症。但荆芥发汗之力较大,透散之力较强,并能透疹消疮,常用治麻疹不透、疮疡初起兼有表证者;炒炭又能止血,用治吐衄下血;而防风则祛风之力较强,为"风药之润剂",长于祛风,为风病之通用药,外风、内风均可使用,并能胜湿止痛、止痉、止泻,用治风湿痹痛、破伤风,以及肝郁侮脾、腹泻肠鸣等症。

(6)麻黄、桂枝、细辛的主要药理作用

麻黄:促进发汗、解热、镇痛、抗炎、抗菌、抗病毒、抗过敏、镇咳、祛痰、平喘、利尿、强心、升高血压、兴奋中枢。

桂枝:促进发汗、解热、镇痛、抗炎、扩张皮肤血管、抗菌、抗病毒、抗过敏、抗惊厥、利尿、强心、利尿、促进胃肠蠕动、抑制肿瘤。

细辛:解热、镇痛、镇静、抗炎、抗菌、抗组胺、抗变态反应、松弛支气管平滑肌。

(7)麻黄配桂枝,麻黄配苦杏仁,麻黄配石膏,桂枝配白芍,细辛配生姜、五味子的意义

麻黄配桂枝:麻黄治表寒实证,见发热恶寒,无汗头痛、脉浮紧等,常与桂枝相须为用。

麻黄配苦杏仁:麻黄为治肺气壅遏咳喘之要药,无论寒、热、痰、饮,有无表证均可应用。尤适风寒外束,肺气壅遏之证,常与杏仁相使。

麻黄配石膏:热邪壅肺,高热喘急,麻黄常与石膏配伍。

桂枝配白芍:桂枝治疗风寒表虚有汗,多与白芍配伍。

细辛配生姜、五味子:细辛治外寒内饮,咳痰清浠气喘,常与干姜、五味子、半夏等同用。

2.香薷、藁本、苍耳子、辛夷

(1)各药的药性

香薷:辛,温。

藁本:辛,温。

苍耳子:辛,苦,温;有小毒。

辛夷:辛,温。

(2)各药的功效、主治病症

香薷:发汗解表,化湿和中,利水消肿。用于阴暑证,水肿。

藁本:发表散寒,祛风胜湿止痛。用于外感风寒,颠顶头痛,风寒湿痹。

苍耳子:散风寒,宣通鼻窍,除湿止痛,止痒。用于鼻渊及风寒表证,风湿痹证。

辛夷:发散风寒,宣通鼻窍。用于鼻渊头痛,风寒头痛鼻塞。

(3)各药的用法、使用注意

香薷:煎服,3～10g。不宜久煎。汗多表虚者忌用。利水退肿须浓煎。

藁本:煎服,3～10g。血虚头痛及热证均慎用。

苍耳子:煎服,3～10g。或入丸散剂。血虚头痛不宜用。过量服用易致中毒。

辛夷:煎服,3～10g。有毛,刺激咽喉,入煎剂宜包煎。外用适量。阴虚火旺者忌服。

(4)与各单元功效相似药物的药性、功效及主治病症的异同

香薷,麻黄:均能发汗解表、利水退肿。香薷辛温,善能发汗解暑,兼有利水作用颇似麻黄,因此有夏月麻黄之称。然与麻黄不同之处,为香薷发越被遏之阳气,发汗解暑,利脾而化湿,麻黄为开宣肺气,透发毛窍而发汗解表,其发汗力强,散寒力也较优,但无和中化湿作用,另外兼以宣肺气,通调水道作用,具有止咳喘,利水之功效。

3.西河柳

辛,微温。发表透疹,祛风除湿。内服。不宜过量,麻疹已透及体虚多汗者忌服。

(三)辛凉解表药

1.薄荷、牛蒡子、蝉蜕、桑叶、菊花、葛根、柴胡

(1)各药的药性、性能特点

薄荷:辛,凉。本品轻清凉散,入肺肝二经。为发散风热药中最能宣散表邪,有一定发汗作用之药,善疏散上焦风热,清头目,利咽喉,透疹毒,为治风热表证或温病初起,发热头痛、咽痛目赤、麻疹不透,或风疹瘙痒之常用品,入肝可疏肝解郁。

牛蒡子:辛、苦,寒。

蝉蜕:甘,寒。本品甘寒清热,轻扬疏散,入肺经长于疏散肺经风热,宣肺利咽疗哑、透疹,常用治风热表证、咽痛音哑、麻疹不透;又入肝经善凉散肝经风热而明目退翳,息风止痉,用治目赤翳障及小儿惊风夜啼、破伤风等症。

桑叶:甘、苦,寒。

菊花:辛、甘、苦,微寒。本品辛凉疏散,甘寒益阴,苦寒清热。入肺经能疏风热,清肺热,治风热表证或温病初起,发热头痛而兼咳嗽;又入肝经能泻肝火,益肝阴,平肝阳,治肝经风热,肝火上攻或肝肾不足之目疾及肝阳上亢证;还可清热解毒,尤善解疔毒。

葛根:甘、辛,凉。本品辛凉,主入脾胃,既发散表邪,又解肌退热,为治表证发热、项背强痛之要药,无论属风寒、风热者均宜;又能透发麻疹,用治麻疹不透;且可升发清阳而奏生津止渴、止泻止痢之功。用于热病口渴、消渴,热泻热痢、脾虚泻泄等症。

柴胡:苦、辛,微寒。本品辛散苦泄,主入肝胆,长于疏散少阳半表半里之邪,为治少阳证之要药;又善疏肝解郁,为治肝气郁结证之主药;且可升阳举陷,用治中气下陷之证;也具良好的疏散退热之功,用于表证发热。

(2)各药的功效、主治病症

薄荷:发散风热,清利头目,利咽,透疹,疏肝解郁。用于风热表证及温病卫分证,风热上攻之头痛目赤、咽喉肿痛,麻疹初起,疹出不畅及风疹瘙痒,肝气郁滞之证。

牛蒡子:发散风热,宣肺透疹,利咽散结,解毒消肿。用于风热表证及温病卫分证,麻疹初起,疹出不畅及风疹,风热或热毒上攻之咽喉肿痛,热毒疮疡及痄腮。

蝉蜕:发散风热,透疹止痒,止痉,明目退翳。用于风热表证或温病卫分证,咽痛音哑,麻疹

不透及风疹瘙痒,小儿惊风,破伤风证,风热上攻,目赤翳障。

桑叶:发散风热,清肺止咳,平肝明目。用于风热表证或温病初起,头痛咳嗽,肺热或燥热咳嗽,肝阳眩晕,目赤昏花。

菊花:发散风热,清肝明目,平抑肝阳,清热解毒。用于风热表证及温病初起,发热头痛,目疾,肝阳上亢,头痛眩晕,疔疮肿毒。

葛根:解肌退热,透发麻疹,生津止渴,升阳止泻。用于表证发热,头痛项强,麻疹初起,疹出不畅,热病烦渴,内热消渴,热泄热痢,脾虚久泻。

柴胡:疏散退热,疏肝解郁,升举阳气。用于外感表证发热,少阳证,肝郁气滞,月经不调,胸胁疼痛,中气下陷,脏器脱垂。

(3)各药的用法、使用注意

薄荷:煎服,3～6g。宜后下。薄荷叶长于发汗;薄荷梗长于理气。体虚多汗者不宜用,阴虚血燥者慎用。

牛蒡子:煎服,6～12g。或入丸、散。入汤剂宜捣碎。炒牛蒡子苦寒及滑肠之性略有降低。有滑肠通便之弊,脾虚腹泻者慎用。

蝉蜕:煎服,3～6g。一般病症用量宜小;用于止痉量需大。孕妇慎用。

桑叶:煎服,5～10g。或入丸散。炙桑叶长于润肺止咳。

菊花:煎服,5～10g。疏散风热多用黄菊花(杭菊花);平肝明目多用白菊花(滁菊花)。葛根:煎服,10～15g。煨葛根长于升阳止泻。

柴胡:煎服,3～10g。醋柴胡长于疏肝解郁,酒柴胡长于行血调经。肝阳上亢,肝风内动,阴虚火旺及气机上逆者忌用或慎用。

(4)与各单元功效相似药物的药性、功效及主治病症的异同

薄荷、牛蒡子、蝉蜕、薄荷:辛,凉。归肺、肝经。牛蒡子:辛、苦,寒。归肺、胃经。蝉蜕:甘,寒。归肺、肝经。均可疏散风热、利咽、透疹;不同点,薄荷,兼发汗,宜风热无汗。清利头目、疏肝行气;牛蒡子,兼宣肺祛痰,解毒消肿,性寒滑利,宜兼热结便秘者。蝉蜕:发汗不如薄荷,清热不及牛蒡子。善利咽开音,明目退翳,息风止痉。

(5)葛根、柴胡的主要药理作用

葛根:解热、扩张皮肤血管、镇静、抗过敏、扩张冠状动脉、改善心脏功能、改善脑循环、抗缺氧、降血压。

柴胡:解热、镇静、镇痛、镇咳、抗炎、抗菌、抗病毒、保肝利胆、降血脂、抗消化道溃疡。

(6)柴胡配黄芩,生葛根配黄芩、黄连,菊花配枸杞子,蝉蜕配胖大海,桑叶配菊花,桑叶配黑芝麻的意义

柴胡配黄芩:柴胡芳香疏泄,善疏散少阳半表半里之邪,为和解少阳之要药,用治少阳证寒热往来、胸胁苦满、口苦咽干、目眩等,常与黄芩相使。

生葛根配黄芩、黄连:生葛根既清透邪热,又鼓舞脾胃清阳之气上升而止泻止痢。治热泄热痢,常配黄连,黄芩等同用。

菊花配枸杞子:肝肾阴虚之目暗不明,菊花多与枸杞子同用。

蝉蜕配胖大海:蝉蜕治疗咽痛音哑,常配胖大海同用。

桑叶配菊花:桑叶长于轻清宣散,其散表邪作用缓和,兼能清肺止咳。故多用于外有风热、内有肺热之发热头痛、咳嗽者,常与菊花相须。

桑叶配黑芝麻:肝阴不足之目暗昏花,则桑叶配黑芝麻作蜜丸服。

2.升麻、蔓荆子:

(1)各药的药性

升麻:辛、微甘,微寒。

蔓荆子:辛、苦,微寒。

(2)各药的功效、主治病症

升麻:发表透疹,清热解毒,升举阳气。用于表证发热,麻疹透发不畅,热毒所致多种病症,中气下陷,脏器脱垂,崩漏不止。

蔓荆子:发散风热,清利头目,止痛。用于风热表证而见头晕、头痛或目赤多泪之症,疼痛证。

(3)各药的用法、使用注意

升麻:煎服,3~10g。升麻长于发表透疹解毒;炙升麻长于升阳举陷。麻疹已透及阴虚火旺、肝阳上亢、上盛下虚者,均当忌用。

蔓荆子:煎服,5~10g。外用适量。

(4)与各单元功效相似药物的药性及功效的异同

柴胡:苦、辛,微寒。归肝、胆经。升麻:辛、微甘,微寒。归肺、脾、胃、大肠经。葛根:甘、辛,凉。归脾、胃经。共同点:发表,表证,风寒、风热均可。升阳,主治清阳不升。柴胡、升麻均具有举陷作用用于气虚下陷,久泻脱肛、脏器脱垂。升麻、葛根均具有透疹作用。不同点:柴胡:善清半表半里,少阳证要药。配黄芩退热、截疟。兼有疏肝解郁,治疗肝郁气滞。升麻具有清热解毒,善清胃热,齿痛口疮。咽痛痄腮,温毒发斑。葛根具有解肌作用,表证兼项背强痛。兼可生津止渴。

3.淡豆豉、浮萍、木贼

(1)各药的药性

淡豆豉:甘、辛,凉。

浮萍:辛,寒。

木贼:甘、苦,平。

(2)各药的功效

淡豆豉:解表,除烦。

浮萍:发汗解表,透疹止痒,利水消肿。

木贼:疏散风热,明目退翳。

(3)各药的用法、使用注意

淡豆豉:煎服,6~12g。以桑叶、青蒿发酵而成者多用治风热感冒,热病胸中烦闷之症;以麻黄、紫苏发酵者。多用治风寒感冒头痛。

浮萍:煎服,3~10g。外用适量。体虚多汗者慎用。

木贼:煎服,3~10g。或入丸、散。外用适量。气虚、血虚目疾者应慎用。

(4)与各单元功效相似药物的药性及功效的异同

浮萍与香薷、麻黄一样均能发汗解表、利水退肿。不同的是浮萍性寒,善治风热感冒无汗,又能透疹止痒。

三、考前模拟

(一)A型题(最佳选择题)

1.解表药主要归

A.肺、肾经　　B.肺、肝经　　　C.肺、膀胱经　　　D.肺、脾经

E.肺、大肠经

2.发散风热药最主要的作用是

A.宣肺气　　B.散风热　　C.利咽喉　　D.清头目

E.透麻疹

3.在下列病症中,不宜使用麻黄的病症是

A.风寒感冒　　B.咳嗽气喘　　C.风水水肿　　　D.风寒痹证　　　E.阴虚气喘

4.桂枝用治风寒表实证,常与其相须为用的药是

A.荆芥　　B.防风　　C.细辛　　　D.麻黄　　　E.香薷

5.具有发汗平喘利尿作用的药是

A.桂枝　　B.荆芥　　C.防风　　　D.麻黄　　　E.羌活

6.用治水肿兼表者当用

A.黄芪　　B.木通　　C.麻黄　　　D.茯苓　　　E.白术

7.麻黄的性味归经是

A.辛,微苦,温,归肺,膀胱经　　　B.辛,苦寒,归肺,胃经

C.苦,辛,微寒,归肺,肝经　　　D.辛,甘,大寒,归肺,胃经

E.甘,寒,归肺,肝经

8.外感风寒而兼喘咳者,宜选用

A.麻黄　　B.桂枝　　C.紫苏　　　D.防风　　　E.荆芥

9.具有发汗解表、宣肺平喘、利水消肿作用的药物是

A.香薷　　B.桂枝　　C.麻黄　　　D.紫苏　　　E.荆芥

10.麻黄,辛,微苦,性温,归肺,膀胱经,其功效是

A.助阳解表,温通经脉,通阳利水,温通胸阳,温中散寒

B.发汗解表,温胃止呕,散寒止咳,除湿

C.发汗解表,宣肺平喘,利水消肿,温散寒邪

D.发汗解表,和中利湿,利水消肿

E.祛风解表,胜湿止痛,祛风止痉

11.治疗外感风寒,表实无汗,咳嗽气喘者,宜首选

A.麻黄　　B.杏仁　　C.石膏　　　D.甘草　　　E.桔梗

12.下列何药外散肌表风寒,内行脾胃气滞,具表里双解之功

A.麻黄　　B.紫苏　　C.桂枝　　　D.生姜　　　E.香薷

13.肺热壅盛高热喘急用

A.杏仁配麻黄　　B.石膏配麻黄　　C.桂枝配白芍　　　D.石膏配知母

E.大黄配芒硝

14.治风寒感冒用

A.知母配黄柏　　B.苍术配黄柏　　C.柴胡配黄芩　　D.麻黄配桂枝

E.白薇配玉竹

15.桂枝治疗风寒表虚证,宜配伍

A.麻黄　　B.白术　　C.附子　　D.白芍　　E.细辛

16.桂枝的主治不包括

A.风寒湿痹,经寒血滞之月经不调、痛经、闭经及癥瘕

B.风寒表虚有汗,风寒表实无汗

C.虚汗腹痛　　D.胸痹作痛,阳虚心悸

E.阴虚阳盛、血热妄行证

17.桂枝功能发散表邪,其治表证的特点是

A.专治风寒表实无汗证　　B.专治风寒表虚有汗证

C.风寒表证有汗无汗皆可用之

D.风热有汗证　　E.风热无汗

18.外感风寒而兼胸痛胸闷者,宜选用

A.麻黄　　B.桂枝　　C.紫苏　　D.防风　　E.荆芥

19.桂枝的功效是

A.发汗解表,宣肺平喘　　B.发汗解表,温经通阳　　C.发汗解表,温经止血

D.发汗解表,温补脾肾　　E.发汗解表,透疹止痒

20.表虚有汗,恶风发热当选用

A.麻黄　　B.桂枝　　C.防风　　D.紫苏　　E.黄芪

21.桂枝的性味是

A.辛、微温　　B.辛、甘,温　　C.辛、温、有小毒　　D.辛、温

E.辛、微苦,温

22.桂枝治"胸痹疼痛"是因为

A.温通经络　　B.温经散寒　　C.温经通阳　　D.温通血脉

E.行气化痰

23.桂枝治痰饮、蓄水证是因为

A.温通经络作用　　B.温经散寒作用　　C.温经通阳作用

D.温通血脉作用　　E.助阳化气作用

24.外感风寒,脘腹冷痛者当首选

A.益母草　　B.丹参　　C.赤芍　　D.桂枝　　E.郁金

25.经寒瘀滞之痛经、经闭当首选

A.益母草　　B.丹参　　C.赤芍　　D.桂枝　　E.郁金

26.具有发汗解肌,温通经脉,助阳化气作用的药是

A.桂枝　　B.荆芥　　C.防风　　D.麻黄　　E.羌活

27.调和营卫发汗解肌用

A.杏仁配麻黄　　B.石膏配麻黄　　C.桂枝配白芍　　D.石膏配知母

E.大黄配芒硝

28. 治疗外感风寒兼气滞胸脘满闷、恶心呕逆者,宜首选

A. 防风　　　B. 香薷　　　C. 细辛　　　D. 紫苏　　　E. 白芷

29. 下列哪项不是紫苏的主治证

A. 风寒表证　　　B. 阳虚水肿　　　C. 安胎　　　D. 鱼蟹中毒　　　E. 脾胃气滞

30. 发汗解表兼以安胎的药物是

A. 麻黄　　　B. 桂枝　　　C. 荆芥　　　D. 紫苏　　　E. 防风

31. 风寒表证兼脾胃气滞者,当选用

A. 生姜　　　B. 厚朴　　　C. 砂仁　　　D. 紫苏　　　E. 香薷

32. 紫苏的功效是

A. 发汗平喘　　　B. 发汗利水　　　C. 发表行气　　　D. 发汗通阳　　　E. 祛风胜湿

33. 防风的性味是

A. 辛、甘,微温　　　B. 辛、甘,温　　　C. 辛、温、有小毒

D. 辛、温　　　E. 辛、微苦,温

34. 风寒感冒,咳嗽痰多者,当选用

A. 白芷　　　B. 防风　　　C. 荆芥　　　D. 羌活　　　E. 紫苏

35. 紫苏的性味是

A. 辛温　　　B. 辛甘温　　　C. 辛甘凉　　　D. 苦寒　　　E. 甘微苦微寒

36. 外感风寒,恶寒发热,腹满腹胀者当选用

A. 麻黄　　　B. 桂枝　　　C. 防风　　　D. 紫苏　　　E. 黄芪

37. 风寒感冒、风寒咳嗽及胃寒呕吐者可选用

A. 生姜　　　B. 香薷　　　C. 辛夷　　　D. 藁本　　　E. 苍耳子

38. 生姜的功效是

A. 发汗解表,宣肺平喘　　　B. 发汗解表,温经通阳

C. 发汗解表,温经止血　　　D. 发汗解表,温中止呕

E. 发汗解表,行气宽中

39. 生姜可用于

A. 肺热咳嗽　　　B. 胃寒呕吐　　　C. 胃热呕吐　　　D. 风热表证

E. 肺燥干咳

40. 风寒感冒,时作呕吐,当用

A. 白芷　　　B. 防风　　　C. 生姜　　　D. 荆芥　　　E. 羌活

41. 生姜性温归胃经,有止呕之功,善治

A. 胃寒呕吐　　　B. 胃热呕吐　　　C. 胃虚呕吐　　　D. 痰饮呕吐　　　E. 伤食呕吐

42. 有"呕家圣药"之称的药物是

A. 柴胡　　　B. 辛夷　　　C. 升麻　　　D. 生姜　　　E. 白芷

43. 既能解表散寒,又能解鱼蟹毒的药物是

A. 麻黄　　　B. 桂枝　　　C. 香薷　　　D. 荆芥　　　E. 生姜

44. 功能止血的药物是

A. 荆芥　　　B. 紫苏　　　C. 防风　　　D. 麻黄　　　E. 桂枝

45. 误服生半夏中毒,应考虑选用

A.麻黄　　B.紫苏　　C.羌活　　D.生姜　　E.白芷

46. 荆芥属于

A.解表药　　B.清热药　　C.泻下药　　D.祛风湿药　　E.芳香化湿药

47. 味辛性微温,既可治风寒表证,也可治风热表证的药是

A.麻黄　　B.桂枝　　C.荆芥　　D.桑叶　　E.薄荷

48. 疮疡初起兼有表证者,当选用

A.白芷　　B.防风　　C.荆芥　　D.羌活　　E.紫苏

49. 麻疹初起、透发不畅或风疹瘙痒及疮疡初起兼有表证者可选用

A.桂枝　　B.麻黄　　C.香薷　　D.紫苏　　E.荆芥

50. 当风寒、风热表证难辨时,当选用

A.桂枝　　B.紫苏　　C.羌活　　D.麻黄　　E.荆芥

51. 既能祛风解表,又能胜湿、止痛、止痉的药物是

A.荆芥　　B.防风　　C.香薷　　D.紫苏　　E.桂枝

52. "风家润剂"是指

A.麻黄　　B.桂枝　　C.紫苏　　D.羌活　　E.防风

53. 感冒头痛,风疹瘙痒,当选用

A.细辛　　B.防风　　C.白芷　　D.羌活　　E.紫苏

54. 具有通窍止痛作用的药是

A.苍耳子　　B.藁本　　C.羌活　　D.桂枝　　E.生姜

55. 可用于破伤风的药是

A.羌活　　B.独活　　C.防风　　D.麻黄　　E.桂枝

56. 发汗解表兼以安胎的药物是

A.麻黄　　B.桂枝　　C.荆芥　　D.紫苏　　E.防风

57. 羌活的性味是

A.辛、甘,温　　B.辛、苦,温　　C.辛、涩,温　　D.辛、咸,温　　E.辛、酸,温

58. 善祛上半身风湿的药是

A.羌活　　B.白芷　　C.藁本　　D.独活　　E.细辛

59. 风湿侵犯上半身,当选用

A.白芷　　B.防风　　C.荆芥　　D.羌活　　E.紫苏

60. 风寒挟湿所致太阳头痛,当选用

A.白芷　　B.细辛　　C.柴胡　　D.羌活　　E.麻黄

61. 羌活的功效是

A.发散风寒,宣通鼻窍　　B.散风除湿,通窍,止痛　　C.散寒祛风,胜湿止痛

D.发散风寒,胜湿止痛,止痉,止泻

E.解表散风,通窍止痛,消肿排脓

62. 羌活的功效是

A.发汗平喘　　B.发汗利水　　C.发表行气　　D.发汗通阳　　E.祛风胜湿

63. 下列何药主散肌表游风及寒湿,治上半身风湿痹痛

A. 羌活　　B. 独活　　C. 藁本　　D. 麻黄　　E. 威灵仙

64. 既能发汗解表,又能利水消肿的药组是

A. 麻黄、荆芥　　B. 香薷、紫苏　　C. 生姜、桂枝

D. 麻黄、香薷　　E. 防风、白芷

65. 下列诸药均能通鼻窍,治鼻渊头痛,其中何药兼温肺化饮,治寒饮咳喘及少阴头痛

A. 苍耳子　　B. 辛夷　　C. 白芷　　D. 细辛　　E. 鹅不食草

66. 具有通关开窍醒神作用的药是

A. 苍耳子　　B. 辛夷　　C. 白芷　　D. 细辛　　E. 生姜

67. 以下药物中内服用量最小的是

A. 白芷　　B. 藁本　　C. 苍耳子　　D. 辛夷　　E. 细辛

68. 细辛的性味是

A. 辛,微温　　B. 辛、甘,微温　　C. 辛,温,有小毒

D. 辛,温　　E. 辛、苦,温

69. 细辛的功效是

A. 发散风寒,宣通鼻窍　　B. 散风除湿,通窍止痛

C. 发散风寒,通窍止痛,温肺化饮

D. 发散风寒,胜湿止痛　　E. 解表散风,通窍止痛,消肿排脓

70. 下列哪一项不是细辛的功效

A. 散寒止痛　　B. 祛风　　C. 温肺化饮　　D. 宣通鼻窍　　E. 行气活血

71. 下列哪项不是防风的功效

A. 祛风解表　　B. 温肺化饮　　C. 胜湿止痛　　D. 排砷毒　　E. 炒炭止泻

72. 治少阴经气不利的头痛,应选

A. 吴茱萸　　B. 白芷　　C. 柴胡　　D. 细辛　　E. 羌活

73. 下列具有解表散寒,去风止痛功效的药是

A. 金银花与连翘　　B. 黄连与黄柏　　C. 羌活与独活

D. 石膏与知母　　E. 桑白皮与葶苈子

74. 荆芥与防风的共同功效为

A. 辛凉解表　　B. 升阳举陷　　C. 通经助阳　　D. 辛温解表　　E. 清热凉血散瘀

75. 治太阳经气不利的头痛,应选

A. 吴茱萸　　B. 白芷　　C. 柴胡　　D. 细辛　　E. 羌活

76. 麻黄与香薷的共有作用是

A. 宣肺平喘　　B. 发汗利水　　C. 和中化湿　　D. 温散寒邪　　E. 透疹止痒

77. 羌活用于治疗

A. 湿痹痛偏热者　　B. 湿痹痛偏寒者　　C. 湿顽痹肾亏者　　D. 湿顽痹日久入络者

E. 湿痹痛兼外感风寒者

78. 治阳明经气不利的头痛,应选

A. 吴茱萸　　B. 白芷　　C. 柴胡　　D. 细辛　　E. 羌活

79.风寒阳明头痛,宜用

A.苍术　　B.柴胡　　C.羌活　　D.白芷　　E.防风

80.风寒侵袭,鼻塞不通,当用

A.香薷　　B.羌活　　C.防风　　D.麻黄　　E.白芷

81.具有消肿排脓作用的药物是

A.桂枝　　B.羌活　　C.防风　　D.白芷　　E.辛夷

82.具有祛风止痛,燥湿止带的药物是

A.荆芥　　B.防风　　C.羌活　　D.白芷　　E.苍术

83.感受暑湿,发热恶寒,呕吐泄泻,最宜用

A.荆芥　　B.紫苏　　C.生姜　　D.香薷　　E.白芷

84.下列何药长于治外感风寒之阳明头痛

A.葛根　　B.白芷　　C.石膏　　D.细辛　　E.藁本

85.白芷的功效为

A.发汗解表,和中化湿,利水消

B.祛风解表,祛风透疹,祛风疗疮,祛风解痉,炒炭止血

C.散风胜湿,解痉

D.散风除湿,通窍止痛,消肿排脓,燥湿

E.芳香化湿,理气止呕,解暑

86.治疗疮疡肿痛,宜选用的药是

A.羌活　　B.白芷　　C.藁本　　D.细辛　　E.防风

87.治疗夏季乘凉饮冷、阳气被阴邪所遏之阴暑证,宜选用

A.荆芥　　B.香薷　　C.桂枝　　D.细辛　　E.荆芥

88.素有"夏月麻黄"之称的药是

A.紫苏　　B.藿香　　C.佩兰　　D.荆芥　　E.香薷

89.发汗解表兼有化湿和中的药是

A.荆芥　　B.羌活　　C.防风　　D.独活　　E.香薷

90.具有发汗解表、和中化湿、利水消肿作用的药物是

A.香薷　　B.桂枝　　C.麻黄　　D.紫苏　　E.荆芥

91.善治鼻渊头痛的药物是

A.羌活　　B.辛夷　　C.藁本　　D.紫苏　　E.荆芥

92.善除头面风湿的药是

A.苍术　　B.白豆蔻　　C.薏苡仁　　D.松节　　E.藁本

93.风寒所致巅顶头痛,当用

A.羌活　　B.白芷　　C.荆芥　　D.苍耳子　　E.藁本

94.太阳伤寒,巅顶头痛,如蒙如裹,宜首选

A.羌活　　B.吴茱萸　　C.藁本　　D.川芎　　E.防风

95.无论风湿痹痛或风疹瘙痒及疥癣麻风均可选用

A.生姜　　B.香薷　　C.苍耳子　　D.藁本　　E.桂枝

96.祛风湿,通鼻窍常用

A.羌活　　B.防风　　C.独活　　D.苍耳子　　E.紫苏

97.当风寒、风热表证难辨时,当选用

A.桂枝　　B.紫苏　　C.羌活　　D.麻黄　　E.防风

98.散风寒,通鼻窍宜用

A.紫苏　　B.生姜　　C.辛夷　　D.羌活　　E.防风

99.无论风寒头痛或鼻渊头痛均可选用

A.麻黄　　B.香薷　　C.辛夷　　D.藁本　　E.桂枝

100.风热外感,咽喉肿痛,可选用

A.葛根　　B.羌活　　C.柴胡　　D.白芷　　E.薄荷

101.疏散风热,疏肝解郁的药物是

A.桑叶　　B.菊花　　C.牛蒡子　　D.薄荷　　E.蝉蜕

102.风热上攻,发热恶风、头痛、目赤、咽痛,宜用

A.桑叶　　B.菊花　　C.牛蒡子　　D.薄荷　　E.蝉蜕

103.既可疏散风热,又能疏肝解郁还可利咽的药物是

A.牛蒡子　　B.桑叶　　C.蝉蜕　　D.薄荷　　E.柴胡

104.牛蒡子的性味归经是

A.辛,微苦,温,归肺,膀胱经　　　B.辛,苦寒,归肺,胃经

C.苦,辛,微寒,归肺,肝经　　　　D.辛,甘,大寒,归肺,胃经

E.甘,寒,归肺,肝经

105.功能疏散风热,宣肺祛痰,解毒消肿,味辛苦性寒,气虚便溏者不宜服用的药是

A.牛蒡子　　B.薄荷　　C.蔓荆子　　D.野菊花　　E.升麻

106.治疗风热郁闭,咽喉肿痛,大便秘结者,应首选

A.薄荷　　B.蝉蜕　　C.菊花　　D.蔓荆子　　E.牛蒡子

107.下列除哪项外均具有明目功效

A.菊花　　B.桑叶　　C.蝉蜕　　D.牛蒡子　　E.决明子

108.功能疏肝解郁的药物是

A.薄荷　　B.牛蒡子　　C.桑叶　　D.菊花　　E.蔓荆子

109.既能疏散风热,又能清热解毒的药物是

A.桑叶、菊花　　B.薄荷、牛蒡子　　C.柴胡、葛根　　D.升麻、牛蒡子

E.升麻、桑叶

110.既能疏散风热,清利头目,又能疏肝理气的药是

A.蝉蜕　　B.桑叶　　C.菊花　　D.薄荷　　E.青黛

111.风热上攻,咽喉肿痛,多用

A.桑叶　　B.牛蒡子　　C.葛根　　D.柴胡　　E.蔓荆子

112.既能外散风热,又能内解热毒的药物是

A.薄荷　　B.牛蒡子　　C.蝉蜕　　D.桑叶　　E.柴胡

113.蝉蜕的性味归经是

A.辛,微苦,温,归肺,膀胱经　　B.辛,苦寒,归肺,胃经

C.苦,辛,微寒,归肺,肝经　　　　D.辛,甘,大寒,归肺,胃经

E.甘,寒,归肺,肝经

114.治疗肝经风热,目赤肿痛,宜选用

A.柴胡　　B.牛蒡子　　C.葛根　　D.蝉蜕　　E.升麻

115.既能疏散风热,又能息风止痉的药物是

A.薄荷　　B.蝉蜕　　C.桑叶　　D.菊花　　E.牛蒡子

116.具有透疹作用的药组是

A.蝉蜕、金银花、菊花　　　B.薄荷、葛根、升麻

C.紫草、牛蒡子、防风　　　D.桑叶、薄荷、菊花

E.荆芥、连翘、升麻

117.功效明目退翳的药是

A.牛蒡子　　B.淡豆豉　　C.升麻　　D.葛根　　E.蝉蜕

118.功效息风止痉,用治破伤风的药物为

A.桑叶　　B.菊花　　C.升麻　　D.葛根　　E.蝉蜕

119.下列属于辛凉解表药的是

A.苍术　　B.桑寄生　　C.金钱草　　D.桑叶　　E.知母

120.既祛外风,又息内风,尚善于明目疗哑的药物是

A.防风　　B.桑叶　　C.菊花　　D.蝉蜕　　E.木贼

121.蝉蜕具有的功效是

A.明目退翳、息风止痉　　　B.透发麻疹、利咽止咳

C.解毒透疹、止泻止痢　　　D.明目退翳、除烦止渴

E.息风止痉、排脓消痈

122.咳嗽痰稠,鼻咽干燥,属燥热伤肺者,治疗宜选用

A.薄荷　　B.升麻　　C.葛根　　D.蔓荆子　　E.桑叶

123.蝉蜕的归经是

A.归肺、脾经　　B.归肺、肾经　　C.归肺、心经　　D.归肺、肝经　　E.归肺、胃经

124.桑叶与菊花的共同功效为

A.辛凉解表　　B.散寒止痛　　C.通经助阳　　D.辛温解表

E.清热凉血散瘀

125.风热犯肺,痰黄,咳嗽,当首选

A.菊花　　B.桑叶　　C.薄荷　　D.防风　　E.淡豆豉

126.具有疏散风热及平肝作用的药是

A.牛蒡子　　B.蔓荆子　　C.淡豆豉　　D.菊花　　E.升麻

127.菊花的功效为

A.疏散风热,宣肺祛痰,透疹解毒　　　B.疏散风热,平肝明目,清热解毒

C.疏散风热,平肝明目,润燥凉血　　　D.疏散风热,清利头目,疏肝利咽

E.疏散风热,祛湿止痛,透疹止痒

128.外感风热,目赤肿痛,应选何药

A.牛蒡子　　B.淡豆豉　　C.升麻　　D.葛根　　E.菊花

129.葛根的性味是

A.辛温　　B.苦微寒　　C.辛甘凉　　D.苦寒　　E.甘微苦微寒

130.既能发表解肌,又能升阳止泻的药物是

A.升麻　　B.葛根　　C.柴胡　　D.桑叶　　E.薄荷

131.生用能解肌,透疹,生津,煨用能止泻,为临床治疗项背强直的要药,该药是

A.羌活　　B.桂枝　　C.藁本　　D.葛根　　E.白芍

132.葛根的功效为

A.疏散退热,疏肝解郁,升举阳气　　B.疏散风热,透疹止痒,明目退翳,息风止痉

C.解肌退热,透发斑疹,升阳止泻　　D.解肌发表,透发斑疹,清热解毒,升举阳气

E.解肌退热,透发斑疹,生津止渴,升阳止泻

133.具有升阳生津之功的药物是

A.升麻　　B.葛根　　C.柴胡　　D.桑叶　　E.菊花

134.热泄热痢及脾虚泄泻者可选用

A.葛根　　B.羌活　　C.柴胡　　D.防风　　E.薄荷

135.解肌退热、升阳止泻治疗宜选用

A.葛根配黄芩、黄连　　B.白头翁配黄连、黄柏、秦皮

C.黄连配木香　　D.当归配白芍

E.补骨脂配肉豆蔻

136.下列哪组药物都具有升阳、发表作用

A.麻黄、桂枝、香薷　　B.荆芥、防风、紫苏

C.羌活、白芷、藁本　　D.薄荷、蝉蜕、牛蒡子　　E.升麻、柴胡、葛根

137.肝郁气滞,月经不调,胸胁疼痛者可选用

A.葛根　　B.羌活　　C.柴胡　　D.防风　　E.薄荷

138.具有升阳退热功效的药物是

A.升麻　　B.柴胡　　C.葛根　　D.牛蒡子　　E.蔓荆子

139.柴胡的功效为

A.发汗解表,透疹止痒,利水退肿

B.疏散风热,清利头目,利咽透疹,疏肝解郁

C.疏散风热,和解少阳,疏肝解郁,升举阳气

D.解肌退热,透发麻疹,生津止渴,升阳止泻

E.发表透疹,清热解毒,升举阳气

140.既能疏散退热,疏肝解郁,又能升阳举陷的药物是

A.牛蒡子　　B.蔓荆子　　C.桑叶　　D.柴胡　　E.薄荷

141.治疗少阳证的药物是

A.桑叶　　B.菊花　　C.薄荷　　D.牛蒡子　　E.柴胡

142.下列属于解表药的是

A.徐长卿　　B.射干　　C.厚朴　　D.莱菔子　　E.柴胡

143.柴胡治疗少阳证,寒热往来,宜配伍

A.黄芩　　B.黄连　　C.黄柏　　D.苦参　　E.龙胆草

144. 治寒热往来用

A. 知母配黄柏　　B. 麻黄配玉竹　　　C. 柴胡配黄芩

D. 麻黄配桂枝　　E. 白薇配玉竹

145. 感冒高热,又有胁肋疼痛宜选

A. 蔓荆子　　B. 柴胡　　C. 菊花　　D. 郁金　　E. 延胡索

146. 柴胡、升麻都具有的功效是

A. 解表生津　　B. 清热解毒　　C. 疏肝解郁　　D. 透发麻疹　　E. 升阳举陷

147. 升麻的性味是

A. 辛温　　B. 辛甘温　　C. 辛甘凉　　D. 苦寒　　E. 辛微甘微寒

148. 柴胡与升麻的使用注意为

A. 此二药辛温发散,表虚多汗者不宜服

B. 阴虚火旺,无风寒湿邪者不宜服

C. 此二药芳香辛温,发汗耗气,体弱多汗者不宜服

D. 此二药升散力强,耗伤正气,气虚者不宜服

E. 此二药升散力强,凡阴虚火旺,麻疹已透,肝阳上亢,气逆不降者忌用

149. 具清热解毒的疏散风热药是

A. 葛根　　B. 浮萍　　C. 木贼　　D. 桑叶　　E. 升麻

150. 具有升阳解毒功效的药物是

A. 柴胡　　B. 葛根　　C. 升麻　　D. 桑叶　　E. 菊花

151. 蔓荆子属于

A. 解表药　　B. 清热药　　C. 泻下药　　D. 祛风湿药　　E. 芳香化湿药

152. 下列药物中,长于清利头目的是

A. 葛根　　B. 柴胡　　C. 升麻　　D. 蔓荆子　　E. 淡豆豉

153. 主散头面风热之邪,善治头面部诸疾的药物是

A. 蔓荆子　　B. 牛蒡子　　C. 白附子　　D. 细辛　　E. 白芷

154. 具有止痛作用的药物是

A. 葛根　　B. 桑叶　　C. 菊花　　D. 蔓荆子　　E. 淡豆豉

155. 具有解表除烦功效的药物是

A. 桑叶　　B. 菊花　　C. 蝉蜕　　D. 淡豆豉　　E. 升麻

(二)B型题(配伍选择题)

A. 少阳头痛　　B. 太阳头痛　　C. 阳明头痛　　D. 少阴头痛　　E. 厥阴头痛

1. 羌活善治

2. 白芷善治

A. 既能发散风寒,又能利水消肿　　　B. 既能发散风寒,又能温化痰饮

C. 既能发散风寒,又能和中止呕　　　D. 既能发散风寒,又能祛风除湿

E. 既能发散风寒,又能宣通鼻窍

3. 麻黄、香薷都具有的功效是

4. 白芷、细辛都具有的功效是

A. 宣肺平喘　　B. 温通经脉　　C. 止血　　D. 行气宽中　　E. 胜湿止痛

5.桂枝具有的功效是

6.荆芥具有的功效是

A.行气宽中　　B.和中化湿　　C.温经通阳　　D.宣肺平喘　　E.温中止呕

7.生姜具有的功效是

8.香薷具有的功效是

A.桂枝　　B.麻黄　　C.防风　　D.香薷　　E.紫苏

9.治疗痰饮病眩晕,宜选用

10.治疗破伤风证,宜选用

A.息风止痉　　B.平肝明目　　C.和解退热　　D.清热解毒　　E.升阳止泻

11.葛根具有的功效是

12.桑叶具有的功效是

A.先煎　　B.后下　　C.另煎　　D.包煎　　E.烊化

13.薄荷入汤剂宜

14.辛夷入汤剂宜

A.疏肝解郁　　B.清热解毒　　C.清肺润燥　　D.息风止痉　　E.生津止渴

15.柴胡具有的功效是

16.升麻具有的功效是

A.宜先煎　　B.不宜久煎　　C.宜包煎　　D.宜另煎　　E.宜后下

17.薄荷入汤剂

18.紫苏入汤剂

A.发表散风　　B.行气宽中　　C.温肺止　　D.通窍,止痛　　E.发汗,利水消肿

19.麻黄、香薷都能

20.荆芥、防风都能

A.麻黄　　B.香薷　　C.防风　　D.桂枝　　E.白芷

21.风寒、风热表证均可使用的药物是

22.风寒头痛、鼻渊头痛均可使用的药物是

A.桑叶　　B.蝉蜕　　C.葛根　　D.升麻　　E.柴胡

23.肝郁气滞,月经不调,胸胁胀痛,常选用的药物是

24.咽痛音哑,目赤肿痛,麻疹不透,常选用的药物是

(三)X型题(多项选择题)

1.麻黄常用治

A.风寒表证　　B.胸痹心痛　　C.咳嗽气喘　　D.风水水肿　　E.脾胃气滞

2.具有通鼻窍功效的药物是

A.桂枝　　B.白芷　　C.细辛　　D.辛夷　　E.苍耳子

3.紫苏可用治

A.水肿　　B.脾胃气滞　　C.痰饮病　　D.风寒感冒　　E.进食鱼蟹中毒

4.常用治鼻塞鼻渊的药物是

A.辛夷　　B.白芷　　C.苍耳子　　D.细辛　　E.香薷

5. 白芷具有的功效是

A. 散风解表　　B. 通窍止痛　　　C. 燥湿止带　　　D. 消肿排脓　　　E. 温肺化饮

6. 防风可用治

A. 风寒表证　　B. 风热表证　　　C. 风寒湿痹　　　D. 崩漏便血　　　E. 破伤风证

7. 功能发汗解表,利水消肿的药物有

A. 麻黄　　B. 荆芥　　C. 香薷　　D. 紫苏　　E. 防风

8. 细辛的使用注意包括

A. 用量不可过大　　B. 肺热咳嗽忌用　　　C. 反藜芦

D. 阴虚阳亢头痛忌用　　E. 气虚多汗忌用

9. 薄荷的功效是

A. 疏散风热　　B. 清利头目　　　C. 疏肝行气　　　D. 清肺润燥　　　E. 利咽透疹

10. 桑叶、菊花的功效共同点是

A. 疏散风热　　B. 平抑肝阳　　　C. 清肺润燥　　　D. 清肝明目　　　E. 清热解毒

11. 升麻常用治

A. 外感表证　　B. 湿热泻痢　　　C. 气虚下陷　　　D. 疹发不畅　　　E. 热毒疮疡

12. 桑叶能

A. 散风热　　B. 清肝热　　　C. 清胃热　　　D. 清心热　　　E. 清肺热

13. 具有疏散风热,透疹止痒功效的药物是

A. 葛根　　B. 牛蒡子　　C. 蝉蜕　　D. 升麻　　E. 薄荷

14. 功能透疹的药物有

A. 荆芥　　B. 薄荷　　C. 葛根　　D. 升麻　　E. 牛蒡子

15. 功能疏肝解郁的药物有

A. 蝉蜕　　B. 薄荷　　C. 升麻　　D. 柴胡　　E. 葛根

16. 菊花常用治

A. 风热头痛　　B. 风寒头痛　　　C. 肝阳头痛　　　D. 血虚头痛　　　E. 血瘀头痛

四、答　案

(一)A 型题

1. C	2. B	3. E	4. D	5. D	6. C	7. A	8. A	9. C	10. C
11. A	12. B	13. B	14. D	15. D	16. E	17. C	18. B	19. B	20. B
21. B	22. C	23. E	24. D	25. D	26. A	27. C	28. D	29. B	30. D
31. D	32. C	33. A	34. E	35. A	36. D	37. A	38. D	39. D	40. C
41. A	42. D	43. E	44. A	45. D	46. A	47. C	48. C	49. E	50. E
51. B	52. E	53. B	54. A	55. C	56. D	57. B	58. A	59. D	60. D
61. C	62. E	63. B	64. D	65. D	66. D	67. E	68. C	69. C	70. E
71. B	72. D	73. C	74. D	75. E	76. B	77. D	78. B	79. B	80. E
81. D	82. D	83. E	84. B	85. D	86. B	87. D	88. E	89. E	90. A
91. B	92. E	93. E	94. C	95. C	96. D	97. C	98. C	99. C	100. E
101. D	102. D	103. D	104. B	105. A	106. E	107. D	108. A	109. D	110. D

111. B　112. B　113. E　114. D　115. A　116. B　117. E　118. E　119. D　120. D

121. A　122. E　123. D　124. A　125. B　126. D　127. B　128. E　129. C　130. B

131. D　132. E　133. B　134. A　135. A　136. E　137. C　138. B　139. C　140. D

141. E　142. E　143. A　144. C　145. B　146. E　147. E　148. E　149. E　150. C

151. A　152. D　153. A　154. D　155. D

(二)B型题

1. B　2. C　3. A　4. E　5. B　6. C　7. E　8. B　9. A　10. C

11. E　12. B　13. B　14. D　15. A　16. B　17. E　18. B　19. E　20. A

21. C　22. E　23. E　24. B

(三)X型题

1. ACD　2. BCDE　3. BDE　4. ABCD　5. ABCD　6. ABCE　7. AC

8. ABCDE　9. ABCE　10. ABD　11. ACDE　12. ABE　13. BCE　14. ABCDE

15. BD　16. AC

第六章 清热药

一、考试大纲

(一)基本要求

1.性能主治

(1)清热药的性能功效

(2)清热药的适用范围

2.分类 清热药的分类及各类的性能特点

3.配伍与使用注意

(1)清热药的配伍方法

(2)清热药的使用注意

(二)清热泻火药

1.石膏、知母、天花粉、栀子、夏枯草

(1)各药的药性、性能特点

(2)各药的功效、主治病症

(3)各药的用法、使用注意

(4)与各单元功效相似药物的药性、功效及主治病症的异同

(5)知母、栀子的主要药理作用

(6)石膏配知母,知母配黄柏,知母配川贝母,栀子配淡豆豉,栀子配茵陈的意义

2.芦根、竹叶、淡竹叶、决明子

(1)各药的药性

(2)各药的功效、主治病症

(3)各药的用法、使用注意

(4)与各单元功效相似药物的药性、功效及主治病症的异同

3.密蒙花、谷精草、青葙子

(1)各药的药性

(2)各药的功效

(3)各药的用法、使用注意

(4)与各单元功效相似药物的药性及功效的异同

(三)清热燥湿药

1.黄芩、黄连、黄柏、龙胆

(1)各药的药性、性能特点

(2)各药的功效、主治病症

(3)各药的用法、使用注意

(4)与各单元功效相似药物的药性、功效及主治病症的异同

(5)黄芩、黄连的主要药理作用

(6)黄连配木香,黄连配吴茱萸,黄柏配苍术,黄连配半夏、瓜蒌的意义

2.苦参

(1)药性、功效、主治病症、使用注意

(2)与各单元功效相似药物的药性、功效及主治病症的异同

(四)清热凉血药

1.生地黄、玄参、牡丹皮、赤芍

(1)各药的药性、性能特点

(2)各药的功效、主治病症

(3)各药的用法、使用注意

(4)与各单元功效相似药物的药性、功效及主治病症的异同

(5)生地黄的主要药理作用

2.紫草、水牛角

(1)各药的药性

(2)各药的功效、主治病症

(3)各药的使用注意

(4)与各单元功效相似药物的药性、功效及主治病症的异同

(五)清热解毒药

1.金银花、连翘、蒲公英、大青叶、板蓝根、牛黄、鱼腥草、射干、白头翁、败酱草

(1)各药的药性、性能特点

(2)各药的功效、主治病症

(3)各药的用法、使用注意

(4)与各单元功效相似药物的药性、功效及主治病症的异同

(5)金银花、大青叶、牛黄、鱼腥草的主要药理作用

(6)牛黄配珍珠的意义

2.青黛、重楼、穿心莲、白鲜皮、半边莲、土茯苓、山豆根、马齿苋、大血藤、白花蛇舌草、野菊花、熊胆

(1)各药的药性

(2)各药的功效、主治病症

(3)各药的用法、使用注意

(4)青黛、山豆根、熊胆的用量

(5)与各单元功效相似药物的药性、功效及主治病症的异同

3.紫花地丁、金荞麦、鸦胆子、垂盆草、秦皮、马勃、木蝴蝶、半枝莲

(1)各药的药性

(2)各药的功效

(3)各药的用法、使用注意

(4)鸦胆子的用量

(5)与各单元功效相似药物的药性及功效的异同

(六)清虚热药

1.青蒿、地骨皮

(1)各药的药性、性能特点

(2)各药的功效、主治病症

(3)各药的用法、使用注意

(4)与各单元功效相似药物的药性、功效及主治病症的异同

(5)青蒿的主要药理作用

(6)青蒿配鳖甲,青蒿配白薇,地骨皮配桑白皮,白薇配玉竹的意义

2.白薇、胡黄连

(1)各药的药性

(2)各药的功效、主治病症

(3)各药的用法、使用注意

(4)与各单元功效相似药物的药性、功效及主治病症的异同

3.银柴胡

(1)药性、功效、用法、使用注意

(2)与各单元功效相似药物的药性及功效的异同

二、应试指南

(一)基本要求

1.性能主治

(1)性能功效:药性大多寒凉,少数平而偏凉,味多苦,或甘,或辛,或咸。性能清热、泻火、凉血、解热毒、燥湿及退虚热,兼能利湿、滋阴、发表等。

(2)适用范围:表证已解,内无积滞的里热证。

2.分类

(1)清热泻火药:能清气分热,对气分实热症,有泻火泄热的作用。

(2)清热燥湿药:药性寒凉,偏于苦燥,有清热化湿的作用,可用于湿热病症。

(3)清热凉血药:专入血分,能清血分热,对血分实热有凉血清热作用。

(4)清热解毒药:有清热解毒作用,常用于治疗各种热毒的病症。

(5)清虚热药:能清虚热、退骨蒸,常用于午后潮热,低热不退等症。

3.配伍与使用方法

(1)配伍方法:兼表证者,先解表后清里,或表里双解;阴虚发热者,配养阴药;气血并热,宜气血两清。治热淋水肿、湿热黄疸、肺热咳喘、瘰疬疮毒等证,分别配伍利水通淋、利胆退黄、化痰止咳、软坚散结药。

(2)使用注意:性寒凉,易伤脾胃;易伤阴津;注意鉴别阴盛格阳、真寒假热之证;中病即止,避免克伐太过,损伤正气。

(二)清热泻火药

1.石膏、知母、天花粉、栀子、夏枯草

(1)各药的药性、性能特点

石膏:辛、甘,大寒。本品辛散透达,大寒质重性降,主入肺胃。善清大热,并生津除烦。既为清解温病气分实热之要药,又为清肺热、泻胃火之要药。治温病气分实热功效卓著,又善治肺热咳嗽、胃火牙痛。煅后收敛生肌。又疗疮疡不敛、湿疹,水火烫伤等。

知母:苦、甘,寒。本品甘寒质润,虽苦不燥,主入肺、胃、肾经。上能清肺润肺,中能泻胃生津,下能滋肾降火。既清热泻火以清实火,又滋阴润燥而退虚热。既为治温病气分壮热之要药,又为肺热或阴虚咳嗽、阴虚消渴、骨蒸潮热等证所常用。

天花粉:甘、微苦,微寒。清润消肿排脓之品。

栀子:苦,寒。本品苦寒降泄,归心肝肺胃三焦经。善泻三焦之火,又气血皆清。尤善清心热,为治热病心烦之要药;又善清利肝胆湿热,为治湿热黄疸之主药;还入气分而泻火解毒,入血分而凉血止血,以治热毒疮疡、血热出血;外用消肿止痛,治跌打损伤、瘀肿疼痛。

夏枯草:苦、辛,寒。本品苦寒清热,辛散结肿,专入肝胆。既能清泄肝火,为治肝火目赤、目珠疼痛之要药。又能清热消肿散结,为治痰火凝结之瘰疬、瘿瘤之常用药。

(2)各药的功效、主治病症

石膏:清热泻火,除烦止渴;外用:收敛生肌。用于气分实热证,肺热喘咳,胃火牙痛,疮疡不敛,湿疹,烧烫伤。

知母:清热泻火,滋阴润燥,退虚热。用于气分实热证,肺热咳嗽,阴虚燥咳,骨蒸潮热,阴虚消渴。

天花粉:清热生津,润肺止咳,消肿排脓。用于热病口渴,肺热咳嗽或燥咳,痈肿疮疡。

栀子:泻火除烦,清热利湿,凉血,解毒消肿。用于热病烦闷,湿热黄疸,血热出血,疮疡肿毒,跌打损伤。

夏枯草:清肝明目,消肿散结。用于目赤肿痛,头痛眩晕,目珠疼痛,瘰疬瘿瘤。

(3)各药的用法、使用注意

石膏:煎服,15~60g。内服宜生用,外用宜火煅研末。脾胃虚寒者忌用。

知母:煎服,6~12g。清热泻火宜生用;滋阴润燥宜盐水炙用。脾虚便溏者慎用。

天花粉:煎服,10~15g。脾胃虚寒,大便溏泄者慎用。孕妇忌用。

栀子:煎服,3~10g。栀子生用走气分而泻火,炒黑入血分而止血。脾虚便溏者慎服。

夏枯草:煎服,10~15g。或熬膏服。脾胃虚寒者慎服。

(4)与各单元功效相似药物的药性、功效及主治病症的异同

石膏、知母,均可清热泻火、除烦止渴。然,石膏降火力强,并兼解肌,重在清肺胃实火。知母味苦甘质润兼归肾经,重在清滋,又能滋阴润燥通肠,治燥热咳嗽、阴虚劳嗽、骨蒸潮热、内热消渴及阴虚肠燥便秘等。

(5)知母、栀子的主要药理作用

知母:解热、抗菌、抗炎、镇静、抗肿瘤、降血糖、抑制 Na^+-K^+-ATP 酶、降低交感-肾上腺系统功能、抑制血小板聚集及纠正异常细胞功能。

栀子:解热、抗菌、抗炎、镇静、镇痛、抑制中枢神经、降血压、保肝利胆、促进胰腺分泌、利尿、减少胃液分泌、泻下、止血、防治动脉粥样硬化。

(6)石膏配知母,知母配黄柏;知母配川贝母,栀子配淡豆豉,栀子配茵陈的意义

石膏配知母:用于气分实热证,知母与石膏同为清解温病气分实热之要药,因质润而重在清润,常与石膏相须为用。

　　知母配黄柏：知母既清泄实火，又滋肾降火，退蒸除热。治肾阴亏虚，骨蒸潮热、遗精盗汗，常与黄柏相须。

　　知母配川贝母：知母治疗肺热阴虚，燥咳无痰，常与川贝母相配。

　　栀子配淡豆豉：栀子善清泻三焦之火邪而除烦。治热病心烦、躁扰不宁，常与淡且豉相使。

　　栀子配茵陈：栀子治湿热黄疸，常配茵陈、大黄等同用。

2.芦根、竹叶、淡竹叶、决明子

(1)各药的药性

芦根：甘，寒。

竹叶：甘、辛、淡，寒。

淡竹叶：甘、淡，寒。

决明子：甘、苦、咸，微寒。

(2)各药的功效、主治病症

芦根：清热生津，除烦止呕，清肺止咳，利尿。用于热病烦渴，胃热呕吐，肺热咳嗽，热淋涩痛有清热利尿之功。

竹叶：清热除烦，生津，利尿。用于热病烦渴，口疮尿赤。

淡竹叶：清热除烦，利尿。用于热病烦渴，口舌生疮，尿赤淋浊。

决明子：清肝明目，润肠通便。用于目赤肿痛，目暗不明，头痛眩晕，肠燥便秘。

(3)各药的用法、使用注意

芦根：力缓量宜大，煎服，15～30g。鲜品用量加倍。脾胃虚寒者不宜服

竹叶：煎服，5～15g；鲜品15～30g。脾胃虚寒及阴虚火旺者不宜服。

淡竹叶：煎服，10～15g。脾胃虚寒及阴虚火旺者不宜服。

决明子：煎服10～15g。气虚便溏者慎用。

(4)与各单元功效相似药物的药性、功效及主治病症的异同

芦根、天花粉：同归肺胃经，均善清热泻火，生津止渴，治热病津伤烦渴。

相异的是：芦根甘寒质轻，作用较缓，善清肺胃之热而兼透散，治外感热病初期兼表证、中期高热烦渴、后期热退阴伤烦渴宜；又能清胃止呕、清肺利尿，且兼祛痰排脓，治胃热呕吐、肺热咳嗽、肺痈吐脓、热淋涩痛等。天花粉苦微甘，性微寒，生津止渴力盛；热病口渴、内热消渴多用；又兼能清肺润燥，治肺热燥咳、痰热咳嗽带血；还能消肿排脓，治痈肿疮毒。

3.密蒙花、谷精草、青葙子

(1)各药的药性

密蒙花：甘，微寒。

谷精草：辛、甘，凉。

青葙子：苦，微寒。

(2)各药的功效、主治病症

密蒙花：清热养肝，明目退翳。用于目赤翳障。

谷精草：明目退翳，疏散风热。用于目赤翳障，风热头痛或风火牙痛善疏散头面之风热。

青葙子：清肝明目，退翳。用于目赤翳障。

(3)各药的用法、使用注意

密蒙花：煎服，5～10g。

谷精草:煎服,5~15g。

青葙子:煎服,5~10g。有扩散瞳孔作用,故青光眼患者忌用。

(4)与各单元功效相似药物的药性、功效及主治病症的异同

密蒙花、谷精草、青葙子,均可明目退翳。不同点:谷精草:疏散风热,风热上攻,治疗目赤翳障。火热上炎,头痛、牙痛、喉痹咽痛。密蒙花:清肝、养肝,虚、实均可,宜肝虚有热、目昏翳障。青葙子:清泄肝火力强。平抑肝阳:肝阳化火,头痛眩晕。

(三)清热燥湿药

1. 黄芩、黄连、黄柏、龙胆

(1)各药的药性、性能特点

黄芩:苦,寒。本品苦寒降泻,入肺胃胆大肠经,尤善清泄中上二焦湿热及肺火,为治湿温暑湿、胸脘痞闷及肺热咳嗽之要药;又能清胆火而和解少阳,治邪在少阳,寒热往来;兼入血分而凉血止血,治血热出血证;还能清热安胎,治热扰胎动不安。

黄连:苦,寒。本品大苦大寒,入心肝胃大肠经。清热燥湿力强.既善清中焦湿热,主治中焦湿热,脘腹痞满,尤为治湿热泻痢之要药;又善清心胃二经实火.主治烦躁失眠及胃热呕吐;尚可泻火凉血、解毒,治血热出血、疮痈湿疮、疔毒及目赤肿痛。

黄柏:苦,寒。本品苦寒沉降,归肾、膀胱与大肠经。性善下行,为实热、虚热两清之品。既善清泄下焦湿热,又泻火解毒,尚清相火、退虚热。既为治下焦湿热火毒诸证之要药,又善治疮痈、湿疹、湿疮;同时尚治阴虚发热、盗汗遗精。

龙胆:苦,寒。本品苦寒泄降,主入肝胆二经,兼入膀胱经。既清泻肝胆及下焦湿热,又清泻肝胆实火。凡肝胆及其经脉循行部位上的湿热、实火诸证,无论内、外、妇、五官等各科诸症均极为常用,实为治肝经湿热、实火之要药。

(2)各药的功效、主治病症

黄芩:清热燥湿,泻火,解毒,止血,安胎。用于湿热诸证,肺热咳嗽,热病烦渴,咽喉肿痛,痈肿疮毒,血热出血,胎动不安。

黄连:清热燥湿,泻火,解毒。用于湿热中阻,呕吐泻痢腹痛,热盛烦躁,血热出血,胃热呕吐,痈肿疮毒,湿疮,耳目肿痛。

黄柏:清热燥湿,泻火解毒,退热除蒸。用于下焦湿热诸证,热毒疮疡,湿疹湿疮,阴虚发热,盗汗遗精。

龙胆:清热燥湿,泻肝胆火。用于下焦湿热证,肝胆实火。

(3)各药的用法、使用注意

黄芩:煎服,3~10g。清热生用,安胎炒用,清上焦热酒炒用,止血炒炭用。脾胃虚寒者不宜使用。

黄连:煎服,2~6g。外用适量。生用清热燥湿,泻火解毒,炒用可降低寒性,姜炙清胃止呕,酒炙清上焦火,降逆止呕用吴茱萸煎汁拌炒。脾胃虚寒者忌用;阴虚津伤者慎用。

黄柏:煎服,5~10g。外用适量。生用清实火,盐炙降虚火。脾胃虚寒者慎用。

龙胆:煎服,3~6g。外用适量。脾胃虚寒者不宜用,阴虚津伤者慎用。

(4)与各单元功效相似药物的药性、功效及主治病症的异同

黄芩、黄连和黄柏都属于味苦、性寒的清热、降火、燥湿类药物。黄芩善于治疗肺热咳嗽、高热惊风、吐血鼻出血、头痛鼻渊等症。黄连在临床上常用对湿热泄泻、高热神昏、吐血、衄血、

心下痞满、胃火炽盛、牙龈肿痛、口舌生疮等病症的治疗。黄柏是黄柏树的内皮,临床上主要用于对湿热下注、淋病、痢疾、尿浊带下、骨蒸劳热梦遗等病的病症的治疗。

黄芩、黄连和黄柏虽然都属清热降火药,但黄芩偏于清上焦火,黄连偏于清中焦火,而黄柏则偏于清下焦火。根据其各自的特点,临床上遇有心火、肺火时常先黄芩,遇有胃火时常选黄连,遇有大肠及膀胱湿热火盛时可选黄柏治疗。

(5)黄芩、黄连的主要药理作用

黄芩:解热、抗菌、抗病毒、抗炎、促进细胞免疫、抗过敏、降血脂、护肝、利胆、利尿、镇静、抗凝血、抗血栓形成、抗氧化、抗肿瘤。

黄连:解热、抗菌、抗病毒、抗炎、抗原虫、抗过敏、促进细胞免疫、抗肿瘤、正性肌力、负性心率、抗心律失常和心肌缺血、降血压、抑制胃肠平滑肌、抗溃疡、利胆、降血糖、抑制血小板聚集、抑制中枢。

(6)黄连配木香,黄连配吴茱萸,黄柏配苍术,黄连配半夏、瓜蒌的意义

黄连配木香:黄连治胃肠湿热之泻痢,轻者,单用即效;若伴腹痛,常与木香同用。

黄连配吴茱萸:黄连治疗肝火犯胃之胁肋胀痛、呕吐吞酸,常与吴茱萸同用。

黄柏配苍术:黄柏治疗湿热所致足膝肿痛,常与苍术、牛膝等配伍。

黄连配半夏、瓜蒌:湿热中阻,脘腹痞满、恶心呕吐,常与瓜蒌、半夏等同用。

2.苦参

(1)药性、功效、主治病症、使用注意

苦,寒。清热燥湿,杀虫,利尿。用于湿热泻痢,黄疸,带下阴痒,湿疹疥癣,小便涩痛有显著的利尿作用。煎服,3～10g。外用适量。脾胃虚寒及阴虚津伤者忌用或慎用。反藜芦。

(2)与各单元功效相似药物的药性、功效及主治病症的异同

苦参、龙胆,均苦寒归肝胃而能清热燥湿,治湿热疮疡、阴痒、阴肿、带下及黄疸等。苦参兼入心经,又能杀虫止痒、利尿、治疥癣、麻风、湿热泻痢、便血及湿热淋痛、小便不利等;龙胆兼入胆经,长于泻肝火,又治肝火上炎之头痛、目赤、耳聋、肋痛、高热抽搐、小儿急惊及带状疱疹。

(四)清热凉血药

1.生地黄、玄参、牡丹皮、赤芍

(1)各药的药性、性能特点

生地黄:甘、苦,寒。本品甘寒质润以养阴,苦寒降泄而清热。入心肝肾经。为清热凉血,养阴生津之要药。既善治热入营血及血热出血等证;又治热病口渴、消渴及肠燥便秘等。

玄参:甘、苦、咸,寒。

牡丹皮:苦、辛,微寒。本品苦寒清泄、辛散透发,入心肝肾经。凉血不留瘀、活血不动血。既入血分清实热而凉血,又入阴分而清透虚热,既善治血热斑疹吐血,又为无汗骨蒸之佳品。还活血散瘀消痈,治瘀阻经闭痛经、癥瘕积聚、跌打损伤及热瘀之内外痈。

赤芍:苦,微寒。

(2)各药的功效、主治病症

生地黄:清热凉血,养阴生津。用于热入营血证,血热出血,热病口渴,内热消渴,肠燥便秘。

玄参:清热凉血,解毒,滋阴。用于热入营血证,咽喉肿痛,瘰疬痰核,脱疽,劳嗽咳血,阴虚发热,消渴便秘。

牡丹皮:清热凉血,清退虚热,活血散瘀,消痈。用于血热斑疹吐衄,虚热证,经闭痛经,**癥瘕积聚**,跌打损伤,疮痈,肠痈。

赤芍:清热凉血,散瘀止痛,清泄肝火。用于温毒发斑,血热吐衄,经闭痛经,癥瘕积聚,跌打损伤,疮痈肿痛,肝热目赤肿痛。

(3)各药的用法、使用注意

生地黄:煎服,10～30g。鲜品用量加倍。鲜品清热凉血生津力强。脾虚便溏者不宜用。

玄参:煎服,10～15g。脾虚便溏者不宜用。反藜芦。

牡丹皮:煎服,5～15g。生用清热凉血,酒炙用活血散瘀,炒炭用止血。月经过多及孕妇慎用。

赤芍:煎服,5～15g。血寒经闭不宜用。反藜芦。

(4)与各单元功效相似药物的药性、功效及主治病症的异同

牡丹皮、赤芍药:同源于毛茛科植物,均味苦性微寒而归肝经,均善清热凉血、活血化瘀,治热入营血之斑疹吐衄、血滞经闭、痛经、癥瘕肿毒及跌打瘀肿等证。然牡丹皮兼辛味,并入肾经,又善透阴分伏热而退虚热,治热病后期之阴虚发热、久病阴伤之无汗骨蒸;赤芍药苦泄而专入肝经,又善清泄肝火与止疼痛,治肝郁化火胸胁痛及肝火目赤肿痛。

(5)生地黄的主要药理作用

镇静、抗菌、抗炎、促进免疫、降血糖、抑制钠泵、利尿、降低耗氧量、抗凝、止血、降血压、抑制心脏、抗皮肤真菌。

2.紫草、水牛角

(1)各药的药性

紫草:甘、咸,寒。

水牛角:苦、咸,寒。

(2)各药的功效、主治病症

紫草:凉血活血,解毒透疹。用于斑疹紫黑,麻疹不透,疮疡,湿疹,水火烫伤。

水牛角:清热凉血,解毒消斑。用于热入营血证,血热吐衄,疮痈,喉痹。

(3)各药的用法、使用注意

紫草:煎服,3～10g。外用适量,熬膏或用油浸外涂。

水牛角:煎服,15～30g,宜先煎;或锉末冲服。外用适量。脾胃虚寒者不宜用。

(4)与各单元功效相似药物的药性、功效及主治病症的异同

紫草、水牛角均性寒,均能透疹解毒,并兼通利二便,导热毒外出。均可治麻疹、热毒疮肿及痄腮等,兼二便秘涩者用之尤佳。所不同的是:紫草咸甘,归心肝经,而入血分。又善凉血活血,解散血分热毒,血热毒盛疹出不畅或色紫暗者多用。又能预防麻疹和痄腮。又治温毒发斑、斑色紫暗,以及湿疹阴痒、水火烫伤等证。水牛角则辛苦,归肺胃经,而入气分。既长于疏散风热,透泄热毒,又能利咽散肿,宣肺祛痰。麻疹初起,疹出不畅多用,又治温病初起邪在卫分、咽喉肿痛,以及风热疹痒等证。此外,二药均能滑肠,脾虚便溏者忌服。

(五)清热解毒药

1.金银花、连翘、蒲公英、大青叶、板蓝根、牛黄、鱼腥草、射干、白头翁、败酱草

(1)各药的药性、性能特点

金银花:甘,寒。本品甘寒质轻,入肺心胃经。既善清热解毒,散痈消肿,为治疮痈要药,又

芳香疏散,善除肺心胃经热邪,为治外感风热、温病卫气营之发热之品;炒炭还可解毒凉血止痢,治热毒血痢;露剂又清热解暑,治暑热烦渴、小儿痱子、热疮等。

连翘:苦,微寒。本品苦而微寒,入肺心胆经。为清疏兼能,表里气血两清之品。既善清热解毒,消痈散结,为"疮家圣药",主治疮痈瘰疬;又宣散透热,治外感风热、温病初起;兼利尿,治热淋涩痛。连翘心尤善清心火,主治热入心包之高热烦躁。

蒲公英:苦、甘,寒。

大青叶:苦,大寒。

板蓝根:苦,寒。本品苦寒,入心胃二经。功善清热解毒,凉血利咽。主治温病发热、头痛、喉痛,或身发斑疹、大头瘟疫、丹毒、痄腮等证。尤善治咽喉肿痛。

牛黄:苦,凉。本品苦凉芳香,主入肝、心二经。既能清心,凉肝,息风止痉,又化痰开窍,用治肝风内动及痰热蒙蔽心窍之窍闭神昏之证,对肝热生风而有痰热内盛,窍闭神昏者尤为适宜;并善清热解毒,用治热毒郁结之证。

鱼腥草:辛,微寒。

射干:苦,寒。

白头翁:苦,寒。

败酱草:辛、苦,微寒。

(2)各药的功效、主治病症

金银花:清热解毒,疏散风热,凉血止痢。用于痈肿疔疮,外感风热,温病发热,热毒血痢。

连翘:清热解毒,消痈散结,疏散风热。用于痈肿疮毒,瘰疬痰核,外感风热,温病发热,还能清心利尿。

蒲公英:清热解毒,消痈散结,利湿通淋。用于疮痈,乳痈,内痈热淋,黄疸。

大青叶:清热解毒,凉血消斑。用于外感风热或温病初起,热入营血,温毒发斑,疮痈丹毒,口疮咽痛。

板蓝根:清热解毒,凉血利咽。用于温病发热,头痛喉痛或身发斑疹,大头瘟疫,丹毒痄腮。

牛黄:息风止痉,化痰开窍,清热解毒。用于温病热极生风及小儿惊风等肝风内动证,温病热入心包及中风、惊风、癫痫等痰热蔽窍之窍闭神昏之证,咽喉肿痛,痈疽疔毒。

鱼腥草:清热解毒,消痈排脓,利尿通淋。用于肺痈,肺热咳嗽,热毒疮疡,热淋。

射干:清热解毒,祛痰利咽。用于咽喉肿痛,痰热咳喘。

白头翁:清热解毒,凉血止痢。用于热毒血痢。

败酱草:清热解毒,消痈排脓,祛瘀止痛。用于内外诸痈,产后腹痛,恶露不尽。

(3)各药的用法、使用注意

金银花:煎服,10~15g。脾胃虚寒及疮疡气虚脓稀者忌用。

连翘:煎服,5~15g。脾胃虚寒及气虚脓稀者不宜用。

蒲公英:煎服,10~30g。外用适量。用量过大可致缓泻。

大青叶:煎服,10~15g。外用适量。脾胃虚寒者忌用。

板蓝根:煎服,10~15g。脾胃虚寒者忌用。

牛黄:入丸散,0.15~0.35g。外用适量,研细末敷患处。孕妇慎用。

鱼腥草:煎服,15~30g。外用适量。不宜久煎。

射干:煎服,3~10g。孕妇慎用。

白头翁:煎服,5～15g。外用适量。虚寒泻痢者忌用。

败酱草:煎服,5～15g。外用适量。脾胃虚弱者慎用。

(4)与各单元功效相似药物的药性、功效及主治病症的异同

金银花、连翘:均归心肺,功能清热解毒、疏散风热,主治痈肿疔疮、风热表证及温病发热。对疮肿,无论初起兼表或热毒炽盛均可;对外感热病,无论邪在卫、气,还是营、血均宜。然金银花甘寒香散,清透解毒力强,疮肿热毒重者尤宜,又治肠痈、肺痈及热毒血痢。连翘苦泄微寒,长于散血结气聚而消痈散结,素有"疮家圣药"之誉,疮痈有肿核者尤宜,又治瘰疬痰核;还兼利尿,治热淋涩痛。

(5)金银花、大青叶、牛黄、鱼腥草的主要药理作用

金银花:抗菌、抗病毒、抗内毒素、抗炎、解热、降血脂、保肝利胆、兴奋子宫、抗早孕、抗艾滋病病毒、抗肿瘤。

大青叶:抗菌、抗病毒、抗炎、解热、促进免疫、抑制血小板聚集、扩张血管及抑制心肌收缩。

牛黄:抗病毒、抗炎、抗惊厥、镇静、镇痛、强心、抗实验性心律失常、降血压、解毒、调节胆汁排泄、保肝。

鱼腥草:抗菌、抗病毒、抗炎、利尿、促进免疫、抗肿瘤、镇咳平喘、镇静。

(6)牛黄配珍珠的意义

治咽喉肿烂、口舌生疮;治痰热神昏、中风痰迷。

2.青黛、重楼、穿心莲、白鲜皮、半边莲、土茯苓、山豆根、马齿苋、大血藤、白花蛇舌草、野菊花、熊胆

(1)各药的药性

青黛:咸,寒。

重楼:苦,微寒;有小毒。

穿心莲:苦,寒。

白鲜皮:苦,寒。

半边莲:甘、淡,寒。

土茯苓:甘、淡,平。

山豆根:苦,寒;有毒。

马齿苋:酸,寒。

大血藤:苦,平。

白花蛇舌草:微苦、甘,寒。

野菊花:微寒,味苦、辛。

熊胆:苦,寒。

(2)各药的功效、主治病症

青黛:清热解毒,凉血消斑,清肝泻火。用于痄腮喉痹,疮痈丹毒,温毒发斑,血热吐衄,高热惊痫,痰热咳血。

重楼:清热解毒,消肿止痛,息风止痉。用于痈肿疔疮,毒蛇咬伤,跌打损伤,瘀血肿痛,小儿惊风。

穿心莲:清热解毒,燥湿消肿。用于温病初起,火热壅肺证。

白鲜皮:清热燥湿,祛风解毒。用于湿热疮毒,湿疹疥癣,湿热黄疸,湿热痹痛。

半边莲：清热解毒，利水消肿。用于疮痈肿毒，毒蛇咬伤，大腹水肿。

土茯苓：解毒除湿，通利关节。用于梅毒，用于淋浊，带下，湿疹。

山豆根：清热解毒，利咽消肿。用于咽喉肿痛，牙龈肿痛。

马齿苋：清热解毒，凉血止痢。用于热毒血痢，热毒疮疡，崩漏便血。

大血藤：清热解毒，活血止痛。用于肠痈，热毒疮疡，跌打损伤，风湿痹痛，痛经。

白花蛇舌草：清热解毒，利湿通淋。用于疮痈肿毒，咽喉肿痛，毒蛇咬伤，热淋涩痛。

野菊花：清热解毒，消肿。对金黄色葡萄球菌、白喉杆菌、链球菌、绿脓杆菌、痢疾杆菌、流感病毒，均有抑制作用。

熊胆：清热解毒，息风止痉，清肝明目。用于热毒疮痈，惊痫抽搐，肝热目赤。

(3)各药的用法、使用注意

青黛：入丸、散，1.5～3g。外用适量。胃寒者慎用。

重楼：煎服，5～10g。外用适量。有小毒，用量不宜过大。阴证疮疡忌用。

穿心莲：煎服，5～10g。外用适量。本品味苦，煎剂易致呕吐。脾胃虚寒者不宜用。

白鲜皮：煎服，5～10g。外用适量。脾胃虚寒者慎用。

半边莲：煎服，10～15g。鲜品 30～60g。外用适量。虚证水肿忌用。

土茯苓：煎服，15～30g。外用适量。

山豆根：煎服。过量服用易引起呕吐、腹泻、胸闷等不良反应，须注意用量。

马齿苋：煎服，15～30g。鲜品用量加倍。外用适量。

大血藤：煎服，10～15g。大剂量 15～30g。孕妇慎用。

白花蛇舌草：煎服，15～30g。外用适量。

野菊花：煎服，10～15g。外用适量。

熊胆：内服，多入丸、散。外用适量。

(4)青黛、山豆根、熊胆的用量

青黛：1.5～3g。

山豆根：3～10g。

熊胆：1～2g。

(5)与各单元功效相似药物的药性、功效及主治病症的异同

大青叶：苦、寒。归心、胃经。板蓝根：苦、寒。归心、胃经。青黛：咸、寒。归肝、肺经。共同点：清热解毒，凉血消斑，治疗血热毒盛，温毒发斑、吐衄。痈肿疮毒，丹毒。咽痛、喉痹、痄腮、口疮。大青叶、板蓝根具有疏散风热作用，治疗外感风热、温病初起。

大青叶长于凉血消斑；板蓝根长于解毒利咽散结；青黛长于清肝泻火，息风定惊，治疗肝火犯肺，咳嗽胸痛、痰中带血，暑热惊痫，惊风抽搐。

3.紫花地丁、金荞麦、鸦胆子、垂盆草、秦皮、马勃、木蝴蝶、半枝莲

(1)各药的药性

紫花地丁：苦、寒。

金荞麦：苦，微寒。

鸦胆子：苦，寒，有小毒。

垂盆草：甘、淡、微酸，凉。

秦皮：苦、涩，寒。

马勃:辛,平。

木蝴蝶:苦、甘,凉。

半枝莲:辛、苦,寒。

(2)各药的功效、主治病症

紫花地丁:清热解毒,消痈散结。用于疮痈疔肿,毒蛇咬伤。

金荞麦:清热解毒,消痈利咽。用于肺痈吐脓,痈肿疮疖,肺热咳嗽,咽喉肿痛。

鸦胆子:清热解毒止痢,截疟,腐蚀赘疣。用于热毒血痢,休息痢,各型疟疾,鸡眼赘疣。

垂盆草:利湿退黄,清热解毒。用于湿热黄疸,痈疮肿毒,毒蛇咬伤。

秦皮:清热燥湿,止痢止带,清肝明目。用于热毒泻痢,湿热带下,目赤翳障。

马勃:清热解毒,利咽,止血。用于咽喉肿痛,咳嗽失声,血热吐衄。

木蝴蝶:清肺利咽,疏肝和胃。用于肺热咳嗽,喉痹,音哑,肝胃气痛。

半枝莲:清热解毒,化瘀利尿。用于疔疮肿毒,咽喉肿痛,毒蛇咬伤,跌扑伤痛,水肿,黄疸。

(3)各药的用法、使用注意

紫花地丁:煎服,15～30g。外用适量。体质虚寒者忌服。

金荞麦:煎服,15～30g。外用适量。

鸦胆子:内服。以龙眼肉或胶囊包裹吞服。外用适量。外用时注意用胶布保护好周围正常皮肤。胃肠出血及肝肾病患者忌用或慎用。

垂盆草:煎服,15～30g。鲜品250g。外用适量。

秦皮:煎服,3～10g。外用适量。

马勃:煎服,3～6g。外用适量。

木蝴蝶:1.5～3g。

半枝莲:15～30g;鲜品30～60g。外用鲜品适量,捣敷患处。

(4)鸦胆子的用量

治疟疾10～15粒,治痢疾10～30粒。

(5)与各单元功效相似药物的药性、功效及主治病症的异同

穿心莲、白鲜皮,均味苦性寒,善清热解毒燥湿,治湿热疮毒及湿疹等。然穿心莲清热解毒力强,并兼透散,多用于火毒疮疖,又治温病初起、感冒发热、肺热咳嗽、肺痈、咽喉肿痛、湿热泻痢、热淋及毒蛇咬伤。白鲜皮燥湿力强,并兼祛风止痒,多用于湿疮湿疹,又治疥癣瘙痒、湿热黄疸及风湿热痹。

半边莲、白花蛇舌草、土茯苓、垂盆草,虽均能清热解毒利湿,治热毒、湿热或水湿所致诸疾,但性效及应用有别。半边莲味甘淡性寒,功能清热解毒、利水消肿、退黄,最善治蛇虫咬伤,又治痈肿疮毒、乳痈肿痛、水肿鼓胀、黄疸尿少。白花蛇舌草味微苦甘性寒,功能清热解毒、利湿通淋,主治痈肿疮毒、咽喉肿痛、毒蛇咬伤及热淋涩痛;近用于抗癌,治胃癌、食管癌、直肠癌等。土茯苓味甘淡,性平偏凉,长于利湿而解毒,短于清热,功能解毒利湿、通利关节,并解汞毒,最善治杨梅毒疮,若因患梅毒服汞剂中毒致肢体拘挛者尤宜,又治湿疹、湿疮、淋浊、带下、脚气及湿痹。垂盆草甘淡性凉,功善利湿退黄,兼清热解毒,最善治湿热黄疸,并治痈肿疮毒、水火烫伤、毒蛇咬伤。

(六)清虚热药

1.青蒿、地骨皮

(1)各药的药性、性能特点

青蒿:苦、辛,寒。本品苦寒辛香透散,入肝胆肾经。有显著的清透虚热之功。既凉血退热,又退蒸除热.故既治热病伤阴发热,又善疗阴虚骨蒸发热;还清透少阳寒热,为疗疟疾之佳品;又善解暑热,为治暑热外感之要药。

地骨皮:甘,寒。

(2)各药的功效、主治病症

青蒿:清透虚热,凉血除蒸,解暑,截疟。用于热邪伤阴,夜热早凉。阴虚发热,外感暑邪,发热烦渴,疟疾。

地骨皮:清退虚热,清热凉血,清肺降火。用于阴虚发热,骨蒸盗汗,血热出血,吐衄尿血,肺热咳嗽。

(3)各药的用法、使用注意

青蒿:煎服,3～10g,不宜久煎。或鲜品绞汁用。脾胃虚寒,肠滑泄泻者忌服。

地骨皮:煎服,5～15g。外感风寒发热及脾虚便溏者不宜用。

(4)与各单元功效相似药物的药性、功效及主治病症的异同

地骨皮、牡丹皮,均能退虚热、凉血,治阴虚发热、骨蒸潮热、血热吐衄。相异的是:地骨皮甘寒,退虚热之中又略兼润补,虽不伤阴但有敛邪之嫌,故善治阴伤重之有汗骨蒸;又入气分,善清肺降火,治肺热咳嗽;益阴生津,治内热消渴。牡丹皮辛苦微寒,偏清散而性燥,虽不敛邪,但有伤阴之嫌,故善治阴伤不甚之无汗骨蒸;专入血分,能活血化瘀,有凉血而不留瘀、活血而不动血之优,且善清泄肝火,又善治血热斑疹、血滞经闭、痛经、月经不调、癥瘕、跌打瘀肿、热毒疮肿、肠痈腹痛、肝郁化火胸胁痛及肝热目赤肿痛。

(5)青蒿的主要药理作用

抗菌、抗病毒、抗疟原虫、抗炎、调节免疫、解热、镇痛、抗肿瘤、祛痰、镇咳、平喘、透过血脑屏障。

(6)青蒿配鳖甲,青蒿配白薇,地骨皮配桑白皮,白薇配玉竹的意义

青蒿配鳖甲:青蒿用于热邪伤阴,夜热早凉长于清透阴分伏热,使邪热由阴分透出阳分而解,常与鳖甲相须为用。青蒿用于阴虚发热有显著的退虚热作用。常与鳖甲相须为用。

青蒿配白薇:白薇用于阴虚发热,产后虚热既清实热,又以退虚热见长。治阴虚发热,骨蒸潮热,常配青蒿等同用。

地骨皮配桑白皮:地骨皮用于肺热咳嗽既清虚热,又泄实热而凉血,还清泻肺热。常配桑白皮同用。

白薇配玉竹:既滋阴又透表,治阴虚外感。

2.白薇、胡黄连

(1)各药的药性

白薇:苦、咸,寒。

胡黄连:苦,寒。

(2)各药的功效、主治病症

白薇:清退虚热.清热凉血,利尿通淋,解毒疗疮。用于阴虚发热,产后虚热,温病热入营,

热淋,血淋,疮痈咽痛,毒蛇咬伤。

胡黄连:退虚热,除疳热,清湿热。用于阴虚发热,疳积发热,湿热泻痢,痔疮肿痛。

（3）各药的用法、使用注意

白薇:煎服,3～10g。外用适量。脾胃虚寒者忌服。

胡黄连:煎服,3～10g。

（4）与各单元功效相似药物的药性、功效及主治病症的异同

胡黄连、黄连,均苦寒,均能清热燥湿解毒,治湿热火毒诸证。然胡黄连源于玄参科植物,沉降走下,又善退虚热、除疳热,善治中下二焦湿热火毒诸证及骨蒸潮热、疳热。黄连源于毛茛科植物,大苦大寒,药力颇强,功善清热燥湿、泻火解毒,作用偏于心及中焦,善清心胃火、除中焦湿热,凡湿热火毒重症每用之。

3.银柴胡

（1）甘,微寒。清虚热,除疳热。煎服,3～10g。

（2）与各单元功效相似药物的药性、功效及主治病症的异同

银柴胡、柴胡,虽均性微寒功能退热,但性效应用相差甚大。银柴胡源于石竹科植物,味甘归肝胃二经,功善退虚热、除疳热,略兼益阴,主治阴虚发热、骨蒸潮热及疳热。柴胡则源于伞形科植物,味苦辛归肝、胆二经,功能疏散退热、疏肝解郁、升阳举陷,主治少阳寒热、感冒发热、肝郁胁痛或月经不调、中气下陷之久泻脱肛、子宫脱垂及疟疾寒热。

三、考前模拟

（一）A 型题（最佳选择题）

1.清热燥湿药的性味都为
A.苦寒　　B.咸寒　　C.甘寒　　D.辛寒　　E.酸寒

2.石膏内可清肺胃之火,外可解肌表之热,又能止渴,是因其性味为
A.辛、甘,大寒　　B.辛、咸,凉　　C.苦、甘,寒　　D.甘,寒　　E.苦,寒

3.下列哪项不是石膏的主治
A.肺热咳喘　　B.胃火上炎所致的头痛、牙龈肿痛、口舌生疮
C.温病气分高热　　D.阴虚火旺,潮热盗汗
E.疮疡不敛,湿疹,水火烫伤

4.生石膏的性味归经是
A.辛,微苦,温,归肺、膀胱经　　B.辛,苦寒,归肺、胃经
C.苦,辛,微寒,归肺、肝经　　D.辛,甘,大寒,归肺、胃经　　E.甘,寒,归肺、肝经

5.清解肺胃气分实热之要药首推
A.石膏　　B.生地黄　　C.黄连　　D.滑石　　E.黄芩

6.石膏主治除下列何证以外的病症
A.烦热口渴　　B.燥咳痰黏　　C.热毒斑疹　　D.胃火牙痛　　E.肺热喘咳

7.石膏煅用可以
A.止血　　B.滋阴　　C.止痢　　D.敛疮　　E.止呕

8.清热泻火,除烦止渴,宜选用
A.黄连　　B.青蒿　　C.水牛角　　D.石膏　　E.漏芦

9.治疗外伤,具有收敛生肌作用的药是

A.煅石膏　　B.夏枯草　　C.天花粉　　D.栀子　　E.黄柏

10.下列具有清热泻火、除烦止渴功效的药是

A.金银花与连翘　　B.黄连与黄柏　　C.羌活与独活

D.石膏与知母　　E.桑白皮与葶苈子

11.清肺胃气分实热用

A.杏仁配麻黄　　B.石膏配麻黄　　C.桂枝配白芍

D.石膏配知母　　E.大黄配芒硝

12.下列各药中属于清热药的是

A.苍术　　B.桑寄生　　C.金钱草　　D.桑叶　　E.知母

13.均能治疗气分实热病烦躁口渴的药物是

A.黄连、黄芩　　B.金银花、连翘　　C.石膏、知母

D.生地黄、玄参　　E.牡丹皮、赤芍

14.知母的性味是

A.辛甘大寒　　B.辛咸寒　　C.甘寒　　D.苦寒　　E.苦涩寒

15.知母的特点是

A.清解　　B.清利　　C.清润　　D.清补　　E.清降

16.里热甚而津已伤者,宜用

A.石膏　　B.栀子　　C.地黄　　D.知母　　E.黄柏

17.既能清肺、胃实热,又能滋阴退虚热的药是

A.知母　　B.芦根　　C.石膏　　D.鳖甲　　E.黄芩

18.既退虚热,又清实热的药物兼可滋阴的药物是

A.地骨皮　　B.胡黄连　　C.银柴胡　　D.知母　　E.石膏

19.天花粉的功效是

A.清火明目,消肿解毒　　B.清热燥湿,泻肝胆火

C.清热解毒,消肿散结　　D.泻火除烦,清热利尿,凉血解毒

E.清热生津,清肺润燥,消肿排脓

20.下列何药治热毒痈肿,脓未成者能消之,脓已成者能排之,且不宜与乌头同用

A.蒲公英　　B.紫花地丁　　C.白芷　　D.蚤休　　E.天花粉

21.治疗疮疡肿痛,宜使用

A.煅石膏　　B.夏枯草　　C.天花粉　　D.栀子　　E.黄柏

22.知母的功效为

A.清肺化痰,软坚散结　　B.清热泻火,除烦止渴　　C.清热泻火,滋阴润燥

D.清热生津,除烦止呕　　E.清热生津,消肿排脓

23.天花粉的药用部分是

A.花粉　　B.花蕾　　C.藤茎　　D.块根　　E.花序

24.治疗头痛眩晕瘰疬瘿瘤,宜使用

A.煅石膏　　B.夏枯草　　C.天花粉　　D.栀子　　E.黄柏

25.栀子的功效是

A.清火明目,消肿解毒　　B.清热燥湿,泻肝胆火

C.清热解毒,消肿散结　　D.泻火除烦,清热利尿,凉血解毒

E.清热生津,消肿排脓

26.栀子入气分亦入血分,其功效为

A.泻火除烦,滋阴生津,凉血止血　　B.泻火除烦,生津止呕,利尿通淋

C.疏散风热,清肝明目,润肺凉血　　D.清热解毒,消肿排脓,凉血止血

E.泻火除烦,清热利湿,凉血解毒

27.下列除哪项以外都是栀子的功效

A.泻火除烦　B.清热解毒　C.凉血止血　D.利湿退黄　E.生津止渴

28.治疗热蕴胸膈,心烦懊侬之证,首选

A.石膏　B.栀子　C.竹叶　D.天花粉　E.连翘

29.味苦性寒清降,能清泻三焦火邪,又能凉血解毒的药物是

A.黄连　B.黄柏　C.栀子　D.夏枯草　E.龙胆草

30.表证初起,热邪留扰胸膈,见心烦懊恼,难以入眠,甚则胸中如窒,治疗宜用

A.瓜蒌配薤白　　B.苏梗配桔梗　　C.酸枣仁配远志

D.栀子配淡豆豉　　E.川楝子配延胡索

31.清利三焦火邪,宜使用

A.煅石膏　B.夏枯草　C.天花粉　D.栀子　E.黄柏

32.泻火除烦,清热利湿,凉血解毒的药是

A.黄芩　B.黄连　C.黄柏　D.栀子　E.大黄

33.夏枯草的功效是

A.清火明目,消肿解毒　　B.清热燥湿,泻肝胆火　　C.清热解毒,消肿散结

D.泻火除烦,清热利尿,凉血解毒　　E.清热生津,消肿排脓

34.治肝阳眩晕,目珠夜痛,瘰疬肿结的要药为

A.夏枯草　B.芦根　C.桑叶　D.菊花　E.玄参

35.夏枯草的功效是

A.清火明目,消肿解毒　　B.清热燥湿,泻肝胆火　　C.清热解毒,消肿散结

D.泻火除烦,清热利尿,凉血解毒　　E.清热生津,消肿排脓

36.下列各药中具有清泄肝火,散郁结降压的是

A.龙胆草　B.芦荟　C.赤芍　D.夏枯草　E.紫草

37.既能清泄肝火,消肿止痛,又能散郁结的药物是

A.决明子　B.木贼草　C.谷精草　D.青葙子　E.夏枯草

38.不是清肺胃之热的药是

A.芦根　B.石膏　C.夏枯草　D.天花粉　E.竹叶

39.不能清热止痢的药物是

A.鸦胆子　B.白头翁　C.马齿苋　D.拳参　E.夏枯草

40.既能治疗目赤肿痛,又可治疗痰火郁结所致的瘿瘤瘰疬的药物是

A.栀子　B.夏枯草　C.紫花地丁　D.蒲公英　E.穿心莲

41. 夏枯草的功效是

A. 清肺热、润肺燥　　　B. 清胃火、养胃阴　　　　C. 清心火、除烦渴

D. 清肝火、散郁结　　　E. 清相火、止遗精

42. 治肝热痰火郁结的要药是

A. 栀子　　B. 知母　　C. 夏枯草　　D. 贝母　　E. 牡蛎

43. 下列除哪项以外均是芦根的作用

A. 清热生津　　B. 清热止呕　　C. 清热燥湿　　D. 清热利尿　　E. 清热除烦

44. 治疗胃热呕逆,宜用

A. 知母　　B. 石膏　　C. 竹叶　　D. 栀子　　E. 芦根

45. 味甘性寒,功能清里热,兼可透表热的药物是

A. 栀子　　B. 知母　　C. 龙胆草　　D. 芦根　　E. 石膏

46. 上清心火以除烦,下清小肠火以通淋,性味甘、淡、寒的药是

A. 栀子　　B. 芦根　　C. 竹叶　　D. 车前子　　E. 黄连

47. 功能清心降火,渗湿利尿,可用于口疮尿赤的药物是

A. 苦参　　B. 白花蛇舌草　　C. 淡竹叶　　D. 胡黄连　　E. 知母

48. 长于清心与小肠经热的药物是

A. 夏枯草　　B. 石膏　　C. 淡竹叶　　D. 鸭跖草　　E. 寒水石

49. 既能清肝明目,又能润肠通便的药是

A. 钩藤　　B. 石决明　　C. 决明子　　D. 车前子　　E. 白蒺藜

50. 既可用于肝热目赤肿痛,又可用于肝虚目昏干涩的药是

A. 夏枯草　　B. 青葙子　　C. 谷精草　　D. 密蒙花　　E. 枸杞子

51. 能清热养肝,明目退翳的药物是

A. 夏枯草　　B. 青葙子　　C. 密蒙花　　D. 野菊花　　E. 决明子

52. 风热目疾,翳膜遮睛之证,应首选

A. 谷精草　　B. 密蒙花　　C. 夏枯草　　D. 青葙子　　E. 石决明

53. 青葙子的主治病症是

A. 外伤出血　　B. 乳汁不下　　C. 暑热烦渴　　D. 热毒下痢　　E. 目赤翳障

54. 功能明目退翳,但因其有扩瞳作用而青光眼患者忌用的药物是

A. 密蒙花　　B. 青葙子　　C. 谷精草　　D. 木贼　　E. 蝉蜕

55. 治胎热不安,首选

A. 黄柏　　B. 桑寄生　　C. 砂仁　　D. 白术　　E. 黄芩

56. 除哪项外均是黄芩的适应证

A. 湿温、黄疸　　B. 嘈杂少食　　C. 壮热烦渴　　D. 胎热不安　　E. 血热吐血

57. 既能清热燥湿,又能凉血止血的药物是

A. 黄连　　B. 夏枯草　　C. 黄芩　　D. 栀子　　E. 金银花

58. 黄芩用于胎热胎动不安应

A. 生用　　B. 炒用　　C. 酒炒用　　D. 盐水炙用　　E. 醋炙用

59. 功能清热燥湿而长于泻肺经之热的药是

A. 黄芩　　B. 黄连　　C. 黄柏　　D. 龙胆草　　E. 苦参

60. 下列具有清热燥湿,泻火解毒,止血安胎功效的药是

A. 黄芩　　B. 黄连　　C. 黄柏　　D. 栀子　　E. 大黄

61. 下列性味苦寒的药是

A. 生地黄　　B. 蒲公英　　C. 黄芩　　D. 地骨皮　　E. 青蒿

62. 治血热妄行吐血衄血用

A. 黄连配白头翁　　B. 黄连配大黄　　C. 黄连配吴茱萸

D. 黄连配阿胶　　E. 黄连配木香

63. 下列具有清热燥湿,泻火解毒功效的药是

A. 黄芩　　B. 黄连　　C. 黄柏　　D. 栀子　　E. 大黄

64. 下列何药善于清热燥湿、清泻心胃二经热邪

A. 黄芩　　B. 黄连　　C. 黄柏　　D. 苦参　　E. 龙胆草

65. 治肝胃郁热呕吐吞酸用

A. 黄连配白头翁　　B. 黄连配大黄　　C. 黄连配吴茱萸

D. 黄连配阿胶　　E. 黄连配木香

66. 功效清热燥湿而长于泻心胃之火的药是

A. 龙胆草　　B. 黄连　　C. 黄芩　　D. 黄柏　　E. 竹沥

67. 治肠胃湿热所致的腹泻、痢疾、呕吐等证,宜首选

A. 大黄　　B. 葛根　　C. 黄连　　D. 黄芩　　E. 木香

68. 黄连与胡黄连共有的作用是

A. 除疳热　　B. 泻火解毒　　C. 凉血　　D. 清湿热　　E. 退虚热

69. 下列何项为黄芩的功效

A. 清热燥湿,泻火解毒,凉血消肿　　B. 清热燥湿,泻火解毒,坚肾阴

C. 清热燥湿,祛风止痒,利尿通淋　　D. 清热燥湿,泻火解毒,凉血安胎

E. 清热燥湿,泻肝定惊,降血压

70. 枯黄芩清热泻火,长于清

A. 心经热　　B. 肺经热　　C. 胃经热　　D. 大肠经热　　E. 膀胱经热

71. 治湿热痢疾,里急后重用

A. 黄连配白头翁　　B. 黄连配大黄　　C. 黄连配吴茱萸

D. 黄连配阿胶　　E. 黄连配木香

72. 下列具有清热燥湿,泻火解毒功效的药是

A. 金银花与连翘　　B. 黄连与黄柏　　C. 羌活与独活

D. 石膏与知母　　E. 桑白皮与葶苈子

73. 下列除何药外,均善清肺经热邪

A. 黄芩　　B. 黄柏　　C. 金荞麦　　D. 鱼腥草　　E. 桑白皮

74. 黄柏功能清热燥湿,泻火解毒,退虚热,长于治

A. 上焦热证　　B. 中焦热证　　C. 下焦热证　　D. 肌表热证　　E. 各种热证

75. 清热燥湿,善治下焦湿热证的药对宜选

A. 黄连、木香　　B. 茯苓、猪苓　　C. 夏枯草、淡竹叶　　D. 黄柏、苍术

E. 苍术、厚朴

76. 下列具有清热燥湿,泻火解毒,退热除蒸功效的药是

A. 黄芩　　B. 黄连　　C. 黄柏　　D. 栀子　　E. 大黄

77. 既能泻实火,又能退虚热的药是

A. 黄芩　　B. 秦艽　　C. 黄柏　　D. 生地黄　　E. 栀子

78. 黄柏的药用部分是

A. 根茎　　B. 块根　　C. 嫩枝　　D. 树皮　　E. 根皮

79. 功能清热燥湿而长于泻肾火的药是

A. 知母　　B. 龙胆草　　C. 黄连　　D. 黄柏　　E. 苦参

80. 治疗下焦湿热,宜用

A. 煅石膏　　B. 夏枯草　　C. 天花粉　　D. 栀子　　E. 黄柏

81. 黄柏与知母都具有的功效是

A. 清热燥湿　　B. 泻火解毒　　C. 滋阴润燥　　D. 退虚热,泻相火

E. 清疳热,消积滞

82. 苍术与黄柏同用主治

A. 寒湿脚气　　B. 湿热中阴证　　C. 湿温初起　　D. 湿热下注证　　E. 脾虚泄泻

83. 具有清泄肝火,清热燥湿功效的药是

A. 龙胆草　　B. 芦荟　　C. 赤芍　　D. 夏枯草　　E. 紫草

84. 龙胆草的功效是

A. 清火明目,消肿解毒　　B. 清热燥湿,泻肝胆火

C. 清热解毒,消肿散结　　D. 泻火除烦,清热利尿,凉血解毒

E. 清热生津,消肿排脓

85. 治湿热合邪用

A. 知母配黄柏　　B. 苍术配黄柏　　C. 柴胡配黄芩　　D. 麻黄配桂枝

E. 白薇配玉竹

86. 蒲公英除消痈散结外,还能

A. 生肌敛疮　　B. 杀虫止痒　　C. 利湿通淋　　D. 泻肝胆火　　E. 凉血消斑

87. 治肝胆实热所致的胁痛口苦,阴肿阴痒诸证应首选

A. 黄柏　　B. 龙胆草　　C. 夏枯草　　D. 苦参　　E. 白头翁

88. 功效清热燥湿而长于泻肝胆实火的药是

A. 黄芩　　B. 黄柏　　C. 秦皮　　D. 苦参　　E. 龙胆草

89. 功效清热燥湿,清泻肝胆实火的药物是

A. 黄柏　　B. 龙胆草　　C. 黄芩　　D. 苦参　　E. 贯众

90. 苦参除能清热燥湿外,还能

A. 利尿　　B. 凉血　　C. 解毒　　D. 泻火　　E. 通便

91. 治疗皮肤瘙痒、脓疱疮、疥癣、麻风诸证常选用

A. 龙胆草　　B. 苦楝皮　　C. 苦参　　D. 苍耳子　　E. 黄柏

92. 既能清热燥湿,又能杀虫利尿的药物是

A. 秦皮　　B. 椿皮　　C. 蒲公英　　D. 苦参　　E. 白鲜皮

93. 性味甘苦寒的是

A. 生地黄   B. 蒲公英   C. 黄芩   D. 地骨皮   E. 青蒿

94. 生地黄的功效是

A. 补血止血,滋阴润肺   B. 清热凉血,养阴生津

C. 补气生阳,生血行滞,利尿托疮

D. 补中益气,生津养血   E. 补肾阳、益精血、强筋骨

95. 下列何项不是生地黄的主治证

A. 热入营血证   B. 血热妄行证   C. 热病伤阴证   D. 风热客表证

E. 阴虚内热证

96. 既清热凉血,又能养阴生津的药物是

A. 白头翁   B. 白薇   C. 白花蛇舌草   D. 山豆根   E. 生地黄

97. 生地黄的适应证是

A. 气分热炽,壮热烦渴   B. 湿热黄疸,淋证   C. 热毒血痢

D. 皮肤瘙痒,疥癣   E. 热病伤阴,夜热早凉

98. 生地黄除能清热凉血外,还能

A. 养阴生津   B. 泻火解毒   C. 清热利尿   D. 安神定惊   E. 退除虚热

99. 玄参的功效是

A. 凉血滋阴,泻火解毒   B. 除湿解毒,通利关节

C. 清热解毒,凉血消斑   D. 清热解毒消痈

E. 清热解毒,消痈排脓,活血行瘀

100. 玄参功效为

A. 治疗湿热痞满呕吐、泻痢、黄疸   B. 治疗湿疮,湿疹,疥癣,麻风,阴痒,带下

C. 治疗热病伤阴心烦不眠,阴虚火旺骨蒸潮热

D. 治疗肝火上炎之头痛目赤、耳聋胁痛等

E. 治疗胃火上炎所致的头痛、牙龈肿痛、口舌生疮

101. 玄参配贝母,牡蛎主治下列

A. 温毒发斑   B. 咽喉肿痛   C. 热毒痈肿   D. 津枯便秘   E. 瘰疬痰核

102. 玄参的功效是

A. 清热、凉血、生津   B. 泻火、解毒、止血   C. 清热、活血、滋阴

D. 清热、解毒、养阴   E. 凉血、定惊、消痈

103. 既能清热养阴,又能解毒利咽的药是

A. 山豆根   B. 玄参   C. 土牛膝   D. 生地   E. 赤芍

104. 玄参主治除哪项以外的病症

A. 热闭心包,神昏谵语   B. 痰火郁结,瘰疬痰核   C. 阴虚火旺,咽喉肿痛

D. 热毒壅滞,痈肿疮毒   E. 邪热亢盛,壮热烦渴

105. 功效清热凉血并善于滋阴解毒消瘰疬的药是

A. 生地黄   B. 玄参   C. 牡丹皮   D. 赤芍   E. 野菊花

106. 下列哪项不是赤芍的功效

A. 清热凉血   B. 清热燥湿   C. 祛瘀止痛   D. 清肝泻火   E. 利尿通淋

107. 牡丹皮与赤芍的共同功效为

A. 辛凉解表　　B. 升阳举陷　　C. 通经助阳　　D. 辛温解表　　E. 清热凉血散瘀

108. 牡丹皮与赤芍共有功效为

A. 清热凉血, 活血化瘀, 清泻心火　　　B. 清热凉血, 活血化瘀, 利尿通淋

C. 清热凉血, 活血化瘀, 消痈肿　　　　D. 清热凉血, 活血化瘀, 退骨蒸

E. 清热凉血, 活血化瘀, 透疹消斑

109. 味辛性凉入血分, 凉血止血不留瘀, 退无汗骨蒸的药是

A. 地骨皮　　B. 青蒿　　C. 大青叶　　D. 牡丹皮　　E. 银柴胡

110. 功效清热凉血, 活血化瘀, 又能除无汗之骨蒸的药是

A. 牡丹皮　　B. 赤芍　　C. 知母　　D. 黄柏　　E. 地骨皮

111. 清泄肝火, 凉血祛瘀是下列何药的功效

A. 龙胆草　　B. 芦荟　　C. 赤芍　　D. 夏枯草　　E. 紫草

112. 除哪项以外均是牡丹皮的作用

A. 清实热　　B. 退虚热　　C. 养阴　　D. 凉血　　E. 活血

113. 牡丹皮与赤芍功效不同点是

A. 清血热　　B. 退虚热　　C. 凉血消斑　　D. 活血散瘀　　E. 消痈肿

114. 既能清热凉血, 又能祛瘀止痛的药物是

A. 赤芍　　B. 犀角　　C. 三七　　D. 玄参　　E. 连翘

115. 功效清泻肝火, 除血分郁热, 又能散瘀止痛, 且可用于目赤翳障的药物是

A. 赤芍　　B. 夏枯草　　C. 决明子　　D. 木贼草　　E. 谷精草

116. 下列具有清泄肝火, 凉血解毒消痈功效的药是

A. 龙胆草　　B. 芦荟　　C. 赤芍　　D. 夏枯草　　E. 紫草

117. 热毒炽盛而致斑疹不畅或紫暗者当用

A. 浮萍　　B. 赤芍　　C. 紫草　　D. 生地黄　　E. 红花

118. 功效清热凉血而长于治疗烧烫伤的药物是

A. 玄参　　B. 牡丹皮　　C. 紫草　　D. 赤芍　　E. 白花蛇舌草

119. 下列除哪项外都是水牛角的功效

A. 凉血止血　　B. 泻火解毒　　C. 清心定惊　　D. 安神消斑　　E. 养阴生津

120. 治温热病热毒炽盛, 身发斑疹的最佳药物是

A. 大青叶　　B. 水牛角　　C. 黄连　　D. 牛黄　　E. 羚羊角

121. 功善清热解毒, 又具轻清疏散之性, 可以透散表热的药是

A. 金银花　　B. 黄芩　　C. 黄连　　D. 蒲公英　　E. 葛根

122. 功效清热解毒, 即可疏散风热, 又有凉血止痢之功的药物是

A. 金银花　　B. 连翘　　C. 蒲公英　　D. 紫花地丁　　E. 野菊花

123. 热毒泻痢, 下痢脓血之证, 当用

A. 蒲公英　　B. 连翘　　C. 紫花地丁　　D. 金银花　　E. 蚤休

124. 功效清热解毒, 疏散风热的药物是

A. 白头翁　　B. 山豆根　　C. 金银花　　D. 马齿苋　　E. 鸭跖草

125.功效清热解毒而兼有疏散风热作用的药物是

A.金银花　　B.连翘　　C.薄荷　　D.桑叶　　E.紫草

126.金银花的性味是

A.苦寒　　B.辛凉　　C.苦辛凉　　D.甘寒　　E.甘淡凉

127.质轻而功效清热解毒,主治温病卫、气、营、血分证,也常用于治疗外科的热毒痈肿及内科的热毒泻痢的药是

A.黄连　　B.大青叶　　C.栀子　　D.蒲公英　　E.金银花

128.下列具有清热解毒,疏风散热功效的药是

A.金银花与连翘　　　B.黄连与黄柏　　　C.羌活与独活

D.石膏与知母　　　E.桑白皮与葶苈子

129.下列性味苦辛微温的药是

A.生地黄　　B.蒲公英　　C.黄芩　　D.地骨皮　　E.青蒿

130.功效清热解毒,消痈散结,称"疮家圣药"的是

A.金银花　　B.连翘　　C.紫花地丁　　D.大青叶　　E.穿心莲

131.连翘除具有清热解毒作用外,还能

A.除湿止痒　　B.利尿消肿　　C.活血止痛　　D.清肺利咽　　E.消痈散结

132.既清热解毒,消痈散结,又能疏散风热的药物是

A.白薇　　B.漏芦　　C.连翘　　D.熊胆　　E.蒲公英

133.治疗痈肿疮毒,瘰疬痰核,首选

A.板蓝根　　B.金银花　　C.蒲公英　　D.紫花地丁　　E.连翘

134.功效清热解毒并善于清心热的药是

A.金银花　　B.连翘　　C.大青叶　　D.蒲公英　　E.野菊花

135. 连翘的功效是

A.清火明目,消肿解毒　　　B.清热燥湿,泻肝胆火　　　C.清热解毒,消肿散结

D.泻火除烦,清热利尿,凉血解毒　　　E.清热生津,消肿排脓

136.蒲公英除消痈散结外,还能

A.生肌敛疮　　B.杀虫止痒　　C.利湿通淋　　D.泻肝胆火　　E.凉血消斑

137.蒲公英用量过大,可导致

A.急性中毒　　B.便秘　　C.缓泻　　D.先兆流产　　E.血压降低

138.乳痈初起,红肿坚硬,应首选

A.板蓝根　　B.金银花　　C.蒲公英　　D.紫花地丁　　E.红藤

139.既清热解毒,又能消痈散结,利湿通淋的药物是

A.蒲公英　　B.穿心莲　　C.夏枯草　　D.大青叶　　E.野菊花

140.下列何药长于治肝胆经湿热

A.黄连　　B.黄芩　　C.龙胆草　　D.夏枯草　　E.栀子

141.大青叶的功效是

A.清热解毒,凉血生津　　　B.清热解毒,凉血消斑

C.清热解毒,凉血清肝　　　D.清热解毒,凉血利咽

E.清热解毒,凉血透疹

142.热毒发斑及血热毒盛,发为丹毒之证,应首选

A.连翘　　B.蒲公英　　C.牛黄　　D.大青叶　　E.生地黄

143.大青叶的功效是

A.凉血滋阴,泻火解毒　　B.除湿解毒,通利关节　　C.清热解毒,凉血消斑

D.清热解毒消痈　　E.清热解毒,消痈排脓,活血行瘀

144.质轻大寒,清卫、气、营、血分热邪的是

A.地骨皮　　B.青蒿　　C.大青叶　　D.牡丹皮　　E.银柴胡

145.下列哪一项不是牛黄的功效

A.清热解毒　　B.息风止痉　　C.清心豁痰　　D.开窍醒神　　E.利水通淋

146.牛黄的作用是

A.熄风止痉、化痰开窍、清热解毒　　B.清热熄风、平喘、通络利尿

C.平肝熄风、清肝明目、清热解毒　　D.熄风止痉、解毒散结、通络止痛

E.熄风止痉、清热平肝

147.牛黄最适于治疗

A.热闭神昏　　B.气脱神昏　　C.寒闭神昏　　D.阳脱神昏　　E.痰热神昏

148.痰热阻闭心窍的神昏、口噤等证,宜用

A.牛黄　　B.连翘　　C.犀角　　D.冰片　　E.麝香

149.牛黄的用量是

A.1.5~6g　　B.1~3g　　C.0.2~0.5g　　D.2~4.5g　　E.3~10g

150.具有清热解毒,息风止痉,化痰开窍功效的药物是

A.犀角　　B.雄黄　　C.麝香　　D.牛黄　　E.珍珠

151.鱼腥草属于

A.解表药　　B.清热药　　C.泻下药　　D.祛风湿药　　E.芳香化湿药

152.鱼腥草的功效为

A.清热解毒,消痈排脓　　B.清热解毒,利尿通淋

C.清热解毒,清心利尿　　D.清热解毒,清肺化痰

E.清热解毒,消痈排脓利尿

153.鱼腥草除具有清热解毒消痈之功外,还能

A.祛瘀　　B.下乳　　C.利尿　　D.除痹　　E.通便

154.肺痈咳吐脓血者,首选

A.鱼腥草　　B.连翘　　C.大青叶　　D.红藤　　E.败酱草

155.除哪项以外均有清热利咽的作用

A.射干　　B.马勃　　C.山豆根　　D.板蓝根　　E.鱼腥草

156.既清热解毒,又能消痈排脓、利尿通淋的药物是

A.黄连　　B.白鲜皮　　C.贯众　　D.秦皮　　E.鱼腥草

157.下列主治肺痈的药是

A.鱼腥草　　B.黄芩　　C.蒲公英　　D.金荞麦　　E.败酱草

158.下列属于清热解毒药的是

A.徐长卿　　B.射干　　C.厚朴　　D.莱菔子　　E.柴胡

159. 既能清热解毒,又能祛痰利咽的药物是

A. 马勃　　B. 山豆根　　C. 射干　　D. 板蓝根　　E. 大青叶

160. 下列各药均有清热利咽作用,其中兼能祛痰,治喉中痰鸣的是

A. 山豆根　　B. 板蓝根　　C. 胖大海　　D. 射干　　E. 马勃

161. 治疗湿热、热毒泻痢的要药是

A. 黄芩　　B. 苦参　　C. 秦皮　　D. 穿心莲　　E. 白头翁

162. 善于清胃肠湿热及血分热毒,用于热毒血痢的药是

A. 连翘　　B. 蒲公英　　C. 败酱草　　D. 大青叶　　E. 白头翁

163. 功能清热解毒,既可治疗肠痈,又可治疗肺痈的药是

A. 红藤　　B. 鱼腥草　　C. 败酱草　　D. 牡丹皮　　E. 桃仁

164. 败酱草的功效是

A. 凉血滋阴,泻火解毒　　B. 除湿解毒,通利关节

C. 清热解毒,凉血消斑　　D. 清热解毒消痈

E. 清热解毒,消痈排脓,活血行瘀

165. 既能清热解毒,消痈排脓,又可破血行瘀,通经止痛的药物是

A. 连翘　　B. 菊花　　C. 败酱草　　D. 金荞麦　　E. 鱼腥草

166. 功可清泄肝火,治肝火犯肺证,内服不宜入汤剂的药是

A. 夏枯草　　B. 龙胆草　　C. 赤芍　　D. 青黛　　E. 栀子

167. 具清热解毒,凉血散肿,清肝定惊功效的药是

A. 山豆根　　B. 穿心莲　　C. 青黛　　D. 龙胆草　　E. 败酱草

168. 青黛内服时,一般作为散剂冲服,或入丸剂服用,是因为该品

A. 气味难闻　　B. 难溶于水　　C. 味苦难服　　D. 容易挥发　　E. 有毒

169. 青黛善清

A. 心火　　B. 胃火　　C. 相火　　D. 虚火　　E. 肝胆郁火

170. 蚤休与拳参的共有功效为

A. 清热解毒,息风定惊　　B. 清热解毒,去湿利水

C. 清热解毒,化痰开窍　　D. 清热解毒,消肿定痛

E. 清热解毒,凉血止血

171. 既能清热解毒,又能消肿止痛、凉肝定惊的药物是

A. 白蔹　　B. 蒲公英　　C. 四季青　　D. 蚤休　　E. 牡丹皮

172. 蚤休的功效是

A. 清热解毒,散痈消肿　　B. 清热解毒,利水消肿

C. 清热解毒,消肿止痛,息风定惊

D. 清热解毒,息风止痉,化痰开窍　　E. 清热解毒,凉血消斑

173. 既长于治热毒疮疡,又可治肝热动风的药是

A. 蚤休　　B. 紫花地丁　　C. 钩藤　　D. 白蒺藜　　E. 龙胆草

174. 蚤休的植物来源是

A. 蓼科植物　　B. 伞形科植物　　C. 石竹科植物　　D. 百合科植物

E. 玄参科植物

175. 红藤与败酱草主治

A. 肺痈　　B. 肠痈　　C. 疮痈　　D. 乳痈　　E. 痔疮

176. 既能用于外感风热,又能治疗肺痈吐脓及湿热泻痢的药物是

A. 蒲公英　　B. 连翘　　C. 紫花地丁　　D. 金银花　　E. 穿心莲

177. 穿心莲除具有清热解毒的作用外,还可

A. 利湿　　B. 燥湿　　C. 化湿　　D. 渗湿　　E. 祛湿

178. 功效清热除湿,可引肌肤湿热自小便而出,善治皮肤病的药是

A. 白蔹　　B. 茯苓皮　　C. 白鲜皮　　D. 栀子　　E. 泽泻

179. 既善治毒蛇咬伤,又能利水消肿的是

A. 半枝莲　　B. 半边莲　　C. 白花蛇舌草　　D. 白附子　　E. 猪苓

180. 具有解蛇毒作用的药物是

A. 夏枯草　　B. 谷精草　　C. 芦根　　D. 石膏　　E. 半边莲

181. 性味甘淡寒的药是

A. 半边莲　　B. 知母　　C. 竹叶　　D. 青葙子　　E. 连翘

182. 善治毒蛇咬伤,蜂蝎刺螫的药物是

A. 蚤休　　B. 半边莲　　C. 拳参　　D. 穿心莲　　E. 青黛

183. 功效清热燥湿,祛风解毒的药物是

A. 白鲜皮　　B. 黄柏　　C. 秦皮　　D. 椿皮　　E. 黄芩

184. 土茯苓的功效是

A. 凉血滋阴,泻火解毒　　B. 除湿解毒,通利关节

C. 清热解毒,凉血消斑　　D. 清热解毒消痈

E. 清热解毒,消痈排脓,活血行瘀

185. 下列何药主治梅毒

A. 垂盆草　　B. 大风子　　C. 土茯苓　　D. 茯苓　　E. 土槿皮

186. 功效解毒除湿,善治梅毒的药物是

A. 轻粉　　B. 水银　　C. 雄黄　　D. 土茯苓　　E. 土牛膝

187. 山豆根主治

A. 热痰壅盛,咽喉肿痛　　B. 热毒蕴结,咽喉肿痛　　C. 风热上攻,咽喉肿痛

D. 虚火上炎,咽喉肿痛　　E. 肝火犯肺,咽喉肿痛

188. 马齿苋主治除何证以外的病症

A. 疟疾寒热　　B. 湿热泻痢　　C. 赤白带下　　D. 火毒痈疖　　E. 热淋血淋

189. 白头翁与马齿苋共有的功效为

A. 清热解毒,燥湿止痢　　B. 清热解毒,涩肠止痢　　C. 清热解毒,凉血止痢

D. 清热解毒,益阴止痢　　E. 清热解毒,补阳止痢

190. 白花蛇舌草的功效是

A. 凉血滋阴,泻火解毒　　B. 除湿解毒,通利关节　　C. 清热解毒,凉血消斑

D. 清热解毒消痈　　　　　E. 清热解毒,消痈排脓,活血行瘀

191. 既能清热解毒,又能利湿通淋的药物是

A. 穿心莲　　B. 鱼腥草　　C. 山豆根　　D. 白花蛇舌草　　E. 地锦草

192.治肠痈腹痛的要药是

A.鱼腥草　　B.薏苡仁　　C.芦根　　　D.红藤　　E.牡丹皮

193.野菊花的性味归经是

A.辛,微苦,温,归肺,膀胱经　　　B.辛,苦寒,归肺,胃经

C.苦,辛,微寒,归肺,肝经　　　D.辛,甘,大寒,归肺,胃经

E.甘,寒,归肺,肝经

194.既能清热解毒,又能明目退翳的药是

A.熊胆　　B.夏枯草　　　C.龙胆草　　D.木贼　　E.菊花

195.功效清热解毒,善治疔毒的药是

A.蒲公英　　B.连翘　　　C.紫花地丁　　D.穿心莲　　E.板蓝根

196.不归属肺、胃二经的药是

A.天花粉　　B.芦根　　　C.紫花地丁　　D.石膏　　E.黄芩

197.善治疔毒的药物是

A.蒲公英　　B.紫花地丁　　　C.金银花　　D.大青叶　　E.蚤休

198.金荞麦可治疗的病症是

A.跌打损伤　　B.肺痈吐脓　　　C.肠痈腹痛　　D.湿热淋证　　E.产后腹痛

199.下列何药内服的用法不合适

A.牛黄:每日 0.2～0.5g,入丸散服　　B.马勃:每日 2～6g,包煎

C.熊胆:每日 1～2.5g,入丸散服　　D.青黛:每日 1.5～3g,宜冲服或入丸散服

E.鸦胆子:治痢疾每次 10～30 粒,水煎服

200.下列哪项不是鸦胆子的主治病症

A.泄痢　　B.疟疾　　　C.鸡眼　　D.崩漏　　E.寻常疣

201.鸦胆子的用量用法是

A.3～10g,先煎　　B.3～10 粒,煎　　C.0.5～2g,吞服

D.1～15 粒,后下　　E.10～30 粒,吞服

202.善治冷积久痢,对阿米巴痢疾有良效的药是

A.白头翁　　B.秦皮　　C.马齿苋　　D.鸦胆子　　E.黄连

203.鸦胆子除治痢截疟外,还能

A.生肌敛疮　　B.杀虫止痒　　C.腐蚀赘疣　　D.明目去翳　　E.涌吐风痰

204.治疗传染性肝炎,降低血清转氨酶的良药是

A.半边莲　　B.大青叶　　C.垂盆草　　D.穿心莲　　E.鱼腥草

205.既能清热解毒,又能清肝明目的药物是

A.青葙子　　B.龙胆草　　C.秦皮　　D.车前子　　E.夏枯草

206.既能清热燥湿,又能解毒、止痢、止带、明目的药物是

A.苦参　　B.白鲜皮　　C.黄连　　D.秦皮　　E.白头翁

207.不能治疗咽喉肿痛的药是

A.玄参　　B.白花蛇舌草　　C.甘草　　D.山豆根　　E.秦皮

208.下列各药均能清热解毒,其中何药兼能清肝明目

A.白头翁　　B.秦皮　　C.鸦胆子　　D.黄连　　E.苦参

209.既治咽喉肿痛,又治咳嗽失音,并有止血之功的药物是

A.鱼腥草　　B.野菊花　　C.板蓝根　　D.射干　　E.马勃

210.马勃的药用部分是

A.根茎　　B.孢子　　C.子实体　　D.菌核　　E.球茎

211.马勃除能清肺利咽外,还能

A.活血　　B.止血　　C.利尿　　D.降压　　E.排脓

212.入阴分而清伏热,质轻走表,除往来寒热的药是

A.地骨皮　　B.青蒿　　C.大青叶　　D.牡丹皮　　E.银柴胡

213.青蒿的功效为

A.清退虚热,凉血解暑,益阴　　　B.清退虚热,凉血解暑,发青

C.清退虚热,祛暑利湿,截疟　　　D.清退虚热,和中化湿,利水

E.清退虚热,凉血解暑,截疟

214.既能清暑热,又能退虚热的药是

A.青蒿　　B.秦艽　　C.黄柏　　D.银柴胡　　E.白薇

215.治疗疟疾寒热兼感暑邪者的最佳药物是

A.柴胡　　B.青蒿　　C.黄芩　　D.白薇　　E.鸦胆子

216.下列性味苦辛寒的药是

A.生地黄　　B.蒲公英　　C.黄芩　　D.地骨皮　　E.青蒿

217.下列性味甘寒的药是

A.生地黄　　B.蒲公英　　C.黄芩　　D.地骨皮　　E.青蒿

218.下列哪项不是地骨皮的主治病症

A.阴虚发热　　B.小儿疳热　　C.气虚发热　　D.肺热咳喘　　E.血热吐衄

219.味芳香性寒,善退虚热及下焦湿热的是

A.地骨皮　　B.青蒿　　C.大青叶　　D.牡丹皮　　E.银柴胡

220.治疗疟疾寒热兼感暑邪者的最佳药物是

A.柴胡　　B.青蒿　　C.黄芩　　D.白薇　　E.鸦胆子

221.既能清虚热,又能解暑、截疟的药物是

A.地骨皮　　B.绿豆　　C.常山　　D.青蒿　　E.白薇

222.既能清暑热,又能退虚热的药是

A.银柴胡　　B.秦艽　　C.地骨皮　　D.青蒿　　E.白薇

223.芳香而散,善解暑热,又能退虚热,除骨蒸的药物是

A.胡黄连　　B.银柴胡　　C.野菊花　　D.白薇　　E.青蒿

224.既能清实热,又长于清虚热的药是

A.青蒿　　B.白薇　　C.金银花　　D.黄连　　E.黄芩

225.地骨皮所治的病症是

A.胃火牙痛　　B.疮疡不敛　　C.骨蒸潮热　　D.胃热呕吐　　E.壮热烦渴

226.白薇可治除何以外的发热

A.外感发热　　B.阴虚内热　　C.虫积疳热　　D.骨蒸潮热　　E.产后虚热

227. 阴虚外感,产后虚热及热淋血淋者可选用

A. 白薇　　B. 青蒿　　　C. 黄芩　　D. 射干　　E. 黄连

228. 既能清虚热,又可用治血热毒盛的疮痈肿毒的药物是

A. 白薇　　B. 黄芩　　C. 石韦　　D. 贝母　　E. 瓜蒌

229. 既能清实热,又长于清虚热的药是

A. 青蒿　　B. 白薇　　C. 金银花　　D. 黄连　　E. 黄芩

230. 既能退虚热,除骨蒸,又有凉血清热作用的药是

A. 胡黄连　　B. 地骨皮　　C. 青蒿　　D. 赤芍　　E. 银柴胡

231. 治湿热泻痢、痔疮肿痛,宜选用

A. 青蒿　　B. 白薇　　C. 地骨皮　　D. 银柴胡　　E. 胡黄连

232. 具有甘寒益阴,清热凉血,退热而不苦泄,为退虚热除骨蒸佳品的是

A. 胡黄连　　B. 银柴胡　　C. 青蒿　　D. 鳖甲　　E. 玄参

233. 银柴胡的功效是

A. 清血热,退虚热　　B. 除湿热,清疳热　　C. 退虚热,清肝热　　D. 退虚热,清疳热

E. 清实热,除虚热

234. 味甘淡性寒,凉血止血可退有汗骨蒸的药是

A. 地骨皮　　B. 青蒿　　C. 大青叶　　D. 牡丹皮　　E. 银柴胡

235. 芦根与天花粉都具有的功效是

A. 清热生津　　B. 清热利尿　　C. 消肿排脓　　D. 止呕除烦　　E. 清热排脓

236. 夏枯草、决明子、谷精草、青葙子、密蒙花皆归于

A. 心经　　B. 胃经　　C. 脾经　　D. 肝经　　E. 肾经

237. 黄芩、黄连与黄柏三药功效共同点是

A. 泻火解毒　　B. 凉血止血　　C. 清热安胎　　D. 清热利湿　　E. 清泻相火

238. 黄连与胡黄连功效共同点是

A. 退虚热　　B. 除疳热　　C. 清湿热　　D. 清心火　　E. 祛风湿

239. 柴胡和银柴胡的功效共同点是

A. 解表泄热　　B. 疏肝解郁　　C. 退虚热　　D. 升举阳气　　E. 退热

240. 黄连和胡黄连均可治疗的病症是

A. 高热烦躁　　B. 胃热呕吐　　C. 湿热火毒　　D. 小儿疳热　　E. 骨蒸

(二)B 型题(配伍选择题)

A. 白头翁　　B. 黄连　　C. 红藤　　D. 鸦胆子　　E. 秦皮

1. 可治痢,又可截疟的药物是

2. 可治痢,又可清肝的药物是

A. 清热泻火药　　B. 清热燥湿药　　C. 清热凉血药　　D. 清热解毒药

E. 退虚热药

3. 知母、栀子属于

4. 黄连、黄柏属于

A. 白蔹　　B. 白薇　　C. 白鲜皮　　D. 白毛夏枯草　　E. 白花蛇舌草

5. 功效清热解毒,利湿消痈的药物是

6.功效清热解毒,除湿止痒的药物是

A.黄芩　　B.黄连　　C.黄柏　　D.苦参　　E.龙胆草

7.既能清热燥湿,又能安胎的药物是

8.既能清热燥湿,又能利尿的药物是

A.谷精草　　B.青葙子　　C.射干　　D.马勃　　E.山豆根

9.肝火上炎、目赤肿痛宜用

10.热毒蕴结、咽喉肿痛,宜用

A.清热泻火、除烦止渴　　B.清热泻火、滋阴润燥　　C.清热除烦、生津利尿

D.泻火除烦、清热利湿、凉血解毒　　E.清热生津、消肿排脓

11.知母的功效是

12.栀子的功效是

A.肺胃实热　　B.肝胆湿热　　C.阴虚火旺　　D.心经热盛

E.相火妄动

13.石膏、知母善治

14.知母、玄参善治

A.热入营血、身热口干　　B.热入心包、高热抽搐　　C.热毒炽盛、身发斑疹

D.痰火郁结、瘰疬瘿瘤　　E.肝火上炎、目赤肿痛

15.水牛角、牛黄都可治疗的病症是

16.生地黄、玄参都可治疗的病症是

A.金银花　　B.蒲公英　　C.野菊花　　D.紫花地丁　　E.穿心莲

17.功效清热解毒,且能疏散表热的药是

18.功效清热解毒,且能燥湿的药是

A.泻肝火　　B.泻心火　　C.泻胃火　　D.泻肾火　　E.泻肺火

19.龙胆草长于

20.黄柏长于

A.半边莲　　B.秦皮　　C.黄连　　D.马齿苋　　E.鸦胆子

21.功效清热燥湿解毒,止痢止带的药是

22.功效清热燥湿解毒,长于泻心胃之火的药是

A.白头翁、鸦胆子　　B.黄连、黄柏　　C.蒲公英、紫花地丁

D.白花蛇舌草、蚤休　　E.土茯苓、白鲜皮

23.善治湿热泻痢的要药是

24.善治热毒血痢的药是

A.蒲公英　　B.紫花地丁　　C.连翘　　D.贯众　　E.大青叶

25.功效清热解毒,凉血消斑,利咽消肿的药是

26.功效清热解毒,消痈散结,利湿通淋的药是

A.清热解毒,止痢,止带,明目　　B.清热解毒,消痈排脓,利尿通淋

C.清热解毒,清肿止痛,凉肝定惊　　D.清热解毒,凉血止痢,祛风燥湿

E.清热解毒,消通散结,杀虫止痒

27.秦皮的功效是

28. 鱼腥草的功效是

A. 清热除烦,通利小便　　　B. 清热生津,解毒消痈

C. 清热生津,除烦止呕　　　D. 清热泻火,除烦止渴

E. 清热泻火,凉血解毒

29. 石膏的功效是

30. 淡竹叶的功效是

A. 清热养肝,明目退翳　　　B. 疏散风热,明目退翳

C. 清泄肝火,明目退翳　　　D. 滋养肝肾,明目退翳　　　E. 养血柔肝,润肠,通便

31. 青葙子的功效是

32. 谷精草的功效是

A. 生地黄　　B. 玄参　　C. 赤芍　　D. 紫草　　E. 水牛角

33. 清热凉血,滋阴解毒宜用

34. 清热凉血,养阴生津宜用

A. 苦,辛,寒　　B. 甘,淡,寒　　C. 甘,咸,微寒　　D. 苦,咸,寒　　E. 甘,微寒

35. 白薇的性味是

36. 青蒿的性味是

A. 金荞麦、鱼腥草　　B. 黄芩、地骨皮　　C. 金银花、连翘

D. 石膏、知母　　E. 夏枯草、决明子

37. 善于治外感风热的药物是

38. 善于治肺痈吐脓的药物是

A. 土茯苓　　B. 金荞麦　　C. 半边莲　　D. 白花蛇舌草　　E. 龙胆草

39. 功效清热解毒,除湿,通利关节的药物是

40. 功效清热解毒,祛痰排脓,散瘀止痛的药物是

A. 清热凉血,滋阴解毒　　B. 清热凉血,活血散瘀　　C. 凉血活血,解毒透疹

D. 凉血退蒸,清肺降火　　E. 清热凉血,养阴生津

41. 紫草的功效是

42. 玄参的功效是

A. 知母　　B. 白薇　　C. 银柴胡　　D. 胡黄连　　E. 牡丹皮

43. 功效清虚热,除疳热的药是

44. 功效清湿热,除疳热的药是

A. 黄连　　B. 黄芩　　C. 知母　　D. 黄柏　　E. 秦皮

45. 善清泻下焦湿热的药是

46. 善清泻中焦湿热的药是

A. 清上焦火　　B. 清相火,退虚热　　C. 清胃火止呕　　D. 泻火凉血

E. 泻肝胆实火

47. 黄连姜汁炙用功偏

48. 黄芩酒炙用功偏

A. 金银花　　B. 连翘　　C. 蒲公英　　D. 紫花地丁　　E. 大青叶

49. 功效清热解毒,消痈散结,为治乳痈良药的是

50. 功效清热解毒,消痈散结,又能疏散风热的药是

A. 山豆根　　B. 马勃　　C. 射干　　D. 板蓝根　　E. 紫花地丁

51. 功效清热解毒,祛痰利咽的药是

52. 功效清热解毒,利咽止血的药是

A. 泻肝胆火,清热燥湿　　B. 清热解毒,凉肝定惊　　C. 清肝火,散郁结

D. 清热解毒,清痈散结　　E. 清泄肝火,明目退翳

53. 青葙子的功效是

54. 龙胆草的功效是

A. 红花　　B. 紫草　　C. 水牛角　　D. 赤芍　　E. 玄参

55. 功效凉血活血,解毒透疹的药是

56. 清热凉血,散瘀止痛的药是

A. 连翘　　B. 蒲公英　　C. 红藤　　D. 鱼腥草　　E. 白花蛇舌草

57. 肺痈咳吐脓血,首选

58. 乳痈红肿硬痛,首选

59. 肠痈腹痛,首选

A. 青蒿　　B. 白薇　　C. 地骨皮　　D. 银柴胡　　E. 胡黄连

60. 既能退虚热,又能清肺热的药是

61. 既能退虚热,又能清湿热的药是

62. 既能退虚热,又能清暑热的药是

A. 湿毒　　B. 疔毒　　C. 梅毒　　D. 大头瘟毒　　E. 毒蛇咬伤

63. 紫花地丁善治

64. 板蓝根善治

65. 土茯苓善治

A. 犀角、牛黄　　B. 生地黄、玄参　　C. 赤芍、红花　　D. 牡丹皮、紫草

E. 玄参、牡丹皮

66. 均有凉血、活血作用的药物是

67. 均有凉血、养阴作用的药物是

A. 半边莲　　B. 秦皮　　C. 黄连　　D. 马齿苋　　E. 鸦胆子

68. 功效清热燥湿解毒,泻心胃之火的药是

69. 功效清热解毒,凉血止痢的药是

A. 白头翁、鸦胆子　　B. 黄连、黄柏　　C. 蒲公英、紫花地丁

D. 白花蛇舌草、蚤休　　E. 土茯苓、白鲜皮

70. 善治湿疹、湿疮的药物是

71. 善治热毒血痢的药物是

A. 蒲公英　　B. 紫花地丁　　C. 大青叶　　D. 贯众　　E. 漏芦

72. 功效清热解毒,消痈散结,又可用于毒蛇咬伤的药物是

73. 功效清热解毒,又能杀虫,凉血止血的药物是

A. 清热解毒,消痈排脓,祛瘀止痛　　B. 清热解毒,消痈散结,利湿通淋

C. 清热解毒,消肿止痛,凉肝定惊　　D. 清热解毒,凉血止痢,祛风燥湿

E. 清热解毒,消痈散结,杀虫止痒

74. 败酱草的功效是

75. 蒲公英的功效是

A. 清热除烦,生津利尿　　B. 清热生津,解毒消痈　　C. 清热生津,除烦止呕

D. 清热泻火,除烦止渴　　E. 清热泻火,凉血解毒

76. 石膏的功效是

77. 天花粉的功效是

A. 清热养肝,明目退翳　　B. 疏散风热,明目退翳　　C. 清泄肝火,明目退翳

D. 滋养肝肾,明目退翳　　E. 养血柔肝,润肠,通便

78. 青葙子的功效是

79. 密蒙花的功效是

A. 生地黄　　B. 玄参　　C. 赤芍　　D. 紫草　　E. 水牛角

80. 清热凉血,解毒宜用

81. 清热凉血,散瘀止痛宜用

A. 心、肝、胃、大肠　　B. 心、肝、肺、胃、三焦　　C. 肺、胃、胆、大肠

D. 肝、胆、膀胱　　E. 肾、膀胱、大肠

82. 黄芩归经于

83. 黄柏归经于

84. 栀子归经于

A. 紫草　　B. 白薇　　C. 玄参　　D. 水牛角　　E. 紫花地丁

85. 功效清热凉血,养阴解毒的药是

86. 功效凉血活血,解毒透疹的药是

87. 功效清热凉血,利尿通淋的药是

(三) X 型题(多项选择题)

1. 石膏主治的病症是

A. 温热病气分实热证　　B. 肺热喘咳证　　C. 胃火牙痛证

D. 疮疡不敛　　E. 湿热黄疸证

2. 知母的主治证是

A. 热淋涩痛　　B. 热病烦渴　　C. 肠燥便秘　　D. 湿热泻痢

E. 肺热燥咳

3. 芦根的功效是

A. 清热泻火　　B. 生津止渴　　C. 除烦　　D. 止呕　　E. 利尿

4. 决明子的主治证是

A. 目赤肿痛　　B. 瘰疬瘿瘤　　C. 热淋涩痛　　D. 肝火头痛

E. 肠燥便秘

5. 下列药物具有清热燥湿、泻火解毒功效的是

A. 苦参　　B. 黄连　　C. 知母　　D. 黄芩　　E. 黄柏

6. 黄芩的主治证是

A. 痈肿疮毒　　B. 血热吐衄　　C. 肺热咳嗽　　D. 胎动不安

E. 湿温证伤寒，

7. 黄连的主治证是

A. 痈肿疮毒　　B. 湿热泻痢　　C. 胃火牙痛　　D. 湿热呕吐　　E. 风湿热痹张

8. 龙胆的主治证是

A. 湿热黄疸　　B. 湿热带下　　C. 湿热泻痢　　D. 惊风抽搐　　E. 肝火头痛

9. 金银花随配伍的不同，可分别用于

A. 疮痈肿痛　　B. 风热表证　　C. 温病初起　　D. 热入营血　　E. 热毒血痢伤寒

10. 蒲公英可用于治疗

A. 乳痈　　B. 目赤肿痛　　C. 肺痈　　D. 湿热黄疸　　E. 热淋

11. 野菊花长于治疗

A. 疮痈肿痛　　B. 目赤肿痛　　C. 头痛眩晕　　D. 热淋涩痛　　E. 湿热泻痢

12. 具有清热解毒利咽作用的药物是

A. 射干　　B. 山豆根　　C. 板蓝根　　D. 马勃　　E. 马齿苋

13. 能清泻心火的药有

A. 连翘　　B. 栀子　　C. 夏枯草　　D. 竹叶　　E. 黄连

14. 具有清热解毒、凉血功效的药有

A. 大血藤　　B. 大青叶　　C. 板蓝根　　D. 青黛　　E. 野菊花

15. 可用于治疗虚热证的药是

A. 地骨皮　　B. 知母　　C. 牡丹皮　　D. 胡黄连　　E. 黄柏

16. 能清胃肠湿热，常用治热痢腹痛的药是

A. 胡黄连　　B. 白头翁　　C. 黄连　　D. 黄柏　　E. 穿心莲

17. 青蒿具有的功效是

A. 清虚热　　B. 凉血除蒸　　C. 通淋　　D. 解暑　　E. 截疟

18. 青黛的主治病症是

A. 温毒发斑　　B. 血热吐衄　　C. 肺热咳血　　D. 暑热惊痫　　E. 咽痛口疮

19. 可用于热淋涩痛的药是

A. 蒲公英　　B. 连翘　　C. 穿心莲　　D. 板蓝根　　E. 鱼腥草

20. 板蓝根可用于治疗

A. 外感发热　　B. 温毒发斑　　C. 咽喉肿痛　　D. 痄腮　　E. 丹毒

21. 生地黄的主治证是

A. 热入营血身热神昏　　B. 血热吐衄便血　　C. 阴虚内热骨

D. 内热消渴　　E. 肠燥便秘

22. 既能清热凉血，又能活血的药物是

A. 生地黄　　B. 牡丹皮　　C. 玄参　　D. 赤芍　　E. 紫草

23. 牡丹皮的主治证是

A. 血瘀经闭　　B. 温毒发斑　　C. 跌打伤痛　　D. 血热吐衄　　E. 无汗骨蒸

24. 赤芍的主治证是

A. 血滞经闭　　B. 肝郁胁痛　　C. 温毒发斑　　D. 血热吐衄　　E. 癥瘕腹痛

四、答　案

(一)A 型题

1. A	2. A	3. D	4. D	5. A	6. B	7. D	8. D	9. A	10. D
11. D	12. E	13. C	14. D	15. C	16. D	17. A	18. D	19. E	20. E
21. C	22. C	23. D	24. B	25. D	26. E	27. E	28. B	29. C	30. D
31. D	32. D	33. A	34. A	35. A	36. D	37. E	38. C	39. E	40. B
41. D	42. C	43. C	44. E	45. D	46. C	47. C	48. C	49. C	50. D
51. C	52. A	53. E	54. B	55. E	56. C	57. C	58. B	59. A	60. A
61. C	62. B	63. B	64. B	65. C	66. C	67. C	68. D	69. D	70. B
71. E	72. B	73. B	74. C	75. D	76. C	77. C	78. D	79. B	80. E
81. D	82. D	83. A	84. B	85. B	86. C	87. B	88. E	89. B	90. A
91. C	92. D	93. A	94. B	95. D	96. E	97. E	98. A	99. A	100. C
101. E	102. D	103. B	104. E	105. B	106. B	107. E	108. C	109. D	110. A
111. C	112. C	113. B	114. A	115. A	116. E	117. C	118. C	119. E	120. B
121. A	122. A	123. D	124. C	125. A	126. D	127. E	128. A	129. B	130. B
131. E	132. C	133. E	134. B	135. C	136. C	137. C	138. C	139. A	140. C
141. B	142. D	143. C	144. C	145. E	146. A	147. C	148. A	149. C	150. D
151. B	152. E	153. C	154. A	155. E	156. E	157. A	158. B	159. C	160. D
161. E	162. E	163. C	164. E	165. C	166. D	167. C	168. B	169. E	170. A
171. D	172. C	173. A	174. D	175. B	176. E	177. D	178. C	179. B	180. E
181. A	182. B	183. A	184. B	185. C	186. C	187. B	188. A	189. C	190. D
191. D	192. D	193. C	194. A	195. C	196. E	197. E	198. B	199. E	200. D
201. E	202. D	203. C	204. C	205. C	206. D	207. E	208. B	209. E	210. C
211. B	212. B	213. E	214. A	215. B	216. E	217. D	218. C	219. A	220. B
221. D	222. D	223. E	224. B	225. C	226. C	227. A	228. A	229. B	230. A
231. E	232. B	233. D	234. E	235. A	236. D	237. A	238. C	239. E	240. C

(二)B 型题

1. D	2. E	3. A	4. D	5. E	6. C	7. A	8. D	9. B	10. E
11. B	12. D	13. A	14. C	15. B	16. A	17. A	18. E	19. A	20. D
21. B	22. C	23. B	24. A	25. E	26. A	27. A	28. B	29. D	30. A
31. C	32. B	33. B	34. A	35. D	36. A	37. C	38. A	39. A	40. B
41. C	42. A	43. C	44. D	45. D	46. A	47. C	48. A	49. C	50. B
51. C	52. B	53. E	54. A	55. B	56. D	57. D	58. A	59. C	60. C
61. E	62. A	63. B	64. D	65. C	66. D	67. B	68. C	69. D	70. B
71. A	72. B	73. D	74. A	75. B	76. D	77. B	78. C	79. A	80. E
81. C	82. C	83. E	84. B	85. C	86. A	87. B			

(三)X 型题

1. ABCD	2. BCE	3. ABCDE	4. ADE	5. BDE	6. ABCDE	7. ABCD
8. ABDE	9. ABCDE	10. ABCDE	11. ABC	12. ABCD	13. ABDE	14. BCD
15. ABCDE	16. ABCDE	17. ABDE	18. ABCDE	19. ABCE	20. ABCDE	21. ABCDE
22. BDE	23. ABCDE	24. ABCDE				

第七章 泻下药

一、考试大纲

(一)基本要求

1. 性能主治
(1)泻下药的性能功效
(2)泻下药的适用范围
2. 分类 泻下药的分类及各类的性能特点
3. 配伍与使用注意
(1)泻下药的配伍方法
(2)泻下药的使用注意

(二)攻下药

1. 大黄、芒硝
(1)各药的药性、性能特点
(2)各药的功效、主治病症
(3)各药的用法、使用注意
(4)与各单元功效相似药物的药性、功效及主治病症的异同
(5)大黄、芒硝的主要药理作用
(6)大黄配芒硝,大黄配巴豆、干姜的意义
2. 芦荟
(1)药性、功效、主治病症、用法、使用注意
(2)与各单元功效相似药物的药性、功效及主治病症的异同
3. 番泻叶
(1)药性、功效、用法用量、使用注意
(2)与各单元功效相似药物的药性及功效的异同

(三)润下药

1. 火麻仁
(1)药性、性能特点、功效、主治病症、用法
(2)与各单元功效相似药物的药性、功效及主治病症的异同
2. 郁李仁
(1)药性、功效、主治病症、用法
(2)与各单元功效相似药物的药性、功效及主治病症的异同

(四)峻下逐水药

1. 甘遂、巴豆
(1)各药的药性、性能特点
(2)各药的功效、主治病症
(3)各药的用法、使用注意

(4)与各单元功效相似药物的药性、功效及主治病症的异同

2.京大戟、红大戟、牵牛子、芫花

(1)各药的药性

(2)各药的功效、主治病症

(3)各药的用法、使用注意

(4)与各单元功效相似药物的药性、功效及主治病症的异同

(5)京大戟与红大戟的来源

3.千金子

(1)药性、功效、用法用量、使用注意

(2)与各单元功效相似药物的药性及功效的异同

二、应试指南

(一)基本要求

1.性能主治

(1)泻下药的性能功效:排出积滞、清热泻火、逐水退肿。

(2)泻下药的适用范围:大便秘结、胃肠积滞、实热内结及水肿停饮等里实证。

2.泻下药的分类及各类的性能特点

(1)攻下药:有较强的泻下作用,多苦寒,即可通便又能泻火。多用于实热积滞、燥屎坚结、便秘者,还可用于实热证。

(2)润下药:含油脂能润肠通便有缓泻作用。多用于老年津枯、产后血亏、病后津液未复及失血病人肠燥便秘。

(3)峻下逐水药:作用猛烈,能引起剧烈腹泻或兼能利尿的药物。孕妇忌用。多用于水肿、鼓胀、痰饮积聚、喘满证。

3.配伍与使用方法

(1)配伍方法:根据里实证的兼证及病人的体质,进行适当的配伍。兼有表邪者,先解表后攻里,必要时可与解表药同用,表里双解;兼有正虚者,应与补益药同用,攻补兼施,使攻邪而不伤正。

(2)使用注意:有兼证时,先解表后攻里;或表里同解;或攻补兼施。作用峻猛者,易伤正气。久病体弱,妇女胎前产后及月经期慎用。中病即止,不可过剂。

(二)攻下药

1.大黄、芒硝

均味苦性寒,一则均善攻下通便泻热,治实热积滞大便燥结常相须为用;二则均清热泻火,治目赤肿痛、口疮、牙龈肿痛、咽喉肿痛、疮痈肿毒、肠痈及痔疮等。

相异的是,大黄大苦大寒,泻热攻积力强,又善治湿热积滞泻痢初起见里急后重者;芒硝则兼咸味,长于润软坚硬燥屎。大黄兼解毒,善清血分之热而止血,治血热妄行之吐、衄、咯、便血及水火烫伤;清利湿热,治湿热黄疸、淋证涩痛;活血逐瘀,治瘀血经闭、产后瘀阻腹痛及跌打损伤。芒硝外用可回乳。

配伍:大黄配芒硝:善泻下攻积,又善润软燥屎,还善清热泻火,治实热积滞、大便燥结、坚

硬难下效佳。大黄配巴豆、干姜：大黄苦寒，功善泻热通便、攻积导滞；巴豆辛热，功善峻下冷积；干姜辛热，功善温中散寒。三药合用，巴豆得大黄，其泻下之力变缓和而持久，大黄得巴豆，其寒性可去，再加温中散寒之干姜，以助散寒之力，故善治寒积便秘。

2.芦荟

(1)药性、功效、主治病症、用法、使用注意

芦荟：苦，寒。泻下通便，清肝，杀虫。用于热结便秘、小儿疳积、癣疮。入丸、散服，每次0.6～1.5g。外用适量。脾胃虚弱，食少便溏及孕妇忌用。

(2)与各单元功效相似药物的药性、功效及主治病症的异同

3.番泻叶

(1)药性、功效、用法用量、使用注意

番泻叶：甘、苦，寒。泻热通便，消积健胃。用于热结便秘、食积胀满、水肿胀满。缓下，1.5～3g，攻下，5～10g，宜后下。妇女哺乳期、月经期及孕妇忌用。剂量过大，有恶心、呕吐、腹痛等副作用。

(2)与各单元功效相似药物的药性及功效的异同

番泻叶、芦荟，均性寒而善泻下通便，治热结便秘。相异的是：番泻叶力强效速，又能行水消胀，治腹水水肿；少量用还能助消化，治食积腹胀。芦荟则又善清肝、杀虫，治肝经实火诸证、疳积、虫积腹痛；外用还治癣疮。此外，番泻叶泡水服即效，入煎当后下，芦荟则只入丸散。

(三)润下药

火麻仁、郁李仁：均为植物种仁而善润肠通便，凡年老、体虚、久病及产妇因津血不足所致肠燥便秘即可选用。相异的是：火麻仁甘平油润，又兼补虚。郁李仁则苦降散润，又兼行气、利水消肿，以肠燥兼气滞者用之为宜，还治水肿、脚气，兼便秘者尤佳。

(四)峻下逐水药

1.甘遂、巴豆

(1)各药的药性、性能特点

甘遂：苦，寒；有毒。

巴豆：辛；热；大毒。

(2)各药的功效、主治病症

甘遂：泻水逐饮，消肿散结。用于颜面水肿，大腹水肿，胸肋积液，痰饮积聚，气逆喘咳，二便不利，消肿散结；外用可治痈肿疮疡。

巴豆：泻下寒积，逐水退肿；祛痰利咽；蚀疮去腐。主寒邪食积所致的胸腹胀满急痛；大便不通；泄泻痢疾；水肿腹大；痰饮喘满；喉风喉痹；痈疽；恶疮疥癣。

(3)各药的用法、使用注意

甘遂：内服入丸、散，0.5～1g。外用适量，研末调敷。内服宜用炮制品。孕妇禁用，不宜与甘草同用。

巴豆：内服巴豆霜入丸、散，0.1～0.3g。外用适量，捣膏涂；或以纱包擦患处。无寒实积滞、孕妇及体弱者忌服。

(4)与各单元功效相似药物的药性、功效及主治病症的异同

牵牛子、巴豆,同为有毒之品。既均能泻下逐水,治水肿、鼓胀,又均能去积,治食积便秘。不同的是:牵牛子性寒毒小力缓,大量用泻水,少量用去积,多用治湿热积滞、大便秘结;又能杀虫,治虫积腹痛;此外,兼治痰饮咳喘。巴豆性热毒大力猛,多去油用霜,善攻下冷积,治寒积便秘腹满胀痛;又能祛痰利咽,治寒实结胸、痰阻喉痹;外用还能蚀疮去腐,治痈肿脓成未溃、恶疮烂肉及疥癣等。

2.京大戟、红大戟、牵牛子、芫花

牵牛子:苦、寒,有毒。泻水通便,消痰涤饮,杀虫攻积。用于水肿胀满,二便不通,痰饮积聚,气逆喘咳,虫积腹痛,蛔虫、绦虫病。孕妇禁用,不宜与巴豆、巴豆霜同用。

芫花:苦、辛,寒;有毒。泻水逐饮,解毒杀虫。用于水肿胀满,胸腹积水,痰饮积聚,气逆喘咳,二便不利;外治疥癣秃疮,冻疮,1.5～3g。醋芫花研末吞服,一次 0.6～0.9g,一日 1 次。外用适量。孕妇禁用;不宜与甘草同用。

京大戟、红大戟均性寒有毒,既善泻水逐饮,治身面水肿、大腹水肿、胸胁积液;又善消肿散结,治痈肿未溃及瘰疬痰核等。京大戟源于大戟科,毒大而泻下逐水力强;红大戟则源于茜草科,毒小而散结消肿力佳。此外,醋制均可减其毒。

3.千金子

(1)药性、功效、用法用量、使用注意

千金子:辛,温,有毒。泻水逐饮,破血消癥。治水肿胀满,痰饮,宿滞,癥瘕积聚;妇女经闭;疥癣疮毒,蛇咬,疣赘。内服:入丸、散,0.5～1g。外用:研敷。孕妇及体弱便溏者禁服。

(2)与各单元功效相似药物的药性及功效的异同

巴豆:辛,热;有大毒。归胃、大肠经。千金子:辛,温;有毒。归肝、肾、大肠经。共同点:均具有逐水退肿作用,治疗水肿臌胀。均需制霜减毒,宜入丸、散,孕妇、体虚忌用。不同点:巴豆,刚猛,善峻下冷积,治疗寒积便秘,具有祛痰利咽,治疗喉痹痰阻、寒实结胸,还具有蚀疮作用,治疗疮疡未溃、疥癣恶疮(外用),丸散 0.1～0.3g,畏牵牛。千金子,药力、毒性较缓,破血消癥,血滞经闭、癥瘕积聚。

三、考前模拟

(一)A 型题(最佳选择题)

1.攻下药的主要作用是

A.泻下通便、破血消癥　　　B.泻下通便、攻逐水饮

C.泻下通便、清热利湿　　　D.泻下通便、清热泻火

E.泻下通便、去积杀虫

2.大黄的功效是

A.峻下寒积、逐水退肿　　　B.泻下逐水、去疾杀虫

C.润肠通便　　　　　　　　D.泻热通便、润燥软坚、清火消肿

E.泻热通便、凉血解毒、逐瘀通经

3.既能清热泻下、清热解毒,又能活血祛瘀的药物是

A.丹参　　B.连翘　　C.芒硝　　D.大黄　　E.石膏

4.泻下药中不具毒性的药物是

A.甘遂　　B.芫花　　C.商陆　　D.牵牛子　　E.大黄

5.大黄用于治疗血热妄行之吐血、衄血、咯血等出血证,宜用

A.蜜制大黄　　B.醋制大黄　　C.生大黄　　D.大黄炭　　E.酒制大黄

6.大黄用于治疗大便秘结,胃肠积滞,宜用

A.生大黄　　B.醋制大黄　　C.蜜制大黄　　D.大黄炭　　E.酒制大黄

7.大黄用于治疗瘀血证,宜用

A.大黄炭　　B.醋制大黄　　C.生大黄　　D.蜜制大黄　　E.酒制大黄

8.大黄的功效为

A.泻下攻积,泻火凉血,清热解毒,活血化瘀

B.泻下攻积,泻火凉血,清热燥湿,活血止血

C.泻下攻积,泻火凉血,清热止痢,坚阴

D.泻下攻积,泻火凉血,利水通淋,消肿散结

E.泻下攻积,泻火凉血,利湿退黄,化瘀杀虫

9.下列具有泻热通便,凉血解毒,逐瘀通经功效的药是

A.黄芩　　B.黄连　　C.黄柏　　D.栀子　　E.大黄

10.下列哪一项不属大黄的用法

A.欲攻下宜生用　　B.入汤剂宜后下　　C.活血宜酒制

D.止血宜炒炭　　E.入汤应包煎

11.治疗温热病热结便秘,高热不退,甚则神昏谵语者,宜选用

A.火麻仁、郁李仁　　B.石膏、知母　　C.麝香、冰片

D.大黄、芒硝　　E.黄柏、黄连

12.治实热积滞大便燥结用

A.杏仁配麻黄　　B.石膏配麻黄　　C.桂枝配白芍

D.石膏配知母　　E.大黄配芒硝

13.用大黄治津亏便秘,常与下列何药配伍

A.芒硝,枳实,厚朴　　B.生地黄,麦冬,玄参

C.芒硝,甘草　　D.附子,细辛　　E.桃仁,芒硝

14.下列除哪项外,均治肠燥便秘

A.火麻仁　　B.郁李仁　　C.桃仁　　D.杏仁　　E.芒硝

15.具有泻下、软坚、清热作用的药物是

A.大黄　　B.番泻叶　　C.芒硝　　D.芦荟　　E.郁李仁

16.内服能泻热软坚通便,外敷能消肿回乳的药是

A.大黄　　B.番泻叶　　C.芒硝　　D.芦荟　　E.硼砂

17.芒硝的功效是

A.峻下寒积、逐水退肿　　B.泻下逐水、去疾杀虫　　C.润肠通便

D.泻热通便、润燥软坚、清火消肿　　E.泻热通便、凉血解毒、逐瘀通经

18.下列具有清泄肝火,泻下杀虫功效的药是

A.龙胆草　　B.芦荟　　C.赤芍　　D.夏枯草　　E.紫草

19.芦荟的性味是

A.辛温　　B.辛甘温　　C.辛甘凉　　D.苦寒　　E.甘微苦微寒

20.功效泻下,清肝,杀虫的药物是

A.番泻叶　　B.大黄　　C.芦荟　　D.芒硝　　E.芫花

21.既能泻下通便,又能清肝杀虫的药是

A.芒硝　　B.胡黄连　　C.虎杖　　D.芦荟　　E.大黄

22.番泻叶攻下的常用量为

A.1.5～3g　　B.3～5g　　C.5～10g　　D.10～15g　　E.15～20g

23.下列各组药物均具有泻下攻积功效,基本无毒的药物是

A.商陆、芫花　　B.甘遂、大戟　　C.千金子、巴豆

D.番泻叶、大黄　　E.芦荟、商陆

24.单味泡服,小剂量缓泻、大剂量攻下,用治热结便秘,习惯性便秘及老年便秘的药是

A.郁李仁　　B.火麻仁　　C.番泻叶　　D.芒硝　　E.芦荟

25.火麻仁的功效是

A.峻下寒积、逐水退肿　　B.泻下逐水、去疾杀虫　　C.润肠通便

D.泻热通便、润燥软坚、清火消肿　　E.泻热通便、凉血解毒、逐瘀通经

26.既能润肠通便,又兼有滋养补虚作用,用于治疗肠燥便秘的药是

A.桃仁　　B.杏仁　　C.郁李仁　　D.火麻仁　　E.瓜蒌仁

27.既可润肠通便,又可利水消肿的药是

A.郁李仁　　B.火麻仁　　C.牵牛子　　D.肉苁蓉　　E.桃仁

28.具有润下通便、利水消肿作用的药物是

A.大黄　　B.番泻叶　　C.芒硝　　D.芦荟　　E.郁李仁

29.既能利水消肿,又能润肠通便,可用于治疗水肿胀满、脚气水肿及肠燥便秘的药物是

A.火麻仁　　B.郁李仁　　C.桃仁　　D.瓜蒌仁　　E.柏子仁

30.火麻仁、郁李仁的共同功效是

A.滋养补虚　　B.润肠通便　　C.行气通便　　D.养阴通便　　E.利水消肿

31.下列哪项不是甘遂的主治病症

A.水肿胀满　　B.肺热喘咳　　C.痰饮积聚　　D.痰迷癫痫　　E.疮痈肿毒

32.功效泻水逐饮,消肿散结,其有效成分不溶于水的药是

A.大戟　　B.甘遂　　C.芫花　　D.商陆　　E.千金子

33.下列各组药物均具有泻水逐饮、消肿散结功效的药物是

A.商陆、芫花　　B.甘遂、大戟　　C.千金子、巴豆　　D.番泻叶、大黄　　E.芦荟、芒硝

34.甘遂、京大戟共同的功效是

A.泻水逐饮、杀虫、疗疮　　B.泻水逐饮、去积、蚀疮

C.泻水逐饮、消肿散结　　D.泻水逐饮、祛痰、蚀疮　　E.泻水逐饮、破血消癥

35.既能泻水逐饮,又能消肿散结,可用于治疗水肿、胸胁停饮及痰火凝聚的瘰疬痰核者是

A.商陆　　B.甘遂　　C.芫花　　D.京大戟　　E.千金子

36.甘遂属于

A.解表药　　B.清热药　　C.泻下药　　D.祛风湿药　　E.芳香化湿药

37.下列何药应去油制霜用

A.火麻仁　　B.郁李仁　　C.巴豆　　D.苏子　　E.桃仁

38.既能逐水退肿,又能祛痰利咽、蚀疮的药物是

    A.京大戟   B.甘遂   C.商陆   D.巴豆   E.芫花

39.巴豆的功效是

    A.峻下寒积、逐水退肿   B.泻下逐水、去疾杀虫   C.润肠通便

    D.泻热通便、润燥软坚、清火消肿   E.泻热通便、凉血解毒、逐瘀通经

40.牵牛子的功效是

    A.峻下寒积、逐水退肿   B.泻下逐水、去疾杀虫   C.润肠通便

    D.泻热通便、润燥软坚、清火消肿   E.泻热通便、凉血解毒、逐瘀通经

41.功效泻下逐水,消痰涤饮,杀虫消积的药是

    A.甘遂   B.大戟   C.槟榔   D.牵牛子   E.使君子

42.下列除何药外均宜醋制

    A.大戟   B.甘遂   C.芫花   D.商陆   E.千金子

43.既能泻下逐水,又能破血消癥,可用于治疗水肿、癥瘕痞块、瘀滞经闭的药物是

    A.京大戟   B.芫花   C.甘遂   D.巴豆   E.千金子

44.大黄与芒硝均具有的功效是

    A.清热、泻下   B.活血、解毒   C.润下、软坚   D.泻水、逐饮   E.润肠、杀虫

45.具有润燥软坚与通经逐瘀之区别的是

    A.京大戟与红大戟   B.藿香与佩兰   C.大黄与芒硝

    D.龟甲与鳖甲   E.苍术与白术

(二)B型题(配伍选择题)

    A.泻水逐饮、消肿散结   B.泻水逐饮、祛痰止咳   C.泻水逐饮、去积杀虫

    D.泻水逐饮、祛痰利咽   E.泻水逐饮、杀虫蚀疮

1.大戟的功效是

2.巴豆的功效是

    A.泻下通便、活血祛瘀   B.泻下通便、利水消肿   C.泻下通便、祛痰利咽

    D.泻下通便、软坚润下   E.泻下通便、去积杀虫

3.大黄具有的功效是

4.芒硝具有的功效是

    A.热结便秘   B.寒积便秘   C.肠燥便秘   D.阳虚便积   E.血虚便秘

5.火麻仁主治

6.巴豆主治

    A.泻下、软坚   B.泻下、去积   C.泻下、清肝   D.泻下、逐水   E.泻下、消肿

7.甘遂的主要功效是

8.芒硝的主要功效是

    A.泻水逐饮、破血消癥   B.泻水逐饮、消肿散结   C.泻下去积、消肿散结

    D.泻下通便、消肿散结   E.泻下除胀、消肿散结

9.京大戟的功效是

10.千金子的功效是

    A.泻下逐水、祛痰止咳   B.泻下逐水、去积杀虫   C.泻下逐水、消肿散结

D.泻下逐水、祛痰利咽   E.泻下逐水、杀虫疗疮

11.芫花的主要功效是

12.巴豆的主要功效是

A.大肠气滞、肠燥便秘   B.津血不足、肠燥便秘   C.虫积腹痛、肠燥便秘

D.阴虚发热、肠燥便秘   E.热病神昏、肠燥便秘

13.郁李仁善治

14.火麻仁善治

A.小便不利、水肿鼓胀   B.胸胁停饮、水肿鼓胀   C.大便秘结、水肿鼓胀

D.胃肠积滞、水肿鼓胀   E.寒实结胸、水肿鼓胀

15.牵牛子主治

16.京大戟主治

A.生用   B.醋制用   C.酒制用   D.炒炭用   E.蜜制用

17.芫花内服宜

18.大黄止血宜

A.火麻仁   B.甘遂   C.芒硝   D.牵牛子   E.巴豆

19.治疗津血不足的肠燥便秘宜选

20.治疗目赤、口疮、咽痛宜选

A.炒黄用   B.炒炭用   C.酒制用   D.醋制用   E.生用

21.京大戟内服宜

22.番泻叶治习惯性便秘宜

A.瘰疬痰核   B.丹毒、疔疮   C.疮痈肿毒   D.白秃、顽癣   E.赘疣、疥癣

23.甘遂外用可治

24.芫花外用可治

A.杀虫   B.蚀腐肉   C.生肌止血   D.消肿散结   E.祛积

25.巴豆外用能

26.京大戟外用能

A.甘草   B.藜芦   C.牵牛子   D.乌头   E.五灵脂

27.巴豆畏

28.芫花反

A.煎服   B.制霜入丸散   C.研末入丸散   D.开水泡饮   E.酒浸服

29.巴豆内服宜

30.甘遂内服宜

A.寒实结胸、喉痹痰阻   B.肺气壅滞、痰饮喘咳   C.水肿鼓胀、胸胁停饮

D.风痰癫痫、惊痫抽搐   E.阴虚燥咳、痰中带血

31.巴豆可治

32.芫花可治

A.泻下、清热   B.泻下、利水   C.泻下、逐饮   D.泻下、杀虫   E.泻下、逐瘀

33. 大黄、芒硝均具有的功效是

34. 芫花、大戟均具有的功效是

A. 消肿散结　　B. 活血祛瘀　　C. 腹下冷积　　D. 润肠通便　　E. 杀虫疗疮

35. 甘遂、大戟均具有的功效是

36. 火麻仁、郁李仁均具有的功效是

A. 商陆　　B. 甘遂　　C. 大黄　　D. 牵牛子　　E. 芒硝

37. 泻下逐水,去积杀虫的药物是

38. 泻下攻积,活血祛瘀的药物是

A. 甘草　　B. 乌头　　C. 巴豆　　D. 贝母　　E. 半夏

39. 配伍禁忌中,与甘遂禁忌的药物是

40. 配伍禁忌中,与牵牛子禁忌的药物是

(三)X 型题(多项选择题)

1. 泻下药根据其作用强弱的不同,可分为

A. 攻下药　　B. 利湿药　　C. 泻火药　　D. 润下药　　E. 峻下逐水药

2. 大黄的功效是

A. 泻下攻积　　B. 清热泻火　　C. 凉血解毒　　D. 行气破滞　　E. 逐瘀通经

3. 大黄可用治

A. 积滞便秘　　B. 血热吐衄　　C. 热毒疮疡　　D. 瘀血证　　E. 湿热痢疾

4. 芒硝的功效是

A. 泻下攻积　　B. 泻下逐水　　C. 润燥软坚

D. 润肺止咳　　E. 清热消肿

5. 芦荟的主治病症是

A. 热结便秘　　B. 水肿鼓胀　　C. 烦躁惊痫　　D. 小儿疳积　　E. 疮痈肿毒

6. 属于峻下逐水药的药物是

A. 牵牛子　　B. 巴豆　　C. 甘遂　　D. 京大戟　　E. 芫花

7. 具有润肠通便作用的药物是

A. 栀子　　B. 青木香　　C. 火麻仁　　D. 郁李仁　　E. 地榆

8. 巴豆的功效是

A. 峻下攻积　　B. 逐水退肿　　C. 清热解毒　　D. 祛痰利咽　　E. 外用蚀疮

四、答　案

(一)A 型题

1. D	2. E	3. D	4. E	5. D	6. A	7. E	8. A	9. E	10. E
11. D	12. E	13. B	14. E	15. C	16. C	17. D	18. B	19. D	20. C
21. D	22. C	23. D	24. C	25. C	26. D	27. A	28. E	29. B	30. B
31. B	32. B	33. B	34. C	35. D	36. C	37. C	38. D	39. A	40. B
41. D	42. E	43. E	44. A	45. C					

(二)B 型题

1. A	2. D	3. A	4. D	5. C	6. B	7. D	8. A	9. B	10. A

11. A　12. D　13. A　14. B　15. A　16. B　17. B　18. D　19. A　20. C

21. D　22. E　23. C　24. D　25. B　26. D　27. C　28. A　29. B　30. C

31. A　32. C　33. A　34. C　35. A　36. D　37. D　38. C　39. A　40. C

(三)X 型题

1. ADE　　2. ABCE　　3. ABCDE　　4. ACE　　5. ACD　　6. ABCDE

7. CD　　8. ABDE

第八章　祛风湿药

一、考试大纲

(一)基本要求

1.性能主治
(1)祛风湿药的性能功效
(2)祛风湿药的适用范围
2.配伍与使用注意
(1)祛风湿药的配伍方法
(2)祛风湿药的使用注意

(二)常用中药

1.独活、威灵仙、防己、秦艽、徐长卿、木瓜、桑寄生、五加皮、蕲蛇
(1)各药的药性、性能特点
(2)各药的功效、主治病症
(3)各药的用法、使用注意
(4)与各单元功效相似药物的药性、功效及主治病症的异同
(5)防己、秦艽、五加皮的主要药理作用
(6)独活配羌活,桑寄生配独活的意义
(7)汉防己、木防己与广防己的来源
2.豨莶草、络石藤、桑枝、海风藤、川乌、雷公藤、香加皮、千年健
(1)各药的药性
(2)各药的功效、主治病症
(3)各药的用法、使用注意
(4)川乌、雷公藤、香加皮的用量
(5)与各单元功效相似药物的药性、功效及主治病症的异同
(6)豨莶草配臭梧桐的意义
3.臭梧桐、青风藤、丝瓜络、伸筋草、鹿衔草、乌梢蛇、路路通、穿山龙
(1)各药的药性
(2)各药的功效
(3)各药的用法、使用注意
(4)与各单元功效相似药物的药性及功效的异同

二、应试指南

(一)基本要求

1.性能主治
(1)性能功效:辛散苦燥,具有祛除肌表、经络风湿作用。有的兼有散寒或清热、舒筋、通络、止痛、解表,补肝肾、强筋骨作用。

（2）适用范围：风湿痹痛、筋脉拘挛、麻木不仁、腰膝酸痛、下肢痿弱，或热痹关节红肿，兼治痹证兼肝肾不足、外感表证夹湿、头风头痛等。

2.配伍与使用方法

（1）配伍方法：病邪在表，或疼痛偏于上部者，配祛风解表药；病邪入络，血凝气滞者，配活血通络药；寒湿偏盛者，配温经药；郁久化热者，配清热药；病久气血不足者，配益气养血药。

（2）使用注意：阴虚血少者慎用。为服用方便，多制成酒剂或丸散剂服用。

（二）常用中药

1.独活、威灵仙、防己、秦艽、徐长卿、木瓜、桑寄生、五加皮、蕲蛇

（1）各药的药性、性能特点

独活：辛、苦，微温。本品辛散苦燥温通，归肾肝膀胱经。为祛风散寒除湿之要药，凡风寒湿痹，不论新久均可应用；性善下行，善祛在下在里之风湿，对下半身肌肉关节疼痛最适宜；又能发汗解表，善治少阴经伏风头痛，风寒表证及风寒湿表证等。

威灵仙：辛、咸，温。

防己：苦、辛，寒。本品辛散苦泄，性寒清热，入膀胱、肾与脾经。能祛风除湿，清热止痛，治风湿痹证，无论寒热均可用之，湿热者尤佳；又能利水消肿，治水肿、小便不利，无论风水、皮水、腹水均可选用；尚能清泻下焦血分湿热，治脚气肿痛。

秦艽：辛、苦，微寒。本品辛散苦泄，微寒清热，入胃、肝、胆经。长于祛风湿，舒筋络，止痹痛。广泛用于各种风湿痹痛，筋脉拘挛，无论寒热虚实均可，尤兼热者最宜；又退虚热而除骨蒸，清湿热而退黄疸，用治骨蒸潮热，小儿疳热及湿热黄疸等证。

徐长卿：性温，味辛。

木瓜：酸，温。本品酸温气香，入肝脾二经。味酸入肝能舒筋活络，气香入脾能化湿和胃，长于治风湿痹痛、筋脉拘急、脚气肿痛及吐泻转筋，且均为要药；尚能消食生津，用于津伤口渴及消化不良等证。

桑寄生：苦，甘；性平。

五加皮：辛、苦，温。

蕲蛇：甘、咸，温，有毒。

（2）各药的功效、主治病症

独活：祛风湿，止痛，解表。用于风寒湿痹；腰膝疼痛；少阴伏风头痛，表证夹湿，皮肤湿痒。

威灵仙：祛风湿，通经络，消痰水，治骨鲠。用于风寒湿痹，肢体麻木，筋脉拘挛，屈伸不利，痰饮积聚，骨鲠咽喉。

防己：祛风湿，止痛，利水消肿。用于水肿脚气，小便不利，湿疹疮毒，风湿痹痛。

秦艽：祛风湿，舒筋络，清泻热，利湿退黄。用于风湿痹痛，筋脉拘挛，骨节酸痛，表证夹湿，日晡潮热，湿热黄疸。

徐长卿：祛风止痛，活血通络，止痒，解蛇毒。用于风湿痹痛，胃痛胀满，牙痛，腰痛，跌扑损伤，荨麻疹、湿疹，毒蛇咬伤。

木瓜：舒筋活络，化湿和中，生津开胃。用于湿痹拘挛，腰膝关节酸重疼痛，吐泻转筋，脚气水肿。消化不良症。

桑寄生：补肝肾；强筋骨；祛风湿；安胎。主腰膝酸痛，筋骨痿弱，风湿痹痛，肝肾虚损，冲任不固，胎动不安，崩漏下血。

五加皮:祛风湿,补肝肾,强筋骨,利水。用于风湿痹痛,筋骨痿软,小儿行迟,体虚乏力,水肿,脚气。

蕲蛇:祛风通络、定惊止痉。用于风湿关节痛、四肢筋脉拘急、半身不遂、口眼㖞斜、疥癣梅毒恶疮、破伤风、麻风、顽癣、皮肤瘙痒等症。

(3)各药的用法、使用注意

独活:内服煎汤,3~10g;或浸酒,或入丸、散。外用适量,煎汤洗。阴虚血燥者慎服。

威灵仙:内服煎汤,5~10g;治骨鲠用 30g;或入丸、散。外用适量。阴虚血燥者慎服。气虚血弱,无风寒湿邪者忌服。

防己:内服煎汤,5~10g;或入丸、散。阴虚而无湿热者慎服。

秦艽:内服煎汤,5~10g;或浸酒;或入丸、散。外用适量,研末撒。久病虚寒,尿多,便溏者禁服。

徐长卿:内服煎汤,3~10g,不宜久煎,散剂。外用适量,研末撒。

木瓜:内服煎汤,6~12g。外用适量。下部腰膝无力,由于精血虚、真阴不足者不宜用。

桑寄生:内服煎汤,10~20g;或入丸、散;或浸酒。外用适量,捣烂外敷。

五加皮:内服煎汤,5~10g;或入丸、散;或浸酒。

蕲蛇:研末吞服,一次 1~1.5g。煎汤,3~10g。

(4)与各单元功效相似药物的药性、功效及主治病症的异同

独活、羌活同源于伞形科,而辛散苦燥温通,均善祛风散寒、胜湿止痛、发表,主治风寒湿痹、风寒表证、表证夹湿及头风头痛等证。但独活药力较缓,主散在里之伏风及寒湿而通利关节止痛,主治腰以下风寒湿痹及少阴伏风头痛;羌活则作用强烈,主散肌表游风及寒湿而通利关节止痛,主治上半身风寒湿痹、太阳经(后脑)头痛及项背痛。

(5)防己、秦艽、五加皮的主要药理作用

防己:抗炎、镇痛、解热、抗菌、抗过敏、免疫抑制、抑制血小板聚集、降血压、抑制心脏和抗心律失常、扩张冠状动脉、抗心肌缺氧、抗肿瘤、抗矽肺、抗过氧化及松弛横纹肌。

秦艽:抗炎、镇痛、镇静、解热、抗菌、抗过敏、降血压、升高血糖、利尿等。

五加皮:抗炎、镇痛、镇静、抗疲劳、抗应激、调节免疫、降血糖。

(6)独活配羌活,桑寄生配独活的意义

独活配羌活:羌活发表力强,善散在表之风寒湿邪而止痛,有较强的发散风寒和止痛之功,尤适夹湿而头身痛者。风寒夹湿表证,寒热无汗、骨节酸痛、肢体沉重者,常与独活相须。

桑寄生配独活:肾气虚弱,当风受冷所敦的偏枯冷痹、腰膝冷痛、酸软麻木或屈伸不利,独活多配桑寄生。

(7)汉防己、木防己与广防己的来源

汉防己的来源:防己科植物粉防己。

木防己与广防己的来源:防己科植物木防己及马兜铃科植物汉中防己、广防己。

2.豨莶草、络石藤、桑枝、海风藤、川乌、雷公藤、香加皮、千年健

(1)各药的药性

豨莶草:性寒,味辛、苦。

络石藤:苦,微寒。

桑枝:微苦,平。

海风藤:辛,苦,微温。

川乌:辛、苦,热;有大毒。

雷公藤:苦,辛,凉。

香加皮:辛,苦,微温;有毒。

千年健:苦,辛,温。

(2)各药的功效、主治病症

豨莶草:祛风湿,通经络,清热解毒,降血压。用于风湿痹痛、筋骨无力、腰膝酸软、四肢麻痹、半身不遂、风疹湿疮。

络石藤:祛风通络,凉血消肿。用于风湿热痹,筋脉拘挛,腰膝酸痛,喉痹,痈肿,跌扑损伤。

桑枝:祛风湿;通经络;行水气。主治风湿痹痛;中风半身不遂;水肿脚气;肌体风痒。

海风藤:祛风温,通经络。用于风寒湿痹,肢节疼痛,筋脉拘挛,跌打损伤,瘀血肿痛。

川乌:祛风除湿,散寒止痛。用于风寒湿痹,关节疼痛,心腹冷痛,寒疝作痛,麻醉止痛。

雷公藤:祛风除湿,活血通络,消肿止痛,杀虫解毒。用于风寒湿痹,疔疮肿毒,腰带疮,皮肤瘙痒。

香加皮:祛风湿;利水消肿;强筋骨。风湿痹痛;水肿;小便不利;心力衰竭。

千年健:祛风湿,壮筋骨。治风湿痹痛,肢节酸痛,筋骨痿软,胃痛,痈疽疮肿。

(3)各药的用法、使用注意

豨莶草:内服煎汤,10~15g;或入丸、散。外用适量,捣烂外敷。风寒湿痹痛宜制用、热痹、痈肿、湿疹宜生用。内服不宜过量。

络石藤:内服煎汤,6~15g;或入丸、散。外用适量,捣烂外敷。阳虚畏寒,大便溏泻者禁服。

桑枝:内服煎汤,10~30g;或入丸、散。外用适量,煎汤熏洗。

海风藤:内服煎汤,5~10g;或入丸、散。外用:适量,煎汤熏洗。

川乌:内服煎汤,应先煎30~60min;或入丸、散。生品内服宜慎。不宜与贝母类、半夏、白及、白蔹、天花粉、瓜蒌类同用。不可浸酒服。

(4)川乌、雷公藤、香加皮的用量

雷公藤:内服煎汤,10~25g;文火煎1~2h。外用适量,煎汤熏洗。凡内脏有气质性病变及白细胞减少者慎服,孕妇禁服。

香加皮:内服煎汤,4~9g;或入丸、散。外用适量,煎汤熏洗。本品有毒,服用不宜过量。

千年健:内服煎汤,5~10g;或入丸、散。外用适量。

(5)与各单元功效相似药物的药性、功效及主治病症的异同

香加皮、五加皮,性温归肝肾经,既均能祛风湿、强筋骨,治风湿痹痛、关节拘挛、筋骨痿弱、小儿行迟;又均能利水消肿,治水肿、小便不利。相异的是:香加皮源于萝藦科而有毒,长于利水消肿;五加皮源于五加科而无毒,长于补肝肾强筋骨。

(6)豨莶草配臭梧桐的意义

豨莶草生用性寒,善治湿热痹痛,常与臭梧桐同用。

3.臭梧桐、青风藤、丝瓜络、伸筋草、鹿衔草、乌梢蛇、路路通、穿山龙

(1)各药的药性

臭梧桐:苦,辛,凉。

青风藤:苦,辛,平。

丝瓜络:甘,平。

伸筋草:苦,辛,温。

鹿衔草:苦,甘,平。

乌梢蛇:甘,平。

路路通:苦,辛,平。

穿山龙:苦,辛,平。

(2)各药的功效

臭梧桐:祛风湿,通经络,降血压。

青风藤:祛风湿,通经络,利尿。

丝瓜络:祛风通络,化痰解毒。

伸筋草:祛风除湿,舒筋活络。

鹿衔草:祛风湿,强筋骨,调经止血,补肺止咳。

乌梢蛇:祛风,通络,定惊止痉。

路路通:祛风活络,利水,通经下乳,止痒。

穿山龙:祛风除湿,活血通络,化痰止咳。

(3)各药的用法、使用注意

臭梧桐:内服煎汤,5~15g。外用适量。臭梧桐经高热煎煮后,降压作用减弱。

青风藤:内服煎汤,6~12g。外用适量。

丝瓜络:内服煎汤,6~10g。外用适量。

伸筋草:内服煎汤,6~15g。外用适量。孕妇及出血过多者忌服。

鹿衔草:内服煎汤,10~30g。外用适量。

乌梢蛇:内服煎汤,9~12g。外用适量。

路路通:内服煎汤,5~10g。外用适量。孕妇及出血过多者忌服。

穿山龙:内服煎汤,6~10g。外用适量。妇女月经期及妊娠期忌服。

(4)与各单元功效相似药物的药性及功效的异同

海风藤、青风藤:均能祛风湿,通经络,治风湿痹痛等症,不同点在于海风藤性温,兼活血,青风藤性平,兼利小便。

三、考前模拟

(一)A型题(最佳选择题)

1.下列主散在里之伏风,善治下半身风湿痹证的药是

A.羌活　　B.独活　　C.秦艽　　D.威灵仙　　E.桑寄生

2.独活属于

A.解表药　　B.清热药　　C.泻下药　　D.祛风湿药　　E.芳香化湿药

3.风湿痹痛兼有表证者,当选用

A.秦艽　　B.独活　　C.威灵仙　　D.桑枝　　E.桑寄生

4.腰以下之寒湿痹痛,首选

A.羌活　　B.独活　　C.桑枝　　D.桑寄生　　E.千年健

5.既能祛风湿止痛又能解表的药物是

A.威灵仙　　B.独活　　C.蕲蛇　　D.木瓜　　E.五加皮

6.威灵仙的功效是

A.祛风湿,通经络,止痹痛,治骨鲠,补肝肾

B.祛风湿,通经络,止痹痛,治骨鲠,解毒

C.祛风湿,通经络,止痹痛,治骨鲠,降血压

D.祛风湿,通经络,止痹痛,治骨鲠,消痰水

E.祛风湿,通经络,止痹痛,治骨鲠,解表

7.下列药物中通经络、祛风湿、止痛等作用较强者,首推

A.防己　　B.独活　　C.桂枝　　D.桑枝　　E.威灵仙

8.威灵仙的性味是

A.酸温　　B.辛咸温　　C.辛苦温　　D.苦寒　　E.辛苦平

9.下列除哪项以外,均是威灵仙的功效

A.祛风湿　　B.通经络　　C.治骨梗　　D.消痰水　　E.强筋骨

10.防己的性味是

A.酸温　　B.辛咸温　　C.辛苦温　　D.苦寒　　E.辛苦平转自

11.既能祛风湿止痛又能利尿消肿的药是

A.独活　　B.防己　　C.狗脊　　D.秦艽　　E.木瓜

12.治湿热痹痛,当首选

A.防己　　B.秦艽　　C.桑枝　　D.木瓜　　E.蚕沙

13.下列哪项不是秦艽主治病症的是

A.风湿痹痛　　B.脚气肿痛　　C.风水水肿　　D.寒湿痹痛　　E.利水

14.秦艽的性味是

A.酸温　　B.辛咸温　　C.辛苦温　　D.苦寒　　E.辛苦平

15.既能祛风湿退虚热,又能利胆退黄的药是

A.木瓜　　B.五加皮　　C.秦艽　　D.防己　　E.狗脊

16.秦艽除能祛风湿外,还能

A.补肝肾　　B.消水肿　　C.清虚热　　D.治骨梗　　E.强筋骨

17.下列何药治风湿痹痛,无论寒热新久皆宜

A.独活　　B.威灵仙　　C.秦艽　　D.防己　　E.稀莶草

18.下列各药中属于祛风湿药的是

A.徐长卿　　B.射干　　C.厚朴　　D.莱菔子　　E.柴胡

19.下列何药善治风湿痹痛及各种痛证

A.徐长卿　　B.威灵仙　　C.独活　　D.延胡素　　E.马钱子

20.哪种药广泛用于各种痛证

A.细辛　　B.白芷　　C.藁本　　D.川乌　　E.徐长卿

21.入汤剂不宜久煎的药物是

A.桑枝　　B.虎骨　　C.五加皮　　D.秦艽　　E.徐长卿

22. 木瓜的性味是
A. 酸温　　B. 辛咸温　　C. 辛苦温　　D. 苦寒　　E. 辛苦平

23. 既能舒筋活络，又能化湿和胃的药是
A. 威灵仙　　B. 络石藤　　C. 香薷　　D. 白扁豆　　E. 木瓜

24. 木瓜主治
A. 筋脉痿弱　　B. 湿疹瘙痒　　C. 吐泻转筋　　D. 脚气肿痛　　E. 痈肿疮毒

25. 治筋脉拘挛、吐泻转筋者，首推
A. 威灵仙　　B. 黄连　　C. 半夏　　D. 木瓜　　E. 防己

26. 下列属于祛风湿药的药是
A. 苍术　　B. 桑寄生　　C. 金钱草　　D. 桑叶　　E. 知母

27. 桑寄生的功效是
A. 祛风湿，补肝肾，强筋骨，固精　　B. 祛风湿，补肝肾，强筋骨，缩尿
C. 祛风湿，补肝肾，强筋骨，安胎　　D. 祛风湿，补肝肾，强筋骨，止泻
E. 祛风湿，补肝肾，强筋骨，纳气平喘

28. 桑寄生的作用是
A. 补肝肾、强筋骨、降压安胎　　B. 补肝肾、强筋骨、和络止血
C. 补肝肾、强筋骨、养血安胎　　D. 补肝肾、强筋骨、祛风湿
E. 补肝肾、固精明目

29. 既能祛风湿、强筋骨，又能安胎的药是
A. 狗脊　　B. 防己　　C. 五加皮　　D. 桑寄生　　E. 独活

30. 肾虚胎动不安者，首选
A. 白术　　B. 当归　　C. 五加皮　　D. 桑寄生　　E. 砂仁

31. 下列何药善治肝肾亏损胎动不安
A. 紫苏　　B. 桑寄生　　C. 黄芩　　D. 白术　　E. 砂仁

32. 使用五加皮时应注意
A. 气虚者慎用　　B. 阳虚者慎用　　C. 肝肾不足者慎用　　D. 脾虚便溏者慎用
E. 阴虚火旺、口苦舌燥者慎用

33. 五加皮的性味是
A. 酸温　　B. 辛咸温　　C. 辛苦温　　D. 苦寒　　E. 辛苦平

34. 下列哪项不是五加皮的主治病症
A. 热痹证　　B. 风寒湿痹证　　C. 腰膝软弱　　D. 小儿行迟　　E. 水肿

35. 防己、豨莶草治疗
A. 风湿痹痛偏热者　　B. 风湿痹痛偏寒者　　C. 风湿顽痹肾亏者
D. 风湿顽痹日久入络者　　E. 风湿痹痛兼外感风寒者

36. 豨莶草的功效是
A. 祛风湿、通经络、治骨梗　　B. 祛风湿、舒筋络、清虚热　　C. 祛风湿、强筋骨、补肝肾
D. 祛风湿、通经络、清热毒　　E. 祛风湿、止痹痛、定惊搐

37. 豨莶草治风湿痹痛兼高血压病的患者常配伍
A. 臭梧桐　　B. 独活　　C. 威灵仙　　D. 羌活　　E. 松节

38. 既可祛风通络，又可凉血消肿的药是

A. 络石藤　　B. 臭梧桐　　C. 海风藤　　D. 白花蛇　　E. 寻骨风

39. 桑枝性平微凉，祛风通络，止风湿痹痛，主治

A. 上肢痹痛偏寒者　　B. 上肢痹痛偏热者　　C. 下肢痹痛偏寒者

D. 下肢痹痛偏热者　　E. 游走性痹痛

40. 桑枝擅长于治疗

A. 上肢痹痛　　B. 下肢痹痛　　C. 游走性痹痛　　D. 寒湿腰痛　　E. 周身疼痛

41. 下列何药善治热痹证

A. 防风　　B. 桑枝　　C. 桂枝　　D. 独活　　E. 蚕沙

42. 络石藤与海风藤都具有的作用是

A. 止痒　　B. 通络　　C. 安胎　　D. 凉血　　E. 清热

43. 川乌治疗

A. 风湿痹痛偏热者　　B. 风湿痹痛偏寒者　　C. 风湿顽痹肾亏者

D. 风湿顽痹日久入络者　　E. 风湿痹痛兼外感风寒者

44. 功能强心利尿而有毒的药是

A. 五加皮　　B. 葶苈子　　C. 附子　　D. 香加皮　　E. 茯苓

45. 下列哪种药不具有通络之功

A. 千年健　　B. 海风藤　　C. 海桐皮　　D. 寻骨风　　E. 桑枝

46. 下列哪项不是豨莶草与臭梧桐的共同主治病症

A. 风湿痹证痛　　B. 中风偏瘫　　C. 湿疹瘙痒　　D. 热结便秘　　E. 高血压病

47. 桑寄生与五加皮都具有的功效是

A. 祛风湿、舒筋络　　B. 祛风湿、安胎元　　C. 祛风湿、强筋骨　　D. 祛风湿、补肝肾

E. 祛风湿、通经络

48. 桑寄生、五加皮共有的功效是

A. 祛风湿，强筋骨　　B. 利水　　C. 安胎　　D. 燥湿止痒　　E. 活血化瘀

(二)B 型题(配伍选择题)

A. 寒湿痹痛　　B. 湿热痹痛　　C. 吐泻转筋　　D. 腰膝痿软　　E. 四肢拘挛

1. 防己的适应证是

2. 木瓜的适应证是

A. 独活、千年健　　B. 威灵仙、海风藤　　C. 桑枝、徐长卿　　D. 虎骨、木瓜

E. 桑寄生、五加皮

3. 均有祛风湿、通经络作用药物是

4. 均有祛风湿、强筋骨作用药物是

A. 上肢痹痛　　B. 下肢痹痛　　C. 周身疼痛　　D. 腰膝酸痛　　E. 各种痛证

5. 桑枝善治

6. 徐长卿善治

A. 祛风湿、通经络、治骨梗　　B 祛风湿、舒筋络、清虚热

C. 祛风湿、通经络、清热解毒　　D. 祛风湿、强筋骨、安胎

E. 祛风、活络、定惊

7. 秦艽的功效是

8. 乌梢蛇的功效是

A. 舒筋活络、和胃化湿　　　　　B. 舒筋活络、祛风除湿

C. 舒筋活络祛风除湿、止泻　　　D. 祛风通络、行血

E. 除风湿，止痛、利水

9. 防己的作用是

10. 木瓜的作用是

A. 补肾、接骨、活血　　　B. 祛风湿、强筋骨、利尿

C. 补肝肾、强筋骨、止血、安胎、通利血脉

D. 补肝肾、祛风湿、强筋骨、养血、安胎

E. 祛风湿、降血压

11. 桑寄生的作用是

12. 五加皮的作用是

（三）X 型题（多项选择题）

1. 祛风湿、补肝肾、强筋骨的药物有

A. 五加皮　　B. 鹿衔草　　C. 桑寄生　　D. 蕲蛇　　E. 防己

2. 祛风湿止痹痛的药物有

A. 防己　　B. 独活　　　C. 川乌　　D. 秦艽　　E. 桑枝

3. 祛风通络，定惊止痉的药物有

A. 川乌　　B. 乌梢蛇　　C. 蕲蛇　　D. 木瓜　　E. 狗脊

四、答　案

（一）A 型题

1. B　　2. D　　3. B　　4. B　　5. B　　6. D　　7. E　　8. B　　9. E　　10. D

11. B　　12. A　　13. E　　14. E　　15. C　　16. C　　17. C　　18. A　　19. A　　20. E

21. E　　22. A　　23. E　　24. C　　25. D　　26. B　　27. C　　28. C　　29. D　　30. D

31. B　　32. E　　33. C　　34. A　　35. A　　36. D　　37. A　　38. A　　39. D　　40. A

41. B　　42. B　　43B.　　44. D　　45. A　　46. D　　47. C　　48. A

（二）B 型题

1. B　　2. C　　3. E　　4. E　　5. A　　6. E　　7. B　　8. E　　9. E

10. A　　11. D　　12. B

（三）X 型题

1. ABC　　2. ABCDE　　3. BC

第九章　芳香化湿药

一、考试大纲

(一)基本要求

1.性能主治
(1)芳香化湿药的性能功效
(2)芳香化湿药的适用范围
2.配伍与使用注意
(1)芳香化湿药的配伍方法
(2)芳香化湿药的使用注意

(二)常用中药

1.苍术、厚朴、广藿香、砂仁
(1)各药的药性、性能特点
(2)各药的功效、主治病症
(3)各药的用法、使用注意
(4)与各单元功效相似药物的药性、功效及主治病症的异同
(5)广藿香、厚朴的主要药理作用
(6)苍术配厚朴、陈皮,厚朴配枳实,广藿香配佩兰,砂仁配木香的意义
2.白豆蔻、佩兰
(1)各药的药性
(2)各药的功效、主治病症
(3)各药的用法、使用注意
(4)与各单元功效相似药物的药性、功效及主治病症的异同
3.草豆蔻、草果
(1)各药的药性
(2)各药的功效
(3)各药的用法、使用注意
(4)与各单元功效相似药物的药性及功效的异同

二、应试指南

(一)基本要求

1.性能主治
(1)性能功效:多辛香温燥,入脾胃经,功能化湿醒脾或燥湿运脾,兼解暑发表。
(2)适用范围:脾为湿困,运化失职而致的脘腹痞满、呕吐泛酸、大便溏泻、食少倦怠、舌苔白腻,或湿热困脾之口甘多涎,以及湿温等。兼治阴寒闭暑等。
2.配伍与使用方法
(1)配伍方法:寒湿困脾者,配温里药;湿热阻中者,配清热燥湿药;湿阻气滞较甚者,配行

气药;脾虚生湿者,配补气健脾药。

(2)使用注意:阴虚血燥气虚者慎用。

(二)常用中药

1.苍术、厚朴、广藿香、砂仁、白豆蔻、佩兰

(1)各药的药性、性能特点

苍术:辛、苦,温。归脾、胃经。本品辛散苦温性燥,主入脾胃。既内燥脾胃湿浊,又外敌风湿之邪。为祛湿之要药,而以燥湿为主。风寒湿痹、表证夹湿等。

厚朴:苦、辛,温。本品苦下气,辛散结。温燥湿,归脾、胃、肺及大肠经。既下有形实满,又除无形湿满。凡食积,湿停、痰壅、气滞所致病症,无论是湿阻中焦、脾胃气滞之脘痞纳呆,还是肠胃积滞之便秘,或痰饮阻肺,肺气不降之咳喘,皆可用之。

广藿香:辛,微温。归脾、胃、肺经。本品芳香辛散而不峻,微温化湿而不燥,既主入脾胃,又入肺经。既善化脾胃之湿浊,又善解暑湿之表邪,尤善疗湿阻中焦证及夏伤暑湿,感寒饮冷之阴暑证;又用于多种呕吐,尤善治湿浊中阻之呕吐。

砂仁:辛,温。归脾、胃经。本品气香辛散温通,主入脾胃二经。善化脾湿、行脾气、温脾阳、安胎气作用。既善治湿困脾土、脾胃气滞之脘腹胀满;又善治脾胃虚寒之吐泻,并常用于妊娠气滞之胎动不安证。

白豆蔻:辛,温。归肺、脾、胃经。治湿滞中焦、脾胃气滞证,胃寒呕吐。亦治湿温初起,胸闷。

佩兰:辛,平。归脾、胃、肺经。既善治湿阻中焦、脾经湿热,又治外感暑湿或湿温初起。

(2)各药的功效、主治病症

苍术:燥湿运脾,祛风除湿,发汗,明目。用于湿阻中焦证,痰饮及水肿;风湿痹痛,表证夹湿;夜盲症及眼目昏涩。

厚朴:燥湿,行气,消胀,平喘。用于湿阻、气滞、食积之脘腹胀满;痰饮喘咳;食积、便秘胀满。

广藿香:化湿,解暑,止呕。用于湿阻中焦证;暑湿证及湿温初起;呕吐,尤湿阻呕吐。

砂仁:化湿行气,温脾止泻,理气安胎。用于湿阻中焦,脾胃气滞证,脾胃虚寒吐泻,气滞胎动不安及妊娠恶阻。

白豆蔻:化湿行气,温中止呕。用于湿滞中焦及脾胃气滞证,呕吐最宜于胃寒。

佩兰:化湿,解暑。用于湿阻中焦证,湿热困脾,外感暑湿或湿温初起。

(3)各药的用法、使用注意

苍术:煎服,3～10g。阴虚内热,气虚多汗者忌服。

厚朴:煎服,3～10g。体虚及孕妇慎用。

广藿香:煎服,3～10g。鲜品加倍。可作清暑饮料。阴虚火旺者忌用。

砂仁:煎服,3～6g。宜后下。阴虚有热者忌服。

白豆蔻:煎服,3～6g。入煎剂宜后下。火升作呕者不宜用。

佩兰:煎服,3～10g。鲜品加倍。阴虚血燥.气虚者忌服。

(4)与各单元功效相似药物的药性、功效及主治病症的异同

藿香、佩兰均芳香入脾胃经,善化湿解暑,治湿阻中焦、湿温及暑湿等证常相须为用,藿香微温,化湿力较强,且兼发表,又善治夏月感寒饮冷之阴寒闭暑证。还能止呕,治寒湿等所致的

恶心呕吐。佩兰性平偏凉,药力平和,又为治脾经湿热之口甜或口苦多涎之要药。

砂仁、白豆蔻同源于姜科植物的果实,均芳香辛温,功善化湿行气、温中止呕,治湿阻中焦、脾胃气滞及胃寒呕吐等。砂仁惟入中焦脾胃而力稍强,兼止泻、安胎,善治湿滞或虚寒泄泻,以及妊娠气滞恶阻与胎动不安;白豆蔻则既入中焦脾胃,又入上焦肺,力较缓,兼治湿温初起。

(5)广藿香、厚朴的主要药理作用

厚朴:抗溃疡、调节胃肠运动、保肝、抗菌、中枢抑制、肌肉松弛、降血压、抑制血小板聚集、抗肿瘤。

广藿香:促进胃液分泌、助消化、抗菌、抗螺旋体、抗病毒。

(6)苍术配厚朴、陈皮,厚朴配枳实,广藿香配佩兰,砂仁配木香的意义

苍术配厚朴、陈皮:苍术性温,功效燥湿健脾;厚朴性温,功效燥湿、行气、消积,陈皮性温,功能燥湿化痰、行气调中,三药合用燥湿力强,且能行气,寒湿中阻,脾胃气滞尤宜。

厚朴配枳实:厚朴性温,功效燥湿、行气、消积;枳实微寒,功效破气消积,化痰除痞。两药合用,燥湿、行气、消积之力均强,主治湿阻中焦,食积停滞、脾胃气滞之脘腹胀满。

广藿香配佩兰:广藿香性温,功效化湿,解暑,止呕,兼发表;佩兰性平,功效化湿,解暑。两药合用,尤善化湿和中,解暑发表。

砂仁配木香:砂仁性温,功效化湿行气,温中。木香性温,功效理气调中止痛。两药合用,化湿,理气,调中止痛力胜。

藿香、佩兰均芳香入脾胃经,善化湿解暑,治湿阻中焦、湿温及暑湿等证常相须为用,藿香微温,化湿力较强,且兼发表,又善治夏月感寒饮冷之阴寒闭暑证。还能止呕:治寒湿等所致的恶心呕吐。佩兰性平偏凉,药力平和,又为治脾经湿热之口甜或口苦多涎之要药。

砂仁、白豆蔻同源于姜科植物的果实,均芳香辛温,功善化湿行气、温中止呕,治湿阻中焦、脾胃气滞及胃寒呕吐等。砂仁惟入中焦脾胃而力稍强,兼止泻、安胎,善治湿滞或虚寒泄泻,以及妊娠气滞恶阻与胎动不安;白豆蔻则既入中焦脾胃,又入上焦肺,力较缓,兼治湿温初起。

3.草豆蔻、草果

(1)各药的药性

草豆蔻:辛,温。归脾、胃经。

草果:辛,温。归脾、胃经。

(2)各药的功效

草豆蔻:燥湿行气,温中止呕。

草果:燥湿温中,除痰截疟。

(3)各药的用法、使用注意

草豆蔻:煎服,3～6g。不宜久煎。阴虚血少者忌用。

草果:煎服,3～6g。阴虚血少者忌用。

(4)与各单元功效相似药物的药性及功效的异同

草豆蔻、草果均辛香温,均善燥湿温中散寒。用于寒湿中阻。草豆蔻力缓,兼行气,止呕,治脾胃气滞,虚寒久泻;草果味异香,力强,兼除痰截疟。

三、考前模拟

(一)A 型题(最佳选择题)

1. 下列属于芳香化湿药的是

A. 苍术　　B. 桑寄生　　C. 金钱草　　D. 桑叶　　E. 知母

2. 藿香与佩兰共有的功效为

A. 芳香化湿,解暑　　B. 芳香化湿,理气　　C. 芳香化湿,止呕

D. 芳香化湿,除陈腐　　E. 芳香化湿,补脾

3. 善除中焦湿邪的是

A. 苍术　　B. 白豆蔻　　C. 薏苡仁　　D. 松节　　E. 藁本

4. 下列善除全身上下内外湿邪的药是

A. 苍术　　B. 白豆蔻　　C. 薏苡仁　　D. 松节　　E. 藁本

5. 草豆蔻与草果共有的作用为

A. 温中止呕　　B. 除痰　　C. 燥湿散寒　　D. 截疟　　E. 行气利水

6. 下列属于芳香化湿药的药是

A. 徐长卿　　B. 射干　　C. 厚朴　　D. 莱菔子　　E. 柴胡

7. 砂仁的功效为

A. 化湿行气,安胎,健脾益气　　B. 化湿行气,安胎,健脾益肺

C. 化湿行气,安胎,凉血止痢　　D. 化湿行气,安胎,消食导滞

E. 化湿行气,安胎,消中止泻

8. 厚朴的功效为

A. 行气燥湿,消积攻下　　B. 行气燥湿,消积平喘

C. 行气燥湿,宣肺平喘　　D. 行气燥湿,纳气平喘

E. 行气燥湿,消积健脾

9. 白豆蔻与草豆蔻共有的作用为

A. 化湿行气　　B. 燥湿散寒　　C. 止咳平喘　　D. 温中止呕　　E. 解暑

(二)B 型题(配伍选择题)

A. 苍术　　B. 佩兰　　C. 砂仁　　D. 厚朴　　E. 白豆蔻

1. 功效化湿行气,温中止呕,又能安胎的药是

2. 功效化湿解暑的药物是

(三)X 型题(多项选择题)

1. 功能化湿行气的药物有

A. 厚朴　　B. 砂仁　　C. 白豆蔻　　D. 佩兰　　E. 苍术

2. 能化湿止呕的药物有

A. 藿香　　B. 砂仁　　C. 白豆蔻　　D. 佩兰　　E. 苍术

四、答　案

(一)A 型题

　　1A　　2.A　　3.B　　4.A　　5.C　　6.C　　7.E　　8.B　　9.D

(二)B 型题

　　1.C　　2.B

(三)X 型题

　　1.ABC　　2.ABC

第十章　利水渗湿药

一、考试大纲

(一)基本要求

1.性能主治

(1)利水渗湿药的性能功效

(2)利水渗湿药的适用范围

2.配伍与使用注意

(1)利水渗湿药的配伍方法

(2)利水渗湿药的使用注意

(二)常用中药

1.茯苓、薏苡仁、泽泻、车前子、滑石、木通、金钱草、茵陈

(1)各药的药性、性能特点

(2)各药的功效、主治病症

(3)各药的用法、使用注意

(4)与各单元功效相似药物的药性、功效及主治病症的异同

(5)茯苓、泽泻、车前子、茵陈的主要药理作用

(6)滑石配生甘草的意义

2.猪苓、通草、萆薢、石韦、海金沙、瞿麦、萹蓄

(1)各药的药性

(2)各药的功效、主治病症

(3)各药的用法、使用注意

(4)与各单元功效相似药物的药性、功效及主治病症的异同

3.地肤子、灯心草、冬葵子、广金钱草、连钱草

(1)各药的药性

(2)各药的功效

(3)各药的用法、使用注意

(4)灯心草的用量

(5)与各单元功效相似药物的药性及功效的异同

二、应试指南

(一)基本要求

1.性能主治

(1)性能功效:味多甘淡或苦,性多寒凉或平,多入膀胱、脾及小肠经。有利水渗湿、利尿通淋、利湿退黄等功效。

(2)适用范围:小便不利、水肿、淋浊、黄疸、水泻、带下、湿疮、痰饮等病症。

2.配伍与使用方法

(1)配伍方法:水肿骤起有表证者,配宣肺发汗药;脾肾阳虚者,配温补脾肾药;湿热交蒸者,配清热泻火药;热伤血络而尿血者,配凉血止血药。

(2)使用注意:阴虚津伤者宜慎用。

(二)常用中药

1.茯苓、薏苡仁、泽泻、车前子、滑石、木通、金钱草、茵陈

(1)各药的药性、性能特点

茯苓:甘、淡,平。本品甘补淡渗,主入心、脾、肾经。其作用平和,利水而不伤正气,为利水渗湿之要药,随配伍用于各种水肿;并善健脾,宁心安神。

薏苡仁:甘、淡,微寒。本品既渗湿,又健脾止泻。利水不伤正,补脾不滋腻,淡渗而清补。

泽泻:甘、淡,寒。本品甘淡渗利,性寒清泄,归肾与膀胱经。善直入下焦,既利水渗湿,又泄肾与膀胱之热。

车前子:甘,寒。本品甘寒滑利降泄,归肾、肝、肺经。既入肾以清热利尿通淋,善治热淋及水肿兼热;利小便而实大便,利水分清泌浊而止泻,善治湿盛之水泻;又入肝而清肝明目,虚实目疾均可配用;尚入肺以清肺化痰止咳,治肺热咳嗽痰多。

滑石:甘、淡,寒。湿热淋痛之良药,治暑湿、湿温之佳品。外用清热收敛。

木通:苦,寒。治湿热淋痛与水肿之要药。

金钱草:甘、淡,微寒。本品甘淡微寒,既入肾与膀胱以利尿通淋,排除结石,为治石淋要药;又入肝胆清利湿热而退黄,为治湿热黄疸之良药;尚可解毒消肿,治痈疮及毒蛇咬伤。

茵陈:苦,寒。本品苦寒降泄,入脾胃肝胆经。善清利脾胃肝胆湿热,使之从小便排出而退黄,为治黄疸之要药,主治湿热阳黄,亦治寒湿阴黄;还除湿止痒,治湿疮湿疹。

(2)各药的功效、主治病症

茯苓:利水渗湿,健脾,安神。用于水肿,小便不利,脾虚诸证,心悸,失眠。

薏苡仁:利水渗湿,健脾止泻,清热排脓,除痹。用于小便不利,水肿,肺痈,肠痈,湿痹筋脉拘挛,湿温病邪在气分,脾虚泄泻。

泽泻:利水渗湿,泄热。用于水肿,小便不利,带下,淋浊,痰饮,泄泻。

车前子:利尿通淋,渗湿止泻,清肝明目,清肺化痰。用于热淋,水肿,小便不利,暑湿泄泻,肝经风热之目赤肿痛,目暗昏花,肺热咳嗽痰多。

滑石:利尿通淋,清热解暑;外用:清热收敛。

木通:清热利尿通淋,通经下乳。用于热淋,脚气肿胀,心火上炎之口舌生疮,或移热小肠之心烦尿赤,血瘀闭经,乳少,湿热痹痛。

金钱草:除湿退黄,利尿通淋,解毒消肿。用于石淋,热淋,湿热黄疸,肝胆结石,恶疮肿毒,毒蛇咬伤

茵陈:清利湿热,利胆退黄。用于黄疸,湿温,湿疮,湿疹。

(3)各药的用法、使用注意

茯苓:煎服,10～15g。阴虚无湿热、虚寒滑精、气虚下陷者慎服。

薏苡仁:煎服,9～30g。清利湿热宜生用;健脾止泻宜炒用。脾虚无湿、大便燥结及孕妇慎服。

泽泻:煎服,5～10g。肾虚滑精、无湿热者慎服。

车前子:煎服,5～15g。宜布包煎。肾虚滑精、无湿热者慎服。

滑石:煎服,10～20g。宜布包煎。外用适量。脾虚滑精、热病伤津者慎服。

木通:煎服,3～6g。脾胃虚寒,慎服,孕妇忌服。

金钱草:煎服,15～60g。鲜品加倍。外用适量。脾胃虚寒,慎服。

茵陈:煎服,10～30g。外用适量。脾胃虚寒,慎服。

(4)与各单元功效相似药物的药性、功效及主治病症的异同

茯苓、薏苡仁,同属甘淡渗利兼补虚之品,均能利水渗湿、健脾,主治水肿、小便不利及脾虚诸证。其中,茯苓性平,药力较强,凡水湿停滞及脾虚诸证无论寒热咸宜。薏苡仁则生用微寒,利水力虽不及茯苓,但兼清热,凡水湿停滞轻证或兼热者宜用;炒用寒性减而长于健脾止泻,治脾虚泄泻多用。此外,茯苓又能宁心安神,治心脾两虚或水气凌心之心悸、失眠;薏苡仁生用又能清热除痹、排脓,治湿热痹痛或湿痹拘挛、肺痈、肠痈。

(5)茯苓、泽泻、车前子、茵陈的主要药理作用

茯苓:利尿、增强机体免疫、调节胃肠功能、保肝、镇静、抗肿瘤、抗菌。

泽泻:利尿、降血脂、抗动脉粥样硬化、抗脂肪肝、减肥、抗血小板聚集、抗血栓、抗炎。

车前子:保肝、降胆固醇、祛痰镇咳、预防肾结石形成、缓泻、抗炎。

茵陈:利尿、保肝、降血脂、抗菌、抗病毒、抗钩端螺旋体、杀蛔虫、解热、抗炎、抗肿瘤。

(6)滑石配生甘草的意义

滑石,甘、淡,寒。功能清暑利尿;生甘草甘平偏凉,能清热、益气和中。两药合用,既清利暑热,又利水不伤津,主治暑湿身热烦渴。

茯苓、薏苡仁,同属甘淡渗利兼补虚之品,均能利水渗湿、健脾,主治水肿、小便不利及脾虚诸证。其中,茯苓性平,药力较强,凡水湿停滞及脾虚诸证无论寒热咸宜。薏苡仁则生用微寒,利水力虽不及茯苓,但兼清热,凡水湿停滞轻证或兼热者宜用;炒用寒性减而长于健脾止泻,治脾虚泄泻多用。此外,茯苓又能宁心安神,治心脾两虚或水气凌心之心悸、失眠;薏苡仁生用又能清热除痹、排脓,治湿热痹痛或湿痹拘挛、肺痈、肠痈。

2.猪苓、通草、萆薢、石韦、海金沙、瞿麦、萹蓄

(1)各药的药性

猪苓:甘、淡,平。

通草:甘、淡,微寒。

萆薢:苦,平。

石韦:苦、甘,微寒。

海金沙:甘,寒。

瞿麦:苦,寒。

萹蓄:苦,微寒。

(2)各药的功效、主治病症

猪苓:利水渗湿。用于水湿停滞诸证。

通草:利水清热,通气下乳。用于湿热淋证,湿热,小便不利,产后乳汁不通或乳少。

萆薢:利湿去浊,祛风除湿。用于膏淋,白浊,湿盛带下,风湿痹证。

石韦:利尿通淋,清肺止咳,凉血止血。用于湿热淋证,肺热咳喘,血热出血证,吐血、衄血、崩漏。

海金沙:利尿通淋,止痛。用于各种淋证,水肿。

瞿麦:利尿通淋,活血通经。用于淋证,瘀阻经闭。

萹蓄:利尿通淋,杀虫止痒。用于热淋,血淋,湿疹阴痒,虫积腹痛。

(3)各药的用法、使用注意

猪苓:煎服,6～12g。无水湿者忌服。

通草:煎服,2～5g。气阴两虚,孕妇慎服。

草薢:煎服,10～15g。肾虚阴亏者慎服。

石韦:煎服,6～12g。阴虚无湿热者慎服。

海金沙:煎服,5～15g。宜布包煎。阴虚者慎服。

瞿麦:煎服,10～15g。孕妇忌服。

萹蓄:煎服,9～15g。外用适量。脾虚便溏者慎服。

(4)与各单元功效相似药物的药性、功效及主治病症的异同

木通、通草、灯心草,均能利水通淋,常用于湿热淋痛。相异的是:木通、通草又能通乳;木通、灯心草并能清心火。木通苦寒,清心火作用较强,并能通血脉,治湿热痹痛。通草、灯心草,均甘淡微寒,利尿作用较木通缓和。

3.地肤子、灯心草、冬葵子、广金钱草、连钱草

(1)各药的药性

地肤子:苦,寒。

灯心草:甘、淡,微寒。

冬葵子:甘,寒。

广金钱草:甘、淡,凉。

连钱草:辛、微苦,微寒。

(2)各药的功效、主治病症

地肤子:利尿通淋,祛风止痒。用于热淋,湿疹,风疹,皮肤瘙痒,阴痒。

灯心草:利尿通淋,清心除烦。用于热淋,心烦失眠。

冬葵子:利水通淋,下乳,润肠通便。用于淋证,水肿,产后乳汁不下,乳房胀痛,肠燥便秘。

广金钱草:清热除湿,利尿通淋。用于石淋,热淋,湿热黄疸,水肿尿少。

连钱草:利湿通淋、清热解毒、散瘀消肿。

(3)各药的用法、使用注意

地肤子:煎服,10～15g。外用适量。无湿热,小便过多者慎服。

灯心草:煎服,1～3g或入丸散。下焦虚寒、小便失禁者慎服。

冬葵子:煎服,10～15g,孕妇慎用。

广金钱草:煎服,15～30g;鲜品加倍。外用适量。阴虚津伤者慎服。

连钱草:煎服,10～15g;鲜品加倍。

(4)与各单元功效相似药物的药性及功效的异同

茵陈、金钱草,均性微寒,能清热利湿退黄,为治湿热黄疸之要药。其中,茵陈味苦,又治寒湿黄疸(阴黄),兼治湿疹、湿疮;金钱草甘淡,又善利尿通淋、排石,兼解毒消肿,治肝胆结石、砂淋、石淋、热淋、热毒疮肿、毒蛇咬伤等。

三、考前模拟

(一)A型题(最佳选择题)

1.既能清热利水,又能祛风止痒的药是

A.木通　　B.地肤子　　C.蛇床子　　D.白花蛇　　E.赤小豆

2.车前子有利水通淋、止泻、清肝明目、清肺化痰之功,其用于治疗湿盛泄泻有良效,作用机制是

A.健脾止泻　　B.利小便以实大便　　C.涩肠止泻　　D.温肾止泻　　E.固精止泻

3.善除下焦湿邪的药是

A.苍术　　B.白豆蔻　　C.薏苡仁　　D.松节　　E.藁本

4.具有健脾除痹,清热排脓的药是

A.山药　　B.白术　　C.扁豆　　D.薏苡仁　　E.莲子

5.主治膏淋的药是

A.木通　　B.金钱草　　C.蒲黄　　D.小蓟　　E.草薢

6.下列哪一项不是滑石的主治证

A.湿热淋证　　B.暑热烦渴　　C.湿热泻痢　　D.湿疮、湿疹　　E.肝热目疾

7.石韦、瞿麦均治热淋、血淋之要药,石韦近年来尚用于治疗慢性支气管炎及消除慢性肾炎的尿蛋白,其功效为

A.利水通淋,清热止咳,止血　　B.利水通淋,通经活血　　C.利水通淋,祛风止痒

D.利水通淋,利湿退黄　　E.利水通淋,清解暑热

8.茵陈蒿配栀子、大黄主治

A.寒湿发黄　　B.虚劳黄疸　　C.湿热黄疸　　D.瘀阻黄疸　　E.女劳黄疸

9.海金沙配金钱草、鸡内金主治

A.湿热黄疸　　B.恶疮肿毒　　C.肝胆结石及泌尿系结石　　D.热淋

E.毒蛇咬伤

10.利水渗湿药是

A.苍术　　B.桑寄生　　C.金钱草　　D.桑叶　　E.知母

11.薏苡仁除湿不如二术助燥,清热不如芩连损阴,益气不似参术助湿热,其功效为

A.利水渗湿,健脾,除痹,养阴益血　　B.利水渗湿,健脾,除痹,解暑化湿

C.利水渗湿,健脾,祛风除湿散寒　　D.利水渗湿,健脾,消痈排脓

E.利水渗湿,健脾,除痹,清热排脓

12.湿在上焦宜芳香化湿,湿在中焦宜苦温燥湿,湿在下焦宜淡渗利湿,今水湿聚于下焦,小腹胀满,小便点滴而下,应以下列何药为主治

A.苍术,厚朴　　B.藿香,佩兰　　C.肉桂,附子　　D.猪苓,泽泻

E.苍术,黄柏

13.滑石入汤剂的用法是

A.先煎　　B.后下　　C.另炖　　D.包煎　　E.烊化

14.芳香化湿药性轻扬,不宜久煎,以免降低疗效,下列何药不属于芳香化湿类药

A.藿香　　B.茯苓　　C.佩兰　　D.苍术　　E.砂仁

15. 海金沙功效利尿通淋,其主治证为

A. 阴虚内热证　　　B. 脾虚食滞证　　　C. 肝胆湿热证

D. 淋证尿道作痛证　　　E. 心火亢盛证

16. 下列何药利水治湿兼泄肾经虚火

A. 泽泻　　B. 猪苓　　C. 茯苓　　D. 土茯苓　　E. 薏苡仁

17. 下列何药利水渗湿兼有健脾作用

A. 猪苓　　B. 泽泻　　C. 茯苓　　D. 车前子　　E. 滑石

18. 车前子入汤剂的用法是

A. 先煎　　B. 后下　　C. 包煎　　D. 另煎　　E. 烊化

19. 下列何药上能清心经之火,下可泄小肠之热,又可以通乳汁

A. 黄连　　B. 木通　　C. 通草　　D. 泽泻　　E. 朱砂

20. 泽泻的功效是

A. 气阴两补,归肺脾肾经　　　B. 精气血并补　　　C. 引血、引火下行

D. 即补肺阴,又润肾精　　　E. 渗水利湿,清热泻火

21. 木通与通草共同的功效是

A. 利水通淋,通乳　　　B. 利水通淋,通血脉　　　C. 利水通淋,清心降火

D. 利水通淋,行气　　　E. 利水通淋,解暑

22. 车前子有利水通淋、止泻、清肝明目、清肺化痰之功,其用于治疗湿盛泄泻有良效,作用机制是

A. 健脾止泻　　B. 利小便以实大便　　　C. 涩肠止泻　　　D. 温肾止泻　　　E. 温通止泻

23. 既能清热利水,又能祛风止痒的药是

A. 木通　　B. 地肤子　　C. 蛇床子　　D. 白花蛇　　E. 赤小豆

24. 有通便作用,可治疗便秘的药是

A. 冬瓜子　　B. 通草　　C. 薏苡仁　　D. 冬葵子　　E. 车前子

25. 具有明目功效的药物是

A. 麻黄　　B. 萹蓄　　C. 瞿麦　　D. 车前子　　E. 苍耳子

(二)B 型题(配伍选择题)

A. 萹蓄　　B. 金钱草　　C. 石韦　　D. 瞿麦　　E. 草薢

1. 善治血淋的药物是

2. 善治膏淋的药物是

3. 善治砂淋的药物是

A. 淋浊带下　　B. 暑湿泄泻　　C. 脾虚水肿　　D. 湿热黄疸　　E. 热淋砂淋

4. 茯苓、薏苡仁都适宜治疗

5. 金钱草、茵陈蒿都适宜治疗

A. 清热排脓　　B. 清肝明目　　C. 清解暑热　　D. 清热利水　　E. 清心除烦

6. 车前子除有利水通淋作用外,还能

7. 灯心草除有利水通淋作用外,还能

A. 车前子、滑石　　B. 泽泻、猪苓　　C. 石韦、瞿麦　　D. 海金沙、泽泻　　E. 木通、通草

8. 暑湿泄泻,宜用

9. 产后乳少,宜用

A. 利水渗湿泄热　　　B. 利水渗湿　　　C. 利水渗湿、健脾安神

D. 利水渗湿、健脾除痹、清热排脓　　　E. 利水消肿

10. 泽泻的功效是

11. 薏苡仁的功效是

A. 利水通淋、清解暑热　　　B. 利水通淋、泄热通乳　　　C. 利水通淋、止咳

D. 利水通淋、杀虫止痒　　　E. 利水通淋、下乳润肠

12. 木通的功效是

13. 滑石的功效是

A. 肺痈　　　B. 湿热黄疸　　　C. 水饮心悸　　　D. 肠痈　　　E. 肺热咳嗽

14. 茵陈蒿的主治证是

15. 茯苓的主治证是

A. 利水渗湿泻肾火　　　B. 利水渗湿健脾　　　C. 利尿通淋　　　D. 祛风湿通经络

E. 清肺热化痰止咳

16. 泽泻的功效是

17. 海金沙的功效是

(三) X 型题 (多项选择题)

1. 茯苓常用治

A. 脾虚泄泻　　　B. 水肿　　　C. 痰饮目眩　　　D. 心悸　　　E. 失眠

2. 猪苓、泽泻的功效共同点是

A. 泄热　　　B. 利水消肿　　　C. 渗湿　　　D. 健脾　　　E. 安神

3. 入汤剂宜包煎的药是

A. 车前子　　　B. 泽泻　　　C. 滑石　　　D. 海金沙　　　E. 木通

4. 用于产后乳汁不通的药是

A. 冬葵子　　　B. 石韦　　　C. 瞿麦　　　D. 通草　　　E. 木通

5. 可治疗肺热咳嗽的药是

A. 车前子　　　B. 石韦　　　C. 瞿麦　　　D. 草薢　　　E. 灯心草

四、答　案

(一) A 型题

1. B　　2. B　　3. C　　4. D　　5. E　　6. E　　7. A　　8. C　　9. C　　10. C

11. E　　12. D　　13. D　　14. B　　15. D　　16. A　　17. C　　18. C　　19. B　　20. E

21. A　　22. B　　23. B　　24. D　　25. D

(二) B 型题

1. C　　2. E　　3. B　　4. C　　5. D　　6. B　　7. E　　8. A　　9. E　　10. B

11. D　　12. B　　13. A　　14. B　　15. C　　16. A　　17. C

(三) X 型题

1. ABCDE　　2. BC　　3. ACD　　4. ADE　　5. AB

第十一章 温里药

一、考试大纲

(一)基本要求

1. 性能主治

(1)温里药的性能功效

(2)温里药的适用范围

2. 配伍与使用注意

(1)温里药的配伍方法

(2)温里药的使用注意

(二)常用中药

1. 附子、干姜、肉桂、吴茱萸

(1)各药的药性、性能特点

(2)各药的功效、主治病症

(3)各药的用法、使用注意

(4)肉桂、吴茱萸的用量

(5)与各单元功效相似药物的药性、功效及主治病症的异同

(6)附子、干姜、肉桂的主要药理作用

(7)附子配干姜,附子配麻黄、细辛,肉桂配附子,丁香配柿蒂的意义

2. 花椒、丁香、小茴香

(1)各药的药性

(2)各药的功效、主治病症

(3)各药的用法、使用注意

(4)与各单元功效相似药物的药性、功效及主治病症的异同

3. 高良姜、荜茇

(1)各药的药性

(2)各药的功效

(3)各药的用法、使用注意

(4)与各单元功效相似药物的药性及功效的异同

二、应 试 指 南

(一)基本要求

1. 性能主治

(1)性能功效:多味辛性温热,主入脾、胃、肾、心经,兼入肝、肺经;温里散寒、温经止痛、补火助阳,兼能化痰、杀虫、止呃。

(2)适用范围:里寒证,包括外寒直中、脾阳虚、心肾阳虚、肾阳虚衰、阳虚水肿、胸痹冷痛、风寒湿痹及经寒痛经。兼治寒饮咳喘、虫积腹痛等。

2.配伍与使用方法

(1)配伍方法:外寒内侵而兼表证者,配解表药;寒凝气滞者,配行气药;寒湿者,配化湿健脾药;脾肾阳虚者,配温补脾肾药;亡阳气脱者,配大补元气药。

(2)使用注意:热证、阴虚证及孕妇忌用或慎用。

(二)常用中药

1.附子、干姜、肉桂、吴茱萸

(1)各药的药性

附子:辛、甘,大热;有毒。

干姜:辛,热。

肉桂:辛、甘,热。

吴茱萸:辛、苦,热;有小毒。

(2)各药的功效、主治病症

附子:回阳救逆,补火助阳,散寒止痛。用于亡阳证,阳虚证,寒痹证。

干姜:温中散寒,回阳通脉,温肺化痰。用于脾胃寒证 为温中散寒之要药,无论外寒内侵之实寒或脾胃阳气不足之虚寒均可应用。治脾胃实寒腹痛吐泻,亡阳证,寒饮伏肺喘咳。

肉桂:补火助阳,散寒止痛,温经通脉。用于肾阳虚证,寒凝血滞之脘腹冷痛,寒湿痹痛,胸痹,寒疝腹痛,阴疽等。寒凝血滞的痛经,经闭。

吴茱萸:散寒止痛,疏肝降逆,助阳止泻。用于寒滞肝脉诸痛证,呕吐吞酸,虚寒泄泻。

(3)各药的用法、使用注意

附子:煎服,3~15g。宜先煎 30~60min,以降低毒性。阴虚阳亢及孕妇忌用。反半夏、瓜蒌、贝母、白蔹、白及。因有毒,尤表现为心脏受损,内服必须炮制。若炮制、煎法不当或过量,可引起中毒。

干姜:煎服,3~10g。干姜长于温中、回阳;姜炭长于温经止血。

肉桂:煎服,1~6g。入汤剂宜后下。研末冲服,每次 1~2g。能助阳动血,故有出血倾向及孕妇慎用。畏赤石脂。

吴茱萸:煎服.1.5~6g。外用适量。辛热燥烈,易耗气动火,不宜多服,久服。阴虚火旺者忌服。

(4)与各单元功效相似药物的药性、功效及主治病症的异同

附子、干姜,同为辛热之品,均善回阳、散寒止痛,治亡阳欲脱、脾肾阳虚或外寒直中、寒湿痹痛等。相异的是:附子有毒力强,为回阳救逆第一要药,故为治亡阳证之首药;又善补火助阳,治命门火衰之阳痿、宫冷、遗尿、尿频,以及阳虚水肿、胸痹痛等。干姜则无毒力弱兼通脉,治亡阳须配附子方效;又长于温脾阳,善治脾不足之脘腹冷痛吐泻;还能温肺化饮,治寒饮咳喘。

肉桂、桂枝,同出一物而为辛甘性热之品,均能助阳散寒、温经通脉、止痛,均可治脘腹冷痛、风寒湿痹、阳虚水肿、痰饮、胸痹,以及经寒血滞之痛经、经闭。所不同的是:肉桂为树干之皮,力强而功专走里;又善补火助阳、引火归原,治虚火衰诸证、下元虚冷虚阳上浮诸证、寒疝腹痛、阴疽流注等。桂枝为树之嫩枝,力缓而走表走里;又善发汗解表,治风寒表证有汗或无汗。附子、干姜,同为辛热之品,均善回阳、散寒止痛,治亡阳欲脱、脾肾阳虚或外寒直中、寒湿痹痛等。相异的是:附子有毒力强,为回阳救逆第一要药,故为治亡阳证之首药;又善补火助

阳,治命门火衰之阳痿、宫冷、遗尿、尿频,以及阳虚水肿、胸痹痛等。干姜则无毒力弱兼通脉,治亡阳须配附子方效;又长于温脾阳,善治脾不足之脘腹冷痛吐泻;还能温肺化饮,治寒饮咳喘。

肉桂、桂枝,同出一物而为辛甘性热之品,均能助阳散寒、温经通脉、止痛,均可治脘腹冷痛、风寒湿痹、阳虚水肿、痰饮、胸痹,以及经寒血滞之痛经、经闭。所不同的是:肉桂为树干之皮,力强而功专走里;又善补火助阳、引火归原,治阳虚火衰诸证、下元虚冷虚阳上浮诸证、寒疝腹痛、阴疽流注等。桂枝为树之嫩枝,力缓而走表走里;又善发汗解表,治风寒表证有汗或无汗。

2.花椒、丁香、小茴香

(1)各药的药性

花椒:辛,热。

丁香:辛,温。

小茴香:辛,温。

(2)各药的功效、主治病症

花椒:温中止痛,杀虫止痒。用于脾胃寒证,蛔虫腹痛,湿疹瘙痒,阴痒。

丁香:温中降逆,散寒止痛,温肾助阳。用于胃寒呕吐,呃逆,脘腹冷痛,肾虚阳痿,宫冷。

小茴香:散寒止痛,理气和中。用于寒疝腹痛,睾丸偏坠胀痛,少腹冷痛,痛经,胃寒气滞之脘腹胀痛,呕吐食少。

(3)各药的用法、使用注意

花椒:煎服,3～6g。外用适量。

丁香:煎服,1～3g。畏郁金。

小茴香:煎服,3～6g。外用适量。

(4)与各单元功效相似药物的药性、功效及主治病症的异同

小茴香、丁香,均辛香温散,能散寒理气止痛,治中寒气滞脘腹胀痛。但小茴香长于温中理气,又能暖肝温肾,善治寒疝腹痛、睾丸偏坠胀痛及经寒痛经。丁香则长于温中降逆,又能温肾助阳,善治虚寒呃逆及肾虚阳痿。

3.高良姜、荜茇

(1)各药的药性

高良姜:辛,热。

荜茇:辛,热。

(2)各药的功效

高良姜:散寒止痛,温中止呕。

荜茇:温中散寒。

(3)各药的用法、使用注意

高良姜:煎服,3～6g。研末服,每次3g。

荜茇:煎服,3～6g。外用适量。

(4)与各单元功效相似药物的药性及功效的异同

干姜、高良姜,同源于姜科植物的根茎,均辛热归脾、胃经,功善散寒温中、止痛止呕,治阳虚中寒之脘腹冷痛吐泻。但干姜长于温脾阳,而高良姜则长于散胃寒;干姜又能回阳通脉、温

肺化饮,治亡阳欲脱与寒饮咳喘,而高良姜则不能。

三、考前模拟

(一)A 型题(最佳选择题)

1. 附子的功效为
A. 回阳救逆,补火助阳,温经通脉 　　B. 回阳救逆,补火助阳,温肺化饮
C. 回阳救逆,补火助阳,暖肝散寒 　　D. 回阳救逆,补火助阳,散寒止痛
E. 回阳救逆,补火助阳,大补元气

2. 下列哪一项不是肉桂的主治病症
A. 寒饮郁肺证　　B. 肾阳不足证　　C. 脾肾阳虚证　　D. 寒凝血瘀之痛证　　E. 阴疽

3. 既能温中止痛,又能杀虫,并有小毒的药是
A. 荜芨　　B. 荜澄茄　　C. 高良姜　　D. 花椒　　E. 胡椒

4. 下列关于附子与干姜异同点的说法中正确的是
A. 有有毒与无毒的区别　　B. 有止血不留瘀的共同点
C. 有消肿止疼和止咳通便的不同点
D. 有补脾益肺的共同点　　E. 有长于润肺和长于清热的不同

5. 上能治肝胃寒气上逆之巅顶痛,中能治肝胃不和之呕吐吞酸,下能治寒湿下注之脚气疼痛的药是
A. 木瓜　　B. 薏苡仁　　C. 吴茱萸　　D. 山茱萸　　E. 藁本

6. 长于温中降逆,兼能温肾助阳的是
A. 小茴香　　B. 柿蒂　　C. 吴茱萸　　D. 高良姜　　E. 丁香

(二)B 型题(配伍选择题)

A. 元气暴脱、大汗淋漓　　B. 亡阳欲脱、四肢厥逆　　C. 神志昏迷、不省人事
D. 气虚不足、倦怠乏力　　E. 肾阳不足、畏寒肢冷

1. 附子、干姜都可治疗的病症是
2. 附子、肉桂都可治疗的病症是

A. 少阳头痛　　B. 厥阴头痛　　C. 风寒头痛　　D. 风湿头痛　　E. 瘀血头痛

3. 细辛可以治疗
4. 吴茱萸可以治疗

A. 附子　　B. 吴茱萸　　C. 小茴香　　D. 丁香　　E. 荜澄茄

5. 具有温中降逆、温肾助阳功效的药是
6. 具有祛寒止痛、理气和胃功效的药是

A. 温中止痛　　B. 温经止血　　C. 温肺化饮　　D. 引火归元　　E. 温中止呕

7. 肉桂善于
8. 高良姜善于

A. 温肺化饮　　B. 温中降逆　　C. 补火助阳　　D. 回阳救逆　　E. 温通经脉

9. 附子与肉桂都具有的功效是

10. 干姜与细辛都具有的功效是

A. 1~2g   B. 3~15g   C. 2~5g   D. 0.5~1g   E. 15~30g

11. 制附子入汤剂煎服的常用剂量每次为

12. 肉桂入汤剂煎服的常用剂量每次为

A. 止痛,温中止呕   B. 温中止痛,杀虫止痒   C. 温中降逆,散寒止痛,温肾助阳

D. 散寒止痛,理气和中   E. 温肺化饮

13. 小茴香的功效是

14. 高良姜的功效是

15. 花椒的功效是

A. 先煎,每次量3~15g   B. 研末冲服每次量1~2g   C. 煎服,每次量1.5~6g

D. 煎服,每次量3~10g   E. 煎服,每次量1~3g

16. 吴茱萸的用法是

17. 附子的用法是

18. 肉桂的用法是

(三)X 型题(多项选择题)

1. 能用治阳痿证的药物是

A. 附子   B. 干姜   C. 肉桂   D. 吴茱萸   E. 丁香

2. 肉桂的功效是

A. 补火助阳   B. 散寒止痛   C. 温肺化饮   D. 温经通脉   E. 引火归原

3. 下列哪些药物有疏导气行的作用

A. 小茴香   B. 丁香   C. 胡椒   D. 荜茇   E. 附子

4. 下列药物中哪些是姜科植物

A. 干姜   B. 高良姜   C. 花椒   D. 吴茱萸   E. 小茴香

5. 下列药物中哪些药物的药用部位是果实

A. 吴茱萸   B. 小茴香   C. 丁香   D. 花椒   E. 高良姜

6. 花椒可用治下列哪些病症

A. 腹痛   B. 呕吐   C. 泄泻   D. 呃逆   E. 皮肤瘙痒

四、答 案

(一)A 型题

1. D   2. A   3. D   4. A   5. C   6. E

(二)B 型题

1. B   2. E   3. C   4. B   5. D   6. C   7. D   8. B   9. C   10. A

11. B   12. C   13. C   14. A   15. B   16. C   17. A   18. B

(三)X 型题

1. ACE   2. ABDE   3. ABCD   4. AB   5. AB   6. ABCE

第十二章　理气药

一、考试大纲

(一)基本要求

1.性能主治

(1)理气药的性能功效

(2)理气药的适用范围

2.配伍与使用注意

(1)理气药的配伍方法

(2)理气药的使用注意

(二)常用中药

1.陈皮、枳实、木香、香附、沉香、川楝子、薤白

(1)各药的药性、性能特点

(2)各药的功效、主治病症

(3)各药的用法、使用注意

(4)沉香的用量

(5)与各单元功效相似药物的药性、功效及主治病症的异同

(6)陈皮、枳实、木香、香附的主要药理作用

(7)陈皮配半夏,枳实配白术,香附配高良姜,川楝子配延胡索,薤白配瓜蒌的意义

2.化橘红、青皮、佛手、乌药、荔枝核、甘松

(1)各药的药性

(2)各药的功效、主治病症

(3)各药的用法、使用注意

(4)与各单元功效相似药物的药性、功效及主治病症的异同

3.橘红、枳壳、柿蒂、青木香、香橼、玫瑰花、绿萼梅

(1)各药的药性

(2)各药的功效

(3)各药的用法、使用注意

(4)青木香的用量

(5)与各单元功效相似药物的药性及功效的异同

二、应试指南

(一)基本要求

1.性能主治

(1)性能功效:多辛苦芳香,性多温,主归脾、胃、肝、肺经。善于行散或泄降,主能调气健脾、疏肝解郁、理气宽胸、行气止痛、破气散结,兼能消积、燥湿。

(2)适用范围:脾胃气滞:脘腹胀痛、嗳气吞酸、恶心呕吐、腹泻或便秘;肝气郁滞:胁肋胀

痛、抑郁不乐、疝气疼痛、乳房胀痛、月经不调;肺气壅滞:胸闷胸痛、咳嗽气喘等证。兼治食积脘胀、湿滞中焦等。

2.配伍与使用方法

(1)配伍方法:①肺气壅滞。因外邪,配宣肺化痰止咳药;因痰热,配清热化痰药。②脾胃气滞。兼湿热者。配清热利湿药;兼寒湿困脾者,配温中燥湿药;食积不化者,配消食药;兼脾胃虚弱者,配益气健脾药。③肝气郁滞。视病情酌加柔肝、养肝、活血止痛、健脾药。

(2)使用注意:本类药性多辛温燥散,易耗气伤阴,故气虚、阴亏者慎用。

(二)常用中药

1.陈皮、枳实、木香、香附、沉香、川楝子、薤白

(1)各药的药性、性能特点

陈皮:苦、辛,温。本品辛行苦降,芳香温散,入脾、肺二经。能调理脾肺气机,理气健脾和中,燥湿化痰,为理气健脾良药,治痰之要药,疗气滞痰阻湿停之胀满呕逆咳喘等症。

枳实:苦、辛,微寒。本品苦辛微寒,入脾、胃、大肠经。行滞降泄力强,长于破滞气、行痰湿、消积滞、除痞满,为脾胃气分药。凡积滞内停,气机受阻无论气血痰食所致胸腹痞满胀痛、便秘或泻痢后重之重证均可配用。

木香:辛、苦,温。本品辛行苦泄温通,入脾、胃、大肠胆经。善行脾、胃、大肠气滞兼健脾消食,为行气止痛之要药,凡脾胃或大肠气滞诸证皆宜;又疏理肝胆,治脾失运化,肝失疏泄致湿热郁蒸,气机阻滞之脘腹胁肋胀痛、黄疸。以少许入滋补剂,则补而不滞。

香附:辛、微苦、微甘,平。本品辛甘微苦,芳香性平,入肝、三焦经。无寒热之偏,既为疏肝理气解郁之要药,又为调经止痛之主药。凡肝气郁滞之胸胁脘腹胀痛,妇女月经不调,痛经经闭及胎产诸病,均用为要药。故李时珍称为"气病之总司,女科之主帅也"。

沉香:辛、苦,温。

川楝子:苦,寒;有小毒。本品苦寒降泄,主入肝、胃、小肠三经,又兼入膀胱。既善行气止痛,疏肝泄热,为治肝郁有热诸痛之主药,用治肝郁有热诸痛证及肝胃气滞脘胁胀痛证,又能杀虫疗癣,治虫积腹痛及头癣。

薤白:辛、苦,温。上能散阴寒之凝结而温通胸阳,下能行大肠之气滞,为胃肠气滞,泻痢后重之佳品。

(2)各药的功效、主治病症

陈皮:理气健脾,燥湿化痰。用于脾胃气滞证 兼健脾和中,痰湿壅滞证。

枳实:破气消积,化痰除痞。用于食积气滞,脘腹痞满证,痰浊阻滞,胸脘痞满证,气虚下陷的子宫脱垂、脱肛、胃下垂、胃扩张等证。

木香:行气,调中,止痛。用于脾胃气滞诸证,湿热泻痢,里急后重,肝胆气滞证气机阻滞所致脘腹胁肋胀痛,脾虚气滞,脘腹胀满、食少便溏。

香附:疏肝理气,调经止痛。用于肝郁气滞诸痛证,肝郁月经不调,痛经,乳房胀痛等,肝气犯胃所致脘腹胀痛。

沉香:行气止痛,降逆止呕,温肾纳气。用于胸腹胀痛,胃寒呕吐,下元虚冷,肾不纳气之气逆喘息。

川楝子:行气止痛,疏肝泄热,杀虫疗癣。用于肝郁化火诸痛证善清肝火,泄郁热,虫积腹痛,可用治头癣。

薤白:通阳散结,行气导滞。用于胸痹证辛开苦降,胃肠气滞,泻痢后重。

(3)各药的用法、使用注意

陈皮:煎服,3~10g。舌红少津,内有实热者慎服。

枳实:煎剂,3~10g。炒后药性较平和。孕妇及脾胃虚弱者慎用。

木香:煎服,3~6g。生用行气力强;煨用性缓利于止泻。阴虚火旺者慎服。

香附:煎服,6~10g。气虚无滞及阴虚血热者慎服。

沉香:煎服,2~6g。研末每次0.5~1.5g。宜后下。或磨汁冲服,或入丸散剂。阴虚火旺及气虚下陷者慎服。

川楝子:煎服,3~10g。外用适量。不可过量或持续服用。脾胃虚寒者慎服。

薤白:煎服,5~10g。气虚无滞及胃弱纳呆、不耐蒜味者不宜用。

(4)与各单元功效相似药物的药性、功效及主治病症的异同

枳实、枳壳,同出一物而性微寒,虽功效相似,但强弱不一。枳实为幼果,气锐力猛,沉降下行,善破气消积、化痰除痞,治食积便秘腹胀、泻痢后重、痰滞胸痹等。枳壳则为接近成熟的果实,力缓而长于理气宽中除胀,多用于胸胁或脘腹胀满及食积、便秘之轻症。此外,二者与补气升阳药同用,又可治气陷脏器脱垂等证。

(5)陈皮、枳实、木香、香附的主要药理作用

陈皮:抑制胃肠道平滑肌、促进胃液分泌、抗胃溃疡、保肝、利胆、祛痰、平喘、抗炎、抗菌、抗病毒、升高血压。

枳实:调节胃肠蠕动、抗胃溃疡、抗炎、利胆、镇静镇痛、抗过敏、升高血压、强心、增加心脑肾血流量、利尿、兴奋子宫。

木香:调节胃肠蠕动、促进胃液分泌、抗消化性溃疡、促进胆囊收缩、松弛支气管平滑肌、镇痛、抗菌、降血压、抗血小板聚集。

香附:抑制子宫、胃肠及气管平滑肌、促进胆汁分泌、解热、镇痛、抗炎、降血压、强心、抑菌。

(6)陈皮配半夏,枳实配白术,香附配高良姜,川楝子配延胡索,薤白配瓜蒌的意义

陈皮配半夏:陈皮治湿痰壅滞,肺失宣降之胸闷咳嗽气促、痰多色白,常与半夏相须。

枳实配白术:枳实脾虚食积,食后脘腹痞满者,常与白术同用。

香附配高良姜:香附寒凝气滞,肝气犯胃之脘腹胀痛者,常与高良姜配伍

川楝子配延胡索:用于肝郁化火诸痛证善清肝火,泄郁热,而行气止痛。

薤白配瓜蒌:薤白治寒痰停滞胸中,胸阳不振之胸闷胸痛,常与瓜蒌相须

2.化橘红、青皮、佛手、乌药、荔枝核、甘松

(1)各药的药性

化橘红:苦、辛,温。

青皮:苦、辛,温。

佛手:辛、苦,温。

乌药:辛,温。

荔枝核:辛、微苦,温。

甘松:辛、甘,温。

(2)各药的功效、主治病症

化橘红:理气宽中,燥湿化痰。治湿痰或寒痰咳嗽及食积呕恶胸闷等证无热象者。

青皮:疏肝破气,消积化滞。用于肝气郁结诸重证,食积气滞重证。

佛手:疏肝解郁,理气和中,燥湿化痰。用于肝郁气滞证,脾胃气滞证,痰湿壅肺证,有燥湿化痰,兼疏肝理气止痛之功。

乌药:行气止痛.温肾散寒。用于寒凝气滞之胸腹诸痛证,下元虚冷遗尿,尿频。

荔枝核:理气止痛,祛寒散结。用于寒疝腹痛、睾丸肿痛,肝郁气滞血瘀痛经,产后腹痛。

甘松:行气止痛,开郁醒脾。用于中焦寒凝气滞.脘腹胀痛,脾胃不和证。

(3)各药的用法、使用注意

化橘红:煎服,3~6g。

青皮:煎服,3~10g。麸炒缓和药性,醋炒增强止痛作用。破气生用。性燥烈耗气伤正。气虚及孕妇慎用。

佛手:煎服,3~10g。

乌药:煎服,3~10g。

荔枝核:煎服,5~10g。或入丸散剂。

甘松:煎服,3~6g。外用适量。

(4)与各单元功效相似药物的药性、功效及主治病症的异同

橘皮、青皮:同出一物,均性温而能行气消积化滞。橘皮为成熟果实之果皮,质轻力缓,温和不峻,作用偏于中上二焦,主理脾肺气滞,又燥湿化痰,治咳嗽痰多、胸闷不畅及湿浊中阻之胸闷腹胀和肝气乘脾之腹痛泄泻。青皮为未成熟果皮或幼果,质重沉降下行而力猛,作用偏于中下二焦,主疏肝破气,又善散结止痛,治肝郁胸胁胀痛、乳房胀痛或结块、乳痈、疝气肿痛、症瘕积聚及久疟癖块。若治肝病及脾,肝脾不调,肝胃不和,两药又常相须为用。

橘红、化橘红,均性温而功似橘皮,能理气宽中、燥湿化痰,治咳嗽痰多及食积不化。其中,橘红为橘皮外层红色部分,温燥之性胜于橘皮,并兼发表散寒,外感风寒咳嗽痰多者用之为宜;化橘红为化州柚等之果皮,又兼消食,咳嗽痰多兼食积或消化不良者用之为宜。

3. 橘红、枳壳、柿蒂、青木香、香橼、玫瑰红、绿萼梅

(1)各药的药性

橘红:辛,苦,温。

枳壳:苦、辛,微寒。

柿蒂:苦,平。

青木香:辛、苦,微寒。

香橼:辛、微苦、酸,温。

玫瑰红:甘、微苦、温。

绿萼梅:微酸、涩,平。

(2)各药的功效

橘红:行气宽中,燥湿化痰,发表散寒。

枳壳:破气消积,化痰除痞。

柿蒂:降逆止呃。

青木香:行气止痛,解毒消肿。

香橼:疏肝解郁,理气宽中,化痰止咳。

玫瑰红:行气解郁、活血止痛。

绿萼梅:疏肝和胃,理气化痰。

(3)各药的用法、使用注意

橘红:煎服。3～10g。

枳壳:煎剂,3～10g。炒后药性较平和。孕妇及脾胃虚弱者慎用。

柿蒂:煎服。5～10g。

青木香:煎服,3～10g。外用适量。不宜多用,过量易引起恶心呕吐。肾病患者忌服。

香橼:煎服,3～10g。

玫瑰红:煎服,3～6g。阴虚火旺或内有实热者忌服。

绿萼梅:煎服,3～6g。

(4)与各单元功效相似药物的药性、功效及主治病症的异同

　　青木香、川楝子,均性寒有小毒,归肝、胃经。均善理气止痛,并兼清热,治肝胃气痛兼热者。其中,青木香又能解毒辟秽消肿,治痧胀腹痛吐泻、泻痢腹痛、痈疮疔毒、湿疮、蛇虫咬伤;川楝子则又能泄肝火、杀虫、疗癣,治肝郁化火、虫积腹痛及头癣。

　　枳实、枳壳:同出一物而性微寒,虽功效相似但强弱不一。枳实为幼果,气锐力猛,沉降下行,善破气消积、化痰除痞,治食积脘胀、热结便秘、湿热泻痢、痰滞胸痹及痰热结胸等。枳壳则为接近成熟果实,力缓而长于理气宽中除胀,多用于胸胁或脘腹胀满及食积、便秘之轻证。此外,二者与补气升阳药同用,又可治气陷脏器脱垂等证。

三、考前模拟

(一)A 型题(最佳选择题)

1.常用理气药性味多是

A.辛甘温　　B.辛温　　C.辛苦温　　D.苦温　　E.苦甘温

2.理气药大多为

A.气薄性平,其味甘淡　　B.气厚性热,其味辛甘　　C.气香性温,其味辛苦

D.气烈性燥,其味苦咸　　E.气厚性热,其味辛苦

3.理气药性多辛散温燥,故慎用于

A.气虚证　　B.外感证　　C.阴虚证　　D.寒湿困脾证　　E.气阴不足证

4.橘皮止咳,适用于

A.风寒咳嗽　　B.肺热咳嗽　　C.阴虚燥咳　　D.湿痰咳嗽　　E.肺燥咳嗽

5.下列除哪项外,均为橘皮的适应证

A.脾胃气滞、脘腹胀满　　B.湿浊中阻、纳呆便溏　　C.脾胃气虚、消化不良

D.痰湿壅滞、咳嗽痰多　　E.肺胃阴伤、咽干口喝

6.治疗脾胃气滞,痰湿壅滞证,宜首选

A.香附　　B.橘皮　　C.青皮　　D.木香　　E.薤白

7.橘皮的功效是

A.温肺化痰止咳　　B.润肺化痰止咳　　C.宣肺化痰止咳

D.燥湿化痰止咳　　E.降逆化痰止咳

8. 陈皮以广东新会产者佳,功效为

A. 行气宽中,燥湿,化痰,发表散寒

B. 理气调中,燥湿化痰

C. 通络化痰,顺气活血

D. 行气宽中,燥湿化痰,发表散寒,消食

E. 疏肝行气,散结消肿

9. 功效破气消积、化痰除痞,上能治胸痹,中能消食积,下可通便秘,兼治脏器下垂的药物
是

A. 厚朴　　B. 木香　　C. 瓜蒌　　D. 大黄　　E. 枳实

10. 功效破气除痞、化痰消积的药物是

A. 橘皮　　B. 佛手　　C. 青皮　　D. 枳实　　E. 荔枝核

11. 枳实的功效是

A 疏肝理气、和中化痰　　B. 破气散结、疏肝行滞　　C. 理气和中、燥湿化痰

D. 破气消积、化痰除痞　　E. 通阳散结、行气导滞

12. 枳实治疗胃下垂常配伍哪种药以巩固疗效

A. 行气药　　B. 补气药　　C. 升提药　　D. 健胃药　　E. 活血药

13. 胸痹而兼心下痞满者,宜选用

A. 橘皮　　B. 香橼　　C. 枳实　　D. 木香　　E. 佛手

14. 以未成熟果实入药的有

A. 枳实　　B. 芡实　　C. 白豆蔻　　D. 毛冬青　　E. 佛手

15. 功专行气调中止痛,治肠气滞的药是

A. 陈皮　　B. 香橼　　C. 木香　　D. 青木香　　E. 厚朴

16. 治疗肠胃气滞,腹满胀痛,宜首选

A. 香附　　B. 青皮　　C. 乌药　　D. 木香　　E. 沉香

17. 哪种药生用行气滞,煨用以止泻

A. 木香　　B. 五味子　　C. 青木香　　D. 乌药　　E. 厚朴

18. 除哪种药外,均属于芸香科植物的果实

A. 青皮　　B. 枳实　　C. 佛手　　D. 香橼　　E. 木香

19. 擅长于调中宣滞、行气止痛的药是

A. 枳壳　　B. 木香　　C. 香橼　　D. 乌药　　E. 青皮

20. 治湿热泻痢、里急后重,最宜用

A. 陈皮、黄连　　B. 木香、黄连　　C. 青皮、黄连

D. 吴茱萸、黄连　　E. 金银花、黄连

21. 既可用于肠胃气滞疼痛,又可用于胆绞痛的药物是

A. 香附　　B. 乌药　　C. 木香　　D. 陈皮　　E. 柴胡

22. 木香治痢,是由于它能

A. 清热解毒　　B. 调中宣滞　　C. 清利湿热　　D. 行气止痛　　E. 温中止痛

23. 湿热泻痢常用

A. 川楝子、延胡索　　B. 枳实、白术　　C. 大黄、芒硝　　D. 木香、黄连

E. 黄连、吴茱萸

24.既能疏肝理气，又能调经止痛的药物是

A.青皮　　B.香橼　　C.佛手　　D.香附　　E.当归

25.理气调经要药为

A.鸡血藤　　B.益母草　　C.当归　　D.香附　　E.艾叶

26.具有疏肝理气、调经止痛作用的药是

A.香橼　　B.佛手　　C.乳香　　D.没药　　E.香附

27.治肝郁气滞、月经不调、痛经、宜选用

A.木香　　B.桂枝　　C.牡丹皮　　D.青皮　　E.香附

28.治肝郁月经不调、痛经、乳房胀痛，最宜选用

A.乌药　　B.佛手　　C.香附　　D.荔枝核　　E.木香

29.肝气郁结而致的月经不调，应首选

A.柴胡　　B.香附　　C.当归　　D.红花　　E.益母草

30."气病之总司，女科之主帅"指的是

A.木香　　B.红花　　C.芍药　　D.当归　　E.香附

31.香附调经，适用于

A.气血虚亏月经不调　　B.气滞血瘀月经不调　　C.寒凝血滞月经不调

D.肝气郁结月经不调　　E.血热妄行月经不调

32.既能疏肝理气，又能调经止痛的药物是

A.沉香　　B.木香　　C.乌药　　D.川楝子　　E.香附

33.下列除哪项外，均是沉香的治疗作用

A.肾虚作喘　　B.胃寒呕吐　　C.胸腹胀痛　　D.脾虚泄泻　　E.脘腹冷痛

34.具有行气止痛、降逆调中、温肾纳气功效的药物是

A.丁香　　B.木香　　C.檀香　　D.沉香　　E.茴香

35.沉香入汤剂的常用剂量是

A.1～3g　　B.3～6g　　C.3～10g　　D.10～15g　　E.15～30g

36.下元虚冷、肾不纳气之虚喘，当选用

A.乌药　　B.丁香　　C.附子　　D.沉香　　E.薤白

37.沉香治疗喘证，其功效是取

A.宜肺平喘　　B.纳气平喘　　C.降气平喘　　D.益气平喘　　E.温肺平喘

38.既能行气止痛，又能温肾纳气的药是

A.胡桃肉　　B.沉香　　C.乌药　　D.蛤壳　　E.磁石

39.功能行气止痛，兼可杀虫疗癣的是

A.荔枝核　　B.苦楝皮　　C.川楝子　　D.延胡索　　E.槟榔

40.川楝子的别名是

A.金铃子　　B.大力子　　C.鼠粘子　　D.千金子　　E.沙苑子

41.治疗肝胃不和，胁肋疼痛而伴有热象者，宜选用

A.枳实　　B.青皮　　C.川楝子　　D.龙胆草　　E.木香

42. 下列哪种药可治疗虫积腹痛
A. 乌药   B. 青木香   C. 香附   D. 川楝子   E. 青皮

43. 肝气郁滞、胁肋作痛偏于热者,当用
A. 香附   B. 柴胡   C. 川楝子   D. 娑罗子   E. 青皮

44. 川楝子除行气止痛外,还具有的作用是
A. 杀虫   B. 消积   C. 利水   D. 止咳   E. 止泻

45. 药性偏寒的行气药是
A. 陈皮   B. 青皮   C. 厚朴   D. 沉香   E. 川楝子

46. 上能通阳散结以治痰浊胸痹,下能行气导滞以治泻痢里急后重的药是
A. 全瓜蒌   B. 薤白   C. 木香   D. 槟榔   E. 檀香

47. 薤白治疗胸痹,主要取其
A. 通阳散结   B. 消痞散结   C. 行气散结   D. 温阳散结   E. 补阳散结

48. 薤白与檀香均可治
A. 痢疾   B. 肺痈   C. 关格   D. 胸痹   E. 黄疸

49. 薤白的作用是
A. 温阳   B. 壮阳   C. 回阳   D. 通阳   E. 升阳

50. 既疏肝理气,又消积化滞的药物是
A. 香附   B. 青皮   C. 枳实   D. 木香   E. 柴胡

51. 青皮与橘皮都具有的功效是
A. 燥湿化痰   B. 理气调中   C. 温肺散寒   D. 宽中快膈   E. 疏肝破气

52. 青皮用于癥瘕积聚是因其能
A. 活血化瘀   B. 破血逐瘀   C. 破气散结   D. 软坚消癥   E. 行气活血

53. 功能疏肝而行气作用较强的药是
A. 吴茱萸   B. 青皮   C. 佛手   D. 香附   E. 柴胡

54. 既能疏肝破气,又能散结消滞的药是
A. 橘皮   B. 枳实   C. 香附   D. 青皮   E. 柴胡

55. 青皮长于
A. 理气   B. 行气   C. 下气   D. 破气   E. 顺气

56. 下列具有疏肝理气、和中化痰作用的药是
A. 香橼   B. 佛手   C. 乳香   D. 没药   E. 香附

57. 佛手的作用是
A. 理气、和胃、化湿、止呕   B. 行气、调中、燥湿、化痰
C. 舒肝、理气、和中、化痰   D. 疏肝、破气、散结、消滞
E. 疏肝、理气、调经、止痛

58. 佛手的功效是
A. 理气和中、燥湿化痰、疏肝解郁   B. 化痰止咳、行气止痛、燥湿运脾
C. 芳香化湿、理气宽中、疏肝解郁   D. 行气消痞、燥湿化痰、理气健脾
E. 疏肝解郁、化痰止咳、理气宽中

59. 既能行气止痛,又能温肾散寒,治肾虚膀胱虚寒之遗尿、尿频的是

A. 乌药　　B. 益智仁　　C. 补骨脂　　D. 木香　　E. 小茴香

60. 乌药的功效是

A. 行气止痛、调中和胃　　　B. 行气止痛、疏肝调经

C. 行气止痛、温肺化痰　　　D. 行气止痛、温肾散寒

E. 行气止痛、通阳散结

61. 治疗肾阳不足,膀胱虚寒的尿频、遗尿等证,宜用

A. 沉香　　B. 干姜　　C. 吴茱萸　　D. 荔枝核　　E. 乌药

62. 下列除哪项外,均是乌药的治疗作用

A. 寒疝胀痛　　B. 痛经　　C. 呃逆呕吐　　D. 遗尿,尿频　　E. 脘腹胀痛

63. 善治寒疝腹痛、睾丸肿痛的药是

A. 高良姜　　B. 青木香　　C. 川楝子　　D. 荔枝核　　E. 沉香

64. 甘松的作用是

A. 疏肝理气、宽中和胃　　　B. 行气解郁、和血散瘀

C. 行气止痛、开郁醒脾　　　D. 行气止痛、温肾助阳

E. 行气止痛、化瘀止血

65. 下列除哪项外,均是青木香的功效

A. 行气止痛　　B. 降逆止呕　　C. 解毒　　D. 辟秽　　E. 消肿

66. 具有行气止痛、解毒消肿功效的药物是

A. 广木香　　B. 橘皮　　C. 佛手　　D. 香橼　　E. 青木香

67. 具有破气消积、化痰除痞作用的药是

A. 香橼　　B. 佛手　　C. 乳香　　D. 没药　　E. 香附

68. 调肝和胃药中,兼活血散瘀的药是

A. 甘松　　B. 八月札　　C. 娑罗子　　D. 玫瑰花　　E. 绿萼梅

69. 治疗痰气交阻所致的梅核气,宜选用

A. 香附　　B. 绿萼梅　　C. 九香虫　　D. 娑罗子　　E. 佛手

70. 娑罗子、八月札、绿萼梅三药共同的功效是

A. 行气止痛　　B. 理气解郁　　C. 疏肝理气　　D. 宽中和胃　　E. 调气和血

71. 香附、木香、乌药三药共同功效是

A. 疏肝理气　　B. 降气止呕　　C. 行气导滞　　D. 理气止痛　　E. 散结消肿

72. 佛手与香橼的不同点是

A. 芸香科植物　　B. 辛、苦,温　　C. 行气止痛　　D. 和中化痰　　E. 用量3～10克

73. 既能理脾胃之气,又能疏肝气的药物是

A. 青皮、檀香　　B. 佛手、香橼　　C. 玫瑰花、香附　　D. 甘松、枳实　　E. 橘皮、木香

(二)B型题(配伍选择题)

A. 川楝子　　B. 香附　　C. 乌药　　D. 丁香　　E. 沉香

1. 下元虚冷,肾不纳气的虚喘宜用

2. 肝郁胁痛而兼有热象者宜用

A. 降逆止呕　　B. 理气调中　　C. 行气止痛　　D. 温肾纳气　　E. 疏肝理气

3.木香、乌药都具有的功效是

4.香附、香橼都具有的功效是

A.陈皮　　B.青皮　　C.橘核　　D.橘络　　E.化橘红

5.功效疏肝行气、消肿散结的药物是

6.功效理气调中、燥湿化痰的药物是

A.行气止痛、杀虫　　B.行气止痛、化痰　　C.行气导滞、利水　　D.行气止痛、调经

E.行气散结、消食

7.香附的功效是

8.川楝子的功效是

A.行气止痛,温中止呕,纳气平喘　　B.降逆止呕　　C.行气止痛,杀虫疗癣

D.行气止痛,温肾散寒　　　　　　E.行气止痛、化痰

9.柿蒂的功效是

10.沉香的功效是

11.乌药的功效是

A.理气健脾,燥湿化痰　　B.疏肝理气,消积化滞

C.破气除痞,化痰消积　　D.行气散结,散寒止痛

E.行气止痛,温肾散寒

12.荔枝核的功效是

13.青皮的功效是

(三)X型题(多项选择题)

1.具行气止痛功效的药物是

A.木香　　B.川楝子　　C.香附　　D.乌药　　E.荔枝核

2.具有燥湿作用的药物是

A.木香　　B.陈皮　　C.化橘红　　D.佛手　　E.荔枝核

3.具有疏肝作用的药物是

A.香附　　B.川楝子　　C.青皮　　D.佛手　　E.薤白

4.具有散寒止痛功效的药物是

A.枳壳　　B.沉香　　C.川楝子　　D.乌药　　E.枳实

5.能理气和胃的药物是

A.化橘红　　B.绿萼梅　　C.玫瑰花　　D.木香　　E.香附

6.具有行气止痛之功,治疗疝气疼痛的药物是

A.荔枝核　　B.香附　　C.川楝子　　D.薤白　　E.乌药

7.理气药具有的功效是

A.理气调中　　B.破气散结　　C.行气止痛　　D.燥湿化痰　　E.疏肝解郁

8.陈皮的应用主要是

A.肝郁气滞,胸腹胀痛　　B.脾胃气滞,脘腹胀满

C.食积停滞,腹痛便秘　　D.湿浊中阻,胸腹闷胀

E.痰湿壅肺,咳嗽痰多

9.下列病症中哪些是川楝子的适应证

A. 寒凝气滞,胸腹胀闷　　B. 肝郁气滞,胁肋疼痛　　C. 虫积腹痛

D. 头癣　　　　　　　　　E. 脾胃气虚,脘腹胀满

四、答　案

(一)A 型题

1. C　2. C　3. E　4. D　5. E　6. B　7. D　8. B　9. E　10. D

11. D　12. B　13. C　14. A　15. C　16. D　17. A　18. E　19. B　20. B

21. C　22. D　23. D　24. D　25. D　26. E　27. E　28. C　29. B　30. E

31. D　32. E　33. D　34. D　35. A　36. D　37. B　38. B　39. C　40. A

41. C　42. D　43. C　44. A　45. E　46. B　47. A　48. D　49. D　50. B

51. E　52. C　53. B　54. D　55. D　56. B　57. B　58. A　59. A　60. D

61. E　62. C　63. D　64. C　65. B　66. B　67. A　68. D　69. B　70. C

71. D　72. B　73. B

(二)B 型题

1. E　2. A　3. C　4. E　5. E　6. A　7. D　8. A　9. B　10. A

11. D　12. D　13. B

(三)X 型题

1. ABCDE　2. BCD　3. ABCD　4. BD　5. BCD　6. ABCE　7. ABCDE

8. BDE　9. BCD

第十三章　消食药

一、考试大纲

(一)基本要求

1.性能主治

(1)消食药的性能功效

(2)消食药的适用范围

2.配伍与使用注意

(1)消食药的配伍方法

(2)消食药的使用注意

(二)常用中药

1.山楂、麦芽、莱菔子、鸡内金

(1)各药的药性、性能特点

(2)各药的功效、主治病症

(3)各药的用法、使用注意

(4)麦芽的用量

(5)与各单元功效相似药物的药性、功效及主治病症的异同

(6)山楂、麦芽、莱菔子的主要药理作用

(7)莱菔子配紫苏子、芥子的意义

2.神曲

(1)药性、功效、主治病症、用法、使用注意

(2)与各单元功效相似药物的药性、功效及主治病症的异同

3.稻芽

(1)药性、功效、用法、使用注意

(2)与各单元功效相似药物的药性及功效的异同

二、应试指南

(一)基本要求

1.性能主治

(1)性能功效:多甘,性多平,少数偏温,主归脾,胃经。功能消化食积、增进食欲。

(2)适用范围:食积不化所致的脘腹胀满、嗳腐吞酸、恶心呕吐、大便失常及脾胃虚弱消化不良等证。

2.配伍与使用方法

(1)配伍方法:常与行气药配伍同用;食积兼寒者,配温中散寒药;宿食久积郁而化热者,配苦寒轻下药;食积兼湿阻中焦者,配芳香化湿药;食积兼脾胃虚弱者,配补脾健胃药。

(2)使用注意:对气虚及无食积、痰滞者慎用。

（二）常用中药

1.山楂、麦芽、莱菔子、鸡内金

（1）各药的药性、性能特点

山楂：酸甘，微温。入脾、胃经。善消食化积；入肝经，善活血散瘀。

麦芽：甘，平。主归脾、胃经，兼入肝经。既消食健胃，又回乳消胀，还舒肝。

莱菔子：味辛、甘，平。入脾、胃经。善消食去胀；入肺经。善降气化痰。

鸡内金：甘，平。既善磨谷以消各种食积，又能健脾强胃，既治各种食积，又善疗脾虚食滞；且能化坚消石，治泌尿系结石、胆结石；还能固精止遗，治肾虚遗精、尿频遗尿。

（2）各药的功效、主治病症

山楂：消食化积，活血散瘀。用于肉食积滞、泻痢腹痛、胃脘胀满、瘀血经闭、产后瘀阻、心腹刺痛、疝气疼痛、高脂血症。

麦芽：消食和中，回乳，舒肝。用于食积不消，妇女断乳，乳房胀痛，肝胃不和。

莱菔子：消食去胀，降气化痰。用于胸腹胀满，气滞作痛，下痢后重，痰喘咳嗽。

鸡内金：消食健胃．涩精止遗，化坚消石。用于饮食积滞，小儿疳积；遗精、尿频遗尿；泌尿系结石、胆结石。

（3）各药的用法、使用注意

山楂：内服煎汤，9～12g；或入丸、散。肉食积滞用焦山楂。脾胃虚弱者慎服。

麦芽：内服煎汤，10～15g；大剂量30～120g；或入丸、散。回乳炒用60g。消积炒焦用，舒肝宜生用。妇女授乳期不宜使用。

莱菔子：内服煎汤5～12g；或入丸、散；外用研末调敷。消食宜炒用。气虚及无食积、痰滞者慎用；脾虚而无食积者，不宜与人参同用，以免降低人参补气效力。

鸡内金：煎服，3～10g；研末服，每次1.5～3g。效果强于煎剂。脾虚无极滞者慎服。

（4）与各单元功效相似药物的药性、功效及主治病症的异同

山楂、莱菔子，均有良好的消食化积作用，善治饮食积滞及脾虚食少、消化不良等证。其中，山楂酸甘微温，尤善消化油腻肉积，肉食积滞者宜用；莱菔子辛甘而平，又善行气消胀，食积气滞脘腹胀满较重者宜之。山楂又善活血散瘀，治泻痢腹痛、疝气痛、瘀血经闭、痛经及产后瘀阻腹痛；莱菔子则能降气化痰，治咳喘痰多或兼胸闷食少者。

（5）山楂、麦芽、莱菔子的主要药理作用

山楂：助消化、降血脂、抗动脉粥样硬化、抗心绞痛、强心、降低血压、抗心律失常、增加冠脉血流量、扩张血管、收缩子宫、抗菌、调节体液与细胞免疫功能、抗癌。

麦芽：助消化、抑制催乳素分泌、降血糖。

莱菔子：助消化、镇咳、祛痰、降低血压、抗菌、抗炎。

（6）莱菔子配紫苏子、芥子的意义

用于痰盛气喘证，有温和的降气化痰，止咳平喘之效。治痰涎壅盛，胸闷咳喘。

2.神曲

神曲、麦芽、谷芽，均能消食化积、开胃和中，治饮食积滞或脾虚食少、消化不良等。其中，神曲性温而偏燥，消食力最强，凡食积较重或兼寒者宜用；麦芽性平，消食力次之，能促进淀粉类食物消化，尤宜高淀粉之食积证；谷芽性平，消食力最缓，略兼和中，食积轻证或兼脾虚胃阴不足者用之为佳，病后体虚胃弱食少宜投。

神曲又常与金石类药同入丸剂,一则赋形,二则助消化;麦芽大量用又能回乳,用于断乳及治乳房胀痛;谷芽则专事消食健胃,不具它功。

3. 稻芽

(1)药性、功效、用法、使用注意

甘,平。归脾、胃经。消食和中,健脾开胃。煎服。9~15g,大剂量30g。生用偏于和中,炒用偏于消食,炒焦消食力强。

(2)与各单元功效相似药物的药性及功效的异同

神曲、麦芽、稻芽,均能消食化积,开胃和中,治饮食积滞或脾虚食少、消化不良等。神曲性温而偏燥,消食力最强;麦芽性平,消食力次之,促进淀粉类消化;稻芽性平,消食力最缓。

山楂、莱菔子,均有良好的消食化积作用,善治饮食积滞及脾虚食少、消化不良等证。其中,山楂酸甘微温,尤善消化油腻肉积,肉食积滞者宜用;莱菔子辛甘而平,又善行气消胀,食积气滞脘腹胀满较重者宜之。山楂又善活血散瘀,治泻痢腹痛、疝气痛、瘀血经闭、痛经及产后瘀阻腹痛;莱菔子则能降气化痰,治咳喘痰多或兼胸闷食少者。

三、考前模拟

(一)A 型题(最佳选择题)

1. 下列消食化积药中,兼活血化瘀的是

A. 山楂　　B. 麦芽　　C. 神曲　　D. 谷芽　　E. 莱菔子

2. 生用专行气滞,炒用止泻止痢的药物是

A. 延胡索　　B. 五灵脂　　C. 麦芽　　D. 山楂　　E. 谷芽

3. 下列除何药外均有通乳作用

A. 漏芦　　B. 山楂　　C. 穿山甲　　D. 王不留行　　E. 通草

4. 下列除哪项外,均是山楂的治疗作用

A. 产后瘀阻腹痛　　B. 疝气痛　　C. 泻痢腹痛　　D. 肉食积滞腹痛

E. 脾虚疳积

5. 既能消食化积,又能行气散瘀的药物是

A. 莱菔子　　B. 神曲　　C. 鸡内金　　D. 山楂　　E. 谷芽

6. 治疗肉积不消、脘腹胀满之证,应首选

A. 谷芽　　B. 神曲　　C. 山楂　　D. 莱菔子　　E. 麦芽

7. 既能消食健胃,又能回乳消胀的药物是

A. 麦芽　　B. 谷芽　　C. 鸡内金　　D. 神曲　　E. 山楂

8. 哪种情况不下宜用麦芽

A. 行经期　　B. 妊娠期　　C. 授乳期　　D. 更年期　　E. 停经期

9. 麦芽除能消食和中外,还能

A. 化痰　　B. 行气　　C. 通乳　　D. 回乳　　E. 温中

10. 长于消米面淀粉类食积的药物是

A. 神曲　　B. 山楂　　C. 麦芽　　D. 谷芽　　E. 莱菔子

11. 麦芽主归

A. 脾、胃经　　B. 脾、胃、肺经　　C. 脾、肺经　　D. 脾、胃、肝经

E. 脾、肺、肝经

12. 消食药中长于活血化瘀的药是

A. 神曲　　B. 鸡内金　　C. 莱菔子　　D. 麦芽　　E. 山楂

13. 生用疏肝理气,炒用消食和中的药物是

A. 延胡索　　B. 五灵脂　　C. 麦芽　　D. 山楂　　E. 谷芽

14. 下列属于消食药的是

A. 徐长卿　　B. 射干　　C. 厚朴　　D. 莱菔子　　E. 柴胡

15. 莱菔子的功效是

A. 消食和中、健脾开胃　　B. 消食开胃、运脾调中　　C. 消食化积、行气导滞

D. 消食化积、降气化痰　　E. 消食化积、纳气平喘

16. 消食药中长于降气化痰的药是

A. 山楂　　B. 神曲　　C. 麦芽　　D. 鸡内金　　E. 莱菔子

17. 患者饮食过量,脘腹胀满疼痛,最宜选用

A. 山楂　　B. 麦芽　　C. 鸡内金　　D. 谷芽　　E. 莱菔子

18. 下列药中消食作用最强的是

A. 麦芽　　B. 山楂　　C. 神曲　　D. 鸡内金　　E. 建曲

19. 既能消食,也能消石的药是

A. 莱菔子　　B. 金钱草　　C. 鸡内金　　D. 山楂　　E. 海金砂

20. 鸡内金除能消食外,还可治

A. 咳嗽、痰多　　B. 经闭、痛经　　C. 蛔虫腹痛　　D. 遗尿、遗精　　E. 疮疡肿毒

21. 鸡内金的功效是

A. 消食积、止遗尿、化结石　　B. 消食积、运脾胃、除湿热

C. 消食积、退虚热、固精液　　D. 消食积、清湿热、除痹

E. 消食积、治遗精、补肝肾

22. 鸡内金入消食药的最佳剂型是

A. 汤剂　　B. 丸剂　　C. 丹剂　　D. 膏剂　　E. 散剂

23. 下列除哪项外,均是鸡内金的主治病症

A. 小儿疳积　　B. 食积不化　　C. 虫积腹痛　　D. 遗精遗尿

E. 砂石淋证

24. 丸剂中有金石药品难于消化吸收者,多与何药为丸以助消化

A. 莱菔子　　B. 神曲　　C. 山楂　　D. 麦芽　　E. 稻芽

25. 既能消食和胃,又能解表的药物是

A. 神曲　　B. 苏叶　　C. 鸡内金　　D. 生姜　　A. 山楂

26. 善助金石类药物消化吸收的药物是

A. 山楂　　B. 神曲　　C. 莱菔子　　D. 鸡内金　　E. 麦芽

27. 生用和中,炒用消食,炒焦化积滞的药物是

A. 延胡索　　B. 五灵脂　　C. 麦芽　　D. 山楂　　E. 稻芽

28. 消食药除能消食化积外,多数还兼能

A. 开胃和中　　B. 理气止痛　　C. 芳香化湿　　D. 温中建脾　　E. 苦寒轻下

(二)B型题(配伍选择题)

A. 消食和中、健脾开胃　　B. 消食化积、降气化痰　C. 运脾消食、固精止遗

D. 消食化积、活血散瘀　　E. 消食和中、回乳

1. 鸡内金的功效是

2. 稻芽的功效是

A. 神曲　　B. 山楂　　　C. 麦芽　　　D. 谷芽　　　E. 鸡内金

3. 善于消肉积的药物是

4. 善于消米面淀粉类食积的药物是

A. 白芥子　　B. 莱菔子　　　C. 山茱萸　　　D. 鸡内金　　　E. 乌药

5. 消食药中长于降气化痰的药物是

6. 消食药中长于固精止遗的药物是

(三)X型题(多项选择题)

1. 下列有关鸡内金的描述正确的是

A. 性味甘平　　B. 归脾、胃、小肠、膀胱经　　　C. 可化坚消石

D. 煎剂比研末　　E. 脾虚无积滞者慎用

四、答　案

(一)A型题

1. A　　2. D　　3. B　　4. E　　5. D　　6. C　　7. A　　8. C　　9. D　　10. C

11. D　　12. E　　13. C　　14. D　　15. D　　16. E　　17. E　　18. D　　19. C　　20. D

21. A　　22. E　　23. C　　24. B　　25. A　　26. B　　27. E　　28. A

(二)B型题

1. C　　2. A　　3. B　　4. C　　5. B　　6. D

(三)X型题

1. ABCE

第十四章 驱虫药

一、考试大纲

(一)基本要求

1. 性能主治
(1)驱虫药的性能功效
(2)驱虫药的适用范围
2. 配伍与使用注意
(1)驱虫药的配伍方法
(2)驱虫药的使用注意

(二)常用中药

1. 使君子、苦楝皮、槟榔、贯众
(1)各药的药性、性能特点
(2)各药的功效、主治病症
(3)各药的用法、使用注意
(4)使君子、贯众、槟榔的用量
(5)与各单元功效相似药物的药性、功效及主治病症的异同
2. 雷丸、南瓜子、鹤草芽、榧子
(1)各药的药性
(2)各药的功效
(3)各药的用法用量、使用注意
(4)与各单元功效相似药物的药性及功效的异同

二、应试指南

(一)基本要求

1. 性能主治
(1)性能功效:味多苦,多入脾、胃或大肠经,功善驱虫或杀虫。
(2)适用范围:肠道寄生虫病,如蛔虫病、蛲虫病、钩虫病、绦虫病等。
2. 配伍与使用方法
(1)配伍方法:虫病兼积滞,配消积导滞药;便秘,配泻下药;脾胃虚弱、运化失常者,配健运脾胃药;体虚者,宜补虚、驱虫兼施,或先补虚后驱虫。
(2)使用注意:一般空腹服,部分药有毒,应注意剂量,以免中毒;在发热或腹痛较剧时,宜先清热或止痛,待缓解后再使用驱虫药;孕妇及老弱患者应慎用。

(二)常用中药

1. 使君子、苦楝皮、槟榔、贯众
(1)各药的药性、性能特点
使君子:甘,温。归脾、胃经。既为蛔虫病,蛲虫病之佳品;又为小儿疳积之要药。

苦楝皮:苦,寒;有毒。归脾、胃、肝经。内服善杀蛔虫、蛲虫、钩虫病。外用除湿热、杀灭皮肤寄生虫及抑制致病真菌,治疗癣湿疮。

槟榔:苦、辛,温。归胃、大肠经。善杀虫而力强,兼缓泻而促排虫体,最宜绦虫、姜片虫。能消积、行气、利水、截疟。

贯众:微寒;苦,有小毒。生用苦寒清泄,既杀虫,又清热解毒。炒炭具止血之力。

(2)各药的功效、主治病症

使君子:驱虫,消积。用于蛔虫病,蛲虫病;小儿疳积。

苦楝皮:杀虫;外用:疗癣。用于蛔虫、蛲虫、钩虫病;疥癣湿疮。

槟榔:杀虫。消积,行气利水,截疟。治蛔虫,蛲虫病,姜片虫病,钩虫;食积气滞,泻痢后重,小儿疳积;水肿,脚气肿痛;疟疾。

贯众:清热解毒,驱虫,止血。用于虫积腹痛,疮疡。风热感冒,温毒斑疹,痄腮;预防麻疹、流感、流脑;绵马贯众炭止血,用于崩漏。

(3)各药的用法、使用注意

使君子:煎服;炒香嚼服。大量服用易引起呃逆、眩晕、呕吐等反应。若与热茶同服,亦能引起呃逆。

苦楝皮:煎服,3~6g;鲜品15~30g。外用适量。有毒,不宜过量或持续服用。体虚者慎用,肝病者忌用。

槟榔:煎服。脾虚便溏或气虚下陷者忌用。

贯众:内服煎汤;或入丸、散。外用适量,研末调涂。清热解毒,止血生用,炒炭止血。脾胃虚寒、阴虚内热者慎服;孕妇禁服。

(4)使君子、贯众、槟榔的用量

使君子:煎服,9~12g;炒香嚼服,6~10g。小儿每岁每日1~1.5粒,总量不超过20粒。

槟榔:煎服,3~10g。驱绦虫、姜片虫时,可用至60~120g。

贯众:5~10g。

(5)与各单元功效相似药物的药性、功效及主治病症的异同

槟榔、牵牛子,均能杀虫、消积、泻下、利水,治虫积腹痛,食积气滞,泻痢后重及水肿。槟榔性温无毒,善驱绦虫、姜片虫,泻下利水力缓,又兼行气、截疟;牵牛子性寒有毒,善驱蛔虫,泻下利水力强,又兼泻肺气、逐痰饮。

使君子、苦楝皮,均能杀蛔虫病。使君子又能健脾消积;苦楝皮苦寒有毒,还能疗癣。不能过量。

2.雷丸、南瓜子、鹤草芽、榧子

(1)各药的药性

雷丸:苦,寒,有小毒。归胃、大肠经。

南瓜子:甘,平。归胃,大肠经。

鹤草芽:苦、涩,凉。归肝、小肠、大肠经。

榧子:甘,平。归肺、胃、大肠经。

(2)各药的功效

雷丸:杀虫,消积。

南瓜子:杀虫。

鹤草芽:杀虫。

榧子:杀虫,润燥。

(3)各药的用法用量、使用注意

雷丸:入丸散,每次 15～21g。驱绦虫每次 12～18g,研粉冷开水调服,饭后服,日服 3 次,连用 3 天。不宜入煎剂。含蛋白酶,加热至 60℃左右即易被破坏而失效。

南瓜子:研粉,60～120g,冷开水调服。

鹤草芽:研粉吞服,每日 30～45g;小儿 0.7～0.8g/kg。晨起空腹顿服。有效成分几乎不溶于水,故不宜入煎剂。部分患者有轻度恶心呕吐反应。

榧子:煎服,10～15g。炒熟嚼服,每次 15g。肺热痰咳不宜用。

(4)与各单元功效相似药物的药性及功效的异同

雷丸、鹤草芽,均能驱绦虫,鹤草芽性凉,又兼缓泻,利于虫体排出,有效成分几乎不溶于水,故不宜入煎剂。雷丸破坏绦虫节片,驱杀蛔、蛲、钩虫、脑囊虫,含蛋白酶,加热至 60℃左右即易被破坏而失效。

槟榔、南瓜子,均能驱绦虫,对蛔虫有效。槟榔麻痹绦虫头部及未成熟节片又兼杀蛔、姜片、钩虫、泻下利水,又兼行气、截疟。南瓜子麻痹绦虫中段及后段节片,大量久服治血吸虫,还可润肠。

三、考前模拟

(一)A 型题(最佳选择题)

1.为提高驱虫药的疗效,当配合服用的药物是

A.与清热解毒药配伍　　B 与消食药配伍　　C 与泻下药配伍

D 与行气药配伍　　　　E 与解毒杀虫燥湿止痒药配伍

2.驱虫药的服药时间是

A.饭前服　　B 空腹时服　　C 睡前服　　D 饭后服　　E 不拘时服

3.下列除哪味药外,均能退虚热,清疳热

A.秦艽　　B.银柴胡　　C.胡黄连　　D.使君子　　E.地骨皮

4.具有杀虫消积作用,炒香嚼服的药物是

A.使君子　　B.南瓜子　　C.槟榔　　D.雷丸　　E.芜荑

5.使君子宜于驱杀

A.蛔虫　　B.绦虫　　C.钩虫　　D.姜片虫　　E.血吸虫

6.既能杀虫又可疗癣的药物是

A.使君子　　B.苦楝皮　　C.南瓜子　　D.鹤虱　　E.鹤草芽

7.有杀虫疗癣功效的药物是

A.苦楝皮　　B.鹤草芽　　C.鹤虱　　D.榧子　　E.雷丸

8.主杀绦虫,又能行气消积,利水的药是

A.鹤草芽　　B.南瓜子　　C.雷丸　　D.大腹皮　　E.槟榔

9.既能杀虫消积,又能行气利水的药物是

A.使君子　　B.苦楝皮　　C.川楝子　　D.槟榔　　E.大腹皮

10. 既能驱杀肠寄生虫,又能用于疟疾的药物是

A. 鹤草芽　　D. 雷丸　　C. 南瓜子　　D. 槟榔　　E. 柴胡

11. 可用治食积气滞、泻痢后重病症的药物是

A. 山楂　　B. 使君子　　C. 雷丸　　D. 槟榔　　E. 白头翁

12. 下列哪项不是槟榔的治疗作用

A. 食积腹胀　　B. 风湿痹痛　　C. 泻痢后重　　D. 脚气肿痛　　E. 肠道寄生虫病

13. 既能杀虫又能清热解毒止血的药物是

A. 青黛　　B. 蒲公英　　C. 紫草　　D. 贯众　　E. 地榆

14. 既能治风热感冒,又能止崩漏,还可驱虫的药物是

A. 荆芥　　B. 升麻　　C. 木贼　　D. 鹤草芽　　E. 贯众

15. 生用能杀多种肠道寄生虫,并可清热解毒,炒炭有止血作用的药是

A. 使君子　　B. 贯众　　C. 苦楝皮　　D. 榧子　　E. 棕榈

16. 雷丸驱虫的最佳剂型是

A. 水煎液　　B. 酒煮剂　　C. 散剂　　D. 酒浸剂　　E. 注射液

17. 下列除哪味药外,均入煎剂

A. 苦楝皮　　B. 槟榔　　C. 雷丸　　D. 鹤虱　　E. 榧子

18. 因有效成分不耐高温,宜入丸散剂的药物是

A. 鹤草芽　　B. 鹤虱　　C. 南瓜子　　D. 雷丸　　E. 使君子

19. 用雷丸驱杀绦虫的用量为每次 12～18g,每日 3 次,连用 3 天,其用法是

A. 研粉冷开水调服　　B. 水煎 3～5min　　C. 水煎 5～10min

D. 水煎 10～15min　　E. 水煎 15min 以上

20. 用槟榔驱杀绦虫、姜片虫的常用量为

A. 5～15g　　B. 15～30g　　C. 30～60g　　D. 60～120g　　E. 120～180g

21. 主杀绦虫,又能行气消积,利水的药是

A. 鹤草芽　　B. 南瓜子　　C. 雷丸　　D. 大腹皮　　E. 槟榔

22. 与槟榔配伍可提高驱牛肉绦虫效果的药物是

A. 草果　　B. 苦楝皮　　C. 南瓜子　　D. 使君子　　E. 巴豆

23. 鹤草芽用于驱虫主要是杀

A. 蛔虫　　B. 蛲虫　　C. 绦虫　　D. 钩虫　　E. 姜片虫

24. 内服宜研粉吞服的药物是

A. 使君子　　B. 槟榔　　C. 鹤草芽　　D. 鹤虱　　E. 榧子

25. 既能杀虫又能缓泻还可润肺止咳的药物是

A. 槟榔　　B. 使君子　　C. 鹤草芽　　D. 榧子　　E. 南瓜子

(二)B 型题(配伍选择题)

A. 蛇床子　　B 使君子　　C 川楝子　　D 榧子　　E 苦楝皮

1. 功效是杀虫聊癣的驱虫药是

2. 功效是驱虫消积的驱虫药是

A. 驱虫消积　　B. 杀虫疗癣　　C. 行气解郁　　D. 杀虫

E. 驱虫消积,行气利水

3.使君子的功效是

4.槟榔的功效是

A.驱虫消积　　B.杀虫疗癣　　C.驱虫消积,行气利　　D.杀虫消积,通便润肺

E.杀虫

5.榧子的功效是

6.苦楝皮的功效是

(三)X型题(多项选择题)

1.槟榔可驱杀

A.绦虫　　B.蛔虫　　C.蛲虫　　D.钩虫　　E.姜片虫

2.可用治蛲虫病的药物有

A.使君子　　B.槟榔　　C.雷丸　　D.鹤草芽　　E.苦楝皮

3.驱虫药中,含有毒性的药物有

A.苦楝皮　　B.鹤草芽　　C.雷丸　　D.槟榔　　E.芜荑

4.驱虫药中,不宜入煎剂的药物有

A.使君子　　B.南瓜子　　C.鹤草芽　　D.雷丸　　E.芜荑

四、答　案

(一)A型题

1. C　　2. B　　3. D　　4. A　　5. A　　6. B　　7. A　　8. E　　9. D　　10. D

11. D　　12. B　　13. D　　14. E　　15. B　　16. C　　17. C　　18. D　　19. A　　20. D

21. E　　22. C　　23. C　　24. C　　25. D

(二)B型题

1. E　　2. D　　3. A　　4. E　　5. D　　6. B

(三)X型题

1. ABCDE　　2. ABCE　　3. AC　　4. BCD

第十五章　止血药

一、考试大纲

(一)基本要求

1.性能主治

(1)止血药的性能功效

(2)止血药的适用范围

2.分类　止血药的分类及各类的性能特点

3.配伍与使用注意

(1)止血药的配伍方法

(2)止血药的使用注意

(二)常用中药

1.大蓟、小蓟、地榆、白茅根、白及、三七、茜草、蒲黄、艾叶

(1)各药的药性、性能特点

(2)各药的功效、主治病症

(3)各药的用法、使用注意

(4)与各单元功效相似药物的药性、功效及主治病症的异同

(5)三七、蒲黄的主要药理作用

(6)蒲黄配五灵脂,白及配海螵蛸,艾叶配阿胶的意义

2.槐花、侧柏叶、苎麻根、仙鹤草、炮姜

(1)各药的药性

(2)各药的功效、主治病症

(3)各药的用法、使用注意

(4)与各单元功效相似药物的药性、功效及主治病症的异同

3.棕榈炭、紫珠叶、藕节、景天三七、血余炭、鸡冠花

(1)各药的药性

(2)各药的功效

(3)各药的用法、使用注意

(4)与各单元功效相似药物的药性及功效的异同

二、应试指南

(一)基本要求

1.性能主治

(1)性能功效:性味各异,均能止血,兼能清热凉血、化瘀、收涩及散寒温经等。

(2)适用范围:咯血、咳血、吐血、衄血、便血、尿血、崩漏、紫癜、创伤出血。兼治血热、血瘀、疮肿及胃寒等证。

2.分类

(1)凉血止血药:味或苦或甘而性均寒凉,能清血分之热而止血。主治血热妄行之出血证,过量滥用有留瘀之害。

(2)化瘀止血药:性味虽各异,均能消散瘀血而止血。主治瘀血内阻、血不循经之出血证,有止血不留瘀之长。

(3)收敛止血药:味多涩,或质黏,或为炭类,性多平,或凉而不甚寒,善收涩止血,但有留瘀恋邪之弊。主治出血而无瘀滞者,若有瘀血或邪实者慎用。

(4)温经止血药:性温热,能温脾阳、固冲脉而统摄血液,功善温经止血。主治脾不统血、冲脉失固之虚寒性出血。

3.配伍与使用方法

(1)配伍方法:血热妄行者,配清热凉血药;阴虚阳亢者,配滋阴潜阳药;瘀血阻滞而出血不止者,配活血行气药;虚寒性出血者,根据证情配合温阳、益气、健脾等药同用。

(2)使用注意:出血过多而致气虚欲脱者,应急予大补元气之药,以益气固脱。用凉血止血和收敛止血药时,注意有无瘀血,以免留瘀。

(二)常用中药

1.大蓟、小蓟、地榆、白茅根、白及、三七、茜草、蒲黄、艾叶

(1)各药的药性、性能特点

大蓟:苦、甘,凉。本品苦甘性凉,入心、肝二经。功能凉血止血,又可利尿,善治尿血及血淋证为其特点;又散瘀解毒消肿,为疮痈肿毒之常用药。

小蓟:苦、甘,凉。本品苦甘性凉,入心、肝二经。功能凉血止血,又可利尿,善治尿血及血淋证为其特点;又散瘀解毒消肿,为疮痈肿毒之常用药。

地榆:苦、酸、涩,微寒。本品味苦沉降,酸涩收敛,微寒凉血,主入肝与大肠经。善入大肠而凉血止血,尤为治下焦血热所致便血、痔血、崩漏等出血病症之要药;又能解毒敛疮,尤为治烫伤之佳品。

白茅根:甘,寒。

白及:苦、甘、涩,寒。本品味苦甘涩,质黏而性寒,主入肺、胃、肝经。为收敛止血之要药。治肺结核咯血及胃、十二指肠溃疡出血有良效,能促进病灶愈合。外用为生肌敛疮之佳品,用于疮疡、烫伤、肛裂及手足皲裂等证。

三七:甘、微苦,温。本品甘微苦而性温,主入肝、胃二经血分。长于止血,又能化瘀。有止血不留瘀,化瘀不伤正之特点。可广泛用于各种出血证;且能消肿定痛,为伤科之要药。

茜草:苦,寒。本品苦寒降泄,专入肝经,既善凉血止血,又活血通经,有止血不留瘀的特点。对血热兼瘀出血证及血瘀所致经脉阻滞之证尤宜;亦为妇科调经之要药。

蒲黄:甘,平。本品味甘性平,入肝、心包经。为止血化瘀之良药,无寒热之偏,可治各种出血证,以实证出血夹瘀者尤宜;且止血兼利尿,亦为血淋之常用品;因有较好的化瘀作用,故亦为妇科及心腹疼痛的常用药。

艾叶:辛、苦,温。本品辛香苦燥性温,有小毒,主入肝、脾、肾经。为温经止血之要药,善治虚寒性出血,尤宜于崩漏,胎漏下血;且长于温经脉,止冷痛,又为妇科下焦虚寒或寒客胞宫之调经、安胎要药;也是湿疹瘙痒的常用药;制成艾条、艾炷以温灸,能温煦气血,透达经络。

（2）各药的功效、主治病症

大蓟：凉血止血，散瘀解毒消痈。用于血热出血证，热毒痈肿。

小蓟：凉血止血，散瘀解毒消痈。用于血热出血证，热毒痈肿。

地榆：凉血止血，解毒敛疮。用于血热出血证，水火烫伤，湿疹，痈疽肿毒等证。

白茅根：凉血止血，清热生津，利尿通淋。用于血热出血证，水肿，胃热呕吐，肺热咳嗽，血淋，小便不利及湿热黄疸。

白及：收敛止血，消肿生肌。用于体内外诸出血证，疮疡肿毒，烫伤及肛裂、手足皲裂等证，肺痈咳吐腥痰脓血日渐减少者。

三七：化瘀止血，活血定痛。用于各种出血证，跌仆瘀肿疼痛。

茜草：凉血止血，祛瘀通经。用于血热夹瘀出血证，血瘀经闭，跌打损伤，风湿痹痛等证。

蒲黄：止血，化瘀，利尿。用于各种出血证，瘀滞诸痛证，血淋尿血。

艾叶：温经止血，散寒止痛。虚寒性崩漏、胎漏下血，妇女宫寒不孕、经行腹痛，湿疹，疥癣。

（3）各药的用法、使用注意

大蓟：煎服，9～15g。鲜品可用至30～60g。外用适量，捣敷患处。脾虚便溏慎服。

小蓟：煎服，5～12g。鲜品可用至30～60g。外用适量，捣敷患处。脾胃虚寒者慎服，孕妇及无瘀滞慎服。

地榆：煎服，9～15g。可入丸散剂。外用适量。解毒敛疮生用，止血炒炭用。虚寒及出血有瘀者慎服，不宜使用地榆制剂外涂。

白茅根：煎服，9～30g。鲜品可用30～60g，以鲜品为佳，可捣汁服。多生用，止血亦可炒炭用。脾胃虚寒及血分无热者慎服。

白及：煎服，6～15g，研末，每次3～6g。外用适量。外感咳血，肺痈初起慎服。不宜与乌头类药同用。

三七：煎服，3～9g。多研末吞服，每次1～3g。或入丸散剂。外用适量。孕妇慎服。血热及阴虚有火者不宜单用。

茜草：煎服，6～10g。炒炭长于止血；生用或酒炒长于活血通经。脾胃虚寒无瘀滞慎服。

蒲黄：煎服，3～10g。包煎。外用适量。止血宜炒；化瘀利尿多生用。孕妇慎服。

艾叶：煎服，3～9g。外用适量。温经止血宜炒炭用。阴虚血热忌服。

（4）与各单元功效相似药物的药性、功效及主治病症的异同

大蓟、小蓟，均性凉，归心、肝经。均能凉血止血、散瘀解毒消痈，治血热妄行之诸出血证及热毒疮痈。不同的是：大蓟凉血止血力较强，多用于吐血、咯血及崩漏等；小蓟则药力较弱，又能利尿，多用于尿血、血淋。

地榆、槐花，均性微寒，归肝与大肠经，均能凉血止血，治血热妄行诸出血证，尤宜大肠火盛之便血、痔血，并常同用。相异的是：地榆善清下焦血分之热，且兼收敛，又治妇女血热崩漏、经多；还能解毒敛疮，治热毒血痢、水火烫伤、疮痈肿毒及湿疹等。槐花又善清肝，治肝热目赤。

（5）三七、蒲黄的主要药理作用

三七：止血、抗血栓、扩张血管、降血压、抗心肌缺血、抗脑缺血、抗心律失常、抗炎、镇痛、镇静、增强肾上腺皮质功能、调节糖代谢、保肝、抗衰老、抗辐射、抗菌、抗肿瘤。

蒲黄：促进血凝、止血、抗血小板聚集、扩张血管、降血压、抗心肌缺血、抗动脉粥样硬化、改善微循环、兴奋子宫、抗炎、镇痛。

(6)蒲黄配五灵脂,白及配海螵蛸,艾叶配阿胶的意义

蒲黄配五灵脂:蒲黄治瘀滞胸痛、胃脘疼痛及产后瘀阻腹痛、痛经等症,常与五灵脂相须为用。

白及配海螵蛸:白及治疗吐血、便血,配乌贼骨同用。

艾叶配阿胶:艾叶用于虚寒性的胎动不安 常配阿胶、桑寄生等同用。

2.槐花、侧柏叶、苎麻根、仙鹤草、炮姜

(1)各药的药性

槐花:苦,微寒。

侧柏叶:苦、涩寒。

苎麻根:甘,寒。

仙鹤草:苦、涩,平。

炮姜:苦、涩,温。

(2)各药的功效、主治病症

槐花:凉血止血,清肝明目。用于血热出血证,目赤头痛。

侧柏叶:凉血止血,祛痰止咳,乌发生发。用于各种出血证,肺热咳嗽痰多,血热脱发及须发早白。

苎麻根:凉血止血,安胎,清热解毒。

仙鹤草:收敛止血,止痢,补虚,杀虫。用于多种出血证,泻痢,脱力劳伤,疟疾,滴虫阴道炎。

炮姜:温经止血,温中止痛,止泻。用于虚寒性出血,虚寒腹痛,腹泻治寒凝腹痛。

(3)各药的用法、使用注意

槐花:煎服,10~15g。外用适量。清热降火多生用;止血多炒炭用。

侧柏叶:煎服,10~15g。外用适量。炒炭偏止血;生用偏祛痰止咳。

苎麻根:用于血热出血证,胎漏下血,胎动不安,热毒痈肿。

仙鹤草:煎服,3~10g,大剂量可用至30~60g。外用适量。

炮姜:煎服,3~6g。

(4)与各单元功效相似药物的药性、功效及主治病症的异同

白茅根、苎麻根:均甘寒清利,功能凉血止血、清热利尿,治血热出血及淋痛等证。相异的是:白茅根善清膀胱之热而利尿力强,又治水肿兼热及湿热黄疸;苎麻根则入心、肝经而止血力强,又治外伤出血。此外,白茅根还能清肺胃之热而生津、止呕,治热病烦渴、肺热咳嗽、胃热呕哕;苎麻根还能清热安胎、解毒,治胎热胎漏、胎动不安、热毒疮肿及蛇虫咬伤等。

3.棕榈炭、紫珠叶、藕节、景天三七、血余炭、鸡冠花

(1)各药的药性

棕榈炭:苦、涩,平。

紫珠叶:苦、涩,凉。

藕节:甘、涩,平。

景天三七:苦、甘,平。

血余炭:苦,平。

鸡冠花:甘、涩,凉。

(2)各药的功效

棕榈炭:收敛止血。

紫珠叶:收敛、凉血止血,清热解毒。

藕节:收敛止血,散瘀。

景天三七:化瘀止血,宁心安神,解毒。

血余炭:收敛止血,化瘀利尿。

鸡冠花:收敛止血,凉血,止带,止痢。

(3)各药的用法、使用注意

棕榈炭:煎服,3～10g。研末服,1～1.5g。出血兼有瘀滞,湿热下痢初起者慎用。

紫珠叶:煎服,10～15g。研末服,1.5～3g。外用适量。

藕节:煎服,10～15g,大剂量可用至30g。鲜品30～60g,捣汁饮。

景天三七:煎服,10～15g,大剂量可用至50g～100g。鲜品30～60g,捣汁饮。

血余炭:煎服,5～10g。研末服,每次1.5～3g。外用适量。

鸡冠花:煎服,5～10g。

(4)与各单元功效相似药物的药性及功效的异同

白及、紫珠、仙鹤草、棕榈炭、藕节,均能收敛止血,均善治各种内外伤出血而无瘀滞者。其中,白及微寒黏涩,药力颇强,又能消肿生肌,兼益肺,尤宜肺胃出血,兼治痈肿、肺痈、烫伤、手足破裂及肛裂。紫珠性凉,又能清热解毒,尤宜肺胃出血,兼治痈肿、烫伤。仙鹤草性平,作用广泛,出血无论寒热虚实皆宜;又能截疟、止痢、解毒、杀虫,治久泻久痢、疟疾、疮肿、阴痒带下等。棕榈炭性平,出血无瘀无论寒热均宜,尤多用于崩漏,又兼治久泻久痢及妇女带下。藕节炒炭性平力缓,治出血无论寒热均宜鲜用性凉,出血夹热者宜投。

三、考前模拟

(一)A型题(最佳选择题)

1.既能凉血止血,又能散瘀消痈,还可利胆退黄的药物是

A.黄连　　B.地黄　　C.牡丹皮　　D.大蓟　　E.地榆

2.常用于尿血及热毒疮痈的药物是

A.白茅根　　B.板蓝根　　C.小蓟　　D.仙鹤草　　E.漏芦

3.治血热之血淋、尿血,首选的药是

A.大蓟　　B.小蓟　　C.地榆　　D.槐花　　E.侧柏叶

4.下列清热凉血药中有凉血止血,解毒消肿,长于治血淋尿血,今用于治疗肝炎、肾炎、高血压病、高脂血症的药是

A.大蓟　　B.小蓟　　C.地榆　　D.侧柏叶　　E.槐花

5.既善于治便血,外用又可解毒疗疮治湿疹、烫伤,但长期、大面积外用可引起中毒性肝炎的药是

A.地榆　　B.槐花　　C.石膏　　D.四季青　　E.白及

6.药性寒凉而涩,能解毒敛疮的止血药为

A.大蓟　　B.小蓟　　C.地榆　　D.槐花　　E.白茅根

7. 内服能治下焦血热所致的出血证,外用又能疗烫伤、湿疹的药物是

A. 穿心莲　　B. 垂盆草　　C. 白敛　　D. 地榆　　E. 白及

8. 白茅根与专入气分之芦根有别,入气分亦入血分,其功效是

A. 凉血止血,生津止渴,清肺胃热,益气

B. 凉血止血,生津止渴,清热利尿,益气

C. 凉血止血,生津止渴,泻热通便,益气

D. 凉血止血,生津止渴,滋阴养血,益气

E. 凉血止血,生津止渴,清肺胃热,清热利尿

9. 味苦甘涩,质粘,功能收敛止血,善治肺胃出血症,又可消肿生肌,治痈肿疮毒,皮肤皲裂的是

A. 白及　　B. 乌贼骨　　C. 三七　　D. 侧柏叶　　E. 白敛

10. 既能治肺胃出血,又能消散痈肿、生肌敛疮的药物是

A. 黄芪　　B. 生地黄　　C. 仙鹤草　　D. 白及　　E. 血余炭

11. 肺胃出血当选用

A. 大蓟　　B. 仙鹤草　　C. 白及　　D. 白茅根　　E. 槐花

12. 功善化瘀止血,为止人体各种出血之要药,又可消肿定痛,治跌打伤痛的药是

A. 白及　　B. 血余炭　　C. 三七　　D. 蒲黄　　E. 五灵脂

13. 具有止血而不留瘀,化瘀而不伤正之特点的药物为

A. 白及　　B. 三七　　C. 茜草　　D. 五灵脂　　E. 蒲黄

14. 指出下列哪味药无收敛止血之功效

A. 紫珠　　B. 仙鹤草　　C. 棕榈炭　　D. 藕节　　E. 茜草

15. 生用能活血化瘀、止血,炒用而凉血止血的药物是

A. 槐花　　B. 白茅根　　C. 苎麻根　　D. 茜草　　E. 凌霄花

16. 生用性滑,长于行血消瘀,炒黑性涩,功专收涩止血,入汤剂宜包煎的是

A. 马勃　　B. 棕榈　　C. 白及　　D. 蒲黄　　E. 藕节

17. 下列何药活血止血,兼利尿通淋

A. 茜草　　B. 三七　　C. 花蕊石　　D. 丹皮　　E. 蒲黄

18. 功效温经止血,善治妇科虚寒性出血证,又可捣绒用以外灸的是

A. 大蓟　　B. 小蓟　　C. 苎麻根　　D. 艾叶　　E. 侧柏叶

19. 既能温经止血、散寒止痛,又能止咳平喘的药物是

A. 苏子　　B. 洋金花　　C. 平地木　　D. 艾叶　　E. 款冬花

20. 温经调经要药为

A. 鸡血藤　　B. 益母草　　C. 当归　　D. 香附　　E. 艾叶

21. 善治痔疮下血的药是

A. 小蓟　　B. 花蕊石　　C. 槐花　　D. 乌梅　　E. 五倍子

22. 能降血压改善血管脆性的止血药是

A. 紫珠　　B. 三七　　C. 槐花　　D. 木通　　E. 代赭石

23. 味苦涩,性微寒,功效凉血止血,又能收敛止血,兼可化痰止咳,燥湿止带的药是

A. 仙鹤草　　B. 白果　　C. 侧柏叶　　D. 紫珠　　E. 白及

24. 既凉血,又能收敛止血、祛痰止咳的药物是

A. 大蓟   B. 紫珠   C. 侧柏叶   D. 槐角   E. 三七

25. 性寒凉而长于治怀胎蕴热之胎漏下血,胎动不安的是

A. 生地黄   B. 阿胶   C. 赤芍   D. 苎麻根   E. 白茅根

26. 下列何药善治血热胎动不安

A. 紫苏   B. 桑寄生   C. 紫草   D. 牡丹皮   E. 苎麻根

27. 因热而致胎动不安或胎漏下血之证当选用

A. 白茅根   B. 大蓟   C. 苎麻根   D. 茜草根   E. 艾叶炭

28. 性寒凉而长于治怀胎蕴热之胎漏下血,胎动不安的是

A. 生地黄   B. 阿胶   C. 赤芍   D. 苎麻根   E. 白茅根

29. 脱力草为仙鹤草的别名,下列哪项不属其功效

A. 收敛止血   B. 化瘀止血   C. 止痢截疟   D. 补虚强壮   E. 解毒杀虫

30. 既能止血止痢,又能杀虫、补虚的药物是

A. 党参   B. 沙苑子   C. 侧柏叶   D. 仙鹤草   E. 三七

31. 既能收敛止血,又能解毒疗疮的药物是

A. 炒槐花   B. 小蓟   C. 侧柏叶   D. 紫珠   E. 白茅根

32. 功似三七而散瘀止血,消肿止痛,兼有养心安神的药是

A. 三七   B. 景天三七   C. 菊叶三七   D. 茜草   E. 蒲黄

33. 功效止血化瘀,补阴利尿,外用能敛疮生肌的药是

A. 白及   B. 蒲黄   C. 血余炭   D. 三七   E. 墨旱莲

34. 具有止血散瘀、补阴利尿的药物是

A. 茜草   B. 三七   C. 陈棕炭   D. 血余炭   E. 蒲黄炭

35. 下列对于三七与蒲黄的异同点说法正确的是

A. 有毒与无毒的区别

B. 有止血不留瘀的共同点

C. 有消肿止疼和止咳通便的不同点

D. 有补脾益肺的共同点

E. 有长于润肺和长于清热的不同

(二)B型题(配伍选择题)

A. 大蓟   B. 小蓟   C. 侧柏叶   D. 槐花   E. 白茅根

1. 凉血止血,清肝火的药物是

2. 凉血止血,化痰止咳的药物是

A. 蒲黄   B. 茜草   C. 大蓟   D. 小蓟   E. 三七

3. 具有化瘀止血,兼有利尿功效的药物是

4. 具有化瘀止血,凉血通经功效的药物是

(三)X型题(多项选择题)

1. 仙鹤草的功效是

A. 收敛止血   B. 补虚   C. 止痢   D. 清热解毒   E. 截疟

2.白及常用治

A.肺胃出血　　B.痈肿疮疡　　C.水火烫伤　　D.手足皲裂　　E.疟疾寒热

3.能清肺胃之热的药物有

A.黄连　　B.黄芩　　C.芦根　　D.生姜　　E.白茅根

4.既能收敛止血，又兼能散瘀的药物是

A.藕节　　B.血余炭　　C.蒲黄　　D.茜草　　E.紫珠

5.具有补虚作用的药物是

A.三七　　B.仙鹤草　　C.白及　　D.茜草　　E.艾叶

6.下列具有化瘀止血作用的药物是

A.羊蹄　　B.茜草　　C.艾叶　　D.蒲黄　　E.藕节

7.苎麻根与紫珠的功效共同点是

A.凉血止血　　B.收敛止血　　C.清热利尿　　D.清热解毒　　E.化瘀止血

8.具有凉血止血作用的药物是

A.大蓟　　B.小蓟　　C.地榆　　D.槐花　　E.侧柏叶

9.常用治水火烫伤的药物是

A.地榆　　B.伏龙肝　　C.白及　　D.紫珠　　E.艾叶

10.茜草常用治

A.出血证　　B.血瘀经闭　　C.跌打损伤　　D.风湿痹痛　　E.水火烫伤

四、答　案

(一)A 型题

1.D　2.C　3.B　4.B　5.A　6.C　7D　8.E　9.A　10.D
11.C　12.C　13.B　14.E　15.D　16.D　17.E　18.D　19.D　20.E
21.C　22.C　23.C　24.C　25.D　26.E　27.C　28.D　29.B　30.D
31.D　32.B　33.C　34.D　35.B

(二)B 型题

1.D　2.C　3.A　4.B

(三)X 型题

1.ABCE　2.ABCD　3.CE　4.ABC　5.AB　6.BDE　7.AD
8.ABCDE　9.ACD　10.ABCD

第十六章 活血化瘀药

一、考试大纲

(一)基本要求

1.性能主治

(1)活血化瘀药的性能功效

(2)活血化瘀药的适用范围

2.配伍与使用注意

(1)活血化瘀药的配伍方法

(2)活血化瘀药的使用注意

(二)常用中药

1.川芎、延胡索、郁金、莪术、丹参、虎杖、益母草、桃仁、红花、牛膝、水蛭

(1)各药的药性、性能特点

(2)各药的功效、主治病症

(3)各药的用法、使用注意

(4)与各单元功效相似药物的药性、功效及主治病症的异同

(5)川芎、延胡索、莪术、丹参、益母草、桃仁、红花的主要药理作用

(6)郁金配石菖蒲,郁金配白矾,牛膝配苍术、黄柏,川芎配柴胡、香附的意义

2.乳香、没药、姜黄、三棱、鸡血藤、川牛膝、苏木、西红花、五灵脂、土鳖虫、血竭、刘寄奴

(1)各药的药性

(2)各药的功效、主治病症

(3)各药的用法、使用注意

(4)西红花、血竭的用量

(5)与各单元功效相似药物的药性、功效及主治病症的异同

3.北刘寄奴、穿山甲、王不留行、月季花、干漆、自然铜

(1)各药的药性

(2)各药的功效

(3)各药的用法、使用注意

(4)干漆、自然铜的用量

(5)与各单元功效相似药物的药性及功效的异同

二、应试指南

(一)基本要求

1.性能主治

(1)性能功效:多辛苦,多归心、肝经而入血分,善走散通行,促进血行。具活血化瘀之功,调经、止痛、消癥、消肿及祛瘀生新等作用。

(2)适用范围:瘀血阻滞引起疾病,如经闭、痛经、月经不调、产后瘀阻、癥瘕、胸胁脘腹痛、

跌打损伤、瘀血肿痛、关节痹痛、痈肿疮疡、瘀血阻滞经脉所致的出血等证。

2.配伍与使用方法

（1）配伍方法：寒凝血瘀者，配温里散寒、温通经脉药；风湿关节痹痛，配祛风湿、通经脉、止痹痛之物；癥瘕积聚、肿块坚硬者，可配软坚散结之药；热毒痈肿，配清热解毒之剂；久瘀体虚或因虚致瘀者，配伍补虚药。常与行气药同用，增强活血化瘀之力。

（2）使用注意：妇女月经量多、血虚经闭无瘀及出血无瘀者忌用，孕妇慎用或禁用。

（二）常用中药

1.川芎、延胡索、郁金、莪术、丹参、虎杖、益母草、桃仁、红花、牛膝、水蛭

（1）各药的药性、性能特点

川芎：辛，温。本品辛散温通，善入肝、胆、心包经。走而不守。既上行颠顶，又下达血海，还旁通四肢，被称为"血中气药"。可治血瘀气滞诸证，尤善治妇科血瘀诸证，为妇科活血调经之要药；亦为治头痛之要药。

延胡索：辛、苦，温。本品辛散温通，入心、肝、脾经。为活血行气止痛之要药。各种痛证均可配伍使用。

郁金：辛、苦，寒。本品辛散且苦寒降泄清热，善入肝、胆、心经。既入血分活血凉血，又入气分行气解郁。能清心解郁，利胆退黄，为治疗血瘀气滞、热病神昏、湿热黄疸、吐衄倒经的常用药。

莪术：辛、苦，温。本品苦泄辛散温通，入肝、脾二经。为破血消癥之要药，血瘀气滞重证的常用药，多与三棱相须；亦可消积止痛，治宿食不化之脘腹胀痛重证。

丹参：苦，微寒。本品苦寒降泄，善入心、心包、肝经。祛瘀生新而不伤正，为妇科活血调经之要药，对血热瘀滞尤为适宜；又为活血祛瘀之要药，广泛用于各种瘀血病症；还善凉血清心，除烦安神，散结消痈，治温病热入营血之心悸失眠及痈肿疮毒。

虎杖：微苦，微寒。对疮疡肿毒、毒蛇咬伤可内服。

益母草：苦、辛，微寒。本品苦泄辛散性微寒，入心、肝及膀胱经。功善活血调经，故血瘀经产诸证多用，为妇科血瘀经产诸疾之要药；且活血兼利尿，对水瘀互结之水肿尤为适宜；又能清热解毒疗疮。

桃仁：苦、甘，平；有小毒。本品甘苦性平，入心、肝、大肠经。活血祛瘀力强而善破瘀，为妇科血瘀诸证之常用药。癥瘕积聚、跌打损伤等多种瘀血证亦多选用；且善泄血分之壅滞，故肠痈、肺痈亦为多用；又质润多脂，味苦降气，可治肠燥便秘及咳嗽气喘等证。

红花：辛，温。本品辛散温通，入心、肝二经血分。为活血通经之要药，治经产瘀滞证常用；又能祛瘀止痛，善治瘀阻心腹胁痛；兼能活血化斑. 可疗血热瘀滞之斑疹紫暗。

牛膝：苦、甘、酸，平。本品苦甘酸平，主入肝、肾二经。长于活血通经，有疏利降泄之特点，为妇科血瘀经产诸疾及跌打损伤等多种瘀血病症之常用药；且既通经活血，又善补益肝肾，为久痹肾虚腰膝疼痛之首选；又苦泄下行，能降上炎之火，可治肝阳上亢及火热上炎之证。尚能引诸药下行。

水蛭：咸、苦，平；有小毒。破血逐瘀通经之良药。

（2）各药的功效、主治病症

川芎：活血行气，祛风止痛。用于血瘀气滞诸痛，以属寒者为宜，胸痹心痛，头痛，痹痛，妇科血瘀诸证。

延胡索:活血,行气,止痛。用于血瘀气滞诸痛治胸痹心痛,妇女痛经、产后瘀滞腹痛,跌打损伤

郁金:活血止痛,行气解郁,利胆退黄,凉血清心。胸、胁、腹痛,热病神昏,癫痫,湿热黄疸。

莪术:破血行气,消积止痛。用于癥瘕积聚,经闭,心腹刺痛等证,食积气滞腹痛。

丹参:活血调经,凉血,消痈,清心安神。用于妇科瘀滞诸证,瘀血阻滞证,疮疡肿毒,热入营分或杂病心悸失眠。

虎杖:活血散瘀,祛风通络,清热利湿;解毒。主妇女经闭;痛经;产后恶露不下;症瘕积聚;跌扑损伤;风湿痹痛;湿热黄疸;淋浊带下;疮疡肿毒;毒蛇咬伤;水火烫伤。

益母草:活血调经,利水消肿,清热解毒。用于妇科瘀滞证,水肿,小便不利,疮疡肿毒,皮肤痒疹。

桃仁:活血祛瘀,润肠通便,止咳平喘。用于多种瘀血证,肠痈,肺痈,止咳平喘,肠燥便秘。

红花:活血通经,祛瘀止痛。用于妇科瘀滞证,血热瘀滞,斑疹紫暗,血瘀诸痛证。

牛膝:活血通经,补肝肾,强筋骨,利水通淋,引血下行。用于瘀血阻滞证,经闭、痛经、月经不调、产后腹痛等,跌打损伤、腰膝瘀痛,肝肾亏虚之腰痛,淋证,水肿,小便不利,胃火上炎之齿龈肿痛、口舌生疮,肝阳上亢之头痛眩晕、目赤。

水蛭:破血逐瘀通经。用于癥瘕积聚,跌打损伤,血瘀经闭等症。

(3)各药的用法、使用注意

川芎:煎服,3~10g。凡阴虚火旺、多汗、热盛及无瘀滞之出血证和孕妇均应慎用。

延胡索:煎服,3~10g。研末服1~3g。止痛多醋炙;活血多酒炙。孕妇应慎用。

郁金:煎服,3~10g。解郁止痛多醋炙。畏丁香。

莪术:煎服,5~10g。外用适量。止痛多醋炙。孕妇及月经过多者忌用。

丹参:煎服,5~15g。祛瘀活血多酒炒用。反藜芦。孕妇慎用。

虎杖:内服:煎汤,10~15g;或浸酒,或入丸、散。外用适量,研末调敷;或煎浓汁湿敷;或熬膏涂擦。有孕人勿服。

益母草:煎服,9~30g,亦可熬膏用。外用适量捣敷或煎汤外洗。孕妇慎用。

桃仁:煎服,5~10g。用时捣碎。孕妇忌用。

红花:煎服,3~10g。外用适量。孕妇及月经过多者忌服;有出血倾向者慎用。

牛膝:煎服.5~10g。补肝肾,强筋骨多酒炙后用。孕妇及月经过多者忌用;中气下陷,脾虚泄泻,下元不固遗精者慎用。

水蛭:煎服,1.5~3g。或将活水蛭放于瘀肿局部以吸血消肿。月经过多者与孕妇忌服。

(4)与各单元功效相似药物的药性、功效及主治病症的异同

川芎、姜黄:均辛温而能活血行气、散风止痛,既治妇科月经不调、痛经、经闭、癥瘕及产后瘀阻,又治内科肝郁气滞、血瘀胁肋刺痛、风湿痹痛,还治跌打损伤瘀血肿痛,证属血瘀气滞而有寒者最宜。不同:川芎上行头颠,善治头痛、胸痹心痛、痹痛日久兼血瘀及痈肿疮毒。姜黄则散寒力强,善走肢臂而通经脉,治上肢肩臂之风寒湿痹及心腹冷痛。

姜黄、郁金:均能活血破瘀、行气止痛,治肝郁气滞、瘀血内阻之胸腹胁肋刺痛、血滞癥瘕、经闭、痛经及月经不调等。姜黄辛温行散,治寒凝血瘀气滞之证,能通经、散风寒湿,善走肢臂,治上肢肩臂之风寒湿痹、跌打损伤之瘀血肿痛;外用治痈肿疮毒。郁金辛苦性寒,治血瘀气滞有热之证,能凉血清心、解郁安神、利胆退黄,治热病神昏、痰热癫痫、血热挟瘀出血、湿热黄疸

及肝脾肿大。

丹参、川芎：同为活血调经常用之品，均善活血行瘀止痛。不同：丹参微寒，除化瘀止痛外，又善凉血，故宜于血瘀血热之妇、内、外、伤科等诸证，并治肝脾肿大、风湿热痹，还能清心除烦。川芎温辛，又能行气散寒，故宜于血瘀有寒或又兼气滞诸证，并治肝郁气滞胁痛、各种头痛、风寒湿痹等。

桃仁、红花：均为破血之品，功善活血化瘀，常相须为用，治妇科血滞经闭、痛经、症瘕积聚、产后瘀阻腹痛，内科胸痛、心痛，以及伤科跌打瘀痛。桃仁性平，甘苦润降，破瘀生新为长；又能润肠通便，治肠痈、肺痈、肠燥便秘；还能止咳平喘，治咳嗽气喘。红花性温，辛散温通，又能化斑消肿，治痈肿疮毒、脱疽、斑疹色不红。西红花，味甘性寒，功与红花相似而力强。除善活血祛瘀，治血滞经闭、痛经、产后瘀阻、癥瘕积聚及跌打伤痛外，又能凉血解毒、解郁安神，治热入营血、温毒发斑、忧郁痞闷、惊悸发狂。

虎杖、丹参：均活血祛瘀、消肿止痛。不同：虎杖性寒，长于通经，又能清热解毒、祛风利湿；祛痰止咳，泻下通便。丹参治肝脾肿大尤多用；又善凉血清心除烦；为治胸痹心痛之良药。

(5)川芎、延胡索、莪术、丹参、益母草、桃仁、红花的主要药理作用

川芎：抑制血管平滑肌收缩、扩张冠状动脉、增加冠脉血流量、降低外周血管阻力、改善微循环、抑制血小板聚集、抗血栓形成、促进骨髓造血、镇静、解痉、调节免疫、抗放射、抗肿瘤。

延胡索：镇静镇痛、催眠、抗惊厥、扩张冠状动脉、增加冠脉血流量、抑制血小板聚集、抗血栓形成、抗心律失常、抗溃疡。

莪术：抑制血小板聚集、抗血栓形成、抗炎、保肝、增强免疫、抗癌、升高白细胞、抗早孕、抗菌。

丹参：扩张冠状动脉、增加冠脉血流量、抗心肌缺血、改善微循环、调节免疫、降血脂、降血压、增强心肌收缩力、抗凝血、抗血栓形成、保肝、抗炎、镇静、抗菌。

益母草：兴奋子宫、使子宫收缩频率、幅度及紧张度增加、增加冠脉流量、减慢心率、改善微循环、抗血栓形成、抑制血小板聚集、增强细胞免疫、降血压、利尿、抑制真菌。

桃仁：兴奋子宫、抗血栓形成、抗炎、抗凝血、抗过敏、镇痛、镇咳、润肠缓泻。

红花：兴奋子宫、抗血栓形成、抗凝血、改善微循环、增加冠脉血流量、降血脂、抗炎。

(6)郁金配石菖蒲，郁金配白矾，牛膝配苍术、黄柏，川芎配柴胡、香附的意义

郁金配石菖蒲：郁金治湿温病，湿浊蒙闭心窍者，常与石菖蒲相使。

郁金配白矾：痰火蒙心之癫痫、癫狂证，郁金常配白矾同。

牛膝配苍术、黄柏：牛膝治疗湿热痿证，常配苍术、黄柏等同用。

川芎配柴胡、香附：疏肝解郁、理气活血。

2.乳香、没药、姜黄、三棱、鸡血藤、川牛膝、苏木、西红花、五灵脂、土鳖虫、血竭、刘寄奴

(1)各药的药性

乳香：辛、苦，温。

没药：辛、苦，平。

姜黄：辛、苦，温。

三棱：苦，平。

鸡血藤：苦、微甘，温。

川牛膝：苦、甘。

苏木:甘、咸、辛,平。

西红花:甘,寒。

五灵脂:苦、咸、甘,温。

土鳖虫:咸,寒;有小毒。

血竭:甘、咸,平。

刘寄奴:苦,温。

(2)各药的功效、主治病症

乳香:活血行气.消肿生肌。用于瘀血阻滞诸痛证,跌打损伤,疮疡痈肿,风寒湿痹,肢体麻木疼痛。

没药:活血止痛,消肿生肌。用于瘀血阻滞诸痛证。痛经、经闭、疮疡痈肿。

姜黄:活血行气,通经止痛。用于血瘀气滞诸痛,风湿痹痛。

三棱:破血行气,消积止痛。用于血瘀气滞及食积重证。食积气滞腹痛。

鸡血藤:活血调经,补血,通络。用于月经不调,痛经,经闭等证,痹证或手足麻木,半身不遂等证,血虚。

川牛膝:逐瘀通经,通利关节,利尿通淋,引血下行。用于月经不调,痛经,经闭等证,痹证或手足麻木,半身不遂等证,血虚。小便不利,肝阳上亢,头痛眩晕。

苏木:活血祛瘀,消肿止痛。瘀之经闭,痛经,产后腹痛,心腹瘀痛,痈肿疮毒等证,跌损骨折,瘀肿疼痛等证。

西红花:功用同红花而力较强,兼凉血解毒。常用于温热病发斑,热郁血瘀,斑疹紫暗者。

五灵脂:活血止痛,化瘀止血,解蛇虫毒。用于瘀血阻滞诸痛证 温通疏泄,为血瘀诸痛之要药,瘀滞崩漏,蛇虫咬伤。

土鳖虫:破血逐瘀,续筋接骨。用于跌损瘀肿,筋伤骨折,瘀血阻滞经闭,产后腹痛,癥瘕等证。

血竭:活血化瘀止痛,止血敛疮生肌。用于跌打损伤及瘀血心腹刺痛等证;用于外伤出血及疮疡不敛等证,血瘀痛经、经闭,产后瘀滞腹痛或瘀血心腹刺痛。

刘寄奴:破血通经,止血,散寒止痛,消食。用于跌损肿痛等证;用于血瘀经闭,产后瘀滞腹痛等证;用于食积腹痛证。

(3)各药的用法、使用注意

乳香:煎服,3～5g。宜炒后去油用。外用适量。孕妇及无瘀滞者忌用;胃弱者慎用。

没药:煎服,3～5g。宜炒后去油用。外用适量。孕妇及无瘀滞者忌用;胃弱者慎用。

姜黄:煎服,3～10g。外用适量。孕妇忌用。

三棱:煎服,5～10g。止痛多醋炙。孕妇及月经过多者忌用。

鸡血藤:煎服,10～15g。可浸酒服。熬膏名鸡血藤膏,补血作用更佳。孕妇及月经过多者忌用。

川牛膝:煎服,5～10g。

苏木:煎服,3～10g。外用适量。孕妇慎用。

西红花:煎服,1～3g。孕妇忌用。

五灵脂:布包煎服,3～10g。或入丸散。外用适量。止血多炒用。血虚无瘀及孕妇慎用。一般不与人参同用。

土鳖虫:煎服,3～10g;研末服1～1.5g。黄酒送服为佳。孕妇忌用。

血竭:每次1～2g。内服多研末用或入丸散剂外用适量。孕妇及月经过多者忌用。

刘寄奴:煎服,3～10g。外用适量,研末外撒或调敷。孕妇慎用。

(4)与各单元功效相似药物的药性、功效及主治病症的异同

乳香、没药:均辛香窜,善活血止痛、消肿生肌,常相须为用,治瘀血阻滞心腹诸痛、跌打肿痛、血滞经闭、癥瘕、痈疽疮肿等。二者用治疮肿的一般原则是:痈疽未溃可服,溃后勿服;无脓可服,脓多勿服。相异的是:乳香性温,长于活血伸筋;没药性平,长于破血散瘀。

延胡索、五灵脂:均性温而善活血止痛,治瘀血诸痛。其中延胡索除活血外,又善行气,故止痛作用优良。五灵脂生用专于活血,止痛力较缓,可治血瘀诸痛;炒用则化瘀止血,治血瘀崩漏、月经过多。又兼解毒消肿治虫蛇咬伤。

牛膝(怀牛膝)、川牛膝:同源于苋科植物而性平,既均能逐瘀通经,治血滞月经不调、痛经、经闭、产后瘀阻、关节痹痛及跌打损伤,又均能利尿通淋、引血下行,治小便不利、淋浊涩痛、吐血、衄血、尿血、牙龈肿痛、口舌生疮及头痛眩晕等。牛膝多制用,又善补肝肾、强筋骨,治肝肾亏虚之腰膝酸软、筋骨无力,以及风湿痹痛兼肝肾亏虚者;川牛膝多生用,又能通利关节,凡风湿痹痛无论属寒属热均可选用。

五灵脂、蒲黄:虽均归肝经,为治血瘀诸痛或出血之常用品。生用均能活血化瘀止痛。炒用均能止血,炒五灵脂化瘀而止血,炒蒲黄主收敛略化瘀而止血。生五灵脂温通,化瘀止痛力强,血瘀有寒者宜之。生蒲黄甘平,虽化瘀止痛力较五灵脂缓,但无寒热之偏;且兼止血、利尿,又能治各种出血及淋痛,尤宜尿血、血淋或证属夹瘀者。两药相合,若均生用则主能活血化瘀,兼能止血利尿,凡瘀血之证无论有无出血咸宜;若均炒用则化瘀收敛而止血,且有止血而不留瘀、活血而不动血之长,凡出血无论有无瘀血皆可选用,兼寒者最宜。

水蛭、土鳖虫:同归肝经而有小毒,均善破血逐瘀消癥,治癥瘕积聚、经闭等血瘀重症。不同:水蛭性平,兼治跌打损伤。土鳖虫性寒,治肝脾肿大最宜,兼治肌肤甲错;又续筋接骨,治跌打瘀肿、筋伤骨折。

莪术、三棱:同归肝脾经而为行散走泄之品,均善破血行气、消积止痛,治血瘀气滞之癥瘕积聚、经闭、痛经、产后瘀阻、跌打瘀肿及食积胀痛;均多用醋炒,以增强止痛之力;均忌用于孕妇及月经过多者。莪术性温,偏于破气。三棱性平,长于破血。

3.北刘寄奴、穿山甲、王不留行、月季花、干漆、自然铜

(1)各药的药性

北刘寄奴:苦、凉。

穿山甲:咸、微寒。

王不留行:苦,平。

月季花:甘,温。

干漆:辛、苦,温。

自然铜:辛,平。

(2)各药的功效

北刘寄奴:活血祛瘀、通经止痛、凉血止血、清热利湿。

穿山甲:活血消癥,通经下乳,消肿排脓。

王不留行:活血消癥,通经下乳,消肿排脓。

月季花：活血调经，解郁消肿。

干漆：破血祛瘀，杀虫。

自然铜：散瘀止痛，接骨疗伤。

(3)各药的用法、使用注意

北刘寄奴：煎服，6～9g。

穿山甲：煎服，3～10g。研末服，1～1.5g。孕妇及脓成已溃者忌用。

王不留行：煎服，5～10g。孕妇慎用。

月季花：不宜久煎，可泡服，2～6g，外用适量。多服久服易致腹泻，脾虚便溏、孕妇、月经过多者慎用。

干漆：煎服，2～5g。

自然铜：煎服，3～10g。多入丸、散剂。不宜久服。阴虚火旺，血虚无瘀者慎用。

(4)干漆、自然铜的用量

干漆：入丸、散剂，每次0.06～0.1g。

自然铜：煎服，3～10g，研末每次0.3g

(5)与各单元功效相似药物的药性及功效的异同

土鳖虫、自然铜：为伤科续伤之要药，均能活血化瘀止痛、续筋接骨。不同：土鳖虫性寒有小毒，药力较强，故曰破血逐瘀，又善治血滞经闭、产后瘀阻腹痛、癥瘕痞块。自然铜性温无毒，尤擅促进骨折愈合。

苏木、血竭：性平，活血散瘀止痛。其中苏木力稍缓；血竭力较强，又治癥瘕痞块，外用还善止血生肌敛疮。

穿山甲、王不留行：活血通经下乳。穿山甲走窜行散，药力颇强，能消癥、通络，消肿排脓；且治痈肿，未成脓可消，已成脓可溃，溃后一般不用。王不留行兼能利尿通淋。

三、考前模拟

(一)A型题(最佳选择题)

1.为了增强行血散瘀的作用，使用活血化瘀药时常配合

A.温里药　　B.解表药　　C.理气药　　D.补气药　　E.补血药

2.下列何药不具有化瘀止血的作用

A.菊叶三七　　B.茜草　　C.藕节　　D.川芎　　E.蒲黄

3.具有既能活血、行气，又能祛风止痛功效的药物为

A.郁金　　B.姜黄　　C.川芎　　D.乳香　　E.没药

4.既能活血祛瘀以调经，又能行气开郁而止痛的药物是

A.三七　　B.川芎　　C.茜草　　D.鸡血藤　　E.桃仁

5.为了增强活血散瘀、行气止痛之功，常与川芎配伍的对药是

A.党参　　B.黄芪　　C.当归　　D.生地黄　　E.香附

6.功效活血行气，祛风止痛，上行头目可治头风头痛，下达血海可治痛经闭经，中开郁结可治胸痹胁痛的药是

A.牛膝　　B.丹参　　C.三棱　　D.茺蔚子　　E.川芎

7. 生用疏理肝气,醋制调经止痛的药物是

A. 延胡索　　B. 五灵脂　　C. 麦芽　　D. 山楂　　E. 谷芽

8. 延胡索活血行气,为止痛良药,其来源于

A. 姜科植物　　B. 罂粟科植物　　C. 伞形科植物　　D. 苋科植物

E. 黑三棱科植物

9. 增强延胡索止痛作用的最佳制法是

A. 生用　　B. 酒炒　　C. 醋炒　　D. 蜜炙　　E. 盐水制

10. 近年来临床上常用于缓解冠心病心绞痛及心律失常的药物是

A. 没药　　B. 党参　　C. 乳香　　D. 延胡索　　E. 莪术

11. 延胡索具有良好的止痛功效,适用于

A. 头部　　B. 胸部　　C. 腹部　　D. 腰背部　　E. 身体各部位

12. 能"行血中气滞,气中血滞"、"专治一身上下诸痛"的药物为

A. 川芎　　B. 延胡索　　C. 郁金　　D. 乳香　　E. 丹参

13. 下列各药中属于活血药的是

A. 酸枣仁　　B. 延胡索　　C. 常山　　D. 益智仁　　E. 五味子

14. 郁金配石菖蒲主治

A. 湿温病湿浊蒙蔽清窍之神志不清　　B. 温病高热神昏

C. 痰蒙心窍之神昏不语　　　　　　　D. 元气脱失之神昏不语

E. 大失血之神昏不语

15. 郁金属于

A. 安神药　　　　B. 平肝熄风药　　C. 补虚药

D. 活血去瘀药　　E. 化痰平喘药

16. 郁金不但具有活血止痛、行气解郁之功,还能

A. 利水通淋清心除烦　　B. 通经络止痹痛　　C. 强筋健骨

D. 凉血清心、利胆退黄　　E. 消肿排脓

17. 常与茵陈、栀子等配伍,以增强利胆退黄作用的药物是

A. 生地黄　　B. 泽泻　　C. 郁金　　D. 姜黄　　E. 川芎

18. 郁金的功效是

A. 破瘀行气,清心解郁,凉血止血,开窍益智

B. 破瘀行气,清心解郁,利胆退黄,安神益智

C. 破瘀行气,清心解郁,利胆退黄,利尿通淋

D. 破瘀行气,清心解郁,凉血止血,利尿通淋

E. 破瘀行气,清心解郁,凉血止血,利胆退黄

19. 既能破血祛瘀又能行气消积的药物是

A. 枳实　　B. 香橼　　C. 薤白　　D. 三棱　　E. 莪术

20. 近年来常用于肝脾肿大及冠心病,对缩小肝脾及缓解心绞痛有一定作用的药物是

A. 川芎　　B. 五味子　　C. 丹参　　D. 垂盆草　　E. 虎杖

21. 丹参不但具有活血祛瘀、凉血消痈之功,而且还能

A. 行气止痛　　B. 养血安神　　C. 安胎　　D. 补脾益肺　　E. 化湿和胃

22.丹参有"小四物"之称,其功效是

A.活血化瘀,养血安神,凉血止痛,利水消肿

B.活血化瘀,养血安神,润肠通便,利水消肿

C.活血化瘀,养血安神,凉血止痛,清热消肿

D.活血化瘀,养血安神,润肠通便,清热消肿

E.活血化瘀,养血安神,凉血止痛,润肠通便

23.既能活血定痛、清热利湿,又能化痰止咳解毒的药物是

A.益母草　　B.牡丹皮　　C.玄参　　D.虎杖　　E.紫菀

24.虎杖与大黄共有的功效是

A.活血化瘀,泻火凉血　　B.活血化瘀,化痰止咳　　C.泻下通便,祛风除湿

D.活血化瘀,泻下通便　　E.化痰止咳,利湿退黄

25.益母草最宜于的水肿是

A.风水证　　B.脾虚水肿　　C.肾虚水肿　　D.水瘀互阻水肿

E.寒湿水肿

26.常用于经产诸证及小便不利、水肿、疮痈肿毒、皮肤痒疹等证的药物是

A.川芎　　B.红花　　C.益母草　　D.当归　　E.石韦

27.具有活血化瘀,润肠通便,止咳平喘作用,味苦、甘、性平的药是

A.当归　　B.杏仁　　C.桃仁　　D.虎杖　　E.红花

28.既能用于血滞经闭,又能用于肺痈、肠痈及肠燥便秘的药物是

A.芒硝　　B.芦根　　C.玄参　　D.桃仁　　E.瓜蒌仁

29.对于桃仁与红花的异同点,下列说法正确的是

A.有毒与无毒的区别

B.有止血不留瘀的共同点

C.有消肿止疼和止咳通便的不同点

D.有补脾益肺的共同点

E.有长于润肺和长于清热的不同

30.红花用治妇科疾患,下列何证除外

A.血瘀经闭　　B.血瘀痛经　　C.产后瘀滞腹痛　　D.血热崩漏

E.少腹癥积

31.常用于痛经、癥瘕、关节疼痛以及热郁血滞所致斑疹色暗的药物是

A.紫草　　B.大青叶　　C.红花　　D.五灵脂　　E.牛膝

32.具有活血止痛、消肿生肌功效的药物是

A.延胡索　　B.牡丹皮　　C.赤芍　　D.乳香　　E.姜黄

33.根据前人经验的总结认为在治疗痹证时宜选用

A.乳香　　B.茜草　　C.雄黄　　D.藜芦　　E.金樱子

34.具有活血止痛、消肿生肌作用的药是

A.香橼　　B.佛手　　C.乳香　　D.没药　　E.香附

35.下列除何药外均有活血利尿作用

A.牛膝　　B.益母草　　C.泽兰　　D.蒲黄　　E.乳香

36.具有疏肝理气、消肿生肌作用的药是

A.香橼　　B.佛手　　C.乳香　　D.没药　　E.香附

37.具有破血行气、通经止痛之功,而长于治肢臂痹痛的药物是

A.桂枝　　B.丁香　　C.姜黄　　D.三棱　　E.莪术

38.功效活血补血,舒筋通络的是

A.鸡血藤　　B.红藤　　C.夜交藤　　D.当归　　E.络石藤

39.既能活血,又能补血,且有舒筋活络之功的药物是

A.川芎　　B.龙眼肉　　C.鸡血藤　　D.女贞子　　E.血竭

40.既能活血,又能补血的药物为

A.丹参　　B.鸡血藤　　C.益母草　　D.牛膝　　E.红花

41.活血调经要药为

A.鸡血藤　　B.益母草　　C.当归　　D.香附　　E.艾叶

42.五灵脂的功效为

A.活血止痛,消肿生肌　　　B.活血止痛,化瘀止血

C.活血止痛,凉血止血　　　D.活血止痛,行气解郁

E.活血止痛,解郁调经

43.既能活血止痛,又能化瘀止血,还可解蛇虫毒的药物是

A.五灵脂　　B.鸡血藤　　C.川芎　　D.四季青　　E.地锦草

44.生用活血止痛,炒用化瘀止血的药物是

A.延胡索　　B.五灵脂　　C.麦芽　　D.山楂　　E.谷芽

45.南刘寄奴亦名奇蒿,北刘寄奴亦名阴行草,两药不同的主治证是

A.血滞闭经　　B.产后瘀阻腹痛　　C.食积不消　　D.折伤瘀肿　　E.癥瘕

46.既能破血祛徵,尚能杀虫,有小毒的药是

A.水蛭　　B.虻虫　　C.大黄　　D.干漆　　E.凌霄花

47.下列哪项为散瘀止痛,接骨疗伤的要药

A.自然铜　　B.苏木　　C.红花　　D.牛膝　　E.续断

48.跌打骨折、瘀阻肿痛等症,最适宜的药物是

A.泽兰　　B.五灵脂　　C.自然铜　　D.鸡血藤　　E.丹参

49.三棱与莪术的不同点是

A.凉血活血与养血敛阴　　　B.兼能化痰与长于补阴

C.平降肝阳与清热平肝　　　D.行气之功与破血之力

E.清热凉血与补血滋阴

(二)B型题(配伍选择题)

A.活血通经、下乳、消肿排脓　　B.破血逐瘀、续筋接骨　　C.破血逐瘀

D.破血逐瘀、止血定痛　　　　　E.活血、祛瘀、行水消肿

1.穿山甲的功效是

2.土鳖虫的功效是

3.水蛭的功效是

A.活血调经、消肿　　　B.破血通经、散瘀止痛　　C.活血通经、祛瘀止痛

D. 破血祛瘀、通经、杀虫　　　E. 活血破瘀、凉血祛风

4. 月季花的功用是

5. 刘寄奴的功用是

A. 散瘀止痛、接骨疗伤　　　　B. 活血通经、祛瘀止痛

C. 活血通经、下乳　　　　　　D. 活血通经、凉血止血　　　E. 通经杀虫

6. 自然铜的功效是

7. 王不留行的功效是

8. 苏木的功效是

A. 郁金或姜黄的块根　　　　　B. 郁金的块根　　　C. 姜黄或郁金的根茎

D. 姜黄的块根　　　　　　　　E. 郁金的根茎

9. 郁金的药材为

10. 姜黄的药材为

A. 土鳖虫　　B. 自然铜　　C. 苏木　　D. 骨碎补　　E. 血竭

11. 具有接骨疗伤、散瘀止痛功效的药物为

12. 具有破血逐瘀、续筋接骨功效的药物为

(三)X 型题(多项选择题)

1. 丹参可应用于

A. 月经不调, 产后瘀滞腹痛　　B. 瘀滞心胸腹痛　　　C. 癥瘕积聚

D. 跌打伤痛, 风湿痹痛　　　　E. 心悸失眠

2. 郁金的功效是

A. 利尿通淋　　B. 清心凉血　　C. 活血止痛　　D. 行气解郁　　E. 利胆退黄

3. 具有活血行气止痛作用的药物是

A. 丹参　　B. 乳香　　C. 川芎　　D. 牛膝　　E. 姜黄

4. 能治疗食积脘腹胀痛的药物是

A. 没药　　B. 延胡索　　C. 三棱　　D. 莪术　　E. 刘寄奴

5. 水蛭、土鳖虫的共同点是

A. 利尿通淋　　B. 血瘀重症　　C. 破血逐瘀　　D. 消癥　　E. 通经下乳

6. 穿山甲可用于治疗

A. 风湿痹痛　　B. 产后乳汁不下　　C. 癥瘕　　D. 肾虚腰痛　　E. 血淋、尿血

7. 既能活血调经, 又能利水的药物是

A. 丹参　　B. 益母草　　C. 红花　　D. 牛膝　　E. 桃仁

8. 桃仁可用于

A. 肺痈、肠痈　　B. 血瘀腹痛　　C. 热结便秘　　D. 咳嗽气喘　　E. 癥瘕积聚

9. 郁金、姜黄的功效共用点是

A. 活血散瘀　　B. 清心凉血　　C. 利胆退黄　　D. 行气解郁

E. 行气止痛

10. 延胡索可用于

A. 瘀阻胸痹心痛　　B. 风湿痹痛　　C. 气滞胃痛　　D. 瘀阻胃痛　　E. 瘀滞腹痛

11.益母草的功效是

A.清热解毒　　　B.疏肝解郁　　　C.活血调经　　　D.利水消肿　　　E.祛瘀消痈

四、答　案

(一)A 型题

1. C	2. D	3. C	4. B	5. C	6. E	7. A	8. B	9. C	10. D
11. E	12. B	13. B	14. A	15. D	16. D	17. C	18. E	19. E	20. C
21. B	22. C	23. D	24. C	25. D	26. C	27. C	28. D	29. C	30. D
31. C	32. D	33. A	34. C	35. E	36. D	37. C	38. A	39. C	40. B
41. A	42. B	43. A	44. B	45. C	46. D	47. A	48. C	49. D

(二)B 型题

1. A	2. B	3. C	4. A	5. B	6. A	7. C	8. B	9. A	10. D
11. B	12. A

(三)X 型题

1. ABCDE　　2. BCDE　　3. BCE　　4. CDE　　5. BCD　　6. ABC　　7. BD

8. ABDE　　9. AE　　10ABCDE　11. ACDE

第十七章　化痰止咳平喘药

一、考试大纲

(一)基本要求

1.性能主治

(1)化痰止咳平喘药的性能功效

(2)化痰止咳平喘药的适用范围

2.分类　化痰止咳平喘药的分类及各类的性能特点

3.配伍与使用注意

(1)化痰止咳平喘药的配伍方法

(2)化痰止咳平喘药的使用注意

(二)化痰药

1.半夏、天南星、芥子、桔梗、旋覆花、瓜蒌、川贝母、浙贝母、竹茹

(1)各药的药性、性能特点

(2)各药的功效、主治病症

(3)各药的用法、使用注意

(4)与各单元功效相似药物的药性、功效及主治病症的异同

(5)半夏、桔梗、川贝母、浙贝母的主要药理作用

(6)旋覆花配赭石的意义

2.白附子、竹沥、白前、前胡、昆布、海藻

(1)各药的药性

(2)各药的功效、主治病症

(3)各药的用法、使用注意

(4)与各单元功效相似药物的药性、功效及主治病症的异同

(5)禹白附与关白附的来源

3.天竺黄、黄药子、瓦楞子、海蛤壳、海浮石、礞石

(1)各药的药性

(2)各药的功效

(3)各药的用法、使用注意

(4)礞石的用量

(5)与各单元功效相似药物的药性及功效的异同

(三)止咳平喘药

1.苦杏仁、百部、紫苏子、桑白皮、葶苈子

(1)各药的药性、性能特点

(2)各药的功效、主治病症

(3)各药的用法、使用注意

(4)与各单元功效相似药物的药性、功效及主治病症的异同

(5)苦杏仁的主要药理作用

2.紫菀、款冬花、枇杷叶、马兜铃、白果、胖大海

(1)各药的药性

(2)各药的功效、主治病症

(3)各药的用法、使用注意

(4)与各单元功效相似药物的药性、功效及主治病症的异同

3.洋金花

(1)药性、功效、用法用量、使用注意

(2)与各单元功效相似药物的药性及功效的异同

二、应试指南

(一)基本要求

1.性能主治

(1)性能功效:具有辛、苦或甘味,药性寒凉或温热;主归肺经。具有宣降肺气、化痰止咳、降气平喘等作用。

(2)适用范围:外感或内伤引起的痰饮阻肺、肺失宣降的痰多咳嗽气喘,痰蒙清窍或引动肝风所致的眩晕、癫痫惊厥、中风痰迷,以及痰阻经络所致的瘿瘤、瘰疬、阴疽流注、麻木肿痛等病症。

2.分类 分为化痰药和止咳平喘药,化痰药分为温化寒痰药、清化热痰药

(1)温化寒痰药:药性温燥,主要用于寒痰或湿痰。

(2)清化热痰药:具有寒凉之性,用于热痰、燥痰。

(3)止咳平喘药:外感或内伤引起的咳嗽喘息。

3.配伍与使用方法

(1)配伍方法:外感者配解表药;里热者配清热药;里寒者,配温里药;虚劳咳喘者,配补益药;癫痫惊狂配安神、平肝、开窍药;中风痰迷配开窍醒神药和熄风药;瘿瘤瘰疬者,配软坚散结药;阴疽流注、麻木肿痛,配温阳散寒通滞药;痰饮形成的病机为气化失司,常配伍行气药。

(2)使用注意:咳嗽兼有咳血者,不宜用强烈有刺激性的化痰药,加重咳血;麻疹初起咳嗽,不要用温燥或收涩性止咳药,影响麻疹透发。

(二)化痰药

1.半夏、天南星、芥子、桔梗、旋覆花、瓜蒌、川贝母、浙贝母、竹茹

(1)各药的药性、性能特点

半夏:辛,温;有毒。本品辛温而燥,主入脾、胃、肺经。既燥脾胃之湿,又祛在肺之痰,为治寒痰、湿痰之要药;又善降胃气而为止呕之要药;且善化痰而消痞散结,用治结胸、胸痹、梅核气等;外用能消肿散结,可治瘰疬痰核、痈疽肿毒、毒蛇咬伤。

天南星:苦、辛,温;有毒。祛经络风痰。外用痈疽肿痛,瘰疬。

芥子:辛,温。善治寒痰及痰饮诸症。

桔梗:苦、辛,平。本品辛散苦泄,药性平和,专走肺经。善开宣肺气而治咳嗽痰多之证,无论外感内伤,寒热虚实者均可应用;又能宣肺而利咽开音,祛痰排脓,用治咽痛失声、肺痈吐脓。

旋覆花：苦、辛、咸，微温。本品苦降辛开而微温，善入肺、脾胃、大肠经。入肺经善降气化痰而平喘、消痰行水以除痞满，用治痰饮壅肺或痰饮蓄结之证，无论寒热，皆可应用；入胃经又善降胃气而止呕噫。为治肺胃气逆病症之要药。

瓜蒌：甘、微苦，寒。本品片寒质润，入肺、胃、大肠经。既清肺、润肺而化痰止咳，又润肠以通便，用治肺热、痰热、肺燥之咳喘及肠燥便秘之证；且善宽胸利气以开痹，为治胸痹之要药；还可清热散结以消痈，用治肺痈、肠痈、乳痈等。

川贝母：苦、甘、微寒。本品苦甘微寒，入肺、心二经。为清润开散之品。能清肺化痰，润肺止咳，功偏于润肺，故肺燥、虚劳久咳之证多用；又开郁散结，以治痰火、热毒壅结诸证。

浙贝母：苦，寒。长于清泄热邪。

竹茹：甘，微寒。治胃热呕吐之要药，清热安胎。

(2)各药的功效、主治病症

半夏：燥湿化痰，降逆止呕，消痞散结；外用：消肿止痛。用于湿痰，寒痰证，呕吐胸痹，结胸，心下痞，梅核气。

天南星：燥湿化痰，祛风解痉；外用：消肿止痛。用于湿痰，寒痰证，痈疽肿痛，瘰疬痰核。

芥子：温肺化痰，利气散结.通络止痛。用于寒痰喘咳，悬饮，痰湿阻滞经络之肢体麻木，关节肿痛及阴疽流注。

桔梗：开宣肺气，利咽，祛痰排脓。用于肺气不宣之咳嗽痰多，胸闷不畅，咽痛失音，肺痈，长于利肺气而排壅肺之脓痰。

旋覆花：消痰行水，降逆止呕。用于痰饮壅肺或痰饮蓄结证，噫气，呕吐。

瓜蒌：清肺润燥化痰，利气宽胸，散结消痈，润肠通便。用于热痰，燥痰，尤见咳痰不利者，胸痹，结胸，肺痈，肠痈，乳痈等，肠燥便秘。

川贝母：清热化痰，润肺止咳，开郁散结。用于肺热、肺燥及阴虚咳嗽，瘰疬及乳痈，肺痈，疮痈。

浙贝母：清热化痰止咳，散结消肿。用于热痰咳嗽及瘰疬瘿瘤，疮痈肺痈等证。

竹茹：清化热痰，除烦止呕，安胎。用于热痰咳嗽，心烦不眠，胃热呕吐。

(3)各药的用法、使用注意

半夏：煎服，3～10g。内服一般宜制用，炮制品不同，功用有别：法半夏长于燥湿且温性较弱；姜半夏长于降逆止呕；清半夏，又名净半夏，长于化痰；半夏曲功能消食化痰；竹沥半夏善清热化痰息风。外用生品适量。磨汁涂或研末调敷患处。反乌头。阴虚燥咳、血证、热痰、燥痰应慎用。

天南星：煎服，5～9g。多制用。外用生品适量。生天南星长于祛风止痉；制天南星毒性降低，长于燥湿化痰。阴虚燥痰及孕妇忌用。

芥子：煎服，3～10g。外用适量，研末入散剂或膏剂外敷。内服用量不宜过大，过量易致胃肠炎，产生腹痛、腹泻。外用对皮肤和黏膜有刺激，皮肤过敏者忌用。

桔梗：煎服，3～10g。用量不宜过大，过量易致恶心呕吐。

旋覆花：煎服，3～9g。宜布包煎。蜜炙旋覆花长于润肺止咳。阴虚劳嗽，津伤燥咳者忌用。

瓜蒌：煎服，全瓜蒌9～20g，瓜蒌皮6～12g，瓜蒌仁9～15g，打碎入煎。瓜蒌皮长于宽胸散结；瓜蒌仁长于润肺滑肠。蜜炙长于润燥。炒用寒滑性减。脾虚便溏及湿痰、寒痰者忌用。

反乌头。

　　川贝母：煎服，3～9g。研末服，1～1.5g。反乌头。

　　浙贝母：煎服，5～10g。反乌头。

　　竹茹：煎服，6～10g。竹茹长于清化痰热；姜竹茹止呕作用强。

　　(4)与各单元功效相似药物的药性、功效及主治病症的异同

　　半夏、天南星，同源于天南星科植物而辛温有毒，内服均能燥湿化痰，为治寒痰、湿痰要药；生品外用均能散结消肿，治痈疽肿毒、瘰疬痰核等证。其中，半夏主入脾、胃经，温燥之性弱于南星，善除脾胃湿痰；天南星主归肝经，温燥之性强于半夏，善治顽痰并祛经络风痰。再者，半夏还能降逆止呕、消痞散结，治呕吐、胸脘痞闷、梅核气、瘿瘤等证；天南星还能祛风止痉，治中风口眼㖞斜、破伤风等证。

　　白芥子、瓜蒌，均能化痰利气，治咳嗽痰多胸闷。然白芥子味辛性温，善除皮里膜外之痰，功效温肺祛痰、利气散结，治寒痰咳喘、悬饮胁痛；瓜蒌味甘性寒，功效清肺化痰、利气宽胸，善治热痰、爆痰，以及胸痹、结胸。白芥子又能通络止痛，治肢体关节疼痛、阴疽流注；瓜蒌又能润肠通便、消肿散结，治乳痈肿痛、肺痈、肠痈及热结肠燥便秘。

　　(5)半夏、桔梗、川贝母、浙贝母的主要药理作用

　　半夏：镇咳、镇吐、调节胃肠功效、利胆、抗癌、抗早孕。

　　桔梗：祛痰镇咳、抗炎、镇静、镇痛、解热、降血糖、降血脂。

　　川贝母：镇咳祛痰、降血压、松弛肠肌、兴奋子宫、升高血糖。

　　浙贝母：镇咳祛痰、降血压、平喘、镇静、镇痛、增强离体小肠的收缩和蠕动、兴奋子宫。

　　(6)旋覆花配赭石

　　旋覆花配赭石：旋覆花治痰浊中阻，胃气上逆之噫气、呕吐，胃脘胀满不适者，常与代赭石相使。

　　2.白附子、竹沥、白前、前胡、昆布、海藻

　　(1)各药的药性

　　白附子：辛、甘，温；有毒。

　　竹沥：甘，寒。

　　白前：辛、苦，微温。

　　前胡：苦、辛，微寒。

　　昆布：咸，寒。

　　海藻：咸，寒。

　　(2)各药的功效、主治病症

　　白附子：燥湿化痰．祛风止痉；外用：解毒散结止痛。用于口眼㖞斜，惊风癫狂，破伤风，偏头痛等风痰证，瘰疬痰核痈疽肿毒及毒蛇咬伤。

　　竹沥：清热豁痰。用于热痰，中风痰迷，癫痫，惊厥等证。惊痫癫狂。

　　白前：降气，消痰，止咳。用于肺气壅实，肺失肃降之咳嗽痰多，胸满喘急等。

　　前胡：降气化痰，疏散风热。用于咳喘痰多之证，外感风热咳嗽有痰之证。

　　昆布：消痰散结，利水消肿。用于瘿瘤，瘰疬，睾丸肿痛，及脚气水肿。

　　海藻：消痰软坚，利水消肿。用于瘿瘤瘰疬，睾丸肿痛，及脚气水肿。

(3)各药的用法、使用注意

白附子:煎服,3～6g。内服宜制品,外用生品。孕妇均慎用。过量可致中毒。

竹沥:冲服,15～30ml。寒痰及脾胃虚寒便溏者忌用。

白前:煎服3～9g。对胃有刺激,用量不宜过火,有胃溃疡和出血倾向者慎用。

前胡:煎服,3～10g。或入丸、散剂。阴虚咳嗽、寒饮咳喘者慎用。

昆布:煎服,6～12g。

海藻:煎服,6～12g。反甘草。

(4)与各单元功效相似药物的药性、功效及主治病症的异同

天南星、白附子,均为辛温燥烈有毒之品,内服均能燥湿化痰、祛风止痉,治中风口眼㖞斜、破伤风等证;生品外用均能消肿止痛,治瘰疬痰核。然天南星温燥之性较强,善治湿痰、顽痰;白附子又具解毒之功,治毒蛇咬伤。

白前、前胡,均味苦辛归肺经,均能降气化痰,治咳喘气急痰多。其中,白前性微温,唯以咳喘痰多气急为用;前胡药性偏凉,宣降并举,既降气祛痰,又宣散风热,故亦治外感风热咳嗽。

(5)禹白附与关白附的来源

禹白附:天南星科多年生草本独角莲的干燥块茎。

关白附:毛茛科黄花乌头的干燥块茎。

3.天竺黄、黄药子、瓦楞子、海蛤壳、海浮石、礞石

(1)各药的药性

天竺黄:甘,寒。

黄药子:苦,寒;有小毒。

瓦楞子:咸,平。

海蛤壳:苦,咸,寒。

海浮石:咸,寒。

礞石:甘、咸,平。

(2)各药的功效

天竺黄:清热化痰,清心定惊。

黄药子:化痰软坚,散结消瘿,清热解毒,凉血止血。

瓦楞子:消痰化瘀,软坚散结,制酸止痛。

海蛤壳:清热化痰,软坚散结,利尿消肿,制酸止痛。

海浮石:清热化痰,软坚散结,通淋。

礞石:消痰下气,平肝镇惊。

(3)各药的用法、使用注意

天竺黄:煎服,3～9g。研粉冲服,每次0.6～1g。或入丸散。脾胃虚寒者慎服。

黄药子:煎服,5～15g。研末服1～2g。外用适量。脾胃虚弱者慎用。有小毒。不宜过量、过久服用。

瓦楞子:9～15g。宜打碎先煎。研末,1～3g。煅瓦楞子长于制酸止痛。

海蛤壳:煎服6～15g。宜打碎先煎。肺虚有寒者慎服。

海浮石:煎服6～9g。宜打碎先煎。脾胃虚寒者慎服。

礞石:打碎布包先煎。脾胃虚寒、小儿慢惊风及孕妇忌用。

(4)礞石的用量

煎服,3～6g。多入丸散服 1.5～3g。

(5)与各单元功效相似药物的药性及功效的异同

天竺黄、海蛤壳、海浮石,均性寒而能清热化痰,治痰热咳喘。其中,天竺黄味甘,又善清心定惊,治痰热惊痫;海蛤壳、海浮石味咸,又能软坚散结,治瘿瘤、痰核。此外,海蛤壳还能利尿消肿、制酸止痛,治水肿、小便不利及胃痛泛酸;海浮石还能通淋,治淋证涩痛等。

(三)止咳平喘药

1.苦杏仁、百部、紫苏子、桑白皮、葶苈子

(1)各药的药性、性能特点

苦杏仁:苦,微温;有小毒。本品苦温润降.主入肺与大肠经。入肺经既降且宣肺气,以止咳平喘,为治咳喘证之要药,随配伍用治多种咳喘证;入大肠能润肠燥以通便,治肠燥便秘。

百部:甘、苦,微温。

紫苏子:辛,温。

桑白皮:甘,寒。

葶苈子:苦、辛,大寒。苦泄辛散,大寒清热。归肺、膀胱经。既善泻肺中水饮及痰火而平喘咳,为泻肺平喘之要药,用治痰涎壅盛之喘咳;又可泄肺气之壅闭,通调水道而利水消肿,为治胸腹积水之常用药。然药力峻猛,用时当慎。

(2)各药的功效、主治病症

苦杏仁:止咳平喘,润肠通便。用于咳喘诸证,肠燥便秘。

百部:润肺止咳;外用:杀虫灭虱。用于多种咳嗽,蛲虫,阴道滴虫,头虱及疥癣等。

紫苏子:降气化痰,止咳平喘,润肠通便。用于痰壅气逆咳喘,肠燥便秘。

桑白皮:泻肺平喘,利水消肿。用于肺热咳喘,水肿。

葶苈子:泻肺平喘,利水消肿。用于痰涎壅盛之咳喘,胸腹积水实证。

(3)各药的用法、使用注意

苦杏仁:煎服,5～10g。宜打碎入煎。生品入煎剂宜后下。有小毒,内服不宜过量,婴儿慎用。阴虚咳嗽,大便溏泄者忌。

百部:煎服,3～10g。外用适量。蜜炙百部长于润肺止咳。

紫苏子:煎服,3～10g。或入丸散。阴虚咳喘及脾虚便溏者慎用。

桑白皮:煎服,6～12g;大剂量可用至 30g。蜜炙桑白皮长于润肺止咳。肺寒咳喘,小便量多者慎用。

葶苈子:煎服,3～10g。宜布包煎。研末服 3～6g。炒用药性较缓。

(4)与各单元功效相似药物的药性、功效及主治病症的异同

杏仁、苏子,均性温,归肺与大肠经,功能止咳平喘、润肠通便,治咳喘气逆、肠燥便秘。然杏仁味苦主降,略兼宣肺,为治咳喘要药,各种咳喘皆宜;苏子善于降气消痰,既治咳喘痰壅气逆,又治上盛下虚之痰喘。

桑白皮、葶苈子,均能泻肺平喘、利水消肿,治咳嗽喘满、水肿、小便不利等证。然桑白皮味甘性寒,善清肺中痰热而降气平喘,治肺热咳喘宜用之;葶苈子苦辛大寒,药力颇强,既善泻肺中水饮而平喘,又善泻肺气之壅塞,通调水道而利尿消肿,治咳逆痰多、喘息不得平卧宜用之。

（5）苦杏仁的主要药理作用

镇咳、平喘、缓泻、抗肿瘤、抑制胃蛋白酶活性。

2.紫菀、款冬花、枇杷叶、马兜铃、白果、胖大海

（1）各药的药性

紫菀：苦、辛，微温。

款冬花：辛，温。

枇杷叶：苦，微寒。

马兜铃：苦，微辛，寒。

白果：甘、苦、涩，平；有毒。

胖大海：甘，寒。

（2）各药的功效、主治病症

紫菀：润肺下气，化痰止咳。用于咳嗽有痰，阴虚痨嗽、痰中带血者。

款冬花：润肺下气，止咳化痰。用于多种咳嗽有痰。

枇杷叶：清肺化痰止咳，降逆止呕。用于肺热咳嗽，胃热呕逆。

马兜铃：清肺化痰，止咳平喘，清肠疗痔。用于肺热咳喘，肺热伤津咳嗽，痰中带血者，痔疮肿痛。

白果：敛肺定喘，收涩止带，固精缩尿。用于哮喘痰嗽 涩敛苦降，带下，白浊，小便频数，遗尿等。

胖大海：清肺利咽，润肠通便。用于咽痛音哑，咳嗽等，肠燥便秘。

（3）各药的用法、使用注意

紫菀：煎服，5～10g。蜜炙紫菀长于润肺止咳，肺虚久咳者多用。

款冬花：煎服，5～10g。蜜炙冬花长于润肺止咳，内伤久咳者宜用。咳血或肺痈咳吐脓血者慎用。

枇杷叶：煎服，6～10g。鲜品加倍。蜜炙枇杷叶长于润肺止咳。寒嗽及胃寒呕吐者慎用。

马兜铃：煎服，3～9g。一般生用，肺虚久咳宜蜜炙用。虚寒咳喘及脾虚便溏者慎用。用量不宜过大，以免引起呕吐。

白果：煎服，5～10g。用时捣碎。炒白果长于收敛固涩。有毒，忌生食。不可多用，小儿尤当注意。

胖大海：沸水泡服或煎服，2～3枚。脾虚便溏者忌服。

（4）与各单元功效相似药物的药性、功效及主治病症的异同

百部、紫菀、款冬花，均归肺经，功能润肺止咳，无论暴咳、久咳皆可应用。然百部甘苦性平，尤善治肺痨咳嗽及百日咳；又能杀虫灭虱，蛲虫、头虱等。紫菀辛苦微温，又善化痰，并能下气，凡咳嗽痰多气逆者宜用；款冬花辛温，止咳力强，又能下气化痰，善治咳嗽痰多，兼寒者最宜，并常与紫菀相须为用。

马兜铃、枇杷叶，均能清肺化痰止咳，治肺热咳嗽。然马兜铃善清降肺气，又兼平喘，治肺热喘急；并能清泄大肠邪热，疗痔疮肿痛出血。枇杷叶兼能润肺，善治燥咳；又能和胃降逆，治胃热呕吐。

3.洋金花

（1）药性、功效、用法用量、使用注意

辛,温;有毒。止咳平喘,止痛,止痉。多入丸散,每次 0.3～0.6g;手术麻醉适量。体虚、外感及痰热咳喘、青光眼及孕妇、高血压及心脏病患者均忌用。有毒,量不宜过大。

(2)与各单元功效相似药物的药性及功效的异同

白果、洋金花,均能止咳平喘、治咳嗽气喘。然,白果苦涩性平,既敛肺化痰而平喘,治咳喘痰多;又收涩止带,并兼除湿,治白浊、带下。洋金花辛温有毒,善平喘止咳。且具麻醉镇痛之功。

三、考前模拟

(一)A 型题(最佳选择题)

1.半夏内服的功效为

A.温化寒痰、温肺化饮、降逆止呕　　B.燥湿化痰、降逆止呕、消痞散结

C.燥湿化痰、祛风解痉、降逆止呕　　D.温化寒痰、燥湿化痰、消肿散结

E.温化寒痰、消痞消结、祛风解痉

2.既治湿痰,又善除风痰的是

A.半夏　　B.白芥子　　C.皂荚　　D.莱菔子　　E.天南星

3.下列除何者外,均为天南星的主治证

A.湿痰、寒痰证　　B.风痰眩晕证　　C.破伤风症　　D.痈疽肿毒症

E.心下痞、结胸证

4.痰在胁下及皮里膜外,见胸胁胀满疼痛,阴疽流注等,当以何药主治

A.橘络　　B.丝瓜络　　C.白芥子　　D.海藻　　E.威灵仙

5.治阴疽流注及痰阻肢体麻木关节肿痛之证的首选药物为

A.半夏　　B.天南星　　C.禹白附　　D.白芥子　　E.黄药子

6.下列除何条外,均是半夏与天南星的共同点

A.均为天南星科植物的块茎　　B.均辛温有毒　　C.均能燥湿化痰

D.均能消肿止痛　　E.均能祛风解痉

7.桔梗功效宣肺祛痰,有良好的止咳之功,临床应用为

A.主治寒痰咳嗽　　B.主治热痰咳嗽　　C.寒痰,热痰咳嗽皆宜

D.主治肝火犯肺咳嗽　　E.主治阴虚燥咳

8.旋覆花的功效为

A.下气消痰行水,降逆止呕,温肾助阳　　B.下气消痰行水,降逆止呕止噫

C.下气消痰行水,降逆止呕止咳　　D.下气消痰行水,降逆止呕软坚

E.下气消痰行水,降逆止呕醒脾

9.下列哪项不是瓜蒌的功效

A.宁心安神　　B.清热化痰　　C.利气宽胸　　D.消肿散结　　E.润肠通便

10.治疗痰浊痹阻之胸痹,宜首选

A.半夏　　B.天南星　　C.浙贝母　　D.川贝母　　E.瓜蒌

11.栝楼属于

A.安神药　　B.平肝熄风药　　C.补虚药

D.活血去瘀药　　E.化痰平喘药

12. 川贝与浙贝,下列说法正确的是

A. 有有毒与无毒的区别　　　　　B. 有止血不留瘀的共同点

C. 有消肿止疼和止咳通便的不同点　D. 有补脾益肺的共同点

E. 有长于润肺和长于清热的不同

13. 川贝母与浙贝母的主要区别为

A. 川贝母偏于甘润,浙贝母偏于苦泄　　B. 川贝母能润肺化痰,浙贝母能解郁散结

C. 川贝母质优效佳,浙贝母质次效逊　　D. 川贝母养阴润肺,浙贝母化痰散结

E. 川贝母清热化痰,浙贝母润燥化痰

14. 生用能清热化痰,姜汁炒可除烦止呕,主治胃热呕哕的药是

A. 黄连　　B. 贝母　　C. 竹叶　　D. 竹茹　　E. 芦根

15. 长于祛头面风痰,善治风痰壅盛之口眼㖞斜的是

A. 半夏　　B. 胆南星　　C. 蜈蚣　　D. 全蝎　　E. 白附子

16. 治头痛,口眼歪斜,首选药是

A. 半夏　　B. 天南星　　C. 禹白附　　D. 白芥子　　E. 胆南星

17. 功效化痰消瘿,清热解毒,长于治瘿瘤肿块,多服久服易损害肝功能,并致呕吐,腹泻,腹痛的是

A. 海藻　　B. 昆布　　C. 海蛤壳　　D. 礞石　　E. 黄药子

18. 性味咸寒,功效消痰软坚,利水消肿,煅用制酸镇痛的药是

A. 浮海石　　B. 海蛤壳　　C. 瓦楞子　　D. 牡蛎　　E. 石决明

19. 杏仁功效止咳平喘,可治诸般咳喘,然长于治

A. 阴虚劳嗽　　B. 肾虚纳气无权之喘咳　　C. 外感咳喘

D. 肺热喘嗽　　E. 肝火犯肺之咳嗽,咯血

20. 下列具有润肺止咳,灭虱杀虫功效的药是

A. 紫菀　　B. 款冬花　　C. 桑白皮　　D. 百部　　E. 苏子

21. 百部能润肺止咳,临床用于治疗

A. 寒嗽　　B. 热咳　　C. 新咳　　D. 久嗽　　E. 新久寒热咳嗽皆可

22. 降气消痰,止咳平喘的药是

A. 紫菀　　B. 款冬花　　C. 桑白皮　　D. 百部　　E. 苏子

23. 善于治痰多咳喘气急,兼能润肠通便的是

A. 杏仁　　B. 苏子　　C. 白芥子　　D. 半夏　　E. 当归

24. 下列具有泻肺平喘,利水消肿功效的药是

A. 紫菀　　B. 款冬花　　C. 桑白皮　　D. 百部　　E. 苏子

25. 下列具有泻肺平喘,利水消肿功效的药是

A. 金银花与连翘　　B. 黄连与黄柏　　C. 羌活与独活

D. 石膏与知母　　E. 桑白皮与葶苈子

26. 葶苈子能泻肺平喘,利水消肿,其使用注意为

A. 肺虚喘咳,脾虚水肿慎用　　B. 剂量过大,易致呕吐

C. 肺痈咳吐脓血慎用　　D. 支饮胸满咳喘慎用

E. 皮肤过敏者慎用

27. 下列具有润肺下气,化痰止咳功效的药是

    A. 紫菀　　B. 款冬花　　C. 桑白皮　　D. 百部　　E. 苏子

28. 具有润肺下气,消痰止咳的药是

    A. 紫菀　　B. 款冬花　　C. 桑白皮　　D. 百部　　E. 苏子

29. 味涩性敛有小毒,上能敛肺平喘,下能收湿止带的是

    A. 五味子　　B. 五倍子　　C. 白果　　D. 乌梅　　E. 罂粟壳

30. 既能清宣肺气,开音疗哑,又能润肠通便的药是

    A. 玄参　　B. 桔梗　　C. 马勃　　D. 生诃子　　E. 胖大海

31. 性温有大毒,既善治寒性哮喘,又有极强的麻醉镇痛作用的药是

    A. 延胡索　　B. 半夏　　C. 草乌　　D. 洋金花　　E. 罂粟壳

(二)B 型题(配伍选择题)

    A. 半夏　　B. 旋覆花　　C. 白前　　D. 前胡　　E. 杏仁

1. 既降肺气,又降胃气的药物是

2. 既降肺气,又散风热宣肺的药物是

    A. 清热化痰,定惊利窍　　B. 清热化痰,除烦止呕　　C. 清热化痰,宽胸散结

    D. 清热化痰,清心定惊　　E. 清热化痰,开郁散结

3. 竹茹的功效是

4. 天竺黄的功效是

    A. 通络止痛　　B. 抗肿瘤　　C. 燥湿和胃　　D. 清化热痰　　E. 解毒散结

5. 半夏一种功效是

6. 制南星一种功效是

    A. 白附子　　B. 白芥子　　C. 琥珀　　D. 远志　　E. 白果

7. 具有燥湿化痰、祛风止痉、解毒散结功效的药物是

8. 具有止带缩尿的药物是

9. 具有温肺祛痰、利气散结、通络止痛的药物是

    A. 治蛇咬伤　　B. 治渗出性胸膜炎　　C. 咽痛音哑　　D. 口噤不开　　E. 胃热呕吐

10. 白附子常用于

11. 芥子常用于

12. 竹茹常用于

    A. 清热滑痰　　　　　B. 清肺化痰、软坚散结　　　　C. 消痰软坚、利水

    D. 下气消痰、平肝镇惊　　E. 清肺化痰、清热解毒

13. 浮海石的功效是

14. 竹沥的功效是

15. 礞石的功效是

    A. 降气祛痰、宣散风热　　B. 清肺化痰、利气宽胸　　　C. 润肺化痰、滑肠通便

    D. 化痰止咳、清热散结　　E. 清热滑痰

16. 瓜蒌皮的功效是

17. 前胡的功效是

18. 瓜蒌仁的功效是

(三)X 型题(多项选择题)

1. 功能润肺止咳的药物有
A. 苦杏仁　　B. 紫菀　　C. 款冬花　　D. 苏子　　E. 百部

2. 具有降气化痰功效的药物是
A. 白前　　B. 前胡　　C. 旋覆花　　D. 苏子　　E. 苦杏仁

3. 既能止咳化痰,又能润肠通便的药物是
A. 苏子　　B. 苦杏仁　　C. 桔梗　　D. 黄药子　　E. 百部

4. 半夏的适应证包括
A. 心下痞　　B. 呕吐　　C. 夜寐不安　　D. 瘿瘤　　E. 梅核气

5. 下列药物中,善治热痰证的是
A. 竹茹　　B. 浙贝母　　C. 瓜蒌　　D. 川贝母　　E. 禹白附

6. 天南星的功效包括
A. 清热化痰　　B. 燥湿化痰　　C. 祛风止痉
D. 降逆止呕　　E. 消肿止痛

7. 下列善祛风痰的药物有
A. 半夏　　B. 天南星　　C. 白芥子　　D. 白附子　　E. 天竺黄

8. 百部的适应证包括
A. 风寒咳嗽　　B. 风热咳嗽　　C. 肺热咳嗽
D. 肺痨咳嗽　　E. 百日咳

四、答　案

(一)A 型题

1. B	2. E	3. E	4. C	5. D	6. E	7. C	8. B	9. A	10. E
11. E	12. E	13. A	14. D	15. E	16. C	17. E	18. B	19. C	20. D
21. E	22. E	23. B	24. C	25. E	26. A	27. A	28. B	29. C	30. E
31. D									

(二)B 型题

1. B	2. D	3. B	4. D	5. C	6. B	7. A	8. E	9. B	10. A
11. B	12. D	13. B	14. A	15. D	16. B	17. A	18. C		

(三)X 型题

1. BCE　　2. ABCD　　3. AB　　4. ABDE　　5. ABCD　　6. BCE　　7. BDE
8. ABCDE

第十八章　安神药

一、考试大纲

(一)基本要求

1. 性能主治
(1)安神药的性能功效
(2)安神药的适用范围
2. 分类　安神药的分类及各类的性能特点
3. 配伍与使用注意
(1)安神药的配伍方法
(2)安神药的使用注意

(二)重镇安神药

1. 朱砂、磁石、龙骨
(1)各药的药性、性能特点
(2)各药的功效、主治病症
(3)各药的用法、使用注意
(4)朱砂、磁石的用量
(5)与各单元功效相似药物的药性、功效及主治病症的异同
(6)磁石配朱砂的意义
2. 琥珀、珍珠
(1)各药的药性
(2)各药的功效、主治病症
(3)各药的用法、使用注意
(4)珍珠的用量
(5)与各单元功效相似药物的药性、功效及主治病症的异同

(三)养心安神药

1. 酸枣仁、远志
(1)各药的药性、性能特点
(2)各药的功效、主治病症
(3)各药的用法、使用注意
(4)与各单元功效相似药物的药性、功效及主治病症的异同
(5)酸枣仁、远志的主要药理作用
2. 柏子仁、夜交藤
(1)各药的药性
(2)各药的功效、主治病症
(3)各药的用法、使用注意
(4)与各单元功效相似药物的药性、功效及主治病症的异同

3.合欢皮

(1)药性、功效

(2)与各单元功效相似药物的药性及功效的异同

二、应试指南

(一)基本要求

1.性能主治

(1)性能功效:多入心、肝经。金石贝壳类具镇心祛怯、安神定志之功;植物类药多具养心安神之功。

(2)适用范围:神志不安的病症,症见心悸、失眠、多梦、癫狂、惊风等。

2.分类 分为重镇安神药、养心安神药两类。

(1)重镇安神药:多矿石、贝壳或化石,善镇心安神定惊;部分具平肝潜阳功效,可用于肝阳上亢之头晕目眩等证。

(2)养心安神药:多植物种子或种仁,善养心安神,主治心肝血虚、心脾两虚等所致的虚烦不眠、心悸怔忡、健忘多梦等。

3.配伍与使用方法

(1)配伍方法:心火亢盛配清心泻火药;痰火内扰配清热化痰药;心脾气虚配健脾补气药;心肝血虚配补血养肝药;阴虚火旺配滋阴降火药。

(2)使用注意:矿石类安神药易伤脾胃,不宜久服,或配伍健脾养胃药同用;用治失眠,应于临睡前服药。

(二)重镇安神药

(1)各药的药性

朱砂:甘,寒;有毒。归心经。

磁石:咸,寒。归心、肝、肾经。

龙骨:甘,涩,微寒。归心、肝、肾经。

(2)各药的功效、主治病症

朱砂:镇心安神,清热解毒。用于心神不安,心悸,失眠,癫狂,癫痫;疮疡肿毒,咽喉肿痛,口舌生疮。

磁石:镇惊安神,平肝潜阳,聪耳明目,纳气定喘。用于心神不宁,心悸,失眠,惊悸癫痫,肝阳眩晕,肝肾阴虚,目暗耳聋,肾虚喘促。

龙骨:镇惊安神,平肝潜阳,收敛固涩;外用:吸湿敛疮。用于神志不安,心悸失眠,惊痫癫狂,阴虚阳亢之眩晕,滑脱诸证,湿疮痒疹,疮疡久溃不愈。

(3)各药的用法、使用注意

朱砂:入丸散,或研末冲服。不宜入煎剂。外用适量。有毒,内服不宜过量及久服,以防汞中毒。忌用火煅,火煅则析出水银,有剧毒。肝肾功能异常者应慎用,以免加重病情。

磁石:煎服。打碎先煎。镇惊安神、平肝潜阳宜生用;聪耳明目、纳气平喘宜醋淬后用。脾胃虚弱者慎用。

龙骨:煎服,15～30g。入煎剂宜先煎。外用适量。收敛固涩宜煅用。湿热积滞者忌服。

（4）朱砂、磁石的用量

朱砂：每次 0.1～0.5g，日 2～3 次

磁石：9～30g。入丸散，每次 1～3g。

（5）与各单元功效相似药物的药性、功效及主治病症的异同

朱砂、磁石，均性寒，具有镇心安神作用，治疗心悸失眠、惊风癫狂。然，朱砂有毒长于清心重镇安神，善治心火亢盛之神志不安兼有清热解毒；磁石无毒长于平肝重镇安神，善治阴虚阳亢之神志不安为宜，兼善聪耳明目、纳气平喘。

（6）磁石配朱砂的意义

磁石配朱砂：磁石咸寒，功效潜阳安神；朱砂甘寒，功效镇心安神，两药合用，重镇安神力增，善治烦躁不安，心悸失眠等症。

2.琥珀、珍珠

（1）各药的药性

琥珀：甘，平。归心、肝、膀胱经。

珍珠：味甘；咸；性寒。

（2）各药的功效、主治病症

琥珀：镇惊安神，活血散瘀，利尿通淋。用于心神不宁，心悸失眠，惊风癫痫，多种瘀血阻滞证，癃闭。

珍珠：安神定惊，明目除翳，解毒敛疮，润肤祛斑。心悸失眠；惊风癫痫；目赤翳障；口舌生疮；咽喉溃腐；疮疡久不收口，皮肤色斑。

（3）各药的用法、使用注意

琥珀：研末冲服，每次 1.5～3g。不入汤剂。阴虚内热及无瘀滞者慎服。

珍珠：内服研末。多入丸、散，不入汤剂。每次 0.3～1g。外用适量，研末干撒、点眼或吹喉。孕妇慎服。

（4）与各单元功效相似药物的药性、功效及主治病症的异同

朱砂、琥珀，均归心经而镇心安神，治心悸失眠、惊风癫痫等证；均入丸散而不入煎剂。其中，朱砂性寒清心，善治心神不安有热者；又能清热解毒，治疮疡、咽痛、13 疮等证。琥珀药性平和，心神不安无论寒热皆宜；又能活血散瘀、利尿通淋，治血滞经闭、癥瘕、小便不利、癃闭等证。此外，朱砂有毒内服宜慎，琥珀则无毒。

龙骨、琥珀，均性平，功善镇惊，治惊悸、癫痫、失眠等。其中，龙骨生、煅用功异：生用平肝潜阳，治肝阳眩晕；煅用性涩收敛，能收湿敛疮，治滑脱、湿疮诸证。琥珀唯以生用，又能活血散瘀，治血滞经闭、癥瘕；利尿通淋，治癃闭、小便不利等证。

（三）养心安神药

1.酸枣仁、远志

（1）各药的药性

酸枣仁：甘、酸，平。

远志：辛、苦，微温。

（2）各药的功效、主治病症

酸枣仁：养心安神，敛汗。用于心悸失眠为养心安神之要药，自汗盗汗。

远志：宁心安神，祛痰开窍，消散痈肿。用于心悸失眠，痰阻心窍，癫痫发狂，咳嗽痰多；痈

疽疮毒、乳痈肿痛。

（3）各药的用法、使用注意

酸枣仁：煎服，9～15g。研末吞服，每次 1～1.5g。内有实邪郁火者慎服。

远志：煎服，3～9g。外用适量。胃炎及胃溃疡者慎用。

（4）与各单元功效相似药物的药性、功效及主治病症的异同

远志、茯苓，均能宁心安神，治心悸失眠、健忘。其中，远志性温，善于交通心肾而安神定志；又能祛痰开窍，治痰阻心窍或咳嗽痰多；还能消散痈肿，治疮痈、乳痈等证。茯苓性平味甘，长于益心脾而安心神，善治各种虚性心烦失眠，又能利水渗湿、健脾，治水肿、痰饮、脾虚泄泻等证。

（5）酸枣仁、远志的主要药理作用

酸枣仁：镇静、催眠、抗惊厥、镇痛、抗心律失常、改善心肌缺血、降血压、降血脂、促进淋巴细胞转化、抗血小板聚集。

远志：镇静、抗惊厥、祛痰、降血压、抗菌、溶血、收缩已孕和未孕子宫。

2.柏子仁、夜交藤

（1）各药的药性

柏子仁：甘，平。

夜交藤：甘，平。

（2）各药的功效、主治病症

柏子仁：养心安神，润肠通便。

夜交藤：养心安神，祛风通络。

（3）各药的用法、使用注意

柏子仁：煎服，3～10g。便溏及痰多者当慎用。

夜交藤：煎服，9～15g。

（4）与各单元功效相似药物的药性、功效及主治病症的异同

酸枣仁、柏子仁，均味甘性平，功能养医`学教育网搜`集整理心安神，治虚烦不眠、惊悸多梦，常相须为用。然酸枣仁兼能敛汗而治体虚自汗、盗汗；柏子仁又善润肠通便而治肠燥便秘。

夜交藤、鸡血藤，均能养血通络，治血虚身痛肢麻及风湿痹痛。其中，夜交藤性平，兼能祛风；又善养心安神，治血虚心烦、失眠多梦。鸡血藤性温，通络力强，又善活血调经，治妇女月经不调、痛经、经闭。

3.合欢皮

（1）药性功效

甘、平，解郁安神，活血消肿。

（2）与各单元功效相似药物的药性、功效及主治病症的异同

合欢皮、夜交藤，均为性平之品，功善安神，治心神不安、心悸、失眠多梦。其中，合欢皮解郁安神，善治情志所伤的虚烦不安夜交藤养心安神，善治血虚失眠。此外，合欢皮还能活血消肿，治疮痈、跌打骨折；夜交藤兼祛风通络，治血虚身痛肢麻、风湿痹痛。

三、考前模拟

（一）A型题（最佳选择题）

1．主治心火亢盛之心烦，惊悸，失眠，忌火煅的是

A.磁石　　B.朱砂　　C.珍珠母　　D.牡蛎　　E.龙骨

2．不可持续服用，且忌"火锻"的药物是

A.龙骨　　B.磁石　　C.牡蛎　　D.朱砂　　E.石决明

3．朱砂配磁石，可增强

A.化痰安神之功　　B.养心安神之功　　C.开窍宁神之功

D.镇心安神之功　　E.解郁安神之功

4．内服治滑脱诸证，外用收湿敛疮宜选

A.龙骨　　B.磁石　　C.朱砂　　D.琥珀　　E.B+C

5．下列何项不是龙骨的功效

A.纳气平喘　　B.镇惊安神　　C.平肝潜阳　　D.收敛固涩　　E.外用生肌敛疮

6．龙骨属于

A.安神药　　　B.平肝熄风药　　C.补虚药

D.活血去瘀药　　E.化痰平喘药

7．具有镇惊安神，活血散瘀，利尿通淋功效的是

A.琥珀　　B.柏子仁　　C.远志

D.夜交藤　　E.朱砂

8．下列具有镇心安神，清热解毒的功效的药是

A.琥珀　　B.柏子仁　　C.远志　　D.夜交藤　　E.朱砂

9．羚羊角、珍珠主治

A.热极生风证　　B.虚风内动证　　C.血虚生风证　　D.肝阳化风证　　E.内风诸证

10．属于安神药的是

A.酸枣仁　　B.延胡索　　C.常山　　D.益智仁　　E.五味子

11．主治阴血亏虚之心烦、失眠、惊悸的药是

A.丹参　　B.茯苓　　C.龙眼肉　　D.大枣　　E.酸枣仁

12．下列各药中具有安神益智，祛痰利窍，消痈散结的功效的是

A.琥珀　　B.柏子仁　　C.远志　　D.夜交藤　　E.朱砂

13．具有养心安神，润肠通便功效的药是

A.琥珀　　B.柏子仁　　C.远志　　D.夜交藤　　E.朱砂

14．下列具有养心安神，通络祛风功效的药是

A.琥珀　　B.柏子仁　　C.远志　　D.夜交藤　　E.朱砂

15．主治肝郁心烦，失眠的药是

A.甘松　　B.夜交藤　　C.琥珀　　D.远志　　E.合欢皮

（二）B型题（配伍选择题）

A.清心安神　　B.潜阳安神　　C.补气安神　　D.解郁安神　　E.养血安神

1.合欢皮的功效是

2.夜交藤的功效是

A.归心经　　B.归心、肝经　　　C.归心、肝、肾经　　　D.归心、肝、胆经

E.归心、肾、大肠经

3.磁石的归经是

4.酸枣仁的归经是

A.既能安神,又能平肝　　B.既能安神,又能利尿通淋　　C.既能安神,又能祛痰开窍

D.既能安神,又能润肠通便　　E.既能安神,又能收敛固涩

5.琥珀具有的功效是

6.远志具有的功效是

A.朱砂　　B.磁石　　C.龙骨　　D.酸枣仁　　E.柏子仁

7.具有清心安神,清热解毒功效的药物是

8.具有养心安神,收敛止汗功效的药物是

(三)X型题(多项选择题)

1.既能安神,又能活血的药物是

A.朱砂　　B.龙骨　　C.琥珀　　D.合欢皮　　E.磁石

2.磁石的功效是

A.镇惊安神　　B.活血散瘀　　C.聪耳明目　　D.平肝潜阳　　E.纳气平喘

3.具有镇惊安神功效的药物是

A.朱砂　　B.磁石　　C.龙骨　　D.琥珀　　E.柏子仁

4.内服只宜入丸散,不入煎剂的药物是

A.朱砂　　B.龙骨　　C.磁石　　D.琥珀　　E.灵芝

四、答　案

(一)A型题

1.B　　2.D　　3.D　　4.A　　5.A　　6A　　7.A　　8.A　　9.A　　10.A

11.E　　12.C　　13.B　　14.D　　15.E

(二)B型题

1.D　　2.E　　3.C　　4.D　　5.B　　6.C　　7.A　　8.D

(三)X型题

1.CDE　　2.ACDE　　3.ABCD　　4.AD

第十九章　平肝息风药

一、考试大纲

(一)基本要求

1.性能主治

(1)平肝息风药的性能功效

(2)平肝息风药的适用范围

2.分类　平肝息风药的分类及各类的性能特点

3.配伍与使用注意

(1)平肝息风药的配伍方法

(2)平肝息风药的使用注意

(二)平抑肝阳药

1.石决明、牡蛎、赭石

(1)各药的药性、性能特点

(2)各药的功效、主治病症

(3)各药的用法、使用注意

(4)与各单元功效相似药物的药性、功效及主治病症的异同

2.珍珠母、蒺藜

(1)各药的药性

(2)各药的功效、主治病症

(3)各药的用法、使用注意

(4)与各单元功效相似药物的药性、功效及主治病症的异同

3.罗布麻叶

(1)药性、功效、用法

(2)与各单元功效相似药物的药性及功效的异同

(三)息风止痉药

1.羚羊角、钩藤、天麻、全蝎、蜈蚣、地龙

(1)各药的药性、性能特点

(2)各药的功效、主治病症

(3)各药的用法、使用注意

(4)全蝎、蜈蚣的用量

(5)与各单元功效相似药物的药性、功效及主治病症的异同

(6)羚羊角、钩藤、天麻、地龙的主要药理作用

2.僵蚕

(1)药性、功效、主治病症、用法、使用注意

(2)与各单元功效相似药物的药性、功效及主治病症的异同

二、应试指南

(一)基本要求

1.性能主治

(1)性能功效:入肝经,具有平肝潜阳、息风止痉或镇惊安神等作用。

(2)适用范围:肝阳上亢之头晕目眩、肝风内动、癫草抽搐、小儿惊风、破伤风。

2.分类 分为平抑肝阳药和息风止痉药两类

(1)平抑肝阳药:寒凉,矿石介类药多,治肝阳上亢之头晕目眩为主,兼有镇惊安神、清肝明目等作用。

(2)息风止痉药:寒温,虫类药多,具毒性,主治肝风内动、癫草抽搐及破伤风等证,兼有化痰解毒、通络止痛等。

3.配伍与使用方法

(1)配伍方法:与清泄肝热药同用;热极生风配清热泻火药;阴虚血少配滋肾养阴、补肝养血药;兼见神志不安或神昏者,配安神药或开窍药。

(2)使用注意:药性寒凉之品,脾虚慢惊者忌用;药性温燥之品,阴虚血亏者慎用。

(二)平抑肝阳药

1.石决明、牡蛎、赭石

(1)各药的药性、性能特点

石决明:咸,寒。入肝经。本品咸寒质重,专入肝经,为凉肝、镇肝之要药,善治肝阳上亢及肝火上攻之头晕头痛及目赤翳障、视物昏花等目疾。

牡蛎:咸,微寒。本品咸涩微寒,质重沉降,主入肝肾二经。功能平肝潜阳,用治肝阳上亢之证;味咸能软坚散结,用治瘰疬、痰核、癥瘕之疾;味涩能收敛固涩、制酸止痛,煅后可用治滑脱诸证及胃痛泛酸等症。

赭石:苦,寒。本品苦寒质重,主入肝心二经。为纯降之品,善降肺、胃之气,用治气逆喘咳及呕吐、呃逆、噫气等证;又长于镇潜肝阳,为治肝阳上亢证之佳品;且入心肝血分而凉血止血,用治血热吐衄、崩漏下血等证。

(2)各药的功效、主治病症

石决明:平肝潜阳,清肝明目。肝阳上亢的头痛眩晕;目赤翳障;肝虚目昏。

牡蛎:平肝潜阳,镇惊安神,软坚散结,收敛固涩,制酸止痛。用于惊悸失眠,眩晕耳鸣,瘰疬痰核,癥瘕痞块。煅牡蛎收敛固涩。用于自汗盗汗,遗精崩带,胃痛吞酸。

赭石:平肝潜阳,降逆。凉血止血。用于眩晕耳鸣,呕吐,噫气,呃逆,喘息,吐血,衄血,崩漏下血。

(3)各药的用法、使用注意

石决明:内服煎汤,6~20g,打碎先煎;或入丸、散。外用适量,清肝平肝宜生用,点眼煅后水飞。脾胃虚寒者慎服,消化不良、胃酸缺乏者禁服。

牡蛎:内服煎汤,15~30g,打碎先煎;或入丸、散。外用适量,平肝潜阳,软坚散结宜生用,收敛固涩,制酸止痛宜煅用。有湿热实邪忌服。

赭石:9~30g,先煎。平肝降逆宜生用,止血宜煅用。寒证及孕妇慎用。不能长期服用。

(4)与各单元功效相似药物的药性、功效及主治病症的异同

牡蛎,龙骨均可生用镇惊安神、平肝潜阳,煅用收敛固涩。牡蛎善于潜阳育阴善治阴虚动风,软坚散结制酸止痛,龙骨善于安神、固涩。

2.珍珠母、蒺藜

(1)各药的药性

珍珠母:咸,寒。

蒺藜:苦、辛,平。归肝经。

(2)各药的功效、主治病症

珍珠母:平肝潜阳,清肝明目,收湿敛疮。用于头痛眩晕,烦躁失眠,肝热目赤,肝虚目昏,湿疹湿疮。

蒺藜:平肝,疏肝,祛风,明目,散风止痒。用于肝阳上亢证能平抑肝阳,肝郁气滞证有疏肝解郁之功,风疹瘙痒,风热上攻,目赤翳障。

(3)各药的用法、使用注意

珍珠母:15～30g,先煎。平肝潜阳,清肝明目生用,收湿敛疮煅用。

蒺藜:煎服,6～10g。

(4)与各单元功效相似药物的药性、功效及主治病症的异同

珍珠、珍珠母,同出一物,均味咸性寒,功能清肝明目,治肝热目赤、翳障等证。其中,珍珠为壳内之珠,又善镇心安神,治心悸失眠、惊风癫痫;外用收敛生肌,治疮疡不敛。珍珠母为贝壳,又善平肝潜阳,治肝阳眩晕;外用收湿敛疮,治湿疹、湿疮。

3.罗布麻叶

(1)药性、功效、用法

药性:甘、苦,凉。归肝经。

功效:平肝清热,降血压,利尿。

用法:煎服或开水泡服,6～12g。

(2)与各单元功效相似药物的药性及功效的异同

罗布麻、钩藤,均性微寒,功善平肝清肝,治肝阳眩晕、肝热头痛。其中,罗布麻降血压效佳,又能利水;钩藤又善息风止痉,治肝风内动之抽搐。

(三)息风止痉药

1.羚羊角、钩藤、天麻、全蝎、蜈蚣、地龙

(1)各药的药性、性能特点

羚羊角:咸,寒。本品咸寒质重,主入肝、心二经。长于清肝热,息肝风,为治肝风内动、惊痫抽搐之要药。且能清热解毒,用治温病热毒炽盛之证及肺热喘咳等。

钩藤:甘,微寒。本品甘微寒,入肝、心包经。功善清肝热,平肝阳,息肝风,止痉搐。且作用和缓,为治肝风内动,惊痫抽搐之常用要药,尤宜于热极生风及小儿高热惊风;又为清热平肝之要药,治头痛眩晕之佳品;还可治小儿夜啼。

天麻:甘,平。本品甘平柔润,专入肝经。其药性平和,善息风止痉,用治肝风内动,惊痫抽搐,不论寒热虚实,皆可应用;兼能祛外风,通经络,用治肢体麻木、手足不遂及风湿痹痛等。

全蝎:辛,平。本品辛平有毒,专入肝经。既能息风止痉,又搜风通络止痛,用治各种痉挛抽搐及风湿顽痹、顽固性偏正头痛,为止痉搐之要药;且可攻毒散结,用治疮疡肿毒、瘰疬结核。

蜈蚣:辛,温。入肝经。本品有与全蝎相似的息风止痉,攻毒散结及通络止痛作用,二者常相须为用。

地龙:咸,寒。本品咸寒,入肝、脾、膀胱经。其性善走窜,既善清热,息风止痉,用治高热惊痫、癫狂;又长于通络,用治中风半身不遂及痹证;且能清热平喘,利尿,用清肺热喘咳及热结膀胱,小便不利之证。

(2)各药的功效、主治病症

羚羊角:平肝息风,清肝明目,清热解毒。用于肝风内动,惊痫抽搐,肝阳上亢证,肝火上攻之头痛目疾,温病热毒炽盛之证。

钩藤:息风止痉,清热平肝。用于肝风内动,惊痫抽搐,头痛,肝阳上亢眩晕。

天麻:息风止痉,平抑肝阳,祛风通络。用于肝风内动,惊痫抽搐,肝阳上亢头痛,眩晕,肢麻痉挛抽搐。

全蝎:息风止痉,解毒散结,通络止痛。痉挛抽搐,急惊慢惊,破伤风,疮痈肿毒,瘰疬结核,偏正头痛,半身不遂,风湿顽痹。

蜈蚣:息风止痉,攻毒散结,通络止痛。痉挛抽搐,急惊慢惊,破伤风,疮痈肿毒,瘰疬结核,偏正头痛,半身不遂,风湿顽痹。

地龙:清热息风,平喘,通络,利尿。用于高热惊痫,癫狂,肺热哮喘,小便不利或尿闭不通,痹证。

(3)各药的用法、使用注意

羚羊角:单煎2h以上,1~3g。磨汁或研粉服,每次0.3~0.6g。脾虚慢惊者忌服,脾胃虚寒者慎服。

钩藤:煎服,3~12g。后下。

天麻:煎服,3~10g。研末冲服,每次1~1.5g。

全蝎:煎服。

蜈蚣:煎服。

地龙:煎服,5~10g。鲜品9~20g。研末吞服,每次1~2g。

(4)全蝎、蜈蚣的用量

全蝎:3~6g。研末吞服,每次0.6~1g。外用适量。

蜈蚣:3~5g。研末吞服,每次0.6~1g。外用适量。

(5)与各单元功效相似药物的药性、功效及主治病症的异同

天麻、钩藤均可入肝息风止痉、平抑肝阳,天麻性平,柔润眩晕之要药、祛风通络止痛。钩藤性微寒清肝。

羚羊角、牛黄,均可入肝清热息风、定惊止痉,然,羚羊角咸寒,清肝热、平肝阳、明目,清解心经热毒。牛黄苦凉清心化痰开窍清热解毒

(6)羚羊角、钩藤、天麻、地龙的主要药理作用

羚羊角:镇静、抗惊厥、解热、降血压。

钩藤:镇静、降血压、解除肠及子宫平滑肌痉挛、抑制血小板聚集。

天麻:镇静、抗惊厥、降血压、抑制血小板聚集、镇痛、抗炎、增强大脑学习记忆、增强细胞和体液免疫功能、抗心肌缺血、抗心律失常。

地龙:镇静、抗惊厥、解热、降血压、平喘、延长血小板血栓和纤维蛋白血栓形成时间。

2.僵蚕

(1)药性、功效、主治病症、用法、使用注意

咸、辛、平肝、肺息风止痉,祛风止痛,止痒,解毒散结。急惊慢惊,风疹瘙痒,瘰疬结核,风热或肝热头痛目赤。

(2)与各单元功效相似药物的药性、功效及主治病症的异同

地龙、白僵蚕,同为虫类药,均能息风止痉,治惊痫抽搐。其中,地龙性寒清热,以惊痫抽搐属肝热者用之为宜,又能清热通络、平喘、利尿,治热痹、痰热咳喘、小便不利及尿闭不通。白僵蚕性平兼能化痰,以惊痫抽搐属肝风或痰热者用之为宜;又能祛风止痛、解毒散结,治头痛、咽痛、风疹、瘰疬、疔肿、丹毒等证。

三、考前模拟

(一)A型题(最佳选择题)

1.龙骨与牡蛎的共有功效是

A.镇惊安神,收敛固涩,软坚散结　　B.镇惊安神,平肝潜阳,软坚散结

C.镇惊安神,生肌敛疮,软坚散结　　D.镇惊安神,平肝潜阳,生肌

E.镇惊安神,平肝潜阳,收敛固涩

2.肝火上炎、目赤肿痛宜用

A.石决明　　B.代赭石　　C.生龙骨　　D.杭白芍　　E.灵磁石

3.石决明的作用是

A.平肝潜阳、清肝明目　　B.熄风止痉、化痰开窍　　C.熄风平肝

D.熄风止痉、清热平肝　　E.熄风止痉、清热平肝、解毒散结、通络止痛

4.以下哪一项不是石决明的功效

A.明目　　B.平肝　　C.养肝　　D.清肝　　E.潜阳

5.石决明属于

A.安神药　　B.平肝熄风药　　C.补虚药　　D.活血去瘀药　　E.化痰平喘药

6.既能平肝潜阳,又能软坚散结的药物是

A.石决明　　B.珍珠　　C.牡蛎　　D.珍珠母　　E.紫贝齿

7.牡蛎的功效是

A.平肝潜阳、清肝明目　　B.平肝潜阳、降逆止血　　C.平肝潜阳、息风止痛

D.平肝潜阳、收敛固涩　　E.平肝定惊、清热解毒

8.对于胃虚肝旺气逆之噫气、呃逆、呕吐,下列哪种药物疗效最佳

A.旋覆花　　B.代赭石　　C.竹茹　　D.半夏　　E.丁香

9.具有平肝潜阳,纳气平喘功效的药物是

A.石决明　　B.牡蛎　　C.珍珠母　　D.赭石　　E.龙骨

10.珍珠母的功效是

A.平肝潜阳、清肝明目　　B.平肝潜阳、降逆止血　　C.平肝潜阳、息风止痛

D.平肝潜阳、收敛固涩　　E.平肝定惊、清热解毒

11.羚羊角功能平肝息风,清肝明目,清热解毒,入煎剂宜另煎,其常用量是

A.0.5～1g　　B.1～3g　　C.3～6g　　D.6～9g　　E.9～15g

12. 壮热不退、热极生风宜用

A. 钩藤　　B. 羚羊角　　C. 天麻　　D. 地龙　　E. 胆南星

13. 羚羊角对于以下哪种病症不适宜

A. 小儿壮热不退、手足抽搐　　B. 肝阳上亢所致的头晕目眩

C. 肝火炽盛所致的头痛目赤　　D. 温病壮热、神昏、谵语、躁狂

E. 肝虚慢惊、喜唾涎沫

14. 以下何药为近年来发现的降压药

A. 决明子　　B. 罗布麻　　C. 杜仲　　D. 地龙　　E. 天麻

15. 天麻与钩藤的不同点是

A. 凉血活血与养血敛阴　　B. 兼能化痰与长于补阴

C. 平降肝阳与清热平肝　　D. 行气之功与破血之力

E. 清热凉血与补血滋阴

16. 天麻的作用是

A. 平肝潜阳、清肝明目　　B. 熄风止痉、化痰开窍　　C. 熄风平肝

D. 熄风止痉、清热平肝　　E. 熄风止痉、清热平肝、解毒散结、通络止痛

17. 寒、热性惊风皆宜用

A. 钩藤　　B. 羚羊角　　C. 天麻　　D. 地龙　　E. 胆南星

18. 治疗惊风抽搐之证,不论寒证、热证,皆可选用

A. 制南星　　B. 地龙　　C. 天麻　　D. 蝉蜕　　E. 钩藤

19. 以下除哪项外,均是既平肝又清肝热之品

A. 羚羊角　　B. 石决明　　C. 钩藤　　D. 珍珠粉　　E. 天麻

20. 全蝎的作用是

A. 熄风止痉、化痰开窍、清热解毒　　B. 清热熄风、平喘、通络利尿

C. 平肝熄风、清肝明目、清热解毒　　D. 熄风止痉、解毒散结、通络止痛

E. 熄风止痉、清热平肝

21. 入煎剂宜后下的药物是

A. 地龙　　B. 细辛　　C. 蜈蚣　　D. 钩藤　　E. 天麻

22. 钩藤的作用是

A. 熄风止痉、化痰开窍、清热解毒　　B. 清热熄风、平喘、通络利尿

C. 平肝熄风、清肝明目、清热解毒　　D. 熄风止痉、解毒散结、通络止痛

E. 熄风止痉、清热平肝

23. 天麻与钩藤共同具有的功效是

A. 祛风通络　　B. 清肝明目　　C. 祛风止痉　　D. 息风止痉

E. 通络散结

24. 天麻、钩藤主治

A. 热极生风证　　B. 虚风内动证　　C. 血虚生风证　　D. 肝阳化风证

E. 内风诸证

25. 蜈蚣与全蝎共同具有的功效是

A. 平抑肝阳　　B. 清肝明目　　C. 化痰通络　　D. 软坚散结　　E. 通络止痛

26.全蝎、蜈蚣可用于治疗

A.风湿痹痛偏热者　　B.风湿痹痛偏寒者　　C.风湿顽痹肾亏者

D.风湿顽痹日久入络者　　E.风湿痹痛兼外感风寒者

27.全蝎、蜈蚣主治

A.热极生风证　　B.虚风内动证　　C.血虚生风证　　D.肝阳化风证

E.内风诸证

28.下列何项不是地龙的功效

A.清热息风　　B.清肺平喘　　C.通行经络　　D.利尿通淋　　E.健脾益气

29.蜈蚣的作用是

A.平肝潜阳、清肝明目　　B.熄风止痉、化痰开窍　　C.熄风平肝

D.熄风止痉、清热平肝　　E.熄风止痉、清热平肝、解毒散结、通络止痛

30.与全蝎相须为用,有攻毒散结之效的药物是

A.钩藤　　B.羚羊角　　C.天麻　　D.蜈蚣　　E.地龙

31.既能清热息风,又能平喘利尿的药物是

A.地龙　　B.僵蚕　　C.蜈蚣　　D.全蝎　　E.天麻

(二)B型题(配伍选择题)

A.息风止痉,通络止痛　　B.息风止痉,通络利尿　　C.息风止痉,祛风明目

D.息风止痉,祛风止痒　　E.息风止痉,祛风通络

1.全蝎的功效是

2.天麻的功效是

A.全蝎　　B.芒硝　　C.僵蚕　　D.牡蛎　　E.鳖甲

3.有化痰散结之效的息风止痉药是

4.具软坚散结之效的平抑肝阳药是

(三)X型题(多项选择题)

1.具有平肝潜阳功效的药物是

A.石决明　　B.代赭石　　C.龙骨　　D.珍珠母　　E.磁石

2.下列药物中,有毒的药物是

A.全蝎　　B.蜈蚣　　C.僵蚕　　D.蒺藜　　E.羚羊角

3.具有平肝潜阳,清肝明目功效的药物是

A.石决明　　B.珍珠母　　C.赭石　　D.刺蒺藜　　E.旋覆花

4.羚羊角的归经是

A.肝　　B.心　　C.脾　　D.肾　　E.膀胱

5.既能平肝潜阳,又能息风止痉的药物是

A.羚羊角　　B.石决明　　C.天麻　　D.钩藤　　E.磁石

6.药性咸寒的药物是

A.石决明　　B.珍珠母　　C.羚羊角　　D.地龙　　E.僵蚕

7.代赭石治疗的病症是

A.肝阳上亢　　B.呕吐呃逆　　C.气逆喘息　　D.血热吐衄　　E.滑脱诸证

四、答　案

(一)A 型题

1. E　　2. A　　3. A　　4. C　　5. B　　6. C　　7. D　　8. B　　9. D　　10. A

11. B　12. B　13. E　14. B　15. C　16. C　17. C　18. C　19. E　20. D

21. D　22. E　23. D　24. D　25. E　26. D　27. E　28. E　29. E　30. D

31. A

(二)B 型题

1. A　　2. E　　3. C　　4. D

(三)X 型题

1. ABCDE　　2. ABD　　3. AB　　4. AB　　5. ACD　　6. ABCD　　7. ABCD

第二十章 开窍药

一、考试大纲

(一)基本要求

1.性能主治

(1)开窍药的性能功效

(2)开窍药的适用范围

2.分类 开窍药的分类及各类的性能特点

3.配伍与使用注意

(1)开窍药的配伍方法

(2)开窍药的使用注意

(二)常用中药

1.麝香、冰片、石菖蒲

(1)各药的药性、性能特点

(2)各药的功效、主治病症

(3)各药的用法、使用注意

(4)麝香、冰片的用量

(5)与各单元功效相似药物的药性、功效及主治病症的异同

(6)麝香、石菖蒲的主要药理作用

2.苏合香、安息香

(1)各药的药性

(2)各药的功效

(3)各药的用法用量

(4)苏合香的使用注意

(5)与各单元功效相似药物的药性及功效的异同

二、应试指南

(一)基本要求

1.性能主治

(1)性能功效:本类药味辛、其气芳香,善于走窜,皆入心经。具有通关开窍、启闭回苏、醒脑复神的作用。

(2)适用范围:温病热陷心包、痰浊蒙蔽清窍之神昏谵语,及惊风、癫痫、中风等卒然昏厥、痉挛抽搐等症。

2.分类 主要分为温宣开窍药和凉宣开窍药两类

(1)温宣开窍药。多辛温芳香,有辛散温通、芳香辟秽、开窍醒神的作用。主治寒闭神昏证。常用有麝香、苏合香、安息香、石菖蒲等。

(2)凉宣开窍药。辛、苦,寒,辛散苦泄、芳香走窜、清心散火、开窍醒神。主治热闭证。常

用药有冰片、牛黄。

3.配伍与使用方法

(1)配伍方法:寒闭配伍温里祛寒药同用;热闭配伍清热解毒药同用。神昏闭证又兼惊痫抽搐者,则须配息风止痉药等。

(2)使用注意:只可暂用,不宜久服,久服泄人元气;用于神昏闭证,不用于神昏脱证;对于大汗亡阳引起的虚脱及肝阳上亢所致的昏厥应慎用;不宜入煎剂,只入丸、散服用。

(二)常用中药

1.麝香、冰片、石菖蒲

(1)各药的药性、性能特点

麝香:辛、温。

冰片:辛、苦、微寒。

石菖蒲:辛、苦、温。

(2)各药的功效、主治病症

麝香:开窍醒神,活血散结,止痛,催产。用于热病神昏,中风痰厥,气郁暴厥,中恶昏迷,疮疡肿毒,经闭,癥瘕,心腹暴痛,跌扑伤痛,痹痛麻木,难产死胎。

冰片:开窍醒神,清热止痛。用于热病神昏、痉厥,中风痰厥,气郁暴厥,中恶昏迷,目赤,口疮,咽喉肿痛,耳道流脓。

石菖蒲:开窍宁神,化湿和胃。热病神昏;痰厥;耳鸣;耳聋;心气不足之心悸失眠,健忘;湿浊中阻之脘腹胀痛;噤口痢。

(3)各药的用法、使用注意

麝香:多入丸散用。外用适量。孕妇忌用。

冰片:入丸散用;外用研粉点敷患处。孕妇忌用。

石菖蒲:内服煎汤,3~10g,鲜品加倍,或入丸、散。阴虚,汗多、精滑者慎服。

(4)麝香、冰片的用量

麝香:0.03~0.1g。

冰片:0.15~0.3g。

(5)与各单元功效相似药物的药性、功效及主治病症的异同

麝香、冰片,均辛香走窜,归心脾二经。均善开窍醒神,治闭证神昏,常相须为用。然麝香性温,开窍通闭力强,为开窍醒神要药,闭证无论寒热皆可应用;冰片性微寒,为凉开之品,开窍力较麝香为逊,主治热闭神昏,兼治寒闭。其次,麝香入血分善于活血通经、消肿止痛,既治血瘀经闭癥瘕、心腹暴痛,又治跌打瘀肿、疮疡、风湿顽痹,还能催产下胎,治胎死腹中、胞衣不下;冰片清热解毒、消肿止痛,外用治疮疡,初期者能消散清热,已溃者能防腐生肌,还可治咽喉肿痛、口舌生疮、目赤肿痛、耳道流脓等证。

(6)麝香、石菖蒲的主要药理作用

麝香:对中枢神经系统的兴奋和抑制作用、扩张冠状动脉、降低心肌耗氧、增强心脏收缩、抗炎,兴奋子宫,抗菌、抗溃疡,抗肿瘤,雄激素样作用。

石菖蒲:安神镇静、催眠、抗惊厥作用、增智、解痉、抗心律失常、解除胃肠平滑肌痉挛、促进消化液分泌、降血脂及抑制皮肤真菌等作用。

2.苏合香、安息香

(1)各药的药性

苏合香:辛,温。

安息香:辛、苦,平。

(2)各药的功效

苏合香:开窍辟秽,止痛。

安息香:开窍辟秽,行气活血。

(3)各药的用法用量

苏合香:0.3～1g,宜入丸散服。不入煎剂。

安息香:内服 0.6～1.5g,入丸、散。不入煎剂。

(4)苏合香的使用注意

阴虚多火人禁用。

(5)与各单元功效相似药物的药性及功效的异同

苏合香、安息香,同为气香辛散之品,功能辟秽开窍,治闭证神昏。然苏合香性温,唯治寒闭神昏;又善温散止痛,治胸腹冷痛。安息香性平,治闭证神昏无论寒热皆宜;又能行气活血,治气滞血瘀之心腹诸痛等。

三、考前模拟

(一)A 型题(最佳选择题)

1.下列哪种说法是错误的

A. 开窍药的功效主要是开窍醒神　　B. 开窍药主要用于神志昏迷证

C. 开窍药的作用有凉开与温开之别　　D. 开窍药为急救治标之品

E. 开窍药多制成丸散成药服用

2.下面哪一味药物配清热药,属凉开之剂;配祛寒药,属温开之剂

A. 麝香　　B. 冰片　　C. 苏合香　　D. 石菖蒲　　E. 犀角

3.既可治疗寒闭神昏,通过相应配伍又能治疗热闭神昏的药物是

A. 麝香　　B. 苏合香　　C. 牛黄　　D. 石菖蒲　　E. 苏合香

4.冰片的作用是

A. 开窍醒神、活血散结、催产下胎　　B. 开窍醒神、清热止痛

C. 开窍辟秽　　D. 开窍、祛痰、行气、活血　　E. 解毒、止毒、开窍

5.湿浊蒙蔽心窍之神昏、癫狂最宜选

A. 钩藤　　B. 地龙　　C. 苏合香　　D. 安息香　　E. 石菖蒲

6.既能开窍宁神,又能化湿和胃的药物是

A. 麝香　　B. 石菖蒲　　C. 冰片　　D. 牛黄　　E. 犀角

7.石菖蒲的功效是

A. 开窍醒神,活血通经　　B. 开窍宁神,化湿和胃　　C. 开窍醒神,止痛催产

D. 开窍醒神,行气解郁　　E. 开窍醒神,解毒散结

8.具有开窍醒神,辟秽止痛之效的药物是

A. 麝香　　B. 冰片　　C. 苏合香　　D. 蟾酥　　E. 石菖蒲

9. 安息香的作用是

A. 开窍醒神、活血散结、催产下胎　　B. 开窍醒神、清热止痛

C. 开窍辟秽　　D. 开窍、祛痰、行气、活血　　E. 解毒、止痛、开窍

(二) B型题(配伍选择题)

A. 开窍醒神　　B. 开窍宁神　　C. 化痰开窍　　D. 宁心安神　　E. 镇惊安神

1. 石菖蒲的功效是

2. 麝香的功效是

A. 麝香配伍冰片　　B. 麝香配伍苏合香　　C. 麝香配伍牛黄　　D. 麝香配伍羚羊角

E. 麝香配伍半夏

3. 治疗寒闭神昏最宜用

4. 治疗痰热蒙蔽神志昏迷最宜选用

(三) X型题(多项选择题)

1. 麝香活血通经止痛,可用于治疗

A. 咽喉肿痛　　B. 难产　　C. 血瘀经闭　　D. 风湿痹痛　　E. 心腹暴痛

2. 下列药物中有开窍醒神作用的药物是

A. 冰片　　B. 苏合香　　C. 牛黄　　D. 安息香　　E. 石菖蒲

3. 用于治疗心腹痛的药物是

A. 川芎　　B. 苏合香　　C. 石菖蒲　　D. 冰片　　E. 麝香

4. 石菖蒲的功效有

A. 开窍　　B. 宁神　　C. 止痛　　D. 化湿　　E. 和胃

四、答 案

(一) A型题

1. B　　2. A　　3. A　　4. B　　5. E　　6. B　　7. B　　8. C　　9. D

(二) B型题

1. B　　2. A　　3. B　　4. C

(三) X型题

1. ABCDE　　2. ABCDE　　3. ABDE　　4. ABDE

第二十一章 补虚药

一、考试大纲

(一)基本要求

1. 性能主治

(1)补虚药的性能功效

(2)补虚药的适用范围

2. 分类 补虚药的分类及各类的性能特点

3. 配伍与使用注意

(1)补虚药的配伍方法

(2)补虚药的使用注意

(二)补气药

1. 人参、党参、黄芪、白术、山药、甘草

(1)各药的药性、性能特点

(2)各药的功效、主治病症

(3)各药的用法、使用注意

(4)人参的用量

(5)与各单元功效相似药物的药性、功效及主治病症的异同

(6)人参、党参、黄芪、甘草的主要药理作用

(7)人参配附子,人参配蛤蚧,人参配麦冬、五味子,黄芪配柴胡、升麻,甘草配白芍的意义

2. 西洋参、太子参、刺五加、大枣

(1)各药的药性

(2)各药的功效、主治病症

(3)各药的用法、使用注意

(4)与各单元功效相似药物的药性、功效及主治病症的异同

3. 白扁豆、蜂蜜、饴糖、红景天、绞股蓝

(1)各药的药性

(2)各药的功效

(3)各药的用法

(4)蜂蜜的使用注意

(5)与各单元功效相似药物的药性及功效的异同

(三)补阳药

1. 鹿茸、肉苁蓉、淫羊藿、杜仲、续断、补骨脂、益智仁、蛤蚧、菟丝子

(1)各药的药性、性能特点

(2)各药的功效、主治病症

(3)各药的用法、使用注意

(4)鹿茸、益智仁、蛤蚧的用量

(5)与各单元功效相似药物的药性、功效及主治病症的异同

(6)鹿茸、淫羊藿的主要药理作用

2.巴戟天、锁阳、骨碎补、冬虫夏草、核桃仁、紫河车、沙苑子

(1)各药的药性

(2)各药的功效、主治病症

(3)各药的用法、使用注意

(4)紫河车的用量

(5)与各单元功效相似药物的药性、功效及主治病症的异同

3.仙茅、狗脊、海马

(1)各药的药性

(2)各药的功效

(3)各药的使用注意

(4)海马的用法用量

(5)与各单元功效相似药物的药性及功效的异同

(四)补血药

1.当归、熟地黄、何首乌、白芍、阿胶

(1)各药的药性、性能特点

(2)各药的功效、主治病症

(3)各药的用法、使用注意

(4)与各单元功效相似药物的药性、功效及主治病症的异同

(5)当归、何首乌、白芍的主要药理作用

(6)当归配黄芪的意义

2.龙眼肉

(1)药性、功效

(2)与各单元功效相似药物的药性及功效的异同

(五)补阴药

1.南沙参、北沙参、麦冬、石斛、黄精、枸杞子、龟甲、鳖甲

(1)各药的药性、性能特点

(2)各药的功效、主治病症

(3)各药的用法、使用注意

(4)与各单元功效相似药物的药性、功效及主治病症的异同

(5)枸杞子的主要药理作用

(6)南沙参、北沙参的来源

2.天冬、玉竹、百合、墨旱莲、女贞子、桑椹

(1)各药的药性

(2)各药的功效、主治病症

(3)各药的用法、使用注意

(4)与各单元功效相似药物的药性、功效及主治病症的异同

(5)女贞子配墨旱莲的意义

3.哈蟆油、楮实子

(1)各药的药性

(2)各药的功效

(3)各药的使用注意

(4)哈蟆油的用法用量

(5)与各单元功效相似药物的药性及功效的异同

二、应试指南

(一)基本要求

1.性能主治

(1)性能功效:能补充人体气血阴阳之亏损而治各种虚证。

(2)适用范围:各种虚证,有气虚、阳虚、血虚、阴虚之别。

2.分类 分为补气、补阳、补血、补阴四类。

(1)气虚证:脾气虚之食少便溏、神疲乏力、脱肛。肺气虚之少言懒语、久咳虚喘、易出虚汗等。

(2)阳虚证:肾阳不足之畏寒肢冷、阳痿遗精、宫冷不孕、夜尿频多。脾肾阳虚之泄泻,肺肾两虚之喘嗽等阳虚证。

(3)血虚证:心血虚或肝血不足所致的面色萎黄、唇甲苍白、头晕眼花、心慌心悸,妇女月经不调等。

(4)阴虚证:肺阴虚之干咳少痰、咽干喉燥。胃阴虚之口干舌燥、胃中嘈杂、大便秘结、舌红少苔。心阴虚之心烦不眠。肝肾阴虚之腰膝酸痛、遗精滑精、手足心热、潮热盗汗、眼目干涩等。

3.配伍与使用注意

(1)配伍方法:阳虚多兼气虚,气虚易致阳虚;补气药与补阳药相互配伍应用。阴虚兼见血虚,血虚易致阴虚;补血药与补阴药相互配伍同用。气血兼顾,阴阳并补,或气阴同补,都是常见的配伍方法。

(2)使用注意:补气药多甘壅滞气,湿盛中满者忌用;补阳药温燥而能伤阴助火,阴虚火旺者不宜应用;补血与补阴药,药性滋腻,易伤脾胃,湿阻中焦脾虚便溏者慎用。使用补虚药,应注意脾胃功能,使补虚药更好地发挥作用。

(二)补气药

1.人参、党参、黄芪、白术、山药、甘草

(1)各药的药性、性能特点

人参:甘、微苦,微温。本品大补元气,为滋补佳品,既为救脱扶危之要药,亦为"虚劳内伤第一要药"。既速救各种虚脱,又补肺、益脾、生津、益智安神,用治一切气、血、津液不足证,常配伍补气养血、滋阴助阳药同用,共成大补之剂,广泛用于年老体弱、久病正虚、产后大亏、先天不足等虚劳内伤,诸虚百损等证。

党参:甘,平。本品味甘性平,主入脾肺二经。其药性平和,不燥不腻,为脾肺气虚之常用要药。广泛用于肺脾气虚、中气不足等诸多气虚之证。常入复方代人参而用之。又补气而能养血、生津,还用于血虚、津亏等证。

黄芪:甘,微温。本品甘而微温,主入脾肺二经。既善补益脾肺之气,又善升举阳气,为治气虚下陷诸症之要药;具升发外达之性,能实卫固表以止汗;甘温升补,又可托毒生肌,为"疮痈圣药";补气利水以退肿,对气虚水肿能标本兼治;还补气以生血、行血、摄血、生津,故广泛用于肺脾气虚、中气下陷、自汗盗汗、虚证水肿、阴疽及气虚所致之血虚、痿痹、出血、消渴等证。

白术:苦、甘,温。本品甘温苦燥,主入脾胃。善补脾益气,燥湿利水,既为健脾之要药,又为治痰饮、水肿之良药。用于脾虚诸证、痰饮水肿;又善补气健脾而固表止汗,安胎,为治表虚自汗常用药,对妊娠胎动不安,不论寒热虚实,均可随证配伍而用。

山药:甘,平。本品性甘平,主入脾肺肾三经。既补气,又养阴,补气不燥,养阴不腻,为平补脾、肺、肾三脏气阴之良药。且兼涩性,有轻微的收敛作用,尤宜气阴虚损而兼遗滑之证。上治久咳虚喘,中疗脾虚泄泻,下治遗精尿频带下,又益气养阴而生津止渴,为药食两用之滋补佳品。

甘草:甘,平。本品味甘性平,入心肺脾胃经。有益脾、润肺、解毒、缓急、和药等作用,既可扶正,又可祛邪,应用最广,可通行十二经。因善和百药,与热药同用能缓其热,以防燥烈伤阴;与寒药同用能缓其寒,以防伤胃;与寒热药同用能调和寒热等,故有"国老"之称。

(2)各药的功效、主治病症

人参:大补元气,益肺,补脾,生津止渴,安神增智。用于气虚欲脱,脉微欲绝之危重证,肺气虚证,脾气虚证,热病气津两伤及消渴证,气血亏虚之心神不宁证,益气生血、益气摄血和益气助阳,又可用于血虚证,气不摄血的出血证及阳痿证。

党参:补中益气,益肺,生津,养血。用于中气不足证,肺气亏虚证,气津两伤证,气血两亏证。

黄芪:补气升阳,益卫固表,利尿消肿,托毒生肌。用于脾胃气虚及中气下陷诸征,肺气虚及表虚自汗,气虚水湿失运之水肿,小便不利,气血不足,疮疡内陷之脓成不溃或溃久不敛,能补气以生血、摄血、行滞、生津止渴。

白术:健脾益气,燥湿利尿,固表止汗,安胎。用于脾胃气虚诸证,脾虚水湿内停证,气虚自汗,脾虚气弱,胎动不安。

山药:益气养阴,补脾肺肾,涩精止带。用于脾胃虚弱证,肺肾虚弱证,消渴证。

甘草:益气补中,祛痰止咳,缓急止痛,调和药性,清热解毒。用于心气虚及脾气虚证,痰多咳嗽,脘腹及四肢挛急作痛,药性峻猛的方剂中善和百药,能缓和烈性或减轻毒副作用,又可调和脾胃,热毒疮疡,咽喉肿痛。

(3)各药的用法、使用注意

人参:煎服,3～10g;用于急重证,剂量可酌增为15～30g。宜文火另煎兑服。研末吞服,每次1.5～2g。野生者称野山参,补益力较大。园参有生晒参、红参、白参、参须等。红参、生晒参质量较好,白参较差,参须更次。生晒参用于气阴不足;白参功同生晒参,但作用较弱;红参性偏温,适于气虚阳弱。反藜芦。畏五灵脂。恶莱菔子。不宜同时吃白萝卜或喝茶。

党参:煎服,10～30g。气滞、肝火盛者忌用。邪盛而正不虚者不宜。

黄芪:煎服,10～15g,大剂量可用至30～60g。炙黄芪长于补气升阳润肺,故益气补中宜蜜炙用;其他方面多生用。凡表实邪盛,内有积滞,阴虚阳亢,疮疡阳证实证等均忌用。

白术:煎服,6~12g。燥湿利水宜生用;补气健脾宜炒用;健脾止泻宜炒焦用。阴虚内热或津液亏耗燥渴者慎用。气滞胀闷者忌用。

山药:煎服,15~30g。大剂量单用60~250g。研末吞服,每次6~10g。补阴生津宜生用,健脾止泻宜炒用。湿盛中满而有积滞者忌服。

甘草:煎服,3~10g。生甘草偏于清热解毒,炙甘草偏于补中润肺,甘草梢偏于清热利尿。清热解毒宜生用;补中缓急宜炙用。反大戟、芫花、甘遂、海藻。湿盛胀满、水肿者忌用。久服较大剂量生甘草,可引起水肿。

(4)人参的用量

煎服,3~10g;用于急重证,剂量可酌增为15~30g。研末吞服,每次1.5~2g。

(5)与各单元功效相似药物的药性、功效及主治病症的异同

人参、党参:均能补气生津,治脾胃气虚倦怠乏力、肺气不足气短喘促,以及气津两伤的口渴等证。

人参性微温而善大补元气,为治气虚欲脱第一要药;又善安神增智,治心神不安的心悸、失眠、健忘等证;党参性平而补气力较缓。挽救虚脱虽非其所能,但却善补中气、益肺气;又兼养血,治血虚萎黄等证。

苍术、白术:均味苦性温入脾胃经,功善燥湿健脾,治中焦湿滞证。

苍术以燥湿为主,治湿阻中焦脘闷苔腻者用之为宜;又兼辛味而能祛风湿、发表,治风寒湿痹及表证夹湿;白术以健脾为主,并有补气之功,故治脾虚夹湿乏力便溏者用之为宜;又能利水、止汗、安胎,治水肿、表虚自汗以及脾虚胎动不安等。

(6)人参、党参、黄芪、甘草的主要药理作用

人参:对中枢神经系统有镇静、兴奋作用、改善学习记忆、抗休克、强心、抗心肌缺血、抑制血小板聚集、促进纤维蛋白溶解、加强机体对多种有害因素的非特异性抵抗力、降低血脂、促性腺、抗动脉粥样硬化、促进蛋白质及核酸的合成。

党参:调节胃肠功能、保护胃黏膜、促进胃溃疡愈合、增强机体免疫功能、提高机体抗应激能力、增加红细胞、白细胞和血红蛋白含量、抑制血小板聚集、强心、调节血压、抗心肌缺血、改善学习记忆、抗菌。

黄芪:增强免疫、延缓衰老、强心、扩张外周血管、冠状血管及肾血管、改善微循环、抑制血小板聚集、降血压、促进骨髓造血、调节糖代谢、抗病毒、抗菌、保肝。

甘草:抗心律失常、抗消化性溃疡、解痉、镇咳祛痰、解毒、保肝、抗炎、抗菌、抗病毒、抗变态反应、肾上腺皮质激素样反应。

(7)人参配附子,人参配蛤蚧,人参配麦冬、五味子,黄芪配柴胡、升麻,甘草配白芍的意义

人参配附子:大补大温,益气回阳,治亡阳气脱效佳。

人参配蛤蚧:补肺益肾而定喘嗽,治肺肾两虚,动辄气喘甚效。

人参配麦冬五味子:益气养阴,生津止渴,治气阴两虚之口渴、多汗,以及消渴。

黄芪配柴胡、升麻:功能补中益气、升阳举陷,治中气下陷诸证。

甘草配白芍:缓急止痛力强,治脘腹或四肢拘挛疼痛。

2.西洋参、太子参、刺五加、大枣

(1)各药的药性

西洋参:苦、微甘,寒。

太子参:甘、微苦,平。

刺五加:性温,味辛、微苦。

大枣:甘,温。

(2)各药的功效、主治病症

西洋参:补气养阴,清火生津。用于阴虚火旺的喘咳痰血证,热病气阴两伤证。

太子参:补气,生津。用于脾气虚弱,胃阴不足证,气虚津伤证。

刺五加:益气健脾,补肾安神。用于脾肾阳虚、体虚乏力、食欲不振、腰膝酸痛、失眠多梦。

大枣:补中益气,养血安神,缓和药性。用于脾虚证,血虚萎黄,妇女脏燥证,药性较峻烈的方剂中可减少烈性药的副作用,并保护正气。

(3)各药的用法、使用注意

西洋参:另煎兑服,3～6g。中阳衰微,胃有寒湿者不宜服。忌用铁器炒。

太子参:煎服,10～30g。

刺五加:煎服,9～20g。

大枣:煎服,5～15g。可去皮、核捣烂为丸服。湿盛脘腹胀满、食积、虫积、龋齿作痛以及痰热咳嗽均忌服。

(4)与各单元功效相似药物的药性、功效及主治病症的异同

甘草、大枣均属甘缓补虚之品,功能补中益气,缓和药性。甘草性平。补脾益气,清热解毒,祛痰止咳,缓急止痛,调和诸药。生用主治咽喉肿痛,痈疽疮疡,胃肠道溃疡以及解药毒、食物中毒等;蜜炙主治脾胃功能减退,大便溏薄,乏力发热以及咳嗽、心悸等。大枣性温。补脾和胃,益气生津,调营卫,解药毒。治胃虚食少,脾弱便溏,气血津液不足,营卫不和,心悸怔忡。妇人脏燥。

3.白扁豆、蜂蜜、饴糖、红景天、绞股蓝

(1)各药的药性

白扁豆:甘,微温。

蜂蜜:甘,平。

饴糖:甘,温。

红景天:甘,苦,平。

绞股蓝:甘,苦,寒。

(2)各药的功效

白扁豆:健脾化湿,消暑。

蜂蜜:补中缓急,润燥,解毒。

饴糖:补中益气,缓急止痛,润肺止咳。

红景天:益气、平喘、活血通脉。

绞股蓝:健脾益气、祛痰止咳、清热解毒。

(3)各药的用法

白扁豆:煎服,10～15g。健脾止泻宜炒用;消暑宜生用。

蜂蜜:煎服或冲服,15～30g。入丸、膏剂等,随方适量。外用适量。

饴糖:烊化冲服,30～60g。亦可熬膏或为丸服。

红景天:煎服,3～6g。

绞股蓝:煎服,15～30g。

(4)蜂蜜的使用注意

凡湿阻中满,湿热壅滞,便溏或泄泻者慎用。

(5)与各单元功效相似药物的药性及功效的异同

白扁豆、山药,均味甘而能健脾,治脾虚病症。其中,白扁豆性微温,又能化湿,善治脾虚有湿之食少便溏、妇女带下;还能消暑,治暑湿泄泻等。山药性平,又善益气养阴、补肺肾及收敛固涩,治肺虚或肺肾两虚的喘咳、肾虚遗精等证。

甘草、蜂蜜,均味甘性平,生用偏凉而清热,制用偏温而补虚。均能补中益气、润肺止咳、缓急止痛、清热解毒、缓和药性,同治脾胃气弱、气血双亏、肺虚久咳、燥咳痰黏、脘腹挛急作痛及疮疡肿毒,同能缓解某些药物的毒烈之性。然,甘草应用面广,又治心虚动悸、血虚脏燥、痰多咳嗽、咽喉肿痛及四肢拘挛疼痛;还解一切毒,治食物、药物中毒。蜂蜜质润,应用面较小,又能润肠通便,治肠燥便秘。此外,二药均能助湿壅气,令人中满,湿盛中满者忌用。甘草大量久服易致水肿,水肿者慎服;蜂蜜滑肠,便溏或泄泻者忌服。

(三)补阳药

1. 鹿茸、肉苁蓉、淫羊藿、杜仲、续断、补骨脂、益智仁、蛤蚧、菟丝子

(1)各药的药性、性能特点

鹿茸:甘、咸,温。本品甘咸温润,入肾肝二经。为血肉有情之品,既善补肾阳而温养督脉,又善补肝肾,益精血而强筋健骨,为补肾壮阳之要药;又有调冲任,固带脉之良效。还有温补内托之殊功,用治疮疡久溃不敛、阴疽内陷不起等症。

肉苁蓉:甘、咸,温。本品甘咸温润,入肾与大肠经。其性质温和,补而不峻,故有苁蓉(从容)之名。能补肾阳,益精血,暖腰膝,温养精血而润燥滑肠。可治肾阳不足,精血亏虚之阳痿、不孕、腰膝酸软、筋骨无力及肠燥津枯便秘等症。

淫羊藿:辛、甘,温。

杜仲:甘,温。本品味甘性温,主入肝肾二经。善补肝肾而强筋骨,为治肝肾不足,腰膝酸软之要药,还可用于阳痿、尿频等症;又调冲任而固经安胎,为治肝肾不足,胎元不固,胎动不安之要药。现代研究能扩张血管而降压。

续断:苦、甘、辛,微温。

补骨脂:辛、苦,温。本品辛苦温燥,入肾脾二经。功能补火壮阳,强腰健膝,兼有收涩之性,为温补固涩之要药,又补火温脾以止泻,温肾纳气以平喘咳。其补肾之力强于温脾。

益智仁:辛,温。

蛤蚧:咸,平。本品咸平,主入肺肾二经。功能补肺气,助肾阳,益精血,定喘嗽,为治肺虚咳嗽、肾虚作喘、虚劳喘咳之良药,尤对肾不纳气之虚喘有效。其壮阳之功远逊于鹿茸,兼治肾阳不足,精血亏虚的阳痿、消渴等证。

菟丝子:甘,温。

(2)各药的功效、主治病症

鹿茸:补肾阳,益精血,强筋骨,调冲任,托疮毒。用于肾阳不足,精血亏虚诸证,肝肾不足之筋骨痿软或小儿发育不良,囟门迟闭,行迟等,冲任虚寒之崩漏带下,疮疡久溃不敛或阴疽内陷不起。

肉苁蓉:温肾助阳,补益精血,润肠通便。用于肾阳不足,精血亏虚证,肠燥便秘对肾阳不

足,精血亏虚者尤宜。

淫羊藿:补肾壮阳,强筋健骨,祛风除湿。用于肾阳虚之阳痿,不孕,尿频等证,肝肾不足之筋骨痿软及风湿痹痛。

杜仲:补肝肾,强筋骨,安胎。用于肝肾不足证,肝肾亏虚胎动不安或习惯性堕胎等。

续断:补益肝肾,强筋健骨,疗伤续折,止血安胎。用于肝肾不足,风湿痹痛及跌扑损伤等证,肝肾虚弱,冲任失调之胎动欲坠或崩漏经多等。

补骨脂:补肾助阳,固精缩尿,暖脾止泻,纳气平喘。用于肾阳不足,命门火衰,遗精、尿频等证,脾肾阳虚泄泻,肾不纳气之虚喘。

益智仁:补肾助阳,固精缩尿,温脾止泻,开胃摄唾。用于肾气虚寒失固证善温脾肾而兼收涩之性,脾寒腹痛泄泻.口多涎唾等。

蛤蚧:补肾益肺,纳气定喘,助阳益精。用于肺肾两虚,肾不纳气之虚喘久嗽,肾阳不足,精血亏虚之阳痿。

菟丝子:益肾固精,养肝明目,止泻,安胎。用于肾虚失固诸证,肝肾不足,目暗不明等证,脾肾虚泻,肝肾不足,胎动不安。

(3)各药的用法、使用注意

鹿茸:研细末,一日3次分服,1~2g。如入丸散,随方配制。服用宜从小量开始,缓缓增加,不宜骤用大量,以免阳升风动,头晕目赤,或动血伤阴。凡阴虚阳亢,阳热实证等忌服。

肉苁蓉:煎服,5~10g。单用大剂量煎服,可用至30g。阴虚火旺,大便溏泄及胃肠实热便结者不宜服。

淫羊藿:煎服,5~10g。亦可浸酒、熬膏或入丸、散剂。炙淫羊藿增强温肾壮阳作用。故补肾阳宜炙用,祛风湿宜生用。阴虚火旺者不宜服。

杜仲:煎服,5~10g。炒用疗效较佳。阴虚火旺者慎。

续断:煎服,10~15g。外用适量研末敷。酒续断偏于行血脉,通经络;盐续断引药下行,偏于补肝肾;续断炭偏于止血安胎。风湿热痹者不宜服。

补骨脂:煎服,5~15g。入丸散,每次1.5~3g。外用适量。生用辛热燥性较强;盐补骨脂长于补肾纳气,可缓和温燥之性。内服宜炒用;外治多生用。阴虚火旺及大便秘结者不宜服。

益智仁:煎服,3~10g。阴虚火旺或因热而患遗精、尿频、崩漏等病症者均不宜服。

蛤蚧:煎服.3~6g。研末服.每次1~2g,日服3次。亦可浸酒服,用1~2对。或入丸散。

菟丝子:煎服,6~12g。外用适量。阴虚火旺,大便燥结及小便短赤者不宜服。

(4)鹿茸、益智仁、蛤蚧的用量

鹿茸:研细末,一日3次分服.1~2g。

益智仁:3~10g

蛤蚧:煎服.3~6g。研末服.每次1~2g,日服3次。亦可浸酒服,用1~2对。

(5)与各单元功效相似药物的药性、功效及主治病症的异同

杜仲、续断,均补肝肾、强筋骨、安胎,不同的杜仲甘、温。归肝、肾经。力强,肾虚腰痛要药;续断,苦、辛、微温。力弱,疗伤续折,兼活血:跌打损伤、筋伤骨折,止血,冲任不固,崩漏下血。

(6)鹿茸、淫羊藿的主要药理作用

鹿茸:促进生长发育、促进蛋白质和核酸合成、增强骨髓造血功能、增强免疫功能、延缓衰

老。

淫羊藿:增强免疫功能、提高性腺功能、抗心肌缺血、降血压、降血糖、提高骨髓细胞的增殖率、延缓衰老、抗炎、抗过敏。

2.巴戟天、锁阳、骨碎补、冬虫夏草、核桃仁、紫河车、沙苑子

(1)各药的药性

巴戟天:甘、辛,微温。

锁阳:甘,温。

骨碎补:苦,温。

冬虫夏草:甘,平。

核桃仁:甘,温。

紫河车:甘、咸,温。

沙苑子:甘,温。

(2)各药的功效、主治病症

巴戟天:补肾阳,益精血,强筋骨,祛风湿。用于肾阳不足之阳痿不孕,月经不调,少腹冷痛等,肝肾不足之腰膝酸软或痹证兼肝肾虚损者。

锁阳:温肾助阳,补益精血,润肠通便。用于肾阳虚衰之阳痿不孕,肠燥便秘。

骨碎补:补肾强骨,续伤止痛。用于肾虚腰痛,耳鸣耳聋,牙齿松动,跌扑闪挫,筋骨折伤;外治斑秃,白癜风。

冬虫夏草:益肾补肺,纳气平喘,止血化痰。用于肾虚腰痛,阳痿遗精,肺虚或肺肾两虚证。

核桃仁:补肾益肺,纳气平喘,润肠通便。用于肾阳不足之腰膝酸痛,遗精尿频,肺肾两虚之喘咳证,肠燥便秘。

紫河车:温肾补精,纳气平喘,益气养血。用于肾气不足,精血亏虚的不孕,阳痿,遗精,肺肾两虚的喘嗽,气血不足,萎黄消瘦,产后乳少等。

沙苑子:益肾固精,养肝明目。用于肾虚失固和肝肾不足的眩晕目昏。

(3)各药的用法、使用注意

巴戟天:煎服,3~10g。或入丸散、酒剂。阴虚火旺或有湿热者忌服。

锁阳:煎服,5~10g。阴虚火旺,脾虚泄泻及实热便秘者不宜服。

骨碎补:3~9g;鲜品6~15g。外用鲜品适量。

冬虫夏草:煎汤或炖服,3~10g。为平补之药,久服方效。有表邪者忌服;阴虚火旺者,不宜单独应用。

核桃仁:煎服,5~10g。定喘嗽宜连皮用;润肠燥宜去皮用。阴虚火旺,痰热咳嗽及便溏者忌服。

紫河车:研末或装入胶囊吞服。也可用鲜品煨食。阴虚火旺不宜单独应用。

沙苑子:煎服,10~15g。生用偏于养肝明目;盐沙苑子偏于补肾固精。阴虚火旺及小便不利者慎用。

(4)紫河车的用量

研末或装入胶囊吞服,每次1.5~3g,日2~3次。鲜品煨食,每次半个或1个,一周2~3次。

(5)与各单元功效相似药物的药性、功效及主治病症的异同

菟丝子、沙苑子,均补肾助阳、固精缩尿,养肝明目。不同点,菟丝子辛、甘,平。归肾、肝、脾经。性平不燥,又益阴平补阴阳良药,肾虚消渴止泻,安胎。沙苑子甘,温。归肝、肾经。补益力弱,固涩力强善固精缩尿止带。

3. 仙茅、狗脊、海马

(1)各药的药性

仙茅:辛,热;有毒。

狗脊:苦、甘,温。

海马:甘、咸,温。

(2)各药的功效

仙茅:补血,活血,调经,止痛,润肠。

狗脊:祛风湿,补肝肾,强腰膝。

海马:温肾壮阳,活血散结,消肿止痛。

(3)各药的使用注意

仙茅:燥烈有毒,有伤阴之弊,用当宜慎。阴虚火旺者忌服。

狗脊:肾虚有热、小便不利或短涩黄少、口干舌干者忌服。

海马:孕妇及阴虚火旺者忌服。

(4)海马的用法用量

研末服,每次1~1.5g。

(5)与各单元功效相似药物的药性及功效的异同

海马、锁阳,均性温而能补肾助阳,治肾阳虚的阳痿、不孕等症。然,海马又能活血散结、消肿止痛;锁阳又能润肠通便。

(四)补血药

1. 当归、熟地黄、何首乌、白芍、阿胶

(1)各药的药性、性能特点

当归:甘、辛,温。本品甘温而润,入肝心脾经。辛香走散,温通散寒,补血而又活血行气止痛,为血中圣药,调经之要药。可用治血虚、血瘀、血寒所致月经不调、经闭、痛经,及虚寒腹痛、风湿痹痛、跌打损伤、痈疽疮疡和血虚肠燥便秘等证。

熟地黄:甘,微温。本品味甘厚而微温,质地柔润,主入肝、肾二经。为峻补肝肾阴血之要药,又补肾益精填髓,常用治各种原因引起的血虚精亏,肾阴不足诸证。

何首乌:甘、苦、涩,微温。

白芍:苦、酸、甘,微寒。本品酸苦而甘,主入肝、脾二经。善养血柔肝,敛阴止汗,又平抑肝阳。既善补肝之不足,又善泄肝之有余。故无论肝阴血不足之血虚、月经不调;肝阳有余之头痛眩晕;或肝阴不敛之自汗盗汗;及肝气不舒之诸痛之证均为常用。

阿胶:甘,平。本品甘平,入肺、肝、肾经。其质地滋润而善补血滋阴,且补血之功颇佳,可用于血虚诸证;又善滋阴润燥,用于阴虚肺燥及热病伤阴等证;因其胶质黏腻能凝血固络,又为止血之要药,对失血而兼阴虚、血虚者尤宜。

(2)各药的功效、主治病症

当归:补血,活血,调经,止痛,润肠。用于血虚诸证,血虚或血虚兼瘀之月经不调等证,虚寒性或血瘀诸痛证,痈疽疮疡,血虚肠燥便秘质润而养血润肠通便。

熟地黄:补血,滋阴,益精填髓。用于血虚诸证,肾阴不足证,肝肾精血亏虚之腰膝酸软,眩晕耳鸣,须发早白等。

何首乌:制首乌:补精血,乌须发;生首乌:截疟,解毒,润肠。用于精血不足诸证,体虚久疟,肠燥便秘及痈疽、瘰疬等证。

白芍:养血调经,平抑肝阳,柔肝止痛,敛阴止汗。用于血虚,月经不调等证,肝阴不足,肝阳偏亢之头痛,眩晕,肝气不舒之诸痛证,盗汗,自汗证。

阿胶:补血,止血,滋阴,润肺。用于血虚诸证,多种出血证,热病伤阴,心烦失眠,肺阴虚燥咳等。

(3)各药的用法、使用注意

当归:煎服,6～12g。当归身偏于补血;当归尾功专破血;全当归功专和血(补血活血);酒当归偏于活血;油当归偏于润肠;当归炭功专止血。湿盛中满、大便溏泄者忌服。

熟地黄:煎服,10～15g;大剂量可用至30～60g。性质黏腻有碍消化,脾胃虚弱,中满痰盛及食少便溏者慎用。重用久服宜与陈皮、砂仁等同用,以免滋腻碍胃。

何首乌:煎服,6～12g。大便溏泄及湿痰较重者不宜服。

白芍:煎服,5～15g。大剂量可用至15～30g。生用偏于敛阴平肝;炒白芍偏于养血调经;酒白芍偏于缓急止痛。阳衰虚寒证不宜单独应用。反藜芦。

阿胶:入汤剂,5～15g,烊化兑服。蛤粉炒阿胶增强滋阴润肺的功效;蒲黄炒阿胶增强止血的功效。故止血常用蒲黄炒;润肺常用蛤粉炒。胃弱便溏者不宜服。

(4)与各单元功效相似药物的药性、功效及主治病症的异同

当归、熟地黄:均味甘而善补血,治血虚面色萎黄、头晕眼花、须发早白、心悸失眠等。

当归性温而不滋腻,又善活血调经止痛,治妇女月经不调、经闭痛经诸证,以及跌打瘀痛、虚寒腹痛、血痹痛麻、疮痈等;并能润肠燥,治肠燥便秘;熟地黄性微温而滋腻,又善滋阴补精益髓,治肾阴不足的腰膝酸软、潮热盗汗及精血亏虚的头晕眼花、须发早白等。

熟地黄、生地黄:生地黄为鲜品干燥者,熟地黄为生地黄的蒸制品。二者均能滋阴生津,治阴虚津亏诸证。

熟地黄性微温且滋腻,长于补血滋阴、填精益髓,又治血虚精亏诸证及肾阴不足的腰膝酸软、潮热盗汗;生地黄性寒而清热,长于滋阴清热凉血,凡血热伤津或阴液亏虚有热者宜用,又治热病伤阴舌绛或阴虚发热、消渴及血热妄行的诸出血证。

赤芍、白芍:赤芍清热行散,功能清热凉血、活血止痛,血热或血瘀疼痛者宜之,善治热入营血、血热斑疹吐衄,以及瘀血经闭、痛经、跌打损伤等证。

白芍补敛平肝,功能补血敛阴、柔肝止痛、平抑肝阳,善治血虚萎黄、月经不调、阴虚盗汗、表虚自汗、脘腹或四肢挛急作痛及肝阳上亢之眩晕等证。

(5)当归、何首乌、白芍的主要药理作用

当归:抗贫血、促进免疫、抑制血小板聚集、抗血栓、抗心肌缺血缺氧、扩张外周血管、兴奋或抑制子宫平滑肌、松弛支气管平滑肌、降血脂、抗炎、保肝。

何首乌:促进造血功能、增强免疫功能、降血脂、抗动脉粥样硬化、增加冠脉血流量、抗心肌缺血、抗衰老、保肝、抗菌。

白芍:调节免疫、镇静镇痛、解痉、抑制血小板聚集、扩张冠状动脉、降血压、抗炎、保肝。

(6)当归配黄芪的意义

益气生血力强,治血虚或气血双亏证。

2.龙眼肉

(1)药性、功效

甘,温。补心脾,益气血,安神。

(2)与各单元功效相似药物的药性及功效的异同

龙眼肉、熟地黄,均能补血而治血虚症。然,龙眼肉性温,善补心脾、益气血,又治心脾两虚的惊悸失眠及气血双亏之证。熟地黄性微温,善补血滋阴,又治阴虚潮热盗汗、遗精、消渴。

(五)补阴药

1.南沙参、北沙参、麦冬、石斛、黄精、枸杞子、龟甲、鳖甲

(1)各药的药性、性能特点

南沙参:甘,微寒。

北沙参:甘,微苦,微寒。本品甘微苦微寒,主入肺、胃二经。既清肺胃之热,又养肺胃之阴,为清养肺胃常用药,善治肺阴虚或有燥热之燥咳痰黏;胃阴虚或热伤胃阴津亏之咽干口渴等症。

麦冬:甘、微苦,微寒。本品甘微苦微寒质润,主入心、肺、胃经。故主治偏于中上二焦,既可养肺、胃之阴以生津润燥,又可清心而除烦热。凡此三经,阴伤有火之证皆可用之。尤以养胃阴,生津液为其所长。还有滋阴润肠通便之功。

石斛:甘,微寒。

黄精:甘,平。

枸杞子:甘,平。本品甘平,性滑而润.主入肝、肾二经。为补肝肾,益精血,明目之佳品。善治肝肾阴虚之头晕目眩、视力减退、腰膝酸软、遗精、消渴等症;又能滋阴润肺,用治肺肾阴虚劳嗽。为平补肝肾之良药,亦为食疗之佳品。

龟甲:甘、咸,寒。本品甘咸寒质重,主入肝、肾、心经。为滋阴益肾,养血补心之佳品。既能补肾益阴而退虚热;又潜敛浮阳而息内风;还益肾滋阴养血而强壮筋骨;且补肾阴固冲任,又清热止崩漏经多;再能养血补心而安神益智。

鳖甲:咸,寒。

(2)各药的功效、主治病症

南沙参:养阴清肺,祛痰,益气。用于肺阴虚之燥热咳嗽,病后气津不足或脾胃虚弱。

北沙参:清肺养阴,益胃生津。用于肺阴虚证,胃阴虚或热伤胃阴,津液不足证。

麦冬:润肺养阴,益胃生津,清心除烦。用于阴虚燥热之干咳痰粘、劳嗽咳血功能,胃阴虚或热伤胃阴证,心阴虚及温病热邪扰及心营之心烦失眠等。

石斛:益胃生津,养阴清热。用于胃阴不足,热病伤津之低热烦渴,明目及强筋骨作用。

黄精:润肺滋肾,补脾益气。用于阴虚肺燥,干咳少痰及肺肾阴虚,脾胃虚弱证,肾虚精亏诸证。

枸杞子:补肝肾,益精血,明目.润肺。用于肝肾阴虚诸证,阴虚劳嗽。

龟甲:滋阴潜阳,补肾健骨,固经止血,养血补心。用于阴虚内热,阴虚阳亢及热病阴虚风动等证,肾虚骨痿,小儿囟门不合等,阴虚血热,冲任不固之崩漏,月经过多,心虚惊悸,失眠。

鳖甲:滋阴潜阳,软坚散结。用于阴虚发热,阴虚阳亢及阴虚风动等证,癥瘕积聚、疟疾等。

（3）各药的用法、使用注意

南沙参：煎服，5～10g。风寒咳嗽、寒饮喘咳及脾胃虚寒者不宜服。反藜芦。

北沙参：煎服，5～10g。鲜品15～30g。感受风寒而致咳嗽及肺胃虚寒者不宜服。反藜芦。

麦冬：煎服，6～12g。外感风寒或痰饮湿浊之咳嗽，及脾胃虚寒泄泻者均不宜服

石斛：煎服，6～12g。鲜用尤佳，15～30g。温热病不宜早用；湿热尚未化燥者忌服。

黄精：煎服，10～15g。因性质平和，作用缓慢，多作久服滋补之品。脾虚有湿，咳嗽痰多及中寒便溏者均不宜服。

枸杞子：煎服，6～12g。亦可熬膏、浸酒或入丸散。脾虚便溏者不宜服。

龟甲：煎服，10～30g。宜打碎先煎。脾胃虚寒者不宜服；孕妇慎用。

鳖甲：煎服，10～30g。打碎先煎。滋阴潜阳生用；软坚散结醋炙用。脾胃虚寒，食少便溏及孕妇均不宜服。

（4）与各单元功效相似药物的药性、功效及主治病症的异同

南沙参、北沙参：均味甘。性微寒，入肺胃经，功能养阴清肺、益胃生津，治肺热燥咳、阴虚劳嗽，以及阴虚津伤的口干舌燥等证。

南沙参源于桔梗科植物，兼能益气祛痰，善治肺热燥咳或阴虚劳嗽有痰，以及阴伤兼气虚之口干舌燥等证；北沙参源于伞形科植物，长于滋阴，善治燥咳或阴虚劳嗽无痰及阴伤重症者。

龟甲、鳖甲：均味咸寒入肝肾经，同善滋阴潜阳、清虚热，治热病伤阴、虚风内动及阴虚内热等证。

龟甲滋阴力佳，善治阴虚阳亢之证；又能益肾健骨、养血补心，治肾虚骨弱，心血虚之心悸失眠及阴虚崩漏；鳖甲长于清虚热，善治热病伤阴、夜热早凉。又能软坚散结，治久疟疟母、症瘕。

（5）枸杞子的主要药理作用

多糖有增强免疫、促进造血、抗肿瘤、保肝作用、降血糖、降血脂作用、降压、抗衰老、抗缺氧、抗疲劳、抗放射作用。

（6）南沙参、北沙参的来源

南沙参为桔梗科草本轮叶沙参或杏叶沙参的干燥根。

北沙参为伞形科多年生草本珊瑚菜的干燥根。

2.天冬、玉竹、百合、墨旱莲、女贞子、桑椹

（1）各药的药性

天冬：甘、苦，寒。

玉竹：甘，微寒。

百合：甘，微寒。

墨旱莲：甘、酸，寒。

女贞子：甘、苦，凉。

桑椹：甘，寒。

（2）各药的功效、主治病症

天冬：养阴润燥，清肺降火，生津。用于阴虚肺热之燥咳或劳嗽咯血，肾阴不足，阴虚火旺证。

玉竹:养阴润肺,益胃生津。用于阴虚肺燥之干咳少痰,热病烦渴及消渴等。

百合:养阴润肺止咳,清心安神。用于阴虚肺燥证,热病余热未清之虚烦惊悸、失眠多梦等。

墨旱莲:补肝肾阴,凉血止血。用于肝肾阴虚之头晕目眩、须发早白等,阴虚血热之各种出血证。

女贞子:补肝肾阴,清退虚热,乌须明目。用于肝肾阴虚诸证及阴虚发热等。

桑椹:滋阴补血,生津止渴,润燥滑肠。用于肝肾阴血亏虚诸证其,津伤口渴,内热消渴及肠燥便秘等。

(3)各药的用法、使用注意

天冬:煎服,6～12g。亦可熬膏或入丸散或入酒剂。脾虚便溏、痰湿内盛及外感风寒咳嗽者不宜用。

玉竹:煎服,6～12g。脾虚而有湿痰者不宜服。

百合:煎服,6～12g。生用偏于清心安神;蜜炙百合偏于润肺止咳。风寒咳嗽及中寒便溏者不宜用。

墨旱莲:煎服.6～12g。外用适量。脾胃虚寒,大便泄泻者不宜服。

女贞子:煎服,6～12g。脾胃虚寒泄泻及阳虚者不宜服。

桑椹:煎服,10～15g。桑椹膏15～30g,温开水冲服。脾胃虚寒,大便溏泄者不宜服。

(4)与各单元功效相似药物的药性、功效及主治病症的异同

枸杞子甘,平。归肝、肾经。墨旱莲甘、酸、寒。归肝、肾经。女贞子甘、苦,凉。归肝、肾经。枸杞子、女贞子均可滋补肝肾,用治肝肾阴虚。枸杞子、女贞子具有明目作用。枸杞子为补肝肾明目要药,墨旱莲具有凉血止血:阴虚血热出血作用,女贞子可退虚热治疗阴虚发热。

(5)女贞子配墨旱莲的意义

女贞子治疗须发早白,常与墨旱莲相须。

3.蛤蟆油、楮实子:

(1)各药的药性

蛤蟆油:甘、咸、平。

楮实子:甘、寒。

(2)各药的功效

蛤蟆油:补肾益精、养阴润肺。

楮实子:滋阴益肾,清肝明目,利尿。

(3)各药的使用注意

蛤蟆油:外有表邪,内有痰湿者慎服。

楮实子:脾胃虚寒、大便溏泄者慎服。

(4)蛤蟆油的用法用量

内服,5～15g,炖服;或入丸剂。

(5)与各单元功效相似药物的药性、功效及主治病症的异同

楮实子、女贞子,均为寒凉之品,均能补益肝肾、明目,治肝肾虚亏之证。然,楮实子药性寒凉,长于清热,善治肝热目赤翳障;又能利水以治水肿。女贞子长于滋阴,善治阴虚内热及肝虚目暗不明。

(六)配伍

1. 人参、党参　均能补气生津,治脾胃气虚倦怠乏力、肺气不足气短喘促,以及气津两伤的口渴等证。

人参性微温而善大补元气,为治气虚欲脱第一要药;又善安神增智,治心神不安的心悸、失眠、健忘等证;党参性平而补气力较缓。挽救虚脱虽非其所能,但却善补中气、益肺气;又兼养血,治血虚萎黄等证。

2.苍术、白术　均味苦性温入脾胃经,功善燥湿健脾,治中焦湿滞证。

苍术以燥湿为主,治湿阻中焦脘闷苔腻者用之为宜;又兼辛味而能祛风湿、发表,治风寒湿痹及表证夹湿;白术以健脾为主,并有补气之功,故治脾虚夹湿乏力便溏者用之为宜;又能利水、止汗、安胎,治水肿、表虚自汗以及脾虚胎动不安等。

3.当归、熟地黄　均味甘而善补血,治血虚面色萎黄、头晕眼花、须发早白、心悸失眠等。

当归性温而不滋腻,又善活血调经止痛,治妇女月经不调、经闭痛经诸证,以及跌打瘀痛、虚寒腹痛、血痹痛麻、疮痈等;并能润肠燥,治肠燥便秘;熟地黄性微温而滋腻,又善滋阴补精益髓,治肾阴不足的腰膝酸软、潮热盗汗及精血亏虚的头晕眼花、须发早白等。

4.熟地黄、生地黄　生地黄为鲜品干燥者,熟地黄为生地黄的蒸制品。二者均能滋阴生津,治阴虚津亏诸证。

熟地黄性微温且滋腻,长于补血滋阴、填精益髓,又治血虚精亏诸证及肾阴不足的腰膝酸软、潮热盗汗;生地黄性寒而清热,长于滋阴清热凉血,凡血热伤津或阴液亏虚有热者宜用,又治热病伤阴舌绛或阴虚发热、消渴及血热妄行的诸出血证。

5.赤芍、白芍　赤芍清热行散,功能清热凉血、活血止痛,血热或血瘀疼痛者宜之,善治热入营血、血热斑疹吐衄,以及瘀血经闭、痛经、跌打损伤等证。

白芍补敛平肝,功能补血敛阴、柔肝止痛、平抑肝阳,善治血虚萎黄、月经不调、阴虚盗汗、表虚自汗、脘腹或四肢挛急作痛及肝阳上亢之眩晕等证。

6.南沙参、北沙参　均味甘。性微寒,入肺胃经,功能养阴清肺、益胃生津,治肺热燥咳、阴虚劳嗽,以及阴虚津伤的口干舌燥等证。

南沙参源于桔梗科植物,兼能益气祛痰,善治肺热燥咳或阴虚劳嗽有痰,以及阴伤兼气虚之口干舌燥等证;北沙参源于伞形科植物,长于滋阴,善治燥咳或阴虚劳嗽无痰及阴伤重症者。

7.龟甲、鳖甲:均味咸寒入肝肾经,同善滋阴潜阳、清虚热,治热病伤阴、虚风内动及阴虚内热等证。

龟甲滋阴力佳,善治阴虚阳亢之证;又能益肾健骨、养血补心,治肾虚骨弱,心血虚之心悸失眠及阴虚崩漏;鳖甲长于清虚热,善治热病伤阴、夜热早凉。又能软坚散结,治久疟疟母、癥瘕。

三、考前模拟

(一)A型题(最佳选择题)

1. 治疗心气亏虚、心悸、健忘者,宜选用的药物是

A. 人参　　B. 西洋参　　C. 太子参　　D. 党参　　E. 制首乌

2. 治疗气虚欲脱证,宜选用的药物是

A. 太子参　　B. 人参　　C. 党参　　D. 北沙参　　E. 西洋参

3. 能大补元气,复脉固脱的药物是

A. 党参　　B. 人参　　C. 西洋参　　D. 太子参　　E. 黄芪

4. 人参的作用是

A. 补脾益气、生津、安神　　　　B. 补脾益气、开阳固表、利水消肿、托毒生肌

C. 补脾益气、燥湿利水、固表止汗　　D. 补脾益气、益肺

E. 补脾益气、清热解毒、止咳化痰

5. 大补元气的药物首推

A. 黄芪　　B. 人参　　C. 党参　　D. 太子参　　E. 白术

6. 气阴不足应选用

A. 生晒参　　B. 白参　　C. 红参　　D. 参叶　　E. 参须

7. 性温补阳益气应选用

A. 生晒参　　B. 白参　　C. 红参　　D. 参叶　　E. 参须

8. 旋覆花配代赭石、人参主治

A. 气虚呕吐　　B. 痰阻呕吐　　C. 胃热呕吐　　D. 伤食呕吐　　E. 气虚痰阻呕吐

9. 人参与党参的异同点说法正确的是

A. 有有毒与无毒的区别　　　　B. 有止血不留瘀的共同点

C. 有消肿止疼和止咳通便的不同点　　D. 有补脾益肺的共同点

E. 有长于润肺和长于清热的不同

10. 党参的功效是

A. 补血止血,滋阴润肺　　　　B. 清热凉血,养阴生津

C. 补气生阳,生血行滞,利尿托疮　　D. 补中益气,生津养血

E. 补肾阳、益精血、强筋骨

11. 党参的作用有

A. 补气、缓急、止痛　　B. 补气、生津、养血　　C. 补气、养血、安神

D. 补气、养阴、生津　　E. 补气、利水、消肿

12. 即补气,又补血的药物是

A. 人参　　B. 西洋参　　C. 太子参　　D. 党参　　E. 制首乌

13. 防己配黄芪主治病症为

A. 气虚水肿　　B. 脚气肿痛　　C. 风水水肿　　D. 寒湿痹痛

E. 健脾止泻

14. 能托疮生肌的药物是

A. 人参　　B. 党参　　C. 西洋参　　D. 黄芪　　E. 白术

15.气虚自汗首选

A.白术　　B.太子参　　C.黄芪　　D.山药　　E.人参

16.补气利水的药是

A.黄芪　　B.太子参　　C.党参　　D.饴糖　　E.甘草

17.哪一组证候不宜使用黄芪

A.中气下陷、久泻脱肛　　B.卫气不固、表虚自汗

C.气虚浮肿、小便不利　　D.气血不足、痈疽不化

E.泻痢里急后重

18.补气固表的药物是

A.黄芪　　B.太子参　　C.党参　　D.饴糖　　E.甘草

19.黄芪的作用是

A.补脾益气、生津安神　　B.补脾益气、升阳固表、利水消肿、托毒生肌

C.补脾燥湿利水、固表止汗　　D.补脾益气、益肺肾　　E.补脾益气、清热解毒、止咳化痰

20.黄芪的功效是

A.补血止血,滋阴润肺　　B.清热凉血,养阴生津

C.补气生阳,生血行滞,利尿托疮　　D.补中益气,生津养血

E.补肾阳、益精血、强筋骨

21.治疗卫气不固、表虚自汗,宜选用

A.西洋参　　B.太子参　　C.党参　　D.白芍　　E.黄芪

22.具有燥湿与利尿功效的补气药是

A.人参　　B.白术　　C.黄芪　　D.扁豆　　E.党参

23.燥湿利水宜生用,补气健脾宜炒用,健脾止泻宜炒焦用是

A.扁豆　　B.白术　　C.山药　　D.甘草　　E.黄芪

24.补气健脾燥湿应首选

A.苍术　　B.白术　　C.山药　　D.扁豆　　E.黄芪

25.性味甘、苦,温的药物是

A.人参　　B.西洋参　　C.白术　　D.麦冬　　E.百合

26.具有止汗安胎与散寒解表之区别的是

A.京大戟与红大戟　　B.藿香与佩兰　　C.大黄与芒硝

D.龟甲与鳖甲　　E.苍术与白术

27.苍术与白术的功效相同点为

A.发汗　　B.止汗　　C.燥湿健脾　　D.祛风湿　　E.明目

28.山药的药性特点是

A.气阴两补,归肺脾肾经　　B.精气血并补　　C.引血、引火下行

D.即补肺阴,又润肾精　　E.渗水利湿,清热泻火

29.治脾虚泄泻,肺虚喘咳、肾虚遗精宜选

A.人参　　B.西洋参　　C.白术　　D.山药　　E.黄芪

30.能滋养肾阴的补气药是

A.山药　　B.人参　　C.西洋参　　D.太子参　　E.知母

31. 具有益气养阴,补脾肺肾的药物是
A. 山药　　B. 人参　　C. 党参　　D. 白术　　E. 太子参

32. 下列病症,除哪项外均为山药的适应证
A. 脾虚泄泻　　B. 肺虚咳喘　　C. 肾虚遗精　　D. 阴虚消渴　　E. 肝虚失眠

33. 补脾益肺肾,益气养阴的药是
A. 山药　　B. 白术　　C. 扁豆　　D. 薏苡仁　　E. 莲子

34. 治疗咽喉红肿疼痛,以下药中宜选用
A. 党参　　B. 太子参　　C. 扁豆　　D. 山药　　E. 甘草

35. 甘草的作用有
A. 补气、缓急、止痛　　B. 补气、生津、养血　　C. 补气、养血、安神
D. 补气、养阴、生津　　E. 补气、利水、消肿

36. 白芍缓急止痛宜配伍
A. 甘草　　B. 大枣　　C. 当归　　D. 熟地黄　　E. 龙眼肉

37. 量大久服可引起水肿的药物是
A. 黄芪　　B. 白术　　C. 白扁豆　　D. 甘草　　E. 山药

38. 甘草属于
A. 安神药　　B. 平肝熄风药　　C. 补虚药　　D. 活血去瘀药　　E. 化痰平喘药

39. 治疗气阴两伤证,宜选用的药物是
A. 人参　　B. 党参　　C. 西洋参　　D. 太子参　　E. 玄参

40. 补气养阴的药物是
A. 黄芪　　B. 太子参　　C. 党参　　D. 饴糖　　E. 甘草

41. 属补气药中的清补之品的是
A. 人参　　B. 黄芪　　C. 太子参　　D. 白术　　E. 山药

42. 对于气虚津亏,食少、口干之证,最适宜的药物应是
A. 黄芪　　B. 白术　　C. 太子参　　D. 扁豆　　E. 莲子

43. 以下药中,具有养血安神功效的是
A. 大枣　　B. 人参　　C. 党参　　D. 太子参　　E. 黄芪

44. 大枣的作用有
A. 补气、缓急、止痛　　B. 补气、生津、养血　　C. 补气、养血、安神
D. 补气、养阴、生津　　E. 补气、利水、消肿

45. 治疗血虚脏躁,较常选用的药物是
A. 大枣　　B. 山药　　C. 蜂蜜　　D. 白扁豆　　E. 党参

46. 治疗暑湿泄泻,宜选用的药物是
A. 太子参　　B. 山药　　C. 白扁豆　　D. 黄芪　　E. 党参

47. 补脾不腻、除湿不燥、且有消暑作用的药物是
A. 白术　　B. 苍术　　C. 白扁豆　　D. 山药　　E. 黄芪

48. 健脾化湿,祛暑和中的药是
A. 山药　　B. 白术　　C. 白扁豆　　D. 薏苡仁　　E. 莲子

49.富含营养成分,又缓急止痛的药物是

A.大枣　　B.蜂蜜　　C.甘草　　D.山药　　E.党参

50.既能补中缓急、润肺止咳,又能滑肠通便的药物是

A.甘草　　B.大枣　　C.饴糖　　D.蜂蜜　　E.白术

51.具有润肠通便功效的药物是

A.党参　　B.山药　　C.太子参　　D.甘草　　E.蜂蜜

52.鹿茸的功效是

A.补血止血,滋阴润肺　　　　B.清热凉血,养阴生津

C.补气生阳,生血行滞,利尿托疮

D.补中益气,生津养血　　　　E.补肾阳、益精血、强筋骨

53.能益精血,调冲任的药是

A.鹿茸　　B.紫河车　　C.海狗肾　　D.海马　　E.蛤蟆油

54.肾阳不足、精血亏虚所致诸证,何药作用最强

A.巴戟天　　B.淫羊藿　　C.鹿茸　　D.肉苁蓉　　E.仙茅

55.鹿茸的作用是

A.补肾、收敛固涩　　B.补肾、强筋骨、降压安胎

C.补肾、强筋骨、益精血　　D.补肾、强筋骨、祛风湿

E.补肾、强筋骨、温脾阳祛寒

56.能补肾阳,托疮毒的药物是

A.当归　　B.黄芪　　C.鹿茸　　D.升麻　　E.穿山甲

57.下列何药主治肾虚便秘

A.决明子　　B.肉苁蓉　　C.杏仁　　D.核桃仁　　E.当归

58.用治肾阳不足,精血亏虚的肠燥便秘,宜选

A.巴戟天　　B.淫羊藿　　C.肉苁蓉　　D.菟丝子　　E.沙苑子

59.五加皮、淫羊藿用于治疗下列何证

A.风湿痹痛偏热者　　　　B.风湿痹痛偏　　　　C.风湿顽痹肾亏者

D.风湿顽痹日久入络者　　E.风湿痹痛兼外感风寒者

60.杜仲的作用是

A.补肝肾、强筋骨、安胎　　　　B.补肝肾、强筋骨、祛风湿

C.补肝肾、益精血、通便解毒　　　　D.补肝肾、明目

E.补肝肾、凉血止血

61.杜仲的作用是

A.补肾、收敛固涩　　B.补肾、强筋骨、降压安胎

C.补肾、强筋骨、益精血　　D.补肾、强筋骨、祛风湿

E.补肾、强筋骨、温脾阳祛寒

62.不能止血的药物是

A.鹿角胶　　B.鹿角霜　　C.冬虫夏草　　D.续断　　E.杜仲

63.续断能治而杜仲不治的病症是

A.胎动不安　　B.肾虚腰痛　　C.筋伤骨折　　D.风湿久痹　　E.肾虚阳痿

64. 既能补肝肾,又能安胎的药物是

A. 续断　　B. 骨碎补　　C. 杜仲　　D. 狗脊　　E. 女贞子

65. 阳痿、腰膝冷痛、滑精、遗尿、尿频首选

A. 杜仲　　B. 补骨脂　　C. 益智仁　　D. 胡芦巴　　E. 狗脊

66. 用治脾肾阳虚五更泄泻的最佳药物是哪一种

A. 党参　　B. 白术　　C. 补骨脂　　D. 砂仁　　E. 扁豆

67. 能补肾阳,温脾阳,能暖脾止泻的药物是

A. 淫羊藿　　B. 补骨脂　　C. 巴戟天　　D. 续断　　E. 肉苁蓉

68. 能固精、缩尿,止泻、平喘的药物是

A. 益智仁　　B. 菟丝子　　C. 沙苑子　　D. 补骨脂　　E. 韭菜子

69. 下列属于补虚药的药是

A. 酸枣仁　　B. 延胡索　　C. 常山　　D. 益智仁　　E. 五味子

70. 具有温脾开胃摄唾,暖肾固精缩尿作用的药物是

A. 益智仁　　B. 补骨脂　　C. 杜仲　　D. 蛤蚧　　E. 冬虫夏草

71. 中气虚寒食少多唾之证,首选

A. 干姜　　B. 党参　　C. 陈皮　　D. 益智仁　　E. 茯苓

72. 具有温补脾肾,开胃摄唾作用的药物是

A. 炮姜　　B. 附子　　C. 肉豆蔻　　D. 佩兰　　E. 益智仁

73. 蛤蚧一般不用治

A. 肺虚咳嗽　　B. 虚劳喘咳　　C. 风寒咳嗽　　D. 肾虚作喘　　E. 肾虚阳痿

74. 治疗肾不纳气之虚喘应首选

A. 蛤蚧　　B. 胡桃肉　　C. 冬虫夏草　　D. 补骨脂　　E. 益智仁

75. 按"肾苦燥,急食辛以润之",宜选用

A. 菟丝子　　B. 沙苑子　　C. 补骨脂　　D. 韭菜子　　E. 核桃仁

76. 能补肾益精,安胎的药物是

A. 枸杞子　　B. 桑椹子　　C. 菟丝子　　D. 沙苑子　　E. 五味子

77. 冬虫夏草不具备的功效是

A. 补肾　　B. 养肝　　C. 益肺　　D. 化痰　　E. 止血

78. 久咳虚喘,劳嗽痰血首选

A. 核桃肉　　B. 蛤蚧　　C. 冬虫夏草　　D. 益智仁　　E. 五味子

79. 集补精、养血、益气于一体的药物是

A. 人参　　B. 紫河车　　C. 党参　　D. 菟丝子　　E. 茺蔚子

80. 不具有安胎功效的药物是

A. 杜仲　　B. 续断　　C. 桑寄生　　D. 菟丝子　　E. 紫河车

81. 补肾壮阳,又祛风除湿宜选

A. 白芍　　B. 白术　　C. 骨碎补　　D. 沙苑子　　E. 淫羊藿

82. 紫河车的功效是

A. 气阴两补,归肺脾肾经　　　　B. 精气血并补　　　　C. 引血、引火下行

D. 既补肺阴,又润肾精　　　　E. 渗水利湿,清热泻火

83. 指出下列药物中,哪一组纯属补阳药

A. 鹿茸、补骨脂、阿胶　　B. 肉桂、附子、狗脊　　C. 杜仲、益智仁、熟地黄

D. 淫羊霍、蛇床子、甘草　　E. 巴戟天、仙茅、山茱萸

84. 当归的作用是

A. 补血行血、舒筋活络　　B. 补血调经、活血止痛、润肠通便　　C. 补血止血、滋阴润肺

D. 补血益精、补肝肾、通便、解毒　　E. 补血养阴、益精明目

85. 具有补血功效,称为"血中气药"的药物是

A. 香附　　B. 川芎　　C. 当归　　D. 生地黄　　E. 熟地黄

86. 血虚、血滞而兼有寒凝的疼痛,宜选

A. 白芍　　B. 何首乌　　C. 当归　　D. 阿胶　　E. 熟地黄

87. 能补血、活血、调经的药物是

A. 当归　　B. 白芍　　C. 熟地黄　　D. 制何首乌　　E. 阿胶

88. 可治一切血虚血滞引起的病症,而血分有寒者最为适用的药物是

A. 首乌　　B. 当归　　C. 熟地　　D. 生地黄　　E. 阿胶

89. 养血活血调经要药为

A. 鸡血藤　　B. 益母草　　C. 当归　　D. 香附　　E. 艾叶

90. 生津养阴类药物的性味大多为

A. 辛寒　　B. 辛温　　C. 甘寒　　D. 酸温　　E. 咸寒

91. 下列不是主治热结便秘的是

A. 大黄　　B. 芒硝　　C. 当归　　D. 芦荟　　E. 番泻叶

92. 既能补血,又能活血、润肠的药是

A. 鸡血藤　　B. 何首乌　　C. 当归　　D. 阿胶　　E. 丹参

93. 熟地黄药性黏腻,久服宜配伍

A. 橘皮、砂仁　　B. 砂仁、木香　　C. 木香、香附　　D. 香附、厚朴　　E. 厚朴、橘皮

94. 熟地性质黏腻,应用时常配伍

A. 养胃健脾药　　B. 补气药　　C. 行气药　　D. 消导药　　E. 泻下药

95. 对于精血亏(损)虚所致腰酸脚软、头晕眼花、耳鸣、耳聋、须发早白等证,以下哪种药物最宜

A. 当归　　B. 熟地黄　　C. 玉竹　　D. 山药　　E. 龟版

96. 生用解毒通便,制用补血生精的药物是

A. 熟地黄　　B. 何首乌　　C. 黄精　　D. 当归　　E. 阿胶

97. 何首乌的作用是

A. 补血行血、舒筋活络　　B. 补血调经、活血止痛、润肠通便

C. 补血止血、滋阴润肺　　D. 补血益精、补肝肾、通便、解毒

E. 补血养阴、益精明目

98. 因血虚生风所致皮肤瘙痒,饮食不香、便秘、失眠、心悸者,多选用

A. 生地黄　　B. 熟地黄　　C. 荆芥　　D. 防风　　E. 何首乌

99. 何首乌的作用是

A. 补肝肾、强筋骨、安胎　　B. 补肝肾、强筋骨、祛风湿

C. 补肝肾、益精血、通便解毒　　　D. 补肝肾、明目

E. 补肝肾、凉血止血

100. 能补肝肾、益精血,且不寒、不燥、不腻,称之为滋补良药的是

A. 阿胶　　　B. 当归　　　C. 何首乌　　　D. 熟地黄　　　E. 生地黄

101. 治疗外感风寒表虚证,宜与桂枝配伍以调和营卫的药物是

A. 麻黄　　　B. 白芍　　　C. 防风　　　D. 生姜　　　E. 干姜

102. 既能补血,又能止血的药是

A. 当归　　　B. 三七　　　C. 小蓟　　　D. 大蓟　　　E. 阿胶

103. 哪一项不是白芍的功效

A. 平抑肝阳　　　B. 清肝明目　　　C. 柔肝止痛　　　D. 养血调经　　　E. 敛阴止汗

104. 既能养血敛阴,又能平抑肝阳、柔肝止痛的药物是

A. 天麻　　　B. 石决明　　　C. 白芍　　　D. 钩藤　　　E. 生地黄

105. 既能止血,又能滋阴润燥的药是

A. 生地黄　　　B. 熟地黄　　　C. 代赭石　　　D. 阿胶　　　E. 白芍

106. 当归与白芍均可用治的病症是

A. 肝阳上亢　　　B. 月经不调　　　C. 筋脉拘挛　　　D. 跌打损伤　　　E. 肠燥便秘

107. 熟地黄、白芍的主治证为

A. 热极生风证　　　B. 虚风内动证　　　C. 血虚生风证　　　D. 肝阳化风证　　　E. 内风诸证

108. 阿胶的功效是

A. 补血止血,滋阴润肺　　　B. 清热凉血,养阴生津　　　C. 补气生阳,生血行滞,利尿托疮

D. 补中益气,生津养血　　　E. 补肾阳、益精血、强筋骨

109. 阿胶的作用是

A. 补血行血、舒筋活络　　　B. 补血调经、活血止痛、润肠通便　　　C. 补血止血、滋阴润肺

D. 补血益精、补肝肾、通便、解毒　　　E. 补血养阴、益精明目

110. 具有补血、滋阴、止血功效的药物是

A. 当归　　　B. 阿胶　　　C. 生地黄　　　D. 旱莲草　　　E. 三七

111. 南沙参具有而北沙参不具有的功效是

A. 补肺阴　　　B. 清肺热　　　C. 益胃阴　　　D. 清胃热　　　E. 补气

112. 主要用于肺、胃阴虚证的药物是

A. 北沙参　　　B. 百合　　　C. 石斛　　　D. 墨旱莲　　　E. 女贞子

113. 北沙参的作用是

A. 养阴清热、润肺滋肾　　　B. 养阴益胃、润肺清心　　　C. 养阴润肺、益胃生津

D. 养阴清热、益胃生津　　　E. 养阴生津、润肺止咳

114. 欲补肺胃之阴,拟选用哪一组药物

A. 北沙参、明党参　　　B. 黄精、天冬　　　C. 旱莲草、女贞子

D. 龟甲、鳖甲　　　E. 百合、龟版胶

115. 南沙参与北沙参的不同点是

A. 凉血活血与养血敛阴　　　B. 兼能化痰与长于补阴　　　C. 平降肝阳与清热平肝

D. 行气之功与破血之力　　　E. 清热凉血与补血滋阴

116.既归胃经,又归心经的药物是

A.南沙参　　B.北沙参　　C.麦冬　　D.天冬　　E.百合

117.既能补肺胃之阴,又能清心除烦首选

A.沙参　　B.天冬　　C.麦冬　　D.石斛　　E.玉竹

118.麦冬的作用是

A.养阴益胃、润肺清心　　B.养阴清热、润肺滋肾　　C.养阴清热、益胃生津

D.补气生津、润肺益胃　　E.润肺、滋肾、补脾

119.既益胃生津,又滋肾降火的药物是

A.百合　　B.麦冬　　C.北沙参　　D.南沙参　　E.石斛

120.石斛的作用是

A.养阴益胃、润肺清心　　B.养阴清热、润肺滋肾　　C.养阴清热、益胃生津

D.补气生津、润肺益胃　　E.润肺、滋肾、补脾

121.黄精的药性特点是

A.气阴两补,归肺脾肾经　　B.精气血并补　　C.引血、引火下行

D.既补肺阴,又润肾精　　E.渗水利湿,清热泻火

122.既补气,又补阴的药物是

A.玉竹　　B.黄精　　C.麦冬　　D.天冬　　E.百合

123.既能补肾润肺,又能补脾益气的药物是

A.沙参　　B.天冬　　C.麦冬　　D.黄精　　E.百合

124.黄精的作用是

A.养阴益胃、润肺清心　　B.养阴清热、润肺滋肾　　C.养阴清热、益胃生津

D.补气生津、润肺益胃　　E.润肺、滋阴、补脾

125.治疗精血不足,视力减退者,宜选用的药物是

A.枸杞子　　B.墨旱莲　　C.黄精　　D.玉竹　　E.百合

126.滋补肝肾之阴,明目、润肺的药物是

A.沙苑子　　B.决明子　　C.枸杞子　　D.桑椹子　　E.菟丝子

127.治疗肾虚而筋骨不健者,宜选用的药物是

A.墨旱莲　　B.女贞子　　C.黄精　　D.天冬　　E.龟甲

128.以下药中,长于退热除蒸的药物是

A.鳖甲　　B.龟甲　　C.女贞子　　D.枸杞子　　E.黄精

129.具有滋阴潜阳、益肾健骨、养血补心作用的药物是

A.鳖甲　　B.龟甲　　C.阿胶　　D.杜仲　　E.续断

130.治肾虚骨痿,小儿囟门不合,齿迟行迟,宜选

A.熟地黄　　B.白芍　　C.龟甲　　D.枸杞子　　E.女贞子

131.治阴虚血热,冲任不固的崩漏,月经过多,宜选

A.龟甲　　B.玉竹　　C.石斛　　D.天冬　　E.麦冬

132.具有滋阴潜阳,软坚散结作用的药物是

A.龟甲　　B.牡蛎　　C.鳖甲　　D.珍珠　　E.珍珠母

133. 具有软坚散结和固经止崩之区别的是

A. 京大戟与红大戟　　　B. 藿香与佩兰　　　C. 大黄与芒硝

D. 龟甲与鳖甲　　　E. 苍术与白术

134. 治疗肾阴亏虚,骨蒸潮热,口渴者,宜选用的药物是

A. 天冬　　　B. 麦冬　　　C. 百合　　　D. 南沙参　　　E. 北沙参

135. 天冬的作用是

A. 养阴清热、润肺滋肾　　　B. 养阴益胃、润肺清心　　　C. 养阴润肺、益胃生津

D. 养阴清热、益胃生津　　　E. 养阴生津、润肺止咳

136. 下列清肺生津药,哪种兼补肾阴

A. 沙参　　　B. 麦冬　　　C. 芦根　　　D. 天冬　　　E. 天花粉

137. 清肺火、滋肾阴、润燥止咳,选用哪一组药物

A. 天冬、麦冬　　　B. 麦冬、阿胶　　　C. 沙参、杏仁　　　D. 天冬、枇杷叶

E. 冬花、紫菀

138. 治阴虚外感用

A. 知母配黄柏　　　B. 苍术配黄柏　　　C. 柴胡配黄芩　　　D. 麻黄配桂枝

E. 白薇配玉竹

139. 对于阴虚之体,感受风热而发热咳嗽、咽痛口渴等证,常与解表药配用的滋阴药是

A. 生地黄　　　B. 天冬　　　C. 玉竹　　　D. 玄参　　　E. 黄精

140. 玉竹的作用是

A. 养阴清热、润肺强肾　　　B. 养阴益胃、润肺清心　　　C. 养阴润肺、益胃生津

D. 养阴清热、益胃生津　　　E. 养阴生津、润肺止咳

141. 阴虚之体外感风温者,较宜选用的药物是

A. 天冬　　　B. 石斛　　　C. 玉竹　　　D. 墨旱莲　　　E. 黄精

142. 治疗阴虚有热,心烦,失眠者,宜选用

A. 南沙参　　　B. 北沙参　　　C. 石斛　　　D. 百合　　　E. 大枣

143. 百合的作用是

A. 养阴清热、润肺滋肾　　　B. 养阴益胃、润肺清心　　　C. 养阴润肺、益胃生津

D. 养阴清热、益胃生津　　　E. 养阴生津、润肺止咳

144. 百合的功效是

A. 清肺降火、滋阴润燥　　　B. 养胃生津、滋阴除热　　　C. 滋补肝肾、明目润肺

D. 润肺止咳、清心安神　　　E. 润肺养阴、补脾益气

145. 治疗阴虚血热的出血证,宜选用的药物是

A. 枸杞子　　　B. 墨旱莲　　　C. 黄精　　　D. 玉竹　　　E. 百合

146. 补阴药中,具有凉血止血的药物是

A. 女贞子　　　B. 墨旱莲　　　C. 沙参　　　D. 玉竹　　　E. 龟甲

147. 墨旱莲的作用是

A. 补肝肾、强筋骨、安胎　　　B. 补肝肾、强筋骨、祛风湿

C. 补肝肾、益精血、通便解毒　　　D. 补肝肾、明目

E. 补肝肾、凉血止血

148.治疗肝肾不足,常与墨旱莲配伍的药物是:

A.百合　　B.女贞子　　C.石斛　　D.天冬　　E.黄精

149.具有滋阴补血功效的药物是

A.桑椹　　B.天冬　　C.南沙参　　D.黄精　　E.玉竹

150.菟丝子与沙苑子的共同作用是

A.温脾　　B.止泻　　C.润肠　　D.明目　　E.安胎

151.肉苁蓉与锁阳的共同功效是

A.补益肝肾　　B.温阳止泻　　C.润肠通便　　D.祛风除湿　　E.纳气平喘

(二)B型题(配伍选择题)

A.党参　　B.西洋参　　C.山药　　D.黄芪　　E.白术

1.补气养阴,固精止带的药物是

2.补气养阴,清火生津的药物是

A.菟丝子　　B.蛤蚧　　C.冬虫夏草　　D.肉苁蓉　　E.沙苑子

3.补肺肾,定喘嗽,止血化痰的药物是

4.补肺肾,定喘嗽,助阳益精的药物是

A.当归　　B.白芍　　C.熟地黄　　D.紫河车　　E.大枣

5.益精血,补肺肾,纳气平喘的药物是

6.益精血,滋肾阴,退潮热骨蒸的药物是

A.玉竹　　B.黄精　　C.墨旱莲　　D.女贞子　　E.南沙参

7.补肝肾之阴,乌须明目的药物是

8.补肝肾之阴,凉血止血的药物是

(三)X型题(多项选择题)

1.甘草功能补脾益气,润肺止咳,缓急止痛,清热解毒,临床一般用于解下列何毒

A.痈肿疮毒　　B.水火烫伤毒　　C.农药中毒　　D.食物中毒　　E.药物中毒

2.主治虚寒带下的常用药是

A.鹿茸　　B.制何首乌　　C.沙苑子　　D.苦参　　E.苍术

3.指出下列正确的是

A.甘草性平味甘,益气补中,又缓急止痛、缓和药性

B.黄芪善补肺气、固卫表。善补中气、升清阳,能利水、托疮

C.白术甘温苦燥,既善补气健脾、燥除脾湿、利水,又能止汗、安胎

D.甘草补气又养阴,为平补气阴之品,兼收涩之性,治肾虚不固之证

E.山药润肺祛痰而止咳平喘,善解毒

4.指出下列正确的是

A.北沙参主治热伤胃津的舌干口渴

B.南沙参主治热伤胃津的舌干口渴

C.麦冬主治胃阴虚的舌干口渴,内热消渴

D.石斛主治热病伤津或胃阴不足的舌干口燥,内热消渴

E.玉竹主治胃阴耗伤的舌干口燥

四、答 案

(一)A 型题

1. A	2. B	3. B	4. A	5. B	6. A	7. C	8. E	9. D	10. D
11. B	12. D	13. A	14. D	15. C	16. A	17. E	18. A	19. B	20. C
21. E	22. B	23. B	24. B	25. C	26. E	27. C	28. A	29. D	30. A
31. A	32. E	33. A	34. E	35. A	36. A	37. D	38. C	39. C	40. B
41. C	42. C	43. A	44. C	45. A	46. C	47. C	48. C	49. B	50. D
51. E	52. E	53. A	54. C	55. C	56. C	57. B	58. C	59. C	60. A
61. B	62. E	63. C	64. C	65. B	66. C	67. B	68. D	69. D	70. A
71. D	72. E	73. C	74. A	75. A	76. C	77. B	78. C	79. B	80. E
81. E	82. B	83. B	84. A	85. C	86. C	87. A	88. B	89. C	90. C
91. C	92. C	93. A	94. C	95. B	96. B	97. D	98. E	99. C	100. C
101. B	102. E	103. B	104. C	105. D	106. B	107. C	108. A	109. B	110. B
111. E	112. A	113. C	114. A	115. B	116. C	117. C	118. A	119. E	120. D
121. D	122. B	123. D	124. E	125. A	126. C	127. E	128. A	129. B	130. C
131. A	132. C	133. D	134. A	135. A	136. D	137. A	138. E	139. C	140. C
141. C	142. D	143. E	144. D	145. B	146. B	147. E	148. B	149. A	150. D
151. C									

(二)B 型题

1. C	2. B	3. C	4. B	5. D	6. C	7. D	8. C

(三)X 型题

1. ACDE	2. ABC	3. ABC	4. ABCDE

第二十二章 收涩药

一、考试大纲

(一)基本要求

1.性能主治

(1)收涩药的性能功效

(2)收涩药的适用范围

2.配伍与使用注意

(1)收涩药的配伍方法

(2)收涩药的使用注意

(二)常用中药

1.五味子、乌梅、椿皮、赤石脂、莲子肉、山茱萸、桑螵蛸、海螵蛸

(1)各药的药性、性能特点

(2)各药的功效、主治病症

(3)各药的使用注意

(4)乌梅的用法

(5)与各单元功效相似药物的药性、功效及主治病症的异同

(6)五味子、山茱萸的主要药理作用

2.诃子、肉豆蔻、芡实、覆盆子、浮小麦、金樱子

(1)各药的药性

(2)各药的功效、主治病症

(3)诃子、肉豆蔻的用法

(4)诃子、肉豆蔻、覆盆子、金樱子的使用注意

(5)与各单元功效相似药物的药性、功效及主治病症的异同

3.五倍子、麻黄根、糯稻根、罂粟壳、石榴皮

(1)各药的药性

(2)各药的功效

(3)各药的用法、使用注意

(4)罂粟壳的用量

(5)与各单元功效相似药物的药性及功效的异同

二、应试指南

(一)基本要求

1.性能主治

(1)性能功效:多酸涩,主入肺、脾、肾、大肠经,药性寒温不一;固表止汗、敛肺止咳、涩肠止泻、固精缩尿止带、收敛止血作用。

(2)适用范围:久病体虚、正气不固所致的自汗、盗汗、久泻、久痢、遗精、滑精、遗尿、尿频、

久咳、虚喘,以及崩带不止等滑脱不禁之证。

　　2.配伍与使用方法

　　(1)配伍方法:一般均须配伍补虚药。如久咳虚喘配伍补肺益肾药;自汗配伍补气药,盗汗配伍养阴药;久泻久痢配伍健脾补肾药;遗尿尿频及遗精滑精配伍补肾药;崩漏带下配伍补益肝肾药等。

　　(2)使用注意:表邪未解、湿热所致的泻痢、血热出血,郁热未清者不宜应用。

(二)常用中药

　　1.五味子、乌梅、椿皮、赤石脂、莲子肉、山茱萸、桑螵蛸、海螵蛸

　　(1)各药的药性、性能特点

　　五味子:酸,温。入肺、肾、心经。上能敛肺止咳平喘,下能滋肾涩精止泻,内能生津宁心安神,外能固表敛汗。

　　乌梅:酸,平。入肝、脾、肺、大肠经。上能敛肺气止咳,下能涩大肠止泻。并能收敛止血,还善生津,安蛔。

　　椿皮:苦、涩,寒。入大肠、胃、肝经。善清热燥湿,涩肠止泻、止带,能凉血收敛而止血,兼杀虫。

　　赤石脂:甘、酸、涩,温。入大肠、胃经。功专收敛,善固下焦滑脱。内服涩肠止泻,止血,止带,外用收湿敛疮生肌。

　　莲子肉:甘、涩,平。入脾、肾、心。补虚固涩兼具,药食两用之品,既善补心脾肾之虚,又能涩肠、固精、止带、安神。

　　山茱萸:酸,微温。入肝、肾经。既温补肝肾,又收敛固涩。既补肾阳又补肾精,为阴阳并补之品。主治肾亏虚、肾虚、虚汗不止及崩漏经多诸症。

　　桑螵蛸:甘、咸,平。入肝、肾经。善补肾助阳、固涩下焦,为治肾阳亏虚、精滑不固之要药。

　　海螵蛸:咸、涩,微温。入肝、脾、肾经。妇科良药。内服善制酸止痛,外用收湿敛疮。

　　(2)各药的功效、主治病症

　　五味子:敛肺滋肾,生津敛汗,涩精止泻,宁心安神。治肺虚喘咳,口干作渴,自汗,盗汗,虚烦心悸,失眠多梦,遗精滑精,脾肾两虚的五更泻。

　　乌梅:敛肺,涩肠,生津,安蛔,止血。用于肺虚久咳,久泻久痢,虚热消渴,蛔厥呕吐腹痛,崩漏便血。

　　椿皮:清热燥湿,涩肠,止血,止带,杀虫。用于久泻久痢,湿热泻痢,便血,崩漏,赤白带下,蛔虫病,疥癣作痒。

　　赤石脂:涩肠止泻,止血,止带,外用收湿敛疮生肌。用于久泻久痢,便血脱肛,崩漏赤白带下;外治疮疡不敛,湿疹脓水浸淫。

　　莲子肉:补脾止泻,益肾固精,养心安神。主脾虚久泻、食欲不振;肾虚遗精;心肾不交的惊悸、失眠。

　　山茱萸:补益肝肾,收敛固涩。治肝肾亏虚的腰膝酸痛,眩晕,耳鸣,阳痿,肾虚遗精,小便频数,虚汗不止,妇女崩漏及月经过多。

　　桑螵蛸:补肾助阳,固精缩尿。用于肾阳亏虚的遗精滑精,遗尿尿频,小便白浊。阳痿不育。

　　海螵蛸:收敛止血,固精止带,制酸止痛,收湿敛疮。用于崩漏便血,肺胃出血,创伤出血;

遗精滑精,赤白带下;胃痛吞酸,湿疮湿疹,溃疡多脓。

(3)各药的使用注意

五味子:外有表邪,内有实热,或咳嗽初起、麻疹初发者忌服。

乌梅:本品酸涩收敛,故外有表邪或内有实热积滞者均不宜服。

椿皮:脾胃虚寒者慎服。

赤石脂:孕妇慎服。

莲子肉:大便燥结者,忌服。

山茱萸:凡命门火炽,强阳不痿,素有湿热,小便淋涩者忌服。

桑螵蛸:阴虚火旺或湿热尿频者慎服。

海螵蛸:阴虚多热者不宜多服;久服易致便秘,可适当配润肠药同用。

(4)乌梅的用法

内服煎汤,3~9g;或入丸、散。外用适量。止泻止血炒炭用;生津,安蛔生用。

(5)与各单元功效相似药物的药性、功效及主治病症的异同

五味子、乌梅:均味酸收涩而具敛肺、涩肠、生津之功。五味子酸温滋润补敛,既善滋肾、敛肺、涩精,宁心安神;乌梅酸平善生津止渴,且能安蛔,炒炭止血,治妇女崩漏下血。

(6)五味子、山茱萸的主要药理作用

五味子:镇咳、祛痰、镇静、保肝、扩张血管、调节心肌细胞能量代谢、调节免疫功能、抗溃疡、抗衰老等。

山茱萸:调节免疫、降血糖、升高白细胞、抗菌等作用。

2.诃子、肉豆蔻、芡实、覆盆子、浮小麦、金樱子

(1)各药的药性

诃子:味苦、酸、涩,性平。

肉豆蔻:辛,温。

芡实:平;甘、涩。

覆盆子:性温,味甘、酸。

浮小麦:味甘;性凉。

金樱子:酸、涩,平。

(2)各药的功效、主治病症

诃子:涩肠,敛肺,下气,利咽。用于久泻、久痢;脱肛;喘咳痰嗽;久咳失声。

肉豆蔻:温中行气,涩肠止泻。用于久泻不止,脾胃虚寒,脘腹胀痛,食少呕吐。

芡实:益肾固精,补脾除湿。用于脾虚久泻,肾虚遗精,遗尿尿频,白带过多。

覆盆子:益肾,固精,缩尿,明目。用于肾虚遗尿、遗精滑精、小便频数、阳痿早泄、肝肾不足的目暗不明。

浮小麦:益气,除虚热;止汗。主止阴虚发热;盗汗;自汗。

金樱子:固精缩尿,涩肠止泻,固崩止带。用于遗精滑精,遗尿尿频,崩漏带下,久泻久痢。

(3)诃子、肉豆蔻的用法

诃子:内服煎汤,3~10g;或入丸、散,每次1.5~3g。涩肠止泻宜煨用。

肉豆蔻:内服煎汤,3~10g;或入丸、散,每次1.5~3g。温中止泻宜煨用。

(4)诃子、肉豆蔻、覆盆子、金樱子的使用注意

诃子:凡外邪未解,内有湿热火邪者忌服。

肉豆蔻:湿热泻痢及阴虚火旺者禁服。

覆盆子:肾虚有火,小便短涩者慎服。

金樱子:有实火、邪热者忌服。

(5)与各单元功效相似药物的药性、功效及主治病症的异同

莲子、芡实:均甘涩性平,归脾肾经,功能补脾止泻、益肾固精莲子补脾力较强,既治脾虚泄泻,又治脾虚食少;莲子尚能养心安神。芡实则补脾力弱且能祛湿。

3.五倍子、麻黄根、糯稻根、罂粟壳、石榴皮

(1)各药的药性

五倍子:酸、涩,寒。

麻黄根:甘,涩,平。

糯稻根:甘,平。

罂粟壳:酸、涩,平;有毒。

石榴皮:酸、涩,温。

(2)各药的功效

五倍子:敛肺降火,涩肠固精,敛汗止血,收湿敛疮。

麻黄根:收敛止汗。

糯稻根:止汗除热;益胃生津。

罂粟壳:敛肺、涩肠、止痛。

石榴皮:涩肠止泻,止血,驱虫。

(3)各药的用法、使用注意

五倍子:3~6g;外用适量。外感风寒或肺有实热之咳嗽及积滞未清之泻痢忌服。

麻黄根:内服煎汤,3~9g;或入丸、散。外用适量研细作扑粉。有表邪者忌服。

糯稻根:内服煎汤,15~30g。以鲜品为佳。

罂粟壳:内服煎汤,3~6g;或入丸、散。止咳嗽,蜜炙用;止泻痢,醋炙用。

石榴皮:内服煎汤,3~9g;或入丸、散。用量不宜过大,泻痢初期忌服。

(4)与各单元功效相似药物的药性及功效的异同

肉豆蔻、白豆蔻:辛温归脾胃经,温中行气,脾胃寒湿气滞之脘腹胀痛、食少呕吐或泄泻等。肉豆蔻兼归大肠,温中与固涩兼具,偏中下焦,善涩肠止泻,治虚寒久泻不止;白豆蔻兼归肺,芳香化湿无固涩之力,偏中上二焦,善化湿止呕,胃寒呕吐。

三、考前模拟

(一)A型题(最佳选择题)

1.属于收涩药的是

A.酸枣仁　　B.延胡索　　C.常山　　D.益智仁　　E.五味子

2.可用于心悸、失眠、多梦的药物是

A.女贞子　　B.五味子　　C.金樱子　　D.覆盆子　　E.诃子

3.既能敛肺滋肾,又能宁心安神的药物是

A.山茱萸　　B.酸枣仁　　C.远志　　D.乌梅　　E.五味子

4.五味子用于下列哪种病症是错误的

A.久咳虚喘　　B.自汗盗汗　　C.津伤口渴　　D.肾虚遗精　　E.表证自汗

5.上能收敛肺气而止咳喘,下能滋肾水以固涩下焦,内能益气生津宁心止烦渴,外能收敛止汗的药物是

A.五倍子　　B.五味子　　C.乌梅　　D.石榴皮　　E.诃子

6.五味子的作用是

A.敛肺滋肾、生津敛汗、涩精止泻、宁心安神

B.敛肺降火、涩肠固精、敛汗止血

C.敛肺涩肠、止痛

D.敛肺、涩肠、下气、利咽

E.敛肺止咳、涩肠止泻、和胃安蛔

7.上能敛肺气,下能滋肾阴的药物是

A.诃子　　B.五味子　　C.乌梅　　D.五倍子　　E. 覆盆子

8.既能敛肺止咳,又能涩肠止泻的药物是

A.乌梅　　B.金樱子　　C.白果　　D.肉豆蔻　　E.赤石脂

9.乌梅的作用是

A.涩肠止泻、固崩止遗、生肌敛疮

B.涩肠止泻、温中行气

C.涩肠止泻、敛肺下气、开音

D.涩肠止泻、敛肺止咳、止津

E.涩肠止泻、敛肺止咳、和胃安蛔、固崩止血、生津止渴

10.具有敛肺、涩肠、生津、安蛔作用的药物是

A.五味子　　B.乌梅　　C.椿皮　　D.石榴皮　　E.罂粟壳

11.哪一种药有止血、止泻、止带作用

A.椿皮　　B.金樱子　　C.益智仁　　D.芡实　　E.诃子肉

12.赤石脂的作用是

A.涩肠止泻、固崩止遗、生肌敛疮

B.涩肠止泻、温中行气

C.涩肠止泻、敛肺下气、开音

D.涩肠止泻、敛肺止咳、止痛

E.涩肠止泻、敛肺止咳、和胃安蛔、固崩止血、生津止渴

13.既能益肾固精,又能补脾止泻的药物是

A.山茱萸　　B.覆盆子　　C. 枸杞子　　D. 金樱子　　E. 莲子肉

14.可用于虚烦、心悸、失眠的药物是

A.诃子　　B.乌梅　　C.莲子　　D.山茱萸　　E.芡实

15.山茱萸的作用是

A. 补肾、收敛固涩　　B. 补肾、强筋骨、降压安胎　　C. 补肾、强筋骨、益精血

D. 补肾、强筋骨、祛风湿　　E. 补肾、强筋骨、温脾阳祛寒

16. 既能固精止带，又能制酸止痛的药物是

A. 海螵蛸　　B. 桑螵蛸　　C. 金樱子　　D. 山茱萸　　E. 覆盆子

17. 可用于久咳、失声的药物是

A. 苏子　　B. 金樱子　　C. 白芥子　　D. 诃子　　E. 女贞子

18. 诃子的作用是

A. 涩肠止泻、固崩止遗、生肌敛疮　　B. 涩肠止泻、温中行气

C. 涩肠止泻、敛肺下气、开音　　D. 涩肠止泻、敛肺止咳、止痛

E. 涩肠止泻、敛肺止咳、和胃安蛔、固崩止血、生津止渴

19. 下列哪种药物，对于肺虚久咳、失声之证最适宜

A. 乌梅　　B. 五味子　　C. 诃子　　D. 山茱萸　　E. 石榴皮

20. 有涩肠敛肺作用的药物是

A. 椿根皮　　B. 金樱子　　C. 益智仁　　D. 芡实　　E. 诃子

21. 可用于治疗脾肾虚寒久泻的药物是

A. 桑螵蛸　　B. 覆盆子　　C. 海螵蛸　　D. 肉豆蔻　　E. 莲房

22. 肉豆蔻的作用是

A. 涩肠止泻、固崩止遗、生肌敛疮　　B. 涩肠止泻、温中行气

C. 涩肠止泻、敛肺下气、开音

D. 涩肠止泻、敛肺止咳、止痛

E. 涩肠止泻、敛肺止咳、和胃安蛔、固崩止血、生津止渴

23. 具有敛汗、除热作用的药物是

A. 麻黄根　　B. 五味子　　C. 浮小麦　　D. 山茱萸　　E. 金樱子

24. 既能固精缩尿，又能涩肠止泻的药物是

A. 桑螵蛸　　B. 金樱子　　C. 覆盆子　　D. 海螵蛸　　E. 益智仁

25. 麻黄根的使用注意是

A. 肺虚者忌用　　B. 年老体弱者忌用　　C. 孕妇忌用　　D. 有表邪者忌用

E. 脾胃有湿热忌用

26. 能敛肺降火、敛汗止血的药物是

A. 五倍子　　B. 乌梅　　C. 白果　　D. 五味子　　E. 诃子

27. 罂粟壳的作用是

A. 涩肠止泻、固崩止遗、生肌敛疮　　B. 涩肠止泻、温中行气

C. 涩肠止泻、敛肺下气、开音　　D. 涩肠止泻、敛肺止咳、止痛

E. 涩肠止泻、敛肺止咳、和胃安蛔、固崩止血、生津止渴

(二)B 型题(配伍选择题)

A. 金樱子　　B. 五味子　　C. 乌梅　　D. 诃子　　E. 肉豆蔻

1. 涩肠止泻，安蛔止痛的药物是

2. 涩肠止泻，温中行气的药物是

A. 牡蛎　　B. 桑螵蛸　　C. 巴戟天　　D. 海螵蛸　　E. 金樱子

3. 既能固精，又能补肾助阳的药物是

4. 既能固精，又能收敛止血的药物是

(三)X 型题(多项选择题)

1. 浮小麦主治的病症是
   A. 自汗　　B. 脏躁病　　C. 盗汗　　D. 骨蒸潮热　　E. 食积不化
2. 收涩药中具有收敛止汗的药物是
   A. 浮小麦　　B. 糯稻根　　C. 五味子　　D. 五倍子　　E. 山茱萸
3. 五倍子主治的病症是
   A. 肺虚久咳　　B. 遗精滑精　　C. 久泻久痢　　D. 自汗盗汗　　E. 崩漏下血
4. 具有固精止遗功效的药物是
   A. 金樱子　　B. 五倍子　　C. 覆盆子　　D. 桑螵蛸　　E. 芡实
5. 收涩药中能收敛止带的药物是
   A. 赤石脂　　B. 海螵蛸　　C. 椿皮　　D. 桑螵蛸　　E. 芡实
6. 具有敛肺止咳功效的药物是
   A. 五味子　　B. 罂粟壳　　C. 诃子　　D. 五倍子　　E. 苏子
7. 金樱子所主治的病症是
   A. 遗精滑精　　B. 遗尿尿频　　C. 带下　　D. 久泻久痢　　E. 久咳虚喘
8. 莲子所主治的病症是
   A. 遗精滑精　　B. 带下　　C. 脾虚泄泻　　D. 心悸、失眠　　E. 肾虚阳痿
9. 具有收敛止血功效的药物是
   A. 诃子　　B. 石榴皮　　C. 肉豆蔻　　D. 椿皮　　E. 山茱萸
10. 具有涩肠止泻功效的药物是
    A. 补骨脂　　B. 椿皮　　C. 肉豆蔻　　D. 石榴皮　　E. 乌梅

四、答　案

(一)A 型题

1. E	2. B	3. E	4. E	5. B	6. A	7. B	8. A	9. E	10. B
11. A	12. A	13. E	14. C	15. A	16. A	17. D	18. C	19. C	20. E
21. D	22. B	23. C	24. B	25. D	26. A	27. D			

(二)B 型题

1. C　　2. E　　3. B　　4. D

(三)X 型题

1. ACD　　2. ABCDE　　3. ABCED　　4. ABCDE　　5. ABCE　　6. ABC
7. ABCD　　8. ABCD　　9. BD　　10. BCDE

第二十三章 涌吐药

一、考试大纲

(一)基本要求

1.性能主治

(1)涌吐药的性能功效

(2)涌吐药的适用范围

2.配伍与使用注意

(1)涌吐药的配伍方法

(2)涌吐药的使用注意

(二)常用中药

常山、瓜蒂、藜芦

(1)各药的药性

(2)各药的功效

(3)各药的用法用量、使用注意

(4)与各单元功效相似药物的药性及功效的异同

二、应试指南

(一)基本要求

1.性能主治

(1)性能功效:味苦性寒,药势升浮上涌,功能涌吐毒物、宿食及痰涎。

(2)适用范围:误食毒物,停留胃中;宿食停滞不化,尚未入肠;痰涎壅盛,阻碍呼吸,癫痫发狂等证。

2.配伍与使用方法

(1)配伍方法:增强其涌吐作用的药物,为了在保证涌吐效果的前提下,降低单味药的用量,避免用量过大中毒。

(2)使用注意:宜于正气未衰而邪盛者;严格用量用法,从小量渐增;服药后宜多饮开水,或用鸡翎等物探喉助吐;中病即止,不可连服、久服。呕吐不止,当及时解救;吐后待胃气恢复后,再进流质或易消化的食物,以养胃气。

(二)常用中药

常山、瓜蒂、藜芦

1.各药的药性

常山:性寒,味辛、苦;有毒。

瓜蒂:味苦,寒,有毒。

藜芦:苦,辛,寒,有毒。

2.各药的功效

常山:涌吐痰涎,截疟。

瓜蒂：内服涌吐热痰、宿食；外用研末吹鼻，引去湿热。

藜芦：涌吐风痰；杀虫疗疮。

3. 各药的用法用量、使用注意

常山：内服煎汤，5～9g；或入丸、散。涌吐生用，截疟酒炒用。有催吐的副作用，量不宜过大，正气不足，久病体弱及孕妇慎用。

瓜蒂：煎服，2～5g。入丸散，每次 0.3～1.0g。外用小量。研末吹鼻，待鼻中流出黄水即停药。体虚、失血及上部无实邪者忌服。若呕吐不止者，用麝香 0.01～0.015g，开水冲服以解之。

藜芦：内服入丸、散，0.3～0.9g。外用适量，研末，油或水调涂。体虚气弱及孕妇忌服。反细辛、芍药、五参。

4. 与各单元功效相似药物的药性及功效的异同

常山、瓜蒂，均性寒有毒善涌吐。常山善涌吐胸中痰饮，瓜蒂善涌吐热痰、宿食；常山截疟。瓜蒂外用研末吹鼻，引去湿热。

藜芦、瓜蒂均苦，寒，有毒善涌吐。藜芦善涌吐风痰；杀虫疗疮。瓜蒂善涌吐热痰、宿食，外用研末吹鼻，引去湿热。

三、考前模拟

(一)A 型题(最佳选择题)

1. 属于涌吐药的是

A. 酸枣仁　　 B. 延胡索　　　 C. 常山　　 D. 益智仁　　 E. 五味子

2. 常山的功效是

A. 涌吐痰涎　 B. 温肺化痰　　 C. 泻下通便　　 D. 温中行气　　 E. 和中化湿

3. 常山的功效是

A. 温中　　 B. 化湿　　 C. 理气　　 D. 涩肠　　 E. 截疟

4. 常山作涌吐使用时，其药物宜

A. 酒炒用　　 B. 醋炒用　　 C. 生用　　 D. 蜜制用　　 E. 炒炭用

5. 常山用治疟疾，其药物宜

A. 生用　　 B. 炒用　　 C. 醋炒用　　 D. 酒制用　　 E. 蜜制用

6. 瓜蒂的功效是

A. 降逆止呕　　 B. 温中行气　　 C. 祛湿退黄　　 D. 利尿通淋　　 E. 润肠通便

7. 瓜蒂用治的病症是

A. 湿热黄疸　　 B. 胃寒呃逆呕吐　　 C. 寒疝腹痛　　 D. 胎动不安　　 E. 蛔积腹痛

8. 用瓜蒂治疗湿热黄疸，其用法有

A. 研末吹鼻　　 B. 单用煎汤内服　　 C. 入丸剂服　　 D. 浸酒服　　 E. 煎汤熏洗

9. 既能涌吐痰涎，又能截疟的药物是

A. 槟榔　　 B. 青蒿　　 C. 常山　　 D. 生首乌　　 E. 胆矾

10. 瓜蒂入丸散，常用剂量是

A. 1～3g　　 B. 3～6g　　 C. 2.5～5g　　 D. 0.3～1g　　 E. 4.5～9g

11. 藜芦人丸散,常用剂量是

A. 0.1～0.3g   B. 0.3～0.6g   C. 2.5～5g

D. 0.3～0.9g   E. 4.5～9g

(二)B型题(配伍选择题)

A. 瓜蒂   B. 常山   C. 枯矾   D. 明矾   E. 藜芦

1. 涌吐痰涎,解毒收湿的药物是

2. 涌吐痰涎,截疟的药物是

3. 涌吐痰涎,杀虫疗疮的药物是

A. 涌吐热痰   B. 涌吐寒痰   C. 涌吐风痰   D. 涌吐湿痰   E. 涌吐燥痰

4. 藜芦善

5. 瓜蒂善

(三)X型题(多项选择题)

1. 常山的功效是

A. 涌吐痰涎   B. 止痛   C. 消食   D. 截疟   E. 杀虫

2. 瓜蒂的功效是

A. 涌吐热痰   B. 降逆止呕   C. 和胃化湿   D. 温中行气   E. 祛湿退黄

3. 藜芦的功效是

A. 涌吐风痰   B. 降逆止呕   C. 喉痹   D. 疥癣秃疮   E. 癫痫

4. 藜芦不能与下列哪些药材同用

A. 细辛   B. 赤芍、白芍   C. 人参、丹参   D. 玄参、沙参   E. 苦参

四、答　案

(一)A型题

1. C   2. A   3. E   4. C   5. D   6. C   7. A   8A   9C.   10. D

11. D

(二)B型题

1. A   2. B   3. E   4. C   5. A

(三)X型题

1. AD   2. AE   3. ACDE   4. ABCDE

第二十四章 杀虫燥湿止痒药

一、考试大纲

(一)基本要求

1.性能主治

(1)杀虫燥湿止痒药的性能功效

(2)杀虫燥湿止痒药的适用范围

2.配伍与使用注意

(1)杀虫燥湿止痒药的配伍方法

(2)杀虫燥湿止痒药的使用注意

(二)常用中药

1.雄黄、硫黄、轻粉、白矾

(1)各药的药性、性能特点

(2)各药的功效、主治病症

(3)各药的用法用量、使用注意

(4)与各单元功效相似药物的药性、功效及主治病症的异同

2.蛇床子、露蜂房

(1)各药的药性

(2)各药的功效、主治病症

(3)各药的使用注意

(4)与各单元功效相似药物的药性、功效及主治病症的异同

3.铅丹、土荆皮

(1)各药的药性

(2)各药的功效

(3)各药的用法用量

(4)铅丹的使用注意

(5)与各单元功效相似药物的药性及功效的异同

二、应试指南

(一)基本要求

1.性能主治

(1)性能功效:寒温不一,大多有毒,以外用为主,兼可内服。具有攻毒杀虫、燥湿止痒;部分有截疟、壮阳作用。

(2)适用范围:疥癣、湿疹、痈肿疮毒、麻风、梅毒及毒蛇咬伤。

2.配伍与使用方法

(1)配伍方法:多外用,根据病情制成多种剂型。内服针对病因病机配伍,如湿热者配伍清热燥湿药,热毒者配伍清热解毒药,瘀血者配伍活血化瘀药,疮痈脓成者配伍脱毒排脓药,疮痈

溃破久不敛者配补虚药。

(2)使用注意:外用慎重,不能过量,不能大面积涂敷,不宜在头面及五官使用;严格控制剂量,遵守炮制规范、使用方法与宜忌。内服的有毒之品,严格遵守炮制规范、控制剂量、注意使用方法与宜忌,宜制成丸剂,以缓解其毒性;应避免持续服用。

(二)常用中药

1.雄黄、硫黄、轻粉、白矾

(1)各药的药性、性能特点

雄黄:辛,苦,温;有毒。辛苦温燥,以毒攻毒,多外用,少内服。能解毒杀虫、燥湿祛痰、截疟定惊。

硫黄:酸,温;有毒。外用杀虫止痒;用于疥癣湿疹瘙痒;内服壮阳通便。治肾阳不足诸症。

轻粉:辛、寒;有毒。入肾、大肠经。外用善攻毒杀虫,治疗疥癣、梅毒;内服通便。治疗水肿胀满;二便不利。

白矾:酸,寒。外用解毒杀虫,燥湿止痒;内服止血止泻,清热消痰。祛湿热退黄疸。

(2)各药的功效、主治病症

雄黄:解毒,杀虫,燥湿祛痰,截疟定惊。治痈疽秃疮,疥癣,蛇虫咬伤,虫积腹痛,哮喘,疟疾,惊痫。

硫黄:外用杀虫疗疮;内服壮阳通便。外治用于疥癣,秃疮,阴疽恶疮;内服用于阳痿足冷,虚喘冷哮,虚冷便秘。

轻粉:外用攻毒杀虫,内服利水通便。治疗疥癣;梅毒;水肿胀满;二便不利。

白矾:外用解毒杀虫,燥湿止痒;内服止血止泻,清热消痰。外治用于疮疡,疥癣,湿疹瘙痒,阴痒带下;内服用于久泻不止,吐衄下血,湿热黄疸,癫痫发狂。

(3)各药的用法用量、使用注意

雄黄:外用适量,研末敷,香油调搽或烟熏。内服 0.05~0.1g,入丸、散用。内服宜慎,不可久服。外用不宜大面积涂擦及长期持续使用。孕妇禁用。切忌火煅。

硫黄:外用适量,研末油调涂敷患处。内服 1~3g,炮制后入丸散服。阴虚火旺患者及孕妇禁用。不宜与芒硝、玄明粉同用。

轻粉:外用:研末调敷或干撒。内服入丸或装胶囊,每次 0.1~0.2g 每日 1~2 次。外用不可大面积或长期涂敷;内服宜慎,体弱及孕妇忌服。且服后应漱口。

白矾:外用适量,研末敷或化水洗患处;内服 0.6~1.5g。

(4)与各单元功效相似药物的药性、功效及主治病症的异同

雄黄:辛,温;有毒。归肝、胃、大肠经。硫黄:酸,温;有毒。归肾、大肠经。

共同点:均可解毒杀虫治疗疥癣恶疮。不同点:雄黄,解毒疗疮力强,治疗痈疽疔疮、毒蛇咬伤,内服可杀虫,燥湿祛痰、截疟。硫黄,杀虫止痒力强,多治疥癣、湿疹、皮肤瘙痒,疥疮要药,内服可补火助阳通便,治疗虚喘、阳痿、尿频、虚寒便秘。

2.蛇床子、露蜂房

(1)各药的药性

蛇床子:辛、苦,温。

露蜂房:甘,平;有毒。

(2)各药的功效、主治病症

蛇床子:温肾助阳,燥湿祛风,杀虫止痒。治男子阳痿,阴囊湿痒,女子带下阴痒,宫冷不孕,风湿痹痛,疥癣湿疮。

露蜂房:祛风止痛,攻毒杀虫。治疮疡肿毒,乳痈,瘰疬,顽癣,风火牙痛,风痹。

(3)各药的使用注意

蛇床子:下焦有湿热,或阴虚火旺忌服。

露蜂房:气血虚弱者慎服。

(4)与各单元功效相似药物的药性、功效及主治病症的异同

蛇床子、硫黄,均性温,外用杀虫止痒,治湿疹、疥癣;内服温肾壮阳,治肾虚阳痿。其中,蛇床子苦温,善燥湿止痒,为治阴部湿痒之佳品;内服又能散寒祛风,治寒湿带下、湿痹腰痛。硫黄有毒,善杀虫止痒,为治疥癣瘙痒之要药;内服又能壮阳通便,治肾虚尿频、喘促及虚冷便秘。

3.铅丹、土荆皮

(1)各药的药性

铅丹:辛,微寒;有毒。

土荆皮:辛、温;有毒。

(2)各药的功效

铅丹:外用拔毒止痒,敛疮生肌;内服坠痰镇惊,攻毒截疟。

土荆皮:疗癣;杀虫;止痒。

(3)各药的用法用量

铅丹:外用:研末撒、调敷;或熬膏。内服:入丸、散,每次 0.3～0.6g。

土荆皮:外用:适量,浸酒涂擦或研末调敷。

(4)铅丹的使用注意

本品有毒,外用不可大面积或长期涂敷,不宜内服,不可大量或持续内服,以防蓄积中毒。孕妇忌服。

(5)与各单元功效相似药物的药性、功效及主治病症的异同

功专外用杀虫止痒治癣的药物是土荆皮。白矾、硫黄、蛇床子、蜂房虽也皆能杀虫止痒,但治癣均不及土荆皮,且仅有土荆皮只供外用,不可内服。

三、考前模拟

(一)A 型题(最佳选择题)

1.雄黄的功效是

A.拔毒化腐　　B.温肾壮阳　　C.杀虫　　D.生肌敛疮　　E.明目退翳

2.可用于治疗阳痿、不孕的药物是

A.蛇床子　　B.雄黄　　C.白矾　　D.蜂房　　E.铅丹

3.雄黄的功效是

A.解毒　　B.通便　　C.助阳　　D.镇心安神　　E.纳气平喘

4.雄黄可用治的病症是

A.虫积腹痛　　B.冷积便秘　　C.肾虚阳痿　　D.久痢　　E.虚寒泄泻

5.雄黄可用治疟疾,其作用在于

A.燥湿祛痰　　B.解毒　　C.杀虫　　D.清热　　E.截疟

6. 下列何药主治阳虚便秘

A. 硫黄　　B. 大黄　　C. 火麻仁　　D. 甘遂　　E. 当归

7. 硫黄可用治虚寒便秘,其作用在于

A. 温里散寒　　B. 补火助阳　　C. 润肠通便　　D. 温阳通便　　E. 泻下通便

8. 具解毒杀虫止痒功效的药物是

A. 硼砂　　B. 炉甘石　　C. 硫黄　　D. 蛇床子　　E. 砒石

9. 硫黄的功效是

A. 收湿止痒　　B. 祛风止痒　　C. 解毒杀虫止痒　　D. 养血祛风止痒　　E. 燥湿止痒

10. 硫黄的功效是

A. 润下通便　　B. 补火助阳　　C. 生肌敛疮　　D. 收湿止痒　　E. 降气平喘

11. 可用治寒喘、阳痿病症的药物是

A. 雄黄　　B. 硫黄　　C. 白矾　　D. 磁石　　E. 砒石

12. 外用攻毒杀虫敛疮,内服逐水通便的药物是

A. 雄黄　　B. 硫黄　　C. 白矾　　D. 轻粉　　E. 砒石

13. 白矾内服功效是

A. 化痰　　B. 止痒　　C. 止带　　D. 止咳　　E. 止汗

14. 白矾内服功效是

A. 止呕　　B. 止痛　　C. 止痉　　D. 止汗　　E. 止泻

15. 白矾内服功效是

A. 退翳　　B. 止痒　　C. 消积　　D. 止血　　E. 化瘀

16. 白矾外用功效是

A. 化腐生肌　　B. 解毒、杀虫、止痒　　C. 消肿止痛　　D. 清热解毒

E. 凉血消痈

17. 可用于治疗久泻、久痢的药物是

A. 硫黄　　B. 白矾　　C. 蛇床子　　D. 土荆皮　　E. 炉甘石

18. 可用于治疗便血、崩漏及创伤出血的药物是

A. 蜂房　　B. 大蒜　　C. 硼砂　　D. 白矾　　E. 炉甘石

19. 白矾善治湿疹、湿疮、疥癣等,其作用在于

A. 解毒杀虫　　B. 清热消肿　　C. 祛风止痒　　D. 清热凉血　　E. 收湿止痒

20. 善治阴部湿痒、湿疹、疥癣的药物是

A. 铅丹　　B. 蛇床子　　C. 硼砂　　D. 蜂房　　E. 大风子

21. 既能杀虫止痒,又能温肾壮阳的药物是

A. 雄黄　　B. 铅丹　　C. 砒石　　D. 蛇床子　　E. 蜂房

22. 蛇床子的功效是

A. 生肌敛疮　　B. 祛腐拔毒　　C. 杀虫止痒　　D. 祛风止痒　　E. 清热解毒

23. 可用于治疗钩虫、蛲虫病的药物是

A. 大蒜　　B. 蜂房　　C. 土荆皮　　D. 蛇床子　　E. 铅丹

24. 具祛风止痒功效的药物是

A. 蜂房　　B. 土荆皮　　C. 大风子　　D. 蛇床子　　E. 大蒜

25.既能攻毒杀虫,又能祛风燥湿的药物是

A.蛇床子　　B.硫黄　　C.大风子　　D.蜂房　　E.轻粉

26.既能攻毒杀虫,又能祛风止痛的药物是

A.蛇床子　　B.蜂房　　C.雄黄　　D.铅丹　　E.土荆皮

27.蜂房的功效是

A.祛风胜湿　　B.祛风止痛　　C.祛风止痉　　D.祛风解毒　　E.祛风透疹

28.蜂房的功效是

A.攻毒杀虫　　B.消肿散结　　C.化腐拔毒　　D.生肌敛疮　　E.清热解毒

29.蜂房可用治风湿痹痛、瘾疹瘙痒及牙痛等,其作用在于

A.祛风止痛　　B.祛风胜湿　　C.祛风止痒　　D.祛风通络　　E.祛风散寒

30.既能攻毒杀虫,又能祛风止痛的药物是

A.轻粉　　B.蜂房　　C.硫黄　　D.白矾　　E.土荆皮

31.杀虫止痒,拔毒生肌的药物是

A.雄黄　　B.蛇床子　　C.白矾　　D.铅丹　　E.土荆皮

32.善治体癣、手足癣、头癣的药物是

A.铅丹　　B.土荆皮　　C.土茯苓　　D.硼砂　　E.炉甘石

33.土荆皮的功效是

A.祛风止痒　　B.杀虫止痒　　C.收湿止痒　　D.清热止痒　　E.燥湿止痒

34.均有杀虫止痒功效的药物是

A.土荆皮、蛇床子　　B.硫黄、雄黄　　C.白矾、炉甘石　　D.大风子、大蒜

E.硼砂、白矾

(二)B型题(配伍选择题)

A.雄黄　　B.蜂房　　C.硫黄　　D.土荆皮　　E.白矾

1.解毒杀虫止痒,补火助阳通便的药物是

2.解毒杀虫止痒,化痰止血止泻的药物是

A.雄黄　　B.硫黄　　C.白矾　　D.蛇床子　　E.蜂房

3.既治阳痿,又治虚寒便秘的药物是

4.既治阳痿,又治寒湿带下的药物是

A.轻粉　　B.蜂房　　C.硫黄　　D.白矾　　E.土荆皮

5.既能攻毒杀虫,又能燥湿止痒的药物是

6.既能攻毒杀虫,又能祛风止痛的药物是

A.热痰喘咳　　B.寒痰喘咳　　C.阴虚燥咳　　D.虚喘冷哮

E.痰厥癫狂

7.白矾的主治证是

8.硫黄的主治证是

A.0.5～0.1g　　B.0.6～1.5g　　C.0.9～1.2g　　D.1～3g　　E.2～5g

9.硫黄内服用量为

10.雄黄内服用量为

A 雄黄　　B 蛇床子　　C 白矾　　D 铅丹　　E 土荆皮

11.杀虫止痒,温肾壮阳的药物是

12.杀虫止痒,拔毒生肌的药物是

A.0.3～0.6g　　B.0.6～1.5g　　C.0.9～1.2g　　D.0.1～0.2g　　E.2～5g

13.轻粉内服用量为

14.铅丹内服用量为

(三)X型题(多项选择题)

1.雄黄的功效是

A.解毒　　B.拔毒　　C.杀虫　　D.化腐　　E.敛疮

2.雄黄主治病症是

A.虫积腹痛　　B.疟疾　　C.痈肿疔疮　　D.寒积便秘　　E.蛇虫咬伤

3.硫黄主治病症有

A.疥癣　　B.麻风　　C.寒喘　　D.久泻　　E.阳痿

4.硫黄可用治的病症有

A.阳痿　　B.寒喘　　C.痈疮肿毒　　D.梅毒　　E.虚寒便秘

5.可用治阳痿病症的药物是

A.雄黄　　B.硫黄　　C.蜂房　　D.蛇床子　　E.白矾

6.外用均能杀虫的药物是

A.蛇床子　　B.硫黄　　C.白矾　　D.土荆皮　　E.蜂房

7.蛇床子能温肾壮阳,主治以下两种病症的是

A.阳虚水肿　　B.男子阳痿　　C.腰膝冷痛　　D.女子宫冷不孕　　E.阳虚自汗

四、答　案

(一)A型题

1.C　　2.B　　3.A　　4.A　　5.E　　6.A　　7.D　　8.C　　9.C　　10.D

11.B　　12.D　　13.A　　14.E　　15.D　　16.B　　17.B　　18.D　　19.E　　20.B

21.D　　22.C　　23.D　　24.D　　25.A　　26.B　　27.B　　28.A　　29.A　　30.B

31.D　　32.B　　33.B　　34.A

(二)B型题

1.C　　2.E　　3.B　　4.D　　5.D　　6.B　　7.E　　8.D　　9.D　　10.A

11.B　　12.D　　13.D　　14.A

(三)X型题

1.AC　　2.ABCE　　3.AE　　4.AE　　5.BD　　6.ABCDE　　7.BD

第二十五章　拔毒消肿敛疮药

一、考试大纲

(一)基本要求

　　1.性能主治

　　(1)拔毒消肿敛疮药的性能功效

　　(2)拔毒消肿敛疮药的适用范围

　　2.配伍与使用注意

　　(1)拔毒消肿敛疮药的配伍方法

　　(2)拔毒消肿敛疮药的使用注意

(二)常用中药

　　1.斑蝥、蟾酥、马钱子

　　(1)各药的药性、性能特点

　　(2)各药的功效、主治病症

　　(3)各药的用法用量、使用注意

　　(4)与各单元功效相似药物的药性、功效及主治病症的异同

　　(5)蟾酥、马钱子的主要药理作用

　　2.升药、炉甘石、儿茶

　　(1)各药的药性

　　(2)各药的功效、主治病症

　　(3)升药的使用注意

　　(4)与各单元功效相似药物的药性、功效及主治病症的异同

　　3.砒石、硼砂、大蒜、猫爪草、毛茛

　　(1)各药的药性

　　(2)各药的功效

　　(3)各药的使用注意

　　(4)砒石、硼砂的用法用量

　　(5)与各单元功效相似药物的药性及功效的异同

二、应试指南

(一)基本要求

　　1.性能主治

　　(1)性能功效:寒温不一,大多有毒,以外用为主,兼可内服。拔毒化腐、消肿敛疮,兼有止痛、开窍、破血等作用。

　　(2)适用范围:痈疽疮疖肿痛或脓成不溃、腐肉不尽或久溃不敛等证。兼治各种疼痛、痧胀吐泻昏厥、经闭、癥瘕、痹痛拘挛等。

2.配伍与使用方法

(1)配伍方法：多外用,根据病情制成多种剂型。内服针对病因病机配伍,如湿热者配伍清热燥湿药,热毒者配伍清热解毒药,瘀血者配伍活血化瘀药,疮痈脓成者配伍脱毒排脓药,疮痈溃破久不敛者配补虚药。

(2)使用注意：外用时当慎重;严格遵守炮制、控制剂量、使用方法与宜忌。内服有毒之品,严格遵守炮制、控制剂量、注意使用方法与宜忌,宜制成丸剂,以缓解其毒性;避免持续服用。

(二)常用中药

1.斑蝥、蟾酥、马钱子

(1)各药的药性、性能特点

斑蝥：味辛,热;有大毒。本品辛热而有剧毒,作用强烈,内服外用皆可。内服既善攻毒,又能破血通经。外用除攻毒外,又善蚀疮发泡。

蟾酥：味辛,性温;有毒。主散温通,辛香走窜,专入心经。外用解毒消肿,止痛;内服止痛外,开窍辟恶搜邪而醒神。

马钱子：苦,温;有大毒。苦泄性温,毒大力强。善散结消肿,通络止痛,治跌打、痈肿、顽痹、拘挛,内服外用均可。

(2)各药的功效、主治病症

斑蝥：破血逐瘀,散结消癥,攻毒蚀疮。用于癥瘕、经闭。痈疽恶疮,顽癣,瘰疬等。

蟾酥：解毒消肿,止痛,开窍醒神。用于痧胀腹痛,吐泻,神昏。用于恶疮,瘰疬,咽喉肿痛及各种牙痛。

马钱子：通络止痛,散结消肿。用于风湿顽痹,麻木瘫痪,跌打损伤,痈疽肿痛。

(3)各药的用法用量、使用注意

斑蝥：内服多入丸、散,0.03~0.06。外用适量,研末敷贴,或酒、醋浸涂。

蟾酥：内服多入丸、散,0.015~0.03g。外用适量,研末敷贴或入膏药。

马钱子：0.3~0.6g,炮制后入丸散用。不宜生用、多服久服;孕妇禁用。

(4)与各单元功效相似药物的药性、功效及主治病症的异同

蟾酥、马钱子均有毒,能消肿止痛,治疮痈肿毒。蟾酥性温善解毒止痛;马钱子性寒,善通络散结。另蟾酥芳香开窍,用于痧胀腹痛,吐泻,甚则昏厥。

(5)蟾酥、马钱子的主要药理作用

蟾酥：抗炎、增强免疫功能、镇痛、强心、升压、抗肿瘤、中枢性呼吸兴奋、促进造血功能。

马钱子：抑菌、兴奋中枢神经系统、祛痰、镇咳。

2.升药、炉甘石、儿茶

(1)各药的药性

升药：辛,热;有大毒。归肺、脾经。

炉甘石：味甘,性平;无毒。

儿茶：味苦、涩,微寒。归心、肺经。

(2)各药的功效、主治病症

升药：拔毒,去腐。主治痈疽溃后,脓出不畅;或腐肉不去,新肉难生,伤口难以愈合之证。

炉甘石：明目去翳,收湿生肌。用于目赤肿痛,烂弦风眼;溃疡不敛,皮肤湿疮。

儿茶：收湿敛疮,生肌止血,清肺化痰,生津止泻。用于暑热伤津口渴,湿热泻痢,出血,湿

疮,肺热咳嗽。

(3)各药的使用注意

升药:本品有毒不内服,腐蚀性较强,外用亦宜微量。外疡腐肉已去或脓水已净者,不宜用。

炉甘石:忌内服。

(4)与各单元功效相似药物的药性、功效及主治病症的异同

炉甘石、儿茶,均能收敛生肌。炉甘石性平,明目去翳;儿茶性凉、味涩能生肌止血,清肺化痰,生津止泻。

3.砒石、硼砂、大蒜、猫爪草、毛茛

(1)各药的药性

砒石:辛,大热;有大毒。

硼砂:味甘、咸,凉。归肺、胃经。

大蒜:辛,温。归脾、胃、肺经。

猫爪草:甘、辛,温。

毛茛:味辛,温,有毒。

(2)各药的功效

砒石:外用蚀疮去腐;内服劫痰平喘,截疟。

硼砂:外用清热解毒;内服清热化痰。

大蒜:解毒杀虫,消肿,止痢。

猫爪草:化痰散结,解毒消肿。

毛茛:发泡止痛,攻毒杀虫。

(3)各药的使用注意

砒石:有大毒,用时宜慎。内服不能浸酒,体虚及孕妇忌服。

硼砂:多外用,内服宜慎。

大蒜:外服可引起皮肤发红、灼热甚至起泡,故不可敷之过久。阴虚火旺及有目、舌、喉、口齿诸疾不宜服用。孕妇忌灌肠用。

猫爪草:外敷不宜过长,皮肤过敏者慎用。

毛茛:不宜久敷,皮肤过敏者禁用。

(4)砒石、硼砂的用法用量

砒石的用法用量:内服入丸散,0.002～0.004g。外用研末撒或调敷。

硼砂的用法用量:外用适量;内服1～3g。

(5)与各单元功效相似药物的药性及功效的异同

斑蝥、砒石,均有大毒,善攻毒蚀疮,痈疽恶疮,顽癣,瘰疬等。其中斑蝥性寒内服又善破血通经。砒石性大热,外用又善去腐;内服劫痰平喘,截疟。

硼砂、大蒜,外用均能解毒消肿,其中硼砂性凉,长于清热解毒;又有防腐之功,内服清肺化痰。大蒜性温,解毒力强,适应范围广。

升药、砒石,均为辛热、大毒之品。其中升药多外用,善拔毒,去腐,主治痈疽溃后,脓出不畅;或腐肉不去,新肉难生。砒石外用蚀疮去腐;内服劫痰平喘,截疟。

猫爪草、毛茛,均解毒善治疮痈,且均使皮肤发泡。猫爪草性温,内服化痰散结治疗瘰疬结

核未溃。毛茛外用可截疟、止痛、定喘。

三、考前模拟

(一)A 型题(最佳选择题)

1. 斑蝥外用时须注意

A. 小面积暂用　　B. 长期涂敷　　C. 大面积使用　　D. 可以大量应用　　E. 不需注意

2. 斑蝥内服的用量是

A. 0.1~1g　　B. 0.1~0.4g　　C. 0.02~0.04g　　D. 0.03~0.06g

E. 0.002~0.004g

3. 蟾酥因为发泡腐蚀性强,所以使用时应

A. 不可入目　　B. 不可入鼻　　C. 不可入耳　　D. 不可外用　　E. 不可内服

4. 蟾酥内服的用量是

A. 0.1~1g　　B. 0.1~0.4g　　C. 0.02~0.04g　　D. 0.005~0.01g

E. 0.015~0.03g

5. 马钱子内服的用量是

A. 0.1~1g　　B. 0.3~0.6g　　C. 0.2~0.4g　　D. 0.05~0.1g　　E. 0.02~0.04g

6. 具有通络散结止痛功效的药是

A. 蟾酥　　B. 儿茶　　C. 大蒜　　D. 硼砂　　E. 马钱子

7. 升药的性味是

A. 苦寒　　B. 苦温　　C. 辛热　　D. 辛凉　　E. 甘平

8. 升药的功效是

A. 拔毒去腐　　B. 燥湿止痒　　C. 解毒杀虫　　D. 祛痰平喘　　E. 清热燥湿

9. 治疗痈疽溃后,脓出不畅或腐肉不去,新肉难生,最宜选用

A. 雄黄　　B. 硫黄　　C. 大蒜　　D. 硼砂　　E. 升药

10. 拔毒去腐作用最强的药物是

A. 升药　　B. 轻粉　　C. 砒石　　D. 炉甘石　　E. 铅丹

11. 临床应用升药拔毒化腐,最常配伍的药物是

A. 砒石　　B. 冰片　　C. 轻粉　　D. 煅石膏　　E. 炉甘石

12. 升药主含

A. 氧化汞　　B. 硝酸银　　C. 氧化铁　　D. 硫酸钠　　E. 硫酸铝钾

13. 具有解毒明目退翳功效且为眼科常用外用药物的是

A. 石决明　　B. 蝉蜕　　C. 轻粉　　D. 炉甘石　　E. 硼砂

14. 眼科外治目赤翳障,烂弦风眼,最宜选用

A. 砒石　　B. 升药　　C. 铅丹　　D. 炉甘石　　E. 煅石膏

15. 儿茶煎汤内服时服用方法为

A. 烊化　　B. 另煎　　C. 先煎　　D. 布包　　E. 后下

16. 砒石功效为

A. 外用蚀疮去腐,内服劫痰平喘　　B. 通络散结,消肿定痛　　C. 攻毒蚀疮,破血散结

D. 外用清热解毒,内服清肺化痰　　E. 收湿敛疮,生肌止血

17. 外用可攻毒杀虫,蚀疮去腐,内服劫痰平喘的药物是

A. 巴豆　　B. 升药　　C. 轻粉　　D. 砒石　　E. 铅丹

18. 砒石的功效是

A. 破气消积,活血祛瘀　　B. 蚀疮去腐,劫痰平喘　　C. 蚀疮去腐,祛风燥湿

D. 拔毒化腐,破气消积　　E. 拔毒化腐,明目退翳

19. 砒石内服的用量是

A. 0.1~1g　　B. 0.1~0.4g　　C. 0.02~0.04g　　D. 0.005~0.01g　　E. 0.002~0.004g

20. 下列具有解毒,清肺化痰作用的药物是

A. 瓜蒌　　B. 半夏　　C. 大蒜　　D. 硼砂　　E. 贝母

21. 既为喉科亦是眼科的常用药是

A. 铅丹　　B. 板蓝根　　C. 青葙子　　D. 夏枯草　　E. 硼砂

22. 硼砂内服主要功效是

A. 清热解毒　　B. 清肺化痰　　C. 解毒止痢　　D. 活血化瘀　　E. 祛风止痉

23. 炉甘石与硼砂的相同功效是

A. 活血祛瘀　　B. 解毒明目　　C. 降逆止呕　　D. 攻毒杀虫　　E. 祛风燥湿

24. 硼砂内服的用量是

A. 1~3g　　B. 2~4g　　C. 0.2~0.4g　　D. 0.1~0.3g　　E. 0.3~0.6g

25. 既能解毒杀虫,又能止痢的药物是

A. 蛇床子　　B. 蜂房　　C. 土荆皮　　D. 大蒜　　E. 硼砂

26. 大蒜的功效是

A. 止血　　B. 止带　　C. 止痢　　D. 止汗　　E. 止痒

27. 大蒜的功效是

A. 清热消肿　　B. 解毒杀虫　　C. 理气健胃　　D. 和胃化湿　　E. 止咳平喘

28. 大蒜可用治痈肿疔毒,其作用在于

A. 凉血消痈　　B. 解毒杀虫　　C. 清热解毒　　D. 消肿　　E. 活血化瘀

29. 大蒜善治泄泻,痢疾,其作用在于

A. 清热燥湿　　B. 解毒杀虫　　C. 涩肠止泻　　D. 止痢　　E. 理气和中

30. 蟾酥的作用是

A. 开窍醒神、活血散结、催产下胎　　B. 开窍醒神、清热止痛　　C. 开窍辟秽

D. 开窍、祛痰、行气、活血

E. 解毒、止痛、开窍

31. 具有散结消肿、通络止痛之效,主治跌打损伤的药物为

A. 自然铜　　B. 血竭　　C. 水蛭　　D. 马钱子　　E. 骨碎补

(二)B 型题(配伍选择题)

A. 寒痰哮喘　　　　B. 梅毒,疥癣　　C. 咽喉肿痛,口舌生疮

D. 血瘀经闭,痛经　　E. 泻痢腹痛,里急后重

1. 砒石内服的适应证是

2. 硼砂的适应证是

A. 攻毒蚀疮,破血散结　　B. 攻毒杀虫,清热化痰　　C. 攻毒杀虫,劫痰平喘

D. 拔毒去腐　　　　　E. 攻毒杀虫,活血消肿

3. 砒石的功效是

4. 斑蝥的功效是

A. 硼砂　　B. 升药　　C. 炉甘石　　D. 大蒜　　E. 猫爪草

5. 性温,能解毒杀虫的药是

6. 性温,能散结消肿的药是

7. 性凉,能清热化痰的药是

8. 性平,能明目去翳的药是

(三)X 型题(多项选择题)

1. 有大毒的药物是

A. 硼砂　　B. 砒石　　C. 升药　　D. 儿茶　　E. 炉甘石

2. 砒石的使用注意是

A. 孕妇忌服　　B. 阳虚者忌用　　C. 不可持续服用　　D. 不可做酒剂服用

E. 外用也不宜过量,以防局部吸收中毒

3. 硼砂的适应证是

A. 目赤翳障　　B. 咽喉肿痛　　C. 胸胁胀痛

D. 烦躁失眠　　E. 痰热壅滞,痰黄黏稠等

4. 解毒、善治疮痈,外用使皮肤引赤发泡的药物有

A. 硼砂　　B. 猫爪草　　C. 升药　　D. 儿茶　　E. 毛茛

5. 马钱子过量会引起

A. 肢体颤动惊厥　　B. 呼吸困难,甚至昏迷　　C. 牙关紧闭

D. 恶心、呕吐　　E. 腹胀腹泻

6. 毛茛的使用注意是

A. 有毒,一般只作外用　　B. 阳虚者忌用　　C. 不可持续服用

D. 皮肤过敏者禁用　　E. 孕妇、小儿及体弱者不宜用

四、答案

(一)A 型题

1. A　2. D　3. A　4. E　5. B　6. E　7. C　8. A　9. E　10. A

11. D　12. A　13. D　14. D　15. D　16. A　17. D　18. B　19. E　20. D

21. E　22. B　23. B　24. A　25. D　26. C　27. B　28. B　29. D　30. E

31. D

(二)B 型题

1. A　2. C　3. C　4. A　5. D　6. E　7. A　8. C

(三)X 型题

1. BC　　2. ACDE　　3. ABE　　4. BE　　5. AB　　6. ACDE

第二部分　中药药剂学

上篇　中药药剂学

第一章　中药药剂学与中药剂型选择

一、考试大纲

(一)中药药剂学及其发展

1.常用术语　中药药剂学、剂型、制剂、成方制剂、饮片、植物油脂和提取物、处方药、非处方药、新药、GMP 等术语

2.历史回顾与现状

(1)历代主要中药剂型理论及中药制剂相关文献

(2)中药制剂剂型、技术、辅料研究与应用现状

(二)中药剂型的分类与选择

1.中药剂型的分类 不同分类方法及所涉及的剂型

2.中药剂型的选择

(1)剂型与疗效

(2)剂型选择基本原则

(三)药品标准

药典、部(局)颁药品标准及中药饮片炮制规范

(1)药典的性质、作用

(2)《中国药典》的沿革、组成及相关内容

(3)部(局)颁药品标准的性质和作用

二、应试指南

(一)中药药剂学及其发展

1.常用术语

(1)中药药剂学:以中医药理论为指导,运用现代科学技术,研究中药药剂的配制理论、生产技术、质量控制与合理应用等内容的一门综合性应用技术科学。

(2)剂型:将原料药加工制成适合于医疗或预防应用的形式,称为剂型。剂型是药物各种应用形式的统称,目前常用的中药剂型有散剂、颗粒剂、丸剂、片剂、胶囊剂、软膏剂、注射剂、气雾剂等 40 多种。

(3)制剂:根据药典、部颁标准或其他规定的处方,将原料药物加工制成具有一定规格,可直接用于临床的药品,称为制剂。制剂的生产一般在药厂或医院制剂室中进行。研究制剂制

备工艺和理论的学科,称为制剂学。

(4)成方制剂:系指以中药材为原料,在中医药理论指导下,按规定的处方和制法大量生产,有特有名称,并标明功能主治、用法用量和规格的药品。

(5)饮片:经过加工炮制后的,可直接用于中医临床或制剂生产的处方药品。

(6)植物油脂和提取物:从植、动物中制得的挥发油、油脂、有效部位和有效成分。

(7)处方药:是指有处方权的医生所开具出来的处方,并由此从医院药房购买的药物。

(8)非处方药:指无需医生处方,消费者可自行判断、购买和使用的药品。具有应用安全、疗效确切、质量稳定、使用方便等特点。非处方药有其专有标识,为椭圆形背景下的"OTC"三个英文字母。

(9)新药:未曾在中国境内上市销售的药品。

(10)GMP:《药品生产质量管理规范》(Good Manufacture Practice,GMP)是药品生产和质量管理的基本准则,适用于药品制剂生产的全过程和原料药生产中影响成品质量的关键工序。

2.历史回顾与现状

(1)历代主要中药剂型理论及中药制剂相关文献:①夏禹时期已经能酿酒,发现曲(酵母),开始有多种药物浸制而成的药酒。②商代前,伊尹首创汤剂,总结了《汤液经》,为我国最早的方剂与制药技术专著,汤剂沿用至今仍是中医用药的首选剂型。③战国时期,我国现存第一部医药经典著作《黄帝内经》[包括《素问》和《针经》(唐以后的传本改称《灵枢》)各9卷]问世,可谓中药药剂学的先导。④秦、汉时代是我国药剂学理论、经验与技术显著发展的时期。东汉末年,著名医药学家张仲景撰写了《伤寒论》和《金匮要略》。⑤晋代葛洪著《肘后备急方》8卷,书中第一次提出"成药剂"的概念。⑥唐代医药事业发展成绩显著,药王孙思邈所著《备急千金要方》和《千金翼方》分别收载汤剂、丸剂、散剂、膏剂、丹剂、炙剂等多种剂型。⑦宋、元时期是我国成药得到很大发展、中药制剂初具规模的时期。宋熙宁九年,太医局设立"熟药所",负责制药和售药。制药者名为"和剂局",并由官方编写了《太平惠民和剂局方》。⑧明、清时期医著颇多,中药成方及其剂型也有相应的充实和提高。如明朱柿著《普济方》,伟大医药学家李时珍著《本草纲目》,王肯堂著《证治准绳》,陈实功著《外科正宗》,清代吴谦等著《医宗金鉴》,吴尚先著《理瀹骈文》为外用膏剂之大成。

(2)中药制剂剂型、技术、辅料研究与应用现状:①新剂型。除传统剂型外,基本涵盖了化学药物的现代剂型和国外天然药物剂型。②新技术、新工艺。浸提技术(超声提取法、超临界流体萃取法、旋流提取法、加压逆流提取法、酶法提取);分离精制技术(膜分离技术、吸附澄清、大孔树脂吸附、综合法);制粒技术(流化喷雾制粒、喷雾干燥制粒、快速搅拌制粒);包合技术;固体分散技术;质量控制检测技术;中药制剂前处理综合工艺。③新辅料。甘露醇、乳糖、微晶纤维素(MC)、微粉硅胶、羧甲基淀粉钠(CMS-Na)、预胶化淀粉、羟丙基淀粉、聚维酮(PVP)、低取代羟丙基纤维素(L-HPC)、羧甲基乙基纤维素、丙烯酸树脂、羧甲基纤维素钙(CMC-Ca)、羟丙基甲基纤维素(HPMC)、邻苯二甲酸酯、二氧化钛、木糖醇酐单硬脂酸酯、海藻酸钠、泊洛沙姆(Poloxamer)、卡波沫(又称卡波普、卡波姆,Carbomer)、氮酮(又称月桂氮酮,A-zone)、聚乙烯醇(PVA)、聚乙烯吡咯烷酮(PVP)、β-环糊精(β-CD)、聚乙二醇(PEG)、邻苯二甲酸醋酸纤维素(CAP)等。

(二)中药剂型的分类与选择

1. 中药剂型的分类　不同分类方法及所涉及的剂型

(1)按物态分类:按形态分为液体剂型、半固体剂型、固体剂型和气体剂型。

(2)按制法分类:采用同样方法制备的剂型列为一类。

①浸出药剂。汤剂、合剂、酊剂、酒剂、流浸膏剂与浸膏剂等。

②无菌制剂。注射剂、滴眼剂等。

(3)按分散系统分类:分为真溶液类剂型、胶体溶液类剂型、乳浊液类剂型、混悬液类剂型等。

(4)按给药途径和方法分类:将相同给药途径和方法的剂型列为一类。

①经胃肠道给药的剂型。合剂、糖浆剂、颗粒剂、丸剂、片剂等。

②经直肠给药的剂型。灌肠剂、栓剂等。

③非胃肠道给药注射给药的剂型。静脉、肌内、皮下、皮内及穴位注射剂。

④呼吸道给药的剂型。气雾剂、吸入剂等。

⑤皮肤给药的剂型。洗剂、搽剂、软膏剂、糊剂、涂膜剂、透皮贴膏等。

⑥黏膜给药的剂型。滴眼剂、滴鼻剂、口腔膜剂、舌下片剂、含漱剂等。

2. 中药剂型的选择

(1)剂型与疗效:剂型和种类很多,组成各异,但对药物释放的速度和程度都能产生不同影响,即使一种药物以相同的剂型和剂量,同一途径给药时,由于剂型因素上的差异,对药物的释放也很可能有很大差别,从而影响到治疗效果。

(2)剂型选择基本原则:①根据防治疾病的需要选择剂型;②根据药物性质选择剂型;③根据服用、携带、生产、运输、贮藏五方面的要求;④根据方药不同剂型的生物有效性参数和生产条件要求。

(三)药品标准

1. 药典、部(局)颁药品标准及重要饮片炮制规范

药品质量的保证,药典的标准是最基本的标准,任何标准都不能低于药典的标准。中药饮片的质量标准,一个是必须符合药典公布的中药饮片;另外还有一些中药饮片没有收到《中国药典》的,需要符合部颁标准或局颁标准,这样的中药药品才能上市。未被国家药品标准收载的中药饮片,暂可参照省、自治区、直辖市食品药品监督管理局制定的《中药饮片炮制规范》执行。

2. 药典的性质、作用

药典是一个国家药品质量规格标准的法典。由国家组织药典委员会编纂,并由政府颁布施行,具有法律约束力。药典中收载疗效确切、毒副作用小、质量稳定的常用药物及其制剂,规定其质量标准、制备要求、检验方法等,作为药物生产、检验、供应与使用的依据。药典在一定程度上反映了该国家药物生产、医疗和科技的水平,也体现出医药卫生工作的特点和服务方向。

3. 《中国药典》的沿革、组成及相关内容

共九版:1953年版、1963年版、1977年版、1985年版、1990年版、1995年版、2000年版、2005年版、2010年版。2005年版、2010年版药典分一部、二部和三部。药典一部收载药材及

饮片、植物油脂和提取物、成方制剂和单味制剂等;药典二部收载化学药品、抗生素、生化药品、放射性药品以及药用辅料等;药典三部收载生物制品;《中国药典》分别由凡例、正文、附录和索引组成。

4. 部(局)颁药品标准的性质和作用

收载了国内已生产、疗效较好,需要统一标准但尚未载入药典的品种。其性质与《中国药典》相似,亦具有法律约束力,可作为药品生产、供应、使用、监督等部门检验药品质量的法定依据。

三、考前模拟

(一)A 型题(最佳选择题)

1. 凡用于治疗,预防及诊断疾病的物质总称为

A. 药物　　B. 剂型　　C. 制剂　　D. 调剂　　E. 成药

2. 根据药物的性质,用药目的和给药途径,将原料药加工制成适合于医疗和预防应用的形式,称为

A. 制剂　　B. 剂型　　C. 新药　　D. 成药　　E. 非处方药

3. 新药的概念是

A. 新药是指我国未生产过的药品　　B. 新药是指在我国首次生产的药品

C. 新药是指未曾在中国销售的药品　　D. 新药是指未曾在中国境内上市销售的药品

E. 新药是指新生产的药品

4. 不属于"五方便"的内容是

A. 方便质量控制　　B. 方便服用　　C. 方便携带　　D. 方便贮存　　E. 方便生产

5. 根据物态可以对药物剂型进行分类,该种剂型分类的特点不正确的叙述是

A. 同种物态在药物起效时间上有相似之处

B. 同种物态在制备特点上有相似之处

C. 同种物态在贮存中有相似之处

D. 同种物态在运输中有相似之处

E. 同种物态在给药途径上有相似之处

6. 不属于浸出药剂的剂型有

A. 汤剂　　B. 酒剂　　C. 散剂　　D. 浸膏剂　　E. 流浸膏剂

7. 甘油剂属于分散系统

A. 真溶液　　B. 胶体溶液　　C. 乳浊液　　D. 混悬液　　E. 乳状液

8. 我国历史上最早的一部药典是

A.《本草纲目》　　B.《新修本草》　　C.《太平惠民和剂局方》

D. 1953 年的《中华人民共和国药典》　　E.《中华药典》

9. 世界上最早颁布的一部全国性药典是

A.《新修本草》　　B.《法国药典》　　C.《太平惠民和剂局方》　　D.《佛洛伦斯药典》

E.《伊伯氏纸本草》

10. 我国最早的方剂与制药技术专著是

A.《黄帝内经》　　B.《汤液经》　　C.《肘后备急方》　　D.《新修本草》

E.《太平惠民和剂局方》

11.《中华人民共和国药典》最早于何年颁布

A. 1950 年　　　B. 1951 年　　　C. 1952 年　　　D. 1953 年　　　E. 1954 年

12. 我国现行版药典为

A. 第五版　　B. 第六版　　C. 第七版　　D. 第八版　　E. 第九版

13.《中华人民共和国药典》是由

A. 国家颁布的药品集　　　　　　　　B. 国家药品监督治理局制定的药品标准

C. 国家药品委员会制定的药品手册　　D. 国家药品监督治理局制定的药品法典

E. 国家编纂的药品规格标准的法典

14.《药品生产质量管理规范》的简称是

A. GMP　　B. ISO　　C. GLP　　D. GCP　　E. GAP

(二)B 型题(配伍选择题)

A. 工业药剂学　　B. 物理药剂学　　C. 生物药剂学　　D. 临床药学　E. 药动学

1. 研究药物的剂型因素与临床药效间关系的一门学科

2. 研究合理、有效、安全用药的学科

3. 应用物理化学的基本原理和方法研究药剂学中剂型的性质的科学

4. 研究用药对象的生物因素与临床药效间关系的一门学科

A. 处方药　　B. OTC　　C. 新药　　D. 药物　　E. 成方制剂

5. 未曾在中国境内上市销售的药品

6. 按药政部门批准的处方和制法大量生产,有特有的名称并标明功能主治、用法用量 和规格的药物

7. 可以在大众传播媒体上做广告

8. 必须凭借医师处方签才能购买

A. B.P　　B. U.S.P　　C. J.P　　D. Ph. Int　　E. CP

9.《美国药典》

10.《日本药局方》

11.《国际药典》

12.《英国药典》

(三)X 型题(多项选择题)

1. 中药药剂学研究的范畴是

A. 中药药剂的调配理论　　B. 中药药剂的生产技术　　C. 剂型因素对药效的影响

D. 中药药剂的质量控制　　E. 中药药剂的合理应用

2. 关于中药药剂学的叙述正确的是

A. 必须是在中医药的理论指导下去研究　　B. 是一门综合性很强的学科

C. 与生产和临床实践紧密相连　　　　　　D. 是研究制剂的生产工艺、质量控制而不涉 及其应用的一门学科　　E. 中药药剂学已经产生了分支学科

3. 下列属于现代药剂学的分支学科的是

A. 工业药剂学　　B. 物理药剂学　　C. 化学药剂学　　D. 生物药剂学　　E. 临床药学

4. 下列物质属于药品的是

A. 中药材　　B. 农药　　C. 保健品　　D. 血液制品　　E. 中成药

5. 制剂是在何处生产的

A. 药店　　B. 制药厂　　C. 医院制剂室　　D. 医院药局　　E. 车间

6. 关于中成药的叙述正确的是

A. 都以中药材为原料制备　　B. 一般标明用法用量、功能主治

C. 中成药都是非处方药　　D. 一般中成药没有有效期的规定

E. 中成药一般可以根据临床辨证施治,灵活加减

7. 关于处方药与非处方药叙述正确的是

A. 处方药可以在大众传播媒体上做广告宣传　　B. 非处方药简称 OTC

C. 处方药的安全性与有效性一般不如非处方药

D. 处方药与非处方药的划分反映了药品本质的属性

E. 无论是处方药还是非处方药都必须经过国家药品监督治理部门批准,安全与有效性都必须保障

8. 急症用药宜选择的剂型是

A. 注射剂　　B. 气雾剂　　C. 煎膏剂　　D. 保留灌肠剂　　E. 舌下片

9. 药物剂型符合的"三小"是指

A. 剂量小　　B. 刺激性小　　C. 毒性小　　D. 副作用小　　E. 体积小

10. 下列不适合选择口服剂型的药物是

A. 胰岛素　　B. 红霉素　　C. 阿司匹林　　D. 硝酸甘油　　E. 人丹

11. 下列具有药典性质的是

A.《新修本草》　　B.《太平惠民和剂局方》　　C.《本草纲目》

D.《黄帝内经》　　E.《神农本草经》

12. 经黏膜给药的剂型有

A. 涂膜剂　　B. 透皮贴膏　　C. 滴眼剂　　D. 滴鼻剂　　E. 舌下片

13. 关于《药典》的叙述正确的是

A. 是一个国家记载药品质量规格与标准的法典

B. 为国家级标准,具有法律约束力

C. 药典中收载的制剂必须完全无毒副作用,安全而有效

D. 一般每隔几年需要修订一次　　E. 促进药物研究与生产

14. 中药剂型选择的基本原则有

A. 根据防治疾病需要选择　　B. 根据药物性质选择　　C. 根据应用及贮运等要求选择

D. 结合生产条件选择　　E. 根据患者的需要选择

15. GMP 是指

A. 药品生产质量治理规范　　B. 全称为 Good Manufacturing Practice

C. 药品安全质量治理规范　　D. 正式颁布施行于 1989 年　　E. 是一种治理方法

四、答　案

(一)A 型题

1. A　　2. B　　3. D　　4. A　　5. E　　6. C　　7. A　　8. B　　9. A　　10. B

11. D　　12. E　　13. E　　14. A

(二)B 型题

1. C　　2. D　　3. B　　4. C　　5. C　　6. E　　7. B　　8. A　　9. B　　10. C

11. D　　12. A

(三)X 型题

1. ABDE　　2. ABC　　3. ABDE　　4. ADE　　5. BC　　6. AB　　7. BE

8. ABDE　　9. ACD　　10. AD　　11. AB　　12. CDE　　13. ABDE　　14. ABCD

15. ABE

第二章 药剂卫生

一、考试大纲

(一)基本要求

1.药品卫生标准及其可能被微生物污染的途径

(1)药品卫生标准

(2)药品可能被微生物污染的途径

2.制药环境的空气净化

(1)空气净化技术

(2)净化级别及其适用范围

(二)灭菌方法与无菌操作

1.灭菌参数在灭菌中的意义与应用 D 值、Z 值、F 值及 F₀ 值在灭菌中的意义与应用

2.常用灭菌方法

(1)灭菌方法的分类与灭菌机制

(2)干热灭菌法的特点与应用

(3)热压灭菌法、流通蒸汽灭菌法和煮沸灭菌法的特点与应用

(4)过滤除菌法的特点与应用

(5)^{60}Co—γ射线辐射灭菌、紫外线灭菌、微波灭菌的特点与应用

(6)气体灭菌法的特点与应用

3.无菌操作法 无菌操作法的要点与注意事项

(三)消毒与防腐

1.常用消毒剂

2.常用防腐剂的性质、特点与应用

二、应试指南

(一)基本要求

1.药品卫生标准及其可能被微生物污染的途径

(1)药品卫生标准:《中国药典》2010 版一部附录及一部修订版,对中药各种剂型微生物限度标准作了严格规定。①口服药品不得检出大肠杆菌,不得检出活螨。含动物类原药材粉的口服制剂(动物角、蜂王浆、蜂蜜、阿胶等除外)同时不得检出沙门菌。②局部给药不得检出金黄色葡萄球菌、铜绿假单胞菌(绿脓杆菌),鼻及呼吸道吸入给药不得检出大肠埃希菌;阴道、尿道给药不得检出梭菌、白色念珠菌。③细菌总数与真菌总数。不含中药原粉的固体制剂,每克含细菌数不得超过 1000 个,真菌、酵母菌数不得超过 100 个;含中药原粉的固体制剂,每 1g 不得超过 10000 个,丸剂等不得超过 30000 个;真菌、酵母菌均不得超过 100 个;液体制剂每毫升含细菌数、真菌数及酵母菌数均不得超过 100 个。

(2)药品可能被微生物污染的途径:原料中所带微生物;药用辅料;制药设备、器械;制药环

境空气生产人员包装材料。

2.制药环境的空气净化

(1)空气净化技术

①层流型净化技术。室内净化空气的流向呈同向平流状态,各流线间的尘埃不易互相扩散,室内产生的尘埃可随层流迅速流出。保持室内洁净度,常用于 100 级洁净区。层流分为水平层流和垂直层流,有层流洁净室和层流净化工作台。

②非层流型净化技术。进入厂房的空气流线呈不规则状态(乱流、紊流),各流线间的尘埃易互相扩散,不易将尘埃除尽,可获得 10 000～100 000 级的洁净空气。

(2)净化级别及其适用范围:洁净室分为 100 级、1 万级、10 万级、30 万级。

(二)灭菌方法与无菌操作

1.灭菌参数在灭菌中的意义与应用 D 值、Z 值、F 值及 F_0 在灭菌中的意义与应用

(1)D 值:微生物的耐热系数,指在一定温度下,将微生物杀灭 90% 所需的时间。以分钟表示。

(2)Z 值:灭菌的温度系数,指某一种微生物的 D 值减少到原来的 1/10(下降一个对数单位)时,所需升高的温度值(℃),通常取 10℃。

(3)F 与 F_0 值:是验证灭菌方法可靠性的参数,具有简单、准确、灵敏的特点。

①F 值。是验证干热灭菌法灭菌效果的参数,其参比温度是 170℃。

②F_0 值。是相当于 121℃ 热压灭菌时,杀灭容器中全部微生物所需要的时间。

2.常用灭菌方法

(1)灭菌方法的分类与灭菌机制

①灭菌。物理灭菌法;化学灭菌法;无菌操作法。

②物理灭菌法。干热灭菌法、湿热灭菌法、射线灭菌法、滤过法。

③每年化学灭菌法。气体灭菌法、药液法。

(2)干热灭菌法的特点与应用:常见的有火焰、烧灼、干烤和红外线灭菌等。干热灭菌通过使蛋白质氧化、变性、炭化和电解质浓缩中毒而使微生物死亡,但对微生物的灭活能力远不及湿热。

(3)热压灭菌法、流通蒸汽灭菌法和煮沸灭菌法的特点与应用:热压灭菌法特点是灭菌可靠,能杀灭所有细菌繁殖体和芽胞,应用广泛。流通蒸汽法和煮沸灭菌法的灭菌效果不如热压灭菌法,不能保证杀灭所有的芽胞,但操作简便、使用安全。适用于一些不耐热且容量小的肌肉注射剂,还可以考虑加入抑菌剂。

(4)过滤除菌法的特点与应用:将药液通过除菌的滤器,除去活的或死的微生物而得到不含微生物的滤液,适用于不耐热的药液灭菌。本法需配合无菌操作技术进行。成品应作无菌检查,以保证除菌质量。

(5)$^{60}Co-\gamma$ 射线辐射灭菌、紫外线灭菌、微波灭菌的特点与应用

①辐射灭菌。射线可使有机化合物的分子直接发生电离,产生破坏正常代谢的自由基,导致微生物体内的大分子化合物分解。此方法不升高灭菌产品的温度,穿透性强,包装材料也可以灭菌,从而大大减少了污染的机会。

②紫外线灭菌。可作用于核酸蛋白促进其变性,同时空气受紫外线照射后产生微量臭氧,

后者有较强的杀菌作用。

③微波灭菌。热效应可使细菌体内蛋白质变性,细菌失去活性;非热效应干扰了细菌的正常的代谢,破坏细菌的生长条件。特点为微波等穿透到介质的深部,可使介质表里一致的加热。

(6)气体灭菌法的特点与应用:利用环氧乙烷气体、甲醛蒸气、丙二醇蒸气等杀菌性气体进行杀菌的方法。环氧乙烷可应用于粉末注射剂、不耐热的医用器具、设施、设备等。甲醛气体、丙二醇气体适用于操作室内的灭菌。

3.无菌操作法

必须在无菌操作室或无菌操作柜内进行。所用的一切用具、材料以及环境,均须灭菌处理。

(三)消毒与防腐

1.常用消毒剂 新洁尔灭、煤酚皂溶液、75%的乙醇

2.常用防腐剂的性质、特点与应用

(1)苯甲酸与苯甲酸钠:为常用的有效防腐剂,一般用量为0.1%~0.25%。

(2)对羟基苯甲酸酯(尼泊金类):有甲、乙、丙、丁四种酯,抑真菌作用较强,一般用量为0.01%~0.25%。在酸性、中性及弱碱性药液中均有效,但在酸性溶液中作用最好。在碱性药液中,由于酚羟基的解离及酯的水解而使尼泊金防腐力下降。各种酯可单用,合用效果更佳。

(3)山梨酸与山梨酸钾:常用浓度为0.15%~0.25%,对细菌和真菌均有较强抑菌效力,特别适用于含有吐温的液体药剂。

(4)其他:20%以上乙醇、30%以上的甘油、中药挥发油等均有防腐效力。

三、考前模拟

(一)A型题(最佳选择题)

1.在制药卫生中要求口服药品中所含大肠杆菌应为

A.每1g或每1ml不得超过50个　　B.每1g或每1ml不得超过100个

C.每1g或每1ml不得超过500个　　D.每1g或每1ml不得超过1000个

E.不得检出

2.不含药材原粉的制剂,细菌数每1g不得超过

A.10000个菌落　　B.5000个菌落　　C.1000个菌落　　D.500个菌落

E.100个菌落

3.含中药原粉的片剂对细菌总数的规定为

A.100个/g　　B.1000个/g　　C.10000个/g　　D.50000个/g　　E.100000个/g

4.根据《部颁药品卫生标准》规定,对药酒的要求为

A.细菌数≤100个/ml,真菌数≤100个　　B.细菌数≤100个/ml,酵母菌数≤100个

C.细菌数≤500个/ml,真菌数≤500个　　D.细菌数≤500个/ml,酵母菌数≤100个

E.细菌数≤500个/ml,真菌数+酵母菌数≤200个

5.在制药卫生学检查中,下列判断正确的是

A. 狗皮膏药要求细菌数≤50 000 个/g　　B. 神曲要求细菌数≤50 000 个/g

C. 若仅瓶口发霉,药液检查合格,可复检再论是否合格

D. 若检出细菌合格,真菌不合格,以不合格论,不再复检

E. 若检出致病菌以不合格论,不再复检

6. 下列不作为药剂微生物污染途径考虑的是

A. 原料药材　　B. 操作人员　　C. 制药设备　　D. 包装材料　　E. 天气情况

7. 关于制药环境的空气净化内容叙述正确的是

A. 用于制药环境的空气净化的气流属于紊流　　B. 不能用于洁净区空气净化

C. 非层流型洁净空调系统净化空气的原理是用净化的空气稀释室内空气

D. 净化的过程可以使粒子始终处于浮动状态　　E. 可以自行除尘

8. 制药厂的生产车间根据洁净度的不同,可分为控制区和洁净区。最终灭菌的无菌药品要求达到标准是

A. 100 级　　B. 1 000 级　　C. 5 000 级　　D. 10 000 级　　E. 100 000 级

9. F_0 值是验证灭菌可靠性的重要参数,药典规定其值为

A. ≥4　　B. ≥6　　C. ≥8　　D. ≥10　　E. ≥12

10. F0 值的应用大多限于

A. 干热灭菌　　B. 湿热灭菌　　C. 热压灭菌　　D. 流通蒸汽灭菌　　E. 气体灭菌

11. 目前制剂生产应用最广泛的一种灭菌方法的是

A. 干热灭菌法　　B. 湿热灭菌法　　C. 流通蒸汽或煮沸灭菌法　　D. 滤过除菌法

E. 乙醇蒸汽熏蒸法

12. 最可靠的湿热灭菌法是

A. 流通蒸汽灭菌法　　B. 热压灭菌法　　C. 低温间歇灭菌法　　D. 煮沸灭菌法

E. 高速热风法

13. 热压灭菌器使用时要注意

A. 检查仪表　　B. 排尽空气　　C. 锅炉压力　　D. 准确计时　　E. 安全开启

14. 热压灭菌器灭菌时,所用蒸汽应为

A. 不饱和蒸汽　　B. 饱和蒸汽　　C. 湿饱和蒸汽　　D. 过热蒸汽　　E. 流通蒸汽

15. 下列能采用干热空气灭菌的是

A. 颗粒剂　　B. 丸剂　　C. 塑料制品　　D. 液状石蜡　　E. 粉针剂

16. 凡士林宜采用的灭菌方法是

A. 热压灭菌法　　B. 紫外线灭菌法　　C. 干热空气灭菌法　　D. 化学灭菌法

E. 湿热空气灭菌法

17. 下列适用于空气灭菌的方法是

A. 微波灭菌　　B. 紫外线灭菌　　C. γ 射线灭菌　　D. β 射线灭菌

E. ^{60}Co-γ 辐射灭菌

18. 可用于灭菌的微孔滤膜的孔径是

A. 0.12μ　　B. 0.22μ　　C. 0.32μ　　D. 0.42μ　　E. 0.52μ

19. 下列关于防腐剂的理解正确的是

A. 可以杀灭微生物　　B. 对微生物的繁殖体有杀灭作用

C.对微生物的芽胞有杀灭作用　　D.能在短时间内杀灭微生物　　E.以上均正确

20.紫外线灭菌作用最强的波长是

A.210nm　　B.230 nm　　C.254nm　　D.270 nm　　E.290 nm

21.下列不能作为气体灭菌剂的是

A.环氧乙烷　　B.甲醛　　C.气态过氧化氢　　D.臭氧　　E.苯扎溴铵

22.下列应采用无菌操作法制备的是

A.颗粒剂　　B.片剂　　C.口服液　　D.糖浆剂　　E.注射剂

23.尼泊金酯类防腐剂防腐效果何种环境下最差

A.酸性　　B.碱性　　C.中性　　D.酸性和碱性　　E.与 pH 值无关

(二)B型题(配伍选择题)

A. 物理灭菌　　B. 化学灭菌　　C. 防腐　　D. 消毒　　E. 杀菌

1.制剂中加入乙醇达 20% 的目的是

2.流通蒸汽加热 30min 或 60min

3.用 75% 乙醇浸泡玻璃器皿

4.甲醛蒸汽熏蒸

A. 在一定温度下杀死被灭菌物品中微生物数的 90% 所需的时间

B. 降低一个 IgD 值所需的温度数,单位为度(℃)

C. 在一定温度(T)下杀死全部微生物所需的时间(t)

D. Z 值为 10℃时,一定灭菌温度(T)产生的灭菌效果与 121℃产生的灭菌效力相同时所相当的时间(min)

E. Z 值为 10℃时,一定灭菌温度(T)产生的灭菌效果与 115℃产生的灭菌效力相同时所相当的时间(min)

5.在药剂卫生的灭菌中 D 值的含义是

6.在药剂卫生的灭菌中 F 值的含义是

7.在药剂卫生的灭菌中 Z 值的含义是

8.在药剂卫生的灭菌中 F_0 值的含义是

A.苯甲酸　　B.尼泊金类　　C.山梨酸　　D.苯甲醇　　E.氯仿

9.可单用但合用效果更佳的是

10.特别适合于含有聚山梨酯类的液体药剂

(三)X型题(多项选择题)

1.下列何种制剂不得检出活螨

A.口服液　　B.丸剂　　C.溶液片　　D.红霉素眼膏　　E.膜剂

2.《药品卫生标准》中规定外用制剂的每 1g 或 1ml 不得检出

A.绿脓杆菌　　B.大肠杆菌　　C.活螨　　D.真菌　　E.细菌

3.关于层流型洁净净化系统叙述正确的是

A.可以使一切粒子保持在层流层中运动　　　B.可使粒子在空气中浮动,不蓄积也不沉降

C.有自行除尘的能力　　　　　　　　　　　D.可避免不同药物粉末间的交叉污染

E.室内空气不会出现停止状态

4. 关于 F_0 值的叙述正确的是

A. 为确保实际灭菌效果,实际操作一般要求 F_0 值在 $8\sim12$

B. 在 $100℃\sim138℃$ 范围内取值 F_0 值才具有意义   C. F_0 值的单位是摄氏度

D. F_0 值的单位是时间   E. F_0 值是 D 值为 $10℃$ 时得到的

5. 下列灭菌方法属于物理灭菌法的是

A. 干热灭菌法   B. 湿热灭菌法   C. 紫外灭菌法   D. 辐射灭菌法

E. 环氧乙烷灭菌法

6. 在同一温度下,湿热灭菌效果比干热灭菌好的原因是

A. 湿热灭菌蒸汽比热大   B. 湿热蒸汽含水量高,超过饱和   C. 灭菌时间长

D. 湿热蒸汽穿透力强   E. 湿热蒸汽达到饱和时效果最好

7. 下列适合采用干热空气灭菌的物品是

A. 油类   B. 活性炭   C. 塑料制品   D. 玻璃器皿   E. 凡士林

8. 热压灭菌器在使用时应注意

A. 使用前一定要先检查压力表、安全阀,其他可不必检查

B. 使用时应先开启放气活门来排尽灭菌器内空气

C. 灭菌时间应注意准确记录,应从开始加热时刻起

D. 达到灭菌时间后即应停止加热但不能立即打开门盖

E. 灭菌时被灭菌物排布越紧越好

9. 中药药品卫生标准对口服药品的要求为

A. 1g 或 1ml 不得检出绿脓杆菌   B. 1g 或 1ml 不得检出金黄色葡萄球菌

C. 1g 或 1ml 不得检出大肠埃希菌   D. 不得检出活螨

E. 含动物药及脏器的药品同时不得检出沙门菌

10. 紫外线灭菌可用于

A. $1\sim2ml$ 安瓿灭菌   B. 操作室空气灭菌   C. 蜜丸灭菌   D. 物体表面灭菌

E. 片剂灭菌

11. 关于微波灭菌的叙述正确的是

A. 靠热力灭菌   B. 适合于水性药液的灭菌

C. 微波穿透力强,被灭菌物品内外同时加热,升温迅速

D. 适合于小剂量针剂的灭菌   E. 灭菌时间仅需要数秒钟或数分钟

12. 关于苯甲酸的防腐作用叙述正确的是

A. 在 pH4 以下的药液中使用效果好   B. 在 pH7 的药液中使用效果好

C. 在 pH7 以上的药液中使用效果好   D. 发挥防腐作用的是苯甲酸的分子透入菌体膜壁起效

E. 一般用量在 $0.1\%\sim0.25\%$

13. 下列物质可以作为防腐剂的是

A. 苯甲酸钠   B. 山梨酸   C. 1%吐温—80   D. 对羟基苯甲酸酯

E. 30%以上甘油

14. 下列关于防腐剂叙述正确的是

A. 防腐能力与 pH 值有关   B. 苯甲酸酯类也称为尼泊金类

C.聚山梨酯类和聚乙二醇等能增加尼泊金类的防腐效能

D.未解离的苯甲酸分子抑菌作用强   E.一般防腐剂混合使用有协同作用

四、答　案

(一)A型题

1. E   2. C   3. C   4. D   5. E   6. E   7. C   8. E   9. C   10. C

11. B   12. B   13. C   14. B   15. D   16. C   17. B   18. B   19. B   20. C

21. E   22. E   23. B

(二)B型题

1. C   2. A   3. D   4. B   5. A   6. C   7. B   8. D   9. B   10. C

(三)X型题

1. ABCDE   2. AC   3. ABCDE   4. ABD   5. ABCD   6. ADE   7. ABDE

8. BD   9. CDE   10. BD   11. ABCE   12. ADE   13. ABDE   14. ADE

第三章 粉碎、筛析与混合

一、考试大纲

(一)粉碎

1. 粉碎的目的
2. 干法粉碎常用方法及其适用范围
3. 湿法粉碎常用方法及其适用范围
4. 低温粉碎及其适用范围
5. 超微粉碎的适用范围
6. 常用粉碎机械的适用性

(二)筛析

1. 筛析的目的
2. 药筛的种类与规格,筛号与目号的对应关系
3. 粉末的分等

(三)粉体学基础知识

1. 粉体的基本性质 比表面积、孔隙率、堆密度、休止角、流速及其应用
2. 粉体性质对制剂的影响 粉体性质对混合、分剂量、充填、可压性及制剂崩解、溶散、溶出及生物有效性的影响

(四)混合

1. 常用混合方法及其适用性
2. 等量递增法及其适用性
3. 打底套色法及其适用性

二、应试指南

(一)粉碎

1. 粉碎的目的

便于制备多种剂型、调剂和服用;增加有效成分溶出;增加药物的表面积,促进药物溶解;新鲜药材干燥与贮藏。

2. 干法粉碎常用方法及其适用范围

(1)串料:适于处方中含有大量黏液质、糖分或树脂胶等黏性药物。粉碎时先将处方中黏性小的药物混合粉碎成粗末,然后陆续掺入黏性大的药物,粉碎成不规则的块或颗粒,60℃以下充分干燥后再粉碎。

(2)串油:适于处方中含大量油脂性药物。粉碎时先将处方中易粉碎的药物粉碎成细粉,再将油脂性药物研成糊状或不捣,然后与已粉碎药物掺研粉碎,让药粉充分吸收油脂,以便于粉碎和过筛。

(3)蒸罐:处方中含有新鲜动物药等;需蒸制的植物药,如地黄、何首乌等必须蒸煮。将药物加入黄酒及其他药汁等液体辅料蒸煮后,与其他药物掺合,干燥,再粉碎。

(4)单独粉碎:氧化性药物与还原性药物、贵重细料药、刺激性药物。

(5)含毒性成分:信石、马钱子、雄黄等。

3.**湿法粉碎常用方法及其适用范围**

(1)水飞法:朱砂、珍珠、炉甘石等。(目前用球磨机代替此法)

(2)加液研磨法:樟脑、冰片、薄荷脑等。

4.**低温粉碎及其适用范围** 常温下粉碎困难,软化点低、熔点低及热可塑性物料;树脂、树胶、干浸膏等。

5.**超微粉碎的适用范围** 物料粉碎粒径在微米级或微米级以下。可增加难溶药物溶出度,提高疗效,为改造剂型创造条件。

6.**常用粉碎机械的适用性**

(1)小型截切式磨粉机。

(2)柴田式粉碎机应用:黏软、油润、纤维性、坚硬药物。

(3)万能磨粉机应用:适用于各种干燥的非组织性药物、结晶性药物及干浸膏颗粒。不适宜含有大量挥发性成分的药物与黏性药物。

(4)球磨机应用:脆性或结晶性药物;树胶、树脂及药材浸提物;刺激性药物防止粉尘飞扬(如蟾酥);吸湿性大的浸膏(大黄浸膏);贵重药物(羚羊角、鹿茸)与挥发性药物(麝香);可水飞。

(5)流能磨:超微粉碎机械,适用于脆性及坚硬药物。

(二)筛析

1.**筛析的目的** 为了获得较均匀的粒子群。

2.**药筛的种类与规格,筛号与目号的对应关系**

(1)种类

①冲眼筛。在金属上冲压出圆形或多角形的筛孔,耐冲击,高速粉碎机械。

②编织筛。铜丝、铁丝、尼龙丝等。

(2)规格:一号筛为 10 目,二号筛为 24 目,三号筛为 50 目,四号筛为 65 目,五号筛为 80 目,六号筛为 100 目,七号筛为 120 目,八号筛为 150 目,九号筛为 200 目。

3.**粉末的分等**

(1)最粗粉:指能全部通过一号筛,但混有能通过三号筛不超过 20% 的粉末。

(2)粗粉:指能全部通过二号筛,但混有能通过四号筛不超过 40% 的粉末。

(3)中粉:指能全部通过四号筛,但混有能通过五号筛不超过 60% 的粉末。

(4)细粉:指能全部通过五号筛,并含能通过六号筛不少于 95% 的粉末。

(5)最细粉:指能全部通过六号筛,并含能通过七号筛不少于 95% 的粉末。

(6)极细粉:指能全部通过八号筛,并含能通过九号筛不少于 95% 的粉末。

(三)粉体学基础知识

1.**粉体的基本性质**

(1)比表面积:单位重量微粉所具有的总的表面积。

(2)孔隙率:微粉内空隙与微粉间空隙所占容积与微粉总容积之比。空隙率大,表示物料疏松多孔,为轻质粉末。

(3)堆密度:(松密度)指单位容积微粉的质量。

(4)休止角:使微粉经一漏斗流下并成一圆锥体,圆锥侧边与台平面所成夹角即为休止角。微粉流动性好,则形成矮的圆锥体,休止角小。

(5)流速:既反映微粉粒度,又表示出微粉的均匀性。微粉流速快,则其均匀性好,即流动性好。

2.粉体性质对制剂的影响

(1)对混合的影响:粒子大小、各组分间粒径差与密度差、粒子形态和表面状态。

(2)分剂量的影响:片剂、胶囊剂、冲剂等固体制剂在生产中为了快速而自动分剂量一般采用容积法,因此固体物料的流动性、充填性对分剂量的准确性产生重要影响。

(3)可压性及制剂崩解的影响:片剂的孔隙率、物料的润湿性。

(4)溶出的影响:药物的溶出度与药物的溶解度有关外,还与物料的比表面积有关,一定温度下固体的溶解度和溶解速度与其比表面积成正比。

(四)混合

1.常用混合方法及其适用性　搅拌混合法、研磨混合法、过筛混合法。

2.等量递增法及其适用性　不同组分药物,剂量相差悬殊时采用此法。量小组分与等量的量大的组分混匀,再加入与混合物等的量大的组分再混匀,如此倍量增加混合至全部混匀。

3.打底套色法及其适用性　不同组分、色泽或质地相差悬殊的配方,可将量少、色深或质轻的粉末放置于混合容器中作为底料,再将量多、色浅或质重的药物粉末分次加入,采用"等量递增法"混合均匀(套色)。混合时通常先用量大的组分饱和混合器械,以减少量小组分的损失。

三、考前模拟

(一)A 型题(最佳选择题)

1.下列描述麝香粉碎的过程,正确的是

A.轻研麝香,重研冰片　　B.加液研磨　　C.水飞法　　D.干法粉碎　　E.低温粉碎

2.球磨机的粉碎原理为

A.不锈钢齿的撞击　　　B.高速转动的撞击作用

C.研磨介质作高频振动产生冲击力与摩擦力

D.圆球的撞击与研磨作用

E.高速弹性流体使药物颗粒之间或颗粒与室壁之间碰撞作用

3.《中华人民共和国药典》所用药筛工业筛目数(孔/英寸),下列错误者为

A.一号筛为 10 目　　B.二号筛为 24 目　　C.三号筛为 60 目　　D.四号筛为 65 目

E.五号筛为 70 目

4.《中国药典》七号筛筛孔内径约为

A.90μm　　B.125μm　　C.150μm　　D.180μm　　E.100μm

5.下列对于药粉粉末分等叙述错误者为

A.最粗粉可全部通过一号筛　　B.粗粉可全部通过三号筛

C. 中粉可全部通过四号筛　　　D. 细粉可全部通过五号筛

E. 最细粉可全部通过六号筛

6. 2010 版《中国药典》规定,能全部通过五号筛,并含能通过六号筛不少于95%的粉末,称为

A. 粗粉　　B. 细粉　　C. 中粉　　D. 最细粉　　E. 极细粉

7. 关于休止角的叙述正确的是

A. 休止角可用来描述微粉的流动性,流动性越大,休止角越大

B. 流动性越好,形成的圆锥越矮　　C. 流动性越好,形成的圆锥越高

D. 休止角一般在80°~180°范围内　　E. 休止角大一般流速也快

8. 关于筛与析的叙述错误的是

A. 均是将粗粉与细粉分离的操作　　B. 筛是借助于药筛

C. 析是借助于冲眼筛　　　　D. 水飞法实际上也是一种析法

E. 筛后有混合的作用

9. 我国药典标准筛下列哪种筛号的孔径最大

A. 一号筛　　B. 二号筛　　C. 三号筛　　D. 四号筛　　E. 五号筛

10. 药典一号筛的孔径相当于工业筛的目数

A. 200目　　B. 80目　　C. 50目　　D. 30目　　E. 10目

11. 剂量不同的药物在制备散剂时,采用何种混合方法最佳

A. 等量递增法　　B. 多次过筛　　C. 将轻者加在重者之上

D. 将重者加在轻者之上　　E. 搅拌

12. 流能磨的粉碎原理为

A. 不锈钢齿的撞击与研磨作用　　B. 旋锤高速转动的撞击作用

C. 机械面的相互挤压作用　　D. 圆球的撞击与研磨作用

E. 高速弹性流体使药物颗粒之间或颗粒与室壁之间碰撞作用

(二)B型题(配伍选择题)

A. 水飞法　　B. 加液研磨法　　C. 蒸罐法　　D. 串油法　　E. 串料法

1. 朱砂宜采用的粉碎方法

2. 天冬宜采用的粉碎方法

3. 麝香宜采用的粉碎方法

4. 酸枣仁宜采用的粉碎方法

5. 乌鸡宜采用的粉碎方法

《中华人民共和国药典》关于粉末分等的规定

A. 粗粉　　B. 中粉　　C. 细粉　　D. 最细粉　　E. 极细粉

6. 全部通过八号筛并含能通过九号筛不少于95%的粉末

7. 全部通过二号筛但混有通过四号筛不超过40%的粉末

8. 全部通过五号筛并含能通过六号筛不少于95%的粉末

9. 全部通过六号筛并含能通过七号筛不少于95%的粉末

A. 小型截切式磨粉机　　B. 振动筛粉机　　C. 铁研船、研体　　D. 羚羊角粉碎机

E. 万能磨粉机、冲钵

10. 以撞击作用为主的粉碎器械

11. 以截切作用为主的粉碎器械

A. 真密度　　B. 堆密度　　C. 粒密度　　D. 湿密度　　E. 干密度

12. 单位容积微粉的质量是指

13. 除去微粒本身孔隙及粒子间的空隙占有的容积后求得的微粉容积是指

14. 除去粒子间的空隙占有的容积所得的密度是指

下列不同物质的药物最常用的粉碎方法是

A. 对低熔点药物　　B. 易挥发、刺激性较强的药物

C. 比重较大、难溶于水而又要求特别细的药物

D. 含水低于 5％的一般药物　　E. 混悬剂中药物粒子

15. 水飞法粉碎

16. 干法粉碎

17. 球磨机粉碎

三、X 型题（多项选择题）

1. 粉碎的目的是

A. 利于药材中的有效成分的浸出　　B. 为制备药物剂型奠定基础

C. 便于调剂　　D. 便于服用　　E. 有利于药物溶解与吸收

2. 下列药物适宜采用混合粉碎的是

A. 熟地黄　　B. 麝香　　C. 山茱萸　　D. 乳香　　E. 蟾蜍

3. 宜采用单独粉碎的药物有

A. 含糖类较多的黏性药物　　B. 含脂肪油较多的药物　　C. 贵重细料药

D. 刺激性药物　　E. 含毒性成分的药物

4. 宜采用水飞法粉碎的药物是

A. 麝香　　B. 滑石　　C. 人参　　D. 珍珠　　E. 冰片

5. 宜采用球磨机粉碎的药物是

A. 蟾酥　　B. 松香　　C. 儿茶　　D. 朱砂　　E. 五倍子

6. 宜采用串料法粉碎的药物有

A. 熟地黄　　B. 柏子仁　　C. 天冬　　D. 乌鸡　　E. 龙眼肉

7. 宜串油粉碎的药物是

A. 葛根　　B. 酸枣仁　　C. 柏子仁　　D. 冰片　　E. 龙眼肉

8. 宜采用低温粉碎的药物有

A. 常温难粉碎的树脂类　　B. 干浸膏　　C. 需要获得更多更细的粉末

D. 有刺激性的药物　　E. 含糖分、胶质较多

9. 过筛的目的是

A. 将粉碎好的颗粒或粉末分成不同等级

B. 可以同时起混合作用　　C. 供制备各种剂型的需要

D. 制备散剂时可以除去药材中一些较粗不易粉碎的纤维类成分

E. 便于浸提药材成分

10. 微粉的粒径可以用的表示法是

A. 长径　　　B. 定方向径　　　C. 外接圆径　　　D. 有效粒径　　　E. 比表面积径

11. 柴田式粉碎机(万能粉碎机)的特点是

A. 粉碎能力大,效率高　　　B. 细粉率高　　　C. 适用于粉碎较黏软、纤维多的药料

D. 适用于粉碎坚硬的药料　　　E. 适用于粉碎油性多的药料

12. 有关水飞法与叙述加液研磨法正确的是

A. 均属于混合粉碎法　　　B. 均用以粉碎矿物类药物

C. 前者粉碎用力大,后者研磨用力小

D. 前者用水辅助粉碎,后者不用水

E. 前者粉碎结果为取用漂浮的细粉,后者粉碎结果为取用沉降细粉

四、答 案

(一)A 型题

1. B　　2. D　　3. E　　4. B　　5. B　　6. B　　7. B　　8. C　　9. A　　10. E

11. A　12. E

(二)B 型题

1. A　　2. E　　3. B　　4. D　　5. C　　6. E　　7. A　　8. C　　9. D　　10. E

11. A　12. B　13. A　14. C　15. C　16. D　17. B

(三)X 型题

1. ABCDE　　2. AC　　3. CDE　　4. BD　　5. ABCDE　　6. ACE　　7. BC

8. ABCE　　9. ABC　　10. ABCDE　　11. ABCD　　12. AE

第四章　浸提、分离、精制、浓缩与干燥

一、考试大纲

(一)浸提

1.浸出过程与影响因素

(1)中药的浸出过程

(2)影响浸提的主要因素

2.常用的浸提溶剂与浸提辅助剂

(1)常用浸提溶剂的性质、特点与应用

(2)常用浸提辅助剂及其应用

3.常用浸提方法　煎煮法、浸渍法、渗漉法、回流法、水蒸气蒸馏法、超临界流体提取法的特点与应用

(二)分离与精制

1.常用分离方法

(1)沉降分离法、离心分离法的特点与选用

(2)滤过分离方式及影响滤过速度的因素

(3)常用滤过方法与应用

2.常用精制方法　水提醇沉法、醇提水沉法、吸附澄清法、大孔树脂吸附法、盐析法、透析法的基本原理、应用及操作要点

(三)浓缩

1.影响浓缩的因素

2.常压浓缩、减压浓缩的特点与应用

3.薄膜浓缩的特点、常用设备与应用

(四)干燥

1.影响干燥的因素

2.常压干燥、减压干燥、沸腾干燥、喷雾干燥、红外线干燥、微波干燥、冷冻干燥的特点与应用

二、应试指南

(一)浸提

1.浸出过程与影响因素

(1)中药的浸出过程:浸润、渗透过程;解吸、溶解过程;扩散过程和置换过程。

(2)影响浸提的主要因素:药材的粉碎粒度;药材成分;浸出温度;浓度梯度;浸提时间;溶剂的用量;溶剂具有适宜的 pH 值;浸出压力。

2.常用的浸提溶剂与浸提辅助剂

(1)常用浸提溶剂的性质、特点与应用

①水。极性溶剂,经济易得,溶解范围较广。

②乙醇。半极性溶剂,可溶解水溶性的某些成分,90%乙醇适于浸提挥发油、树脂、叶绿素等;70%~90%乙醇适于浸提香豆素、内酯、一些苷元等;50%~70%乙醇适于浸提生物碱、苷类等;50%以下的乙醇也可浸提一些极性较大的黄酮类、生物碱及其盐类等;乙醇含量达40%时,能延缓酯类、苷类等成分的水解,增加制剂的稳定性;20%以上乙醇具有防腐作用。

(2)常用浸提辅助剂及其应用

①酸。使用酸水或酸醇可促进生物碱的浸出,酸浓度一般为0.1%~1%。

②碱。加碱的目的在于增加偏酸性有效成分的溶解度和稳定性。

3.常用浸提方法

(1)煎煮法:系指将药材加水煎煮取汁的方法。一般加适量的水使浸没药材,浸泡适宜时间后加热至沸,保持微沸浸出一定时间,分离煎出液,药渣依法煎出2~3次。常用设备有敞口倾斜式夹层锅、多功能提取罐、圆柱形不锈钢锅等。煎煮法适用于有效成分能溶于水,且对湿、热均较稳定的药材。其特点为浸提范围广,可杀死微生物和酶。但浸出杂质多且易霉败。

(2)浸渍法:将药材用适当的溶剂在常温或温热条件下浸泡,使浸出有效成分的一种方法。浸渍法适宜于:①带黏性的药材;②无组织结构的药材;③新鲜及易于膨胀的药材;④有效成分遇热易挥发或易破坏的药材、价格低廉的芳香性药材的浸提。浸渍法不适用于:①贵重药材、毒性药材;②有效成分含量低的药材。常用设备包括圆柱形不锈钢罐、搪瓷罐等。药渣用螺旋压榨机或离心机分离浸出液。

(3)渗漉法:是将药材粉末装于渗漉器内,浸出溶剂从渗漉器上部添加,溶剂渗过药材层往下流动过程中浸出有效成分的方法。所得浸出液叫"渗漉液"。

①单渗漉法。用单一渗漉器渗漉的方法,操作过程分为粉碎;润湿;装筒;排气;浸渍;慢漉,每1kg药材流出1~3ml/min漉液,快漉为3~5ml。

②重渗漉法。将多个渗漉筒串联,渗漉液重复用作新药粉的溶剂,进行多次渗漉以提高渗漉液浓度的方法,避免了有效成分受热分解或挥发损失。

(4)回流法:指用乙醇等易挥发的有机溶剂提取药材成分,其中挥发性溶剂馏出后又被冷凝,流回浸出器中浸提药材,这样循环直至有效成分提取完全的方法。回流热浸法采用夹层蒸汽加热,循环回流提取,反复2~3次。常用多功能提取罐、循环回流冷浸装置比渗漉省时,但提取液受热时间长

(5)水蒸气蒸馏法:将含有挥发性成分的药材与水或水蒸气共同加热,使挥发性成分随水蒸气一并馏出,并经冷凝分取挥发性成分的一种浸提方法。

(6)超临界流体提取法:提取速度快,效率高;适于热敏性、易氧化的有效成分的提取;工艺简单,该法适于提取亲脂性、低相对分子质量的物质。在超临界萃取过程中为提高萃取能力,常加入适当的非极性或极性溶剂,即夹带剂(亦称改性剂),增强溶质在其中的溶解度和选择性。

(二)分离与精制

1.常用分离方法

(1)沉降分离法:指固体微粒依据本身重力在液体介质中自然下沉使之与液体分离的方法。

(2)离心分离法:指通过离心使料液中固体与液体或两种不相混溶的液体,产生大小不同

的离心力而达到分离的方法。

（3）滤过分离法：指将混悬液（滤浆）通过多孔的介质（滤材），使固体微粒被截留，液体经介质孔道流出，而达到固液分离的方法。

2.常用精制方法

（1）水提醇沉法（水醇法）：操作中应注意：①药液浓缩适当。②药液冷却后加乙醇，否则乙醇受热挥散损失。③醇沉浓度，颗粒剂、合剂一般使含醇量达 50%～60%，而口服液为提高澄明度含醇量可达 60%～70%。④加乙醇应慢加快搅。⑤密闭冷藏。⑥洗涤沉淀。

（2）醇提水沉法：以乙醇提取再加水除去水不溶性杂质。

（3）盐析法：药物溶液中加入大量无机盐使大分子溶解度降低而析出。

（4）透析法：透过小分子溶质，截留大分子溶质。

（5）吸附澄清法：指水提浓缩液加入絮凝剂使高分子杂质絮凝沉降被去除。絮凝剂有明胶、琼脂、蛋清、硫酸铝等。

（6）大孔吸附树脂吸附：将经预处理的中药提取液通过大孔吸附树脂柱，使成分被吸附后，先以水或低浓度乙醇洗脱盐、小分子糖等杂质，再以适宜浓度乙醇洗脱有效成分。

（三）浓缩

1.影响浓缩的因素

（1）传热温度差（$\triangle t$）的影响：加热蒸汽的蒸汽温度与溶液沸点之差。提高加热蒸汽的压力和降低冷凝器中二次蒸汽的压力，都有利于提高传热温度差。

（2）总传热系数（K）的影响：一般增大总传热系数是提高蒸发浓缩效率的主要途径。由传热原理可知，增大 K 的主要途径是减少各部分的热阻。管内溶液侧污垢层热阻（RS）在许多情况下是影响 K 的重要因素，尤其是处理易结垢或结晶的物料时，往往很快就在传热面上形成垢层，致使传热速率降低。为了减少垢层热阻，除了要加强搅拌和定期除垢外，还可从设备结构上改进。

2.常压浓缩　药液在一个大气压下的蒸发多采用倾倒式夹层锅，该法耗时较长，易使某些成分破坏。该方法要求被浓缩液体中的有效成分应是耐热的。常用设备为敞口倾倒式夹层蒸汽锅。

3.减压浓缩

（1）特点：压力降低，溶液的沸点降低，能防止或减少热敏性物质的分解；增大了传热温度差，提高了蒸发效率；能不断地排除溶剂蒸汽，有利于蒸发顺利进行；沸点降低，可利用低压蒸汽或废气作加热源；密闭容器可回收乙醇等溶剂。

（2）常用设备

①减压蒸馏器。在减压及较低温度下使药液得到浓缩，同时可将乙醇等溶剂回收。

②真空浓缩罐。用水流喷射泵抽气减压，适于水提液的浓缩。

③管式蒸发器。加热室由管件构成。药液通过蒸汽加热的管壁而蒸发浓缩。

④多效浓缩。将前效所产生的二次蒸汽作为加热蒸汽引入另一串联的后效蒸发器组成的蒸发装置。

4.薄膜浓缩

（1）特点：浸提液的浓缩速度快，受热时间短；不受液体静压和过热影响，成分不易被破坏；能连续操作，可在常压或减压下进行；能将溶剂回收重复使用。

(2)常用设备

①升膜式蒸发器。蒸发量较大,热敏性、黏度适中和易产生泡沫的料液。

②降膜式蒸发器。适于蒸发浓度较高、黏度较大的药液。

③刮板式薄膜蒸发器。适于高黏度、易结垢、热敏性药液的蒸发浓缩。结构复杂,动力消耗大。

④离心式薄膜蒸发器。通过离心使药液分布成 $0.05\sim1mm$ 的薄膜,再通过锥形盘加热面被蒸发浓缩。适于高热敏性物料蒸发浓缩。

(四)干燥

1.影响干燥的因素

(1)物料中水分的性质

①结合水与非结合水。结合水系指存在于细小毛细管中和物料细胞中的水分。此种水分难以从物料中去除完全。

②平衡水分与自由水分。物料与一定温度、湿度的空气相接触时,将会发生排除水分或吸收水分的过程,直到物料表面水分所产生的蒸汽压与空气中的水蒸气分压相等时为止,物料中的水分与空气处于动态平衡状态,此时物料中所含的水分称为该空气状态下物料的平衡水分。平衡水分与物料的种类、空气的状态有关。物料不同,在同一空气状态下的平衡水分不同;同一种物料,在不同的空气状态下的平衡水分也不同。

(2)影响干燥的因素

干燥速率是指在单位时间内,在单位干燥面积上被干燥物料中水分的气化量。干燥过程分两个阶段,恒速阶段和降速阶段。在恒速阶段,干燥速率与物料湿含量无关。而在降速阶段,干燥速率近似地与物料湿含量成正比。当物料湿含量大于 C0 时,干燥过程属于恒速阶段;反之属于降速阶段。

2.常用干燥方法

(1)常压干燥

①烘干干燥。指在常压下,利用干热空气进行干燥的方法。

②鼓式干燥。又称滚筒式干燥或鼓式薄膜干燥,是将湿物料涂布在热的金属转鼓上,利用热传导方法使物料得到干燥。

③带式干燥。将湿物料平铺在帆布或金属丝网等传送带上,利用热气流或红外线等加热干燥物料。

(2)减压干燥:指在密闭的容器中抽真空并进行加热干燥的一种方法。

(3)沸腾干燥:又称流化床干燥,系利用热空气流使湿颗粒悬浮,呈流化态,似"沸腾状",热空气在湿颗粒间通过,在动态下进行热交换,湿气被抽走而达到干燥的目的。

(4)喷雾干燥:是利用雾化器将一定浓度的液态物料喷射成雾状,在一定流速的热气流中进行热交换,物料被迅速干燥。喷雾干燥的特点是:药液未经长时间浓缩又是瞬间干燥,适用于热敏性物料;产品质量好,为疏松的细粉,溶解性能好,且保持原来的色香味;操作流程管道化,符合 GMP 要求,是目前中药制药中最佳的干燥技术之一。

(5)冷冻干燥:又称升华干燥,系先将被干燥液态物料冷冻成固体,再在低温减压条件下,使固态的冰直接升华为水蒸气排出去而达干燥目的的方法。其特点是:物料在高真空和低温条件下干燥,尤适于热敏性物品的干燥;干品多孔疏松,易于溶解;含水量低,有利于药品长期贮存。

(6)红外干燥:利用远红外辐射器产生的电磁波被含水物料吸收后,直接转变为热能,使湿物料中水分气化而干燥。振动式远红外干燥机,适于热敏性物料的干燥,尤适于中药固体粉末、湿颗粒及水丸等薄料层、多孔性物料的干燥。隧道式红外干燥机,主要用于口服液及注射剂安瓿的干燥。

(7)微波干燥:适于饮片、散剂、水丸、蜜丸等干燥。设备及生产成本均较高。

三、考前模拟

(一)A 型题(最佳选择题)

1.正确浸出过程是

A.浸润、溶解　　　B.浸润、渗透、解吸、溶解　　　C.浸润、渗透、解吸、溶解、扩散

D.浸润、溶解、过滤、浓缩、干燥　　　E.浸润、渗透、扩散、置换、乳化

2.浸提的第一个阶段是

A.浸润　　　B.解吸　　　C.溶解　　　D.渗透　　　E.扩散

3.浸提药材时

A.粉碎度越大越好　　　B.温度越高越好　　　C.时间越长越好

D.溶媒 pH 越高越好　　　E.浓度差越大越好

4.生产中植物性药材浸提主要靠

A.浸提压力　　　B.扩散面积　　　C.扩散时间　　　D.扩散系数　　　E.浓度梯度

5.下列哪一种措施不能增加浓度梯度

A.不断搅拌　　　B.更换新鲜溶剂　　　C.将浸出液强制循环

D.动态提取　　　E.高压提取

6.Fick's 扩散定律式中 dc/dx 代表

A.浓度梯度　　　B.扩散速率　　　C.扩散系数　　　D.扩散半径　　　E.扩散浓度

7.根据 Fick 第一扩散公式,可得知下列叙述错误者为

A.扩散速度与扩散面积、浓度差、温度成正比

B.扩散速率与液体黏度成反比

C.扩散系数与扩散物质分子半径成正比

D.扩散系数与阿伏伽德罗常数成反比

E.扩散系数与摩尔气体常数成正比

8.在药液浓缩过程中,下列论述正确的是

A.一次性向溶液供给热能　　　B.加热蒸汽温度越高越好

C.冷凝器中二次蒸汽压力越低越好　　　D.冷凝器中真空度越高越好

E.蒸发过程中,溶液的沸点随其浓度的增加而逐渐升高

9.利用不同浓度乙醇选择性浸出药材有效成分,下列表述错误的是

A.乙醇含量 10%以上时具有防腐作用

B.乙醇含量大于 40%时,能延缓酯类、苷类等成分水解

C.乙醇含量 50%以下时,适于浸提生物碱、黄酮类化合物等

D.乙醇含量 50%～70%时,适于浸提生物碱、苷类等

E. 乙醇含量 90% 以上时,适于浸提挥发油、有机酸、树脂等

10. 下列不属于常用浸出方法的是

A. 煎煮法　　B. 渗滤法　　C. 浸渍法　　D. 蒸馏法　　E. 醇提水沉淀法

11. 渗漉时的注意事项中,下面哪条是错误的

A. 药材应粉碎成细粉　　B. 药粉先以溶媒润湿　　C. 装筒时药粉应均匀压紧

D. 控制渗漉速度　　E. 药粉装量一般不超过渗漉筒容积的 2/3

12. 乙醇作为浸出溶媒所不具备的特点是

A. 极性可调　　B. 溶解范围广　　C. 可以延缓酯类药物的水解

D. 具有防腐作用　　E. 可用于药材脱脂

13. 水作为溶媒下列哪一项叙述是错误的

A. 经济易得　　B. 溶解范围广　　C. 易于霉变　　D. 易于纯化

E. 能引起有效成分的分解

14. 下列既可作为脱脂剂又可作为脱水剂的是

A. 氯仿　　B. 乙醚　　C. 苯　　D. 丙酮　　E. 石油醚

15. 浸提贵重药宜采用的方法是

A. 煎煮法　　B. 浸渍法　　C. 渗漉法　　D. 水蒸气蒸馏法　　E. 回流法

16. 浸出方法中的单渗漉法一般包括 6 个步骤,正确者为

A. 药材粉碎 润湿 装筒 排气 浸渍 渗漉

B. 药材粉碎 装筒 润湿 排气 浸渍 渗漉

C. 药材粉碎 装筒 润湿 浸渍 排气 渗漉

D. 药材粉碎 润湿 排气 装筒 浸渍 渗漉

E. 药材粉碎 润湿 装筒 浸渍 排气 渗漉

17. 关于单渗漉法的叙述,下列正确的是

A. 药材先湿润后装筒　　B. 浸渍后排气　　C. 慢漉流速为 1～5ml/min・kg

D. 快漉流速为 5～8 ml/min・kg

E. 大量生产时,每 1h 流出液应相当于容器被利用容积的 1/24～1/12

18. 回流冷浸法适用于

A. 全部药材　　B. 挥发性药材　　C. 对热不敏感的药材　　D. 动物药

E. 矿物药

19. 以下哪种不可以作为助滤剂

A. 活性炭　　B. 滑石粉　　C. 药材粉末　　D. 硅藻土　　E. 纸浆

20. 以下操作不属于水蒸气蒸馏提取法的是

A. 水中蒸馏　　B. 共水蒸馏　　C. 水上蒸馏　　D. 多效蒸馏

E. 通水蒸气蒸馏

21. 能用于分子分离的方法是

A. 砂滤棒滤过法　　B. 减压滤过法　　C. 微孔滤膜滤过法　　D. 超滤膜滤过法

E. 垂熔漏斗滤过法

22. 最常用的超临界流体是

A. N_2　　B. CO　　C. CO_2　　D. O_2　　E. He

23. 用水醇法提取不能较多除去的是

A. 蛋白质　　B. 鞣质　　C. 多糖　　D. 淀粉　　E. 黏液质

24. 以下关于超临界流体提取法优点的论述不正确的是

A. 提取速度快,效率高　　B. 溶解范围广　　C. 工艺简单

D. 适于热敏性、易氧化的有效成分的提取　　E. 所得提取物纯度高

25. 下列分离方法属于沉降分离法的是

A. 板框过滤机　　B. 蝶片式离心机　　C. 水醇法　　D. 树脂分离法

E. 膜分离法

26. 目前中药厂应用最广的提取设备是

A. 敞口倾斜式夹层锅　　B. 圆柱形不锈钢罐　　C. 多能提取罐　　D. 圆柱形搪瓷罐

E. 圆柱形陶瓷罐

27. 可用板框压滤机过滤的料液是

A. 丹参浓缩液　　B. 小青龙合剂　　C. 甘草流浸膏　　D. 黄精水煎煮液

E. 滴眼液

28. 以下关于水提醇沉法操作的论述正确的是

A. 药液浓缩至稠膏　　B. 水煎液浓缩后即可加入乙醇

C. 用酒精计测定药液中的含醇量　　D. 慢加醇,快搅拌

E. 回收上清液,弃去沉淀

29. 关于分离因数的叙述正确的是

A. 物料的重力与所受离心力之比值　　B. 物料所受离心力与重力之比值

C. 物料的重力与所受离心力的乘积　　D. 分离因数越大,离心机分离容量越大

E. 分离因数越小,离心机分离能力越强

30. 以下关于滤过速度的论述错误的是

A. 滤渣层两侧的压力差越大,滤速越大　　B. 滤速与滤器的面积成正比

C. 滤速与滤材毛细管半径成正比　　D. 滤速与毛细管长度成正比

E. 滤速与料液黏度成反比

31. 不宜采用超滤膜滤过的药液是

A. 中药注射剂　　B. 蛋白质的浓缩　　C. 口服液　　D. 酊剂　　E. 酒剂

32. 以下哪项不是微孔滤膜滤过的特点:

A. 孔径均匀,空隙率高　　B. 滤过阻力小　　C. 滤过时无介质脱落

D. 不易堵塞　　E. 可用于热敏性药物的除菌净化

33. 下列论述错误的是

A. 药物成分能否被溶解,遵循"相似相溶"规律

B. 水能溶解极性大的生物碱盐、黄酮苷、皂苷等

C. 用乙醇为溶剂时,浓度越高越好,因为高浓度乙醇的溶解谱很宽

D. 浸提溶剂中加酸的目的是使生物碱成盐,促进生物碱的浸出

E. 浸提溶剂中加碱的目的是增加偏酸性有效成分的溶解度和稳定性

34. 可使物料瞬间干燥的是

A. 冷冻干燥　　B. 沸腾干燥　　C. 喷雾干燥　　D. 减压干燥　　E. 鼓式干燥

35. 下列对于流化干燥的论述哪一项是错误的

A. 适用于湿粒性物料的干燥　　B. 热利用率高　　C. 节省劳力　　D. 干燥速度快

E. 热能消耗小

36. 喷雾干燥的特点是

A. 干燥温度高,不适于热敏性药物　　B. 可获得硬颗粒状干燥制品

C. 能保持中药的色香味

D. 相对密度为1.0～1.35的中药料液均可进行喷雾干燥

E. 须加入助溶剂以增加干燥制品的溶解度

37. 冷冻干燥又可称为

A. 低温干燥　　B. 真空干燥　　C. 固态干燥　　D. 升华干燥　　E. 冰点干燥

38. 下列宜采用远红外干燥的物料是

A. 丹参注射液　　B. 人参蜂王浆　　C. 甘草流浸膏　　D. 安瓿　　E. 益母草膏

39. 属于流化干燥技术的是

A. 真空干燥　　B. 冷冻干燥　　C. 沸腾干燥　　D. 微波干燥　　E. 红外干燥

40. 以下关于冷冻干燥的论述哪一个是正确的

A. 冷冻干燥是在水的三相点以上进行的　　B. 冷冻干燥是在水的三相点进行的

C. 冷冻干燥是在水的三相点以下进行的　　D. 冷冻干燥是在水的三相线上进行的

E. 冷冻干燥与水的三相点无关

41. 以下不属于减压浓缩装置的是

A. 减压蒸馏器　　B. 真空浓缩罐　　C. 管式蒸发器　　D. 刮板式薄膜蒸发器

E. 夹锅

42. 以下关于减压浓缩的观点的论述不正确的是

A. 能防止或减少热敏性物质的分解　　　　B. 增大了传热温度差,蒸发效率高

C. 不断排除溶剂蒸汽,有利于蒸发顺利进行　　D. 可利用低压蒸汽作加热源

E. 不利于乙醇提取液的回收浓缩

43. 以下关于薄膜蒸发特点的论述错误的是

A. 浓缩速度快,受热时间短　　　　B. 不受液体静压和过热影响,成分不易被破坏

C. 能连续操作,可在常压或减压下进行　　D. 能将溶剂回收反复使用

E. 能进行固液分离

44. 三效蒸发器不能采用的加料方法是

A. 顺流加料法　　B. 逆流加料法　　C. 紊流加料法　　D. 平流加料法　　E. 错流加料法

45. 下列关于蒸发器生产强度的论述正确的是

A. 单位时间内所蒸发的溶剂量　　B. 单位传热面积上所蒸发的溶剂量

C. 单位为 $kg/(m^2 h)$　　D. 与传热温度差成正比　　E. 与传热系数成反比

46. 干燥过程中不能除去的水分是

A. 总水分　　B. 结合水　　C. 非结合水　　D. 自由水　　E. 平衡水

47. 下列关于物料中所含水分的叙述正确的是

A. 非结合水包含部分平衡水及自由水

B. 只要干燥时间足够长,物料就可以除去全部的水

C. 自由水一定是非结合水,是可以从物料中除去的水分

D. 平衡水一定为结合水,是不可以从物料中除去的水分

E. 自由水一定是结合水,是不可以从物料中除去的水分

48. 三效浓缩的蒸发温度一般为

A. Ⅰ效＞Ⅱ效＞Ⅲ效　　　B. Ⅰ效＞Ⅲ效＞Ⅱ效　　　C. Ⅱ效＞Ⅰ效＞Ⅲ效

D. Ⅲ效＞Ⅱ效＞Ⅰ效　　　E. Ⅱ效＞Ⅲ效＞Ⅰ效

49. 三效浓缩的真空度一般为

A. Ⅰ效＞Ⅱ效＞Ⅲ效　　　B. Ⅰ效＞Ⅲ效＞Ⅱ效　　　C. Ⅲ效＞Ⅱ效＞Ⅰ效

D. Ⅲ效＞Ⅰ效＞Ⅱ效　　　E. Ⅱ效＞Ⅲ效＞Ⅰ效

50. 干燥速率主要取决于表面汽化速率的阶段是

A. 恒速阶段　　　B. 降速阶段　　　C. 减速阶段　　　D. 加速阶段　　　E. 高速阶段

51. 下面在对减压浓缩优点的叙述中错误的是

A. 压力降低溶液的沸点降低,能防止或减少热敏性物质的分解

B. 溶液沸点下降使黏度增大,又使总传热系数上升

C. 增大了传热温度差,蒸发效率提高

D. 能不断地排除溶剂蒸汽有利于蒸发顺利进行

E. 沸点降低,可利用低压蒸汽或废气作加热源

52. 正确地论述了蒸发浓缩的是

A. 蒸发浓缩可在沸点或低于沸点时进行　　　B. 蒸发浓缩可在减压或常压下进行

C. 为提高蒸发效率,生产上蒸发浓缩采用沸腾浓缩

D. 沸腾蒸发浓缩的效率常以蒸发强度来衡量

E. 蒸发浓缩的生产强度与传热温度差成反比

(二)B 型题(配伍选择题)

A. 95％乙醇　　　B. 90％乙醇　　　C. 70％～90％乙醇　　　D. 50％～70％乙醇

E. 50％以下乙醇

1. 适于浸提极性较大的黄酮、生物碱及其盐类苷类

2. 适于浸提香豆素、内酯、苷元

3. 水提醇沉常用的醇沉浓度

4. 适于浸提生物碱苷类

A. 渗漉法　　　B. 煎煮法　　　C. 水蒸气蒸馏法　　　D. 超临界提取法　　　E. 回流法

5. 颠茄浸膏的制备

6. 金银花露的制备

7. 浸出溶剂具有气液两相双重特点

8. 酊剂的制备常用

A. 渗漉法　　　B. 煎煮法　　　C. 水蒸气蒸馏法　　　D. 超临界提取法　　　E. 回流法

9. 止喘灵口服液

10. 制备阿胶用

11. 制备舒筋活络酒用

A. 煎煮法　　　B. 浸渍法　　　C. 渗漉法　　　D. 双提法　　　E. 水蒸汽蒸馏法

12. 有效成分尚未清楚的方剂粗提宜采取的提取方法为

13. 挥发性成分含量较高的方剂宜采取的提取方法为

14. 挥发性成分、水溶性成分为有效成分的方剂宜采取的提取方法为

15. 无组织结构,新鲜药材宜采取的提取方法为

A. 沉降分离法　　B. 离心分离法　　C. 微孔滤膜滤过　　D. 超滤法

E. 旋风分离器分法

16. 固体含量高的固体和液体混合物的分离宜选用

17. 固体微粒粒径很小的固体和液体混合物的分离宜选用

18. 热敏药物的除菌宜选用

19. 分子量大小不同的蛋白质溶解物分离宜选用

A. 平衡水　　B. 结合水　　C. 自由水　　D. 总水分　　E. 非结合水

20. 干燥过程中可以完全除去的水分是

21. 干燥过程中可以部分除去的水分是

22. 干燥过程中不能除去的水分是

A. 有效成分热稳定性好的药液的浓缩

B. 有效成分具热敏性,黏度适中及易产生泡沫的药液的浓缩

C. 有效成分具热敏性,黏度高,易结垢的溶液的浓缩

D. 有效成分为高热敏性药液的浓缩

E. 有效成分不耐热,浓度较低药液的浓缩

23. 刮板式薄膜蒸发器一般用于

24. 升膜式薄膜蒸发器一般用于

25. 离心式薄膜蒸发器一般用于

A. 烘干干燥　　B. 减压干燥　　C. 沸腾干燥　　D. 喷雾干燥　　E. 冷冻干燥

26. 较为黏稠液态物料的干燥宜选用

27. 颗粒状物料的干燥宜选用

28. 高热敏性物料的干燥宜选用

A. 总水分　　B. 结合水　　C. 非结合水　　D. 平衡水分　　E. 自由水分

29. 每单位重量的固体物质中所含水分

30. 存在于物料表面的润湿水

31. 存在于物料孔隙中和粗大毛细管中的水分

32. 存在于细小毛管中和物料细胞中的水分

A. 红外干燥　　B. 微波干燥　　C. 冷冻干燥　　D. 喷雾干燥　　E. 沸腾干燥

33. 物料在高真空和低温下干燥

34. 依靠 915MHz 或 2450MHz 高频波干燥

(三)X 型题(多项选择题)

1. 药物浸出萃取过程包括下列哪些阶段

A. 粉碎　　B. 溶解　　C. 扩散　　D. 浸润　　E. 置换

2. 常用的浸提方法有

A. 浸渍法　　B. 渗漉法　　C. 煎煮法　　D. 逆流浸出法　　E. 超临界流体萃取法

3. 生产中可用以提高药材浸提效率的措施有

A. 药材粉碎成适宜的粒度　　B. 省去煎提前浸泡工序　　C. 采用 126℃ 热压煎提

D. 增加煎煮次数至 5～6 次　　E. 提取过程中强制循环

4. 以乙醇为提取溶剂的浸提方法有

A. 煎煮法　　B. 浸渍法　　C. 渗漉法　　D. 回流法　　E. 水蒸汽蒸馏法

5. 影响浸提的因素有

A. 药材粒度　　B. 药材成分　　C. 浸提温度、时间　　D. 浸提压力　　E. 溶剂用量

6. 下列关于影响浸提的因素叙述正确的是

A. 药材粉碎的越细越好　　B. 提取的次数越多越好

C. 药材先润湿有利于溶剂的穿透浸提

D. 浸提温度越高越好　　E. 浓度梯度越大越好

7. 90% 乙醇可浸出的成分有

A. 苷元　　B. 黄酮苷　　C. 油脂　　D. 香豆素　　E. 萜类

8. 在影响浸出的因素中，不能无限增大，否则反而不利浸出的包括

A. 粉碎度　　B. 浸出温度　　C. 浸提时间　　D. 浓度差　　E. 溶媒极性

9. 适用于渗漉法提取的有

A. 含贵重药的制剂　　B. 含毒性药的制剂　　C. 含黏性药材的制剂

D. 高浓度制剂　　E. 新鲜的易于膨胀的药材的制剂

10. 下列有关渗漉法的正确叙述是

A. 药粉越细，浸出越完全　　B. 装筒前药粉用溶媒湿润

C. 装筒时药粉应较松，使溶剂容易扩散

D. 药粉装完后，添加溶媒，并排出空气

E. 控制适当的渗漉速度

11. 浸提溶剂中常用的酸有

A. 硫酸　　B. 盐酸　　C. 醋酸　　D. 酒石酸　　E. 枸橼酸

12. 浸提溶剂中常加的碱有

A. 氢氧化钠　　B. 氨水　　C. 稀碳酸氢钠　　D. 碳酸氢钠　　E. 石灰水

13. 中药提取时常用的精制方法是

A. 水醇法　　B. 醇溶液调 pH 法　　C. 大孔树脂法　　D. 絮凝沉淀法　　E. 醇水法

14. 可用作助滤剂的有

A. 滤纸浆　　B. 活性炭　　C. 滑石粉　　D. 硅藻土　　E. 硅皂土

15. 下列关于影响滤过速度因素的叙述正确的为

A. 滤速与滤过压力成正比　　B. 滤速与滤材或毛细管半径成正比

C. 滤速与料液黏度成反比　　D. 滤速与滤材或毛细管长度成反比

E. 滤过初期，滤器与滤器面积成正比

16. 下列关于超滤叙述正确的为

A. 截留的粒径范围为 1～10nm　　B. 是在纳米数量级选择性滤过技术

C. 超滤膜的孔径规格一般以相对分子质量截留值为指标

D. 超滤膜的孔径规格一般以尺寸大小为指标

E. 截留粒径范围为 1～20nm

17. 滤过方式为深层滤过的滤器有

A. 布氏漏斗　　B. 板框压滤机　　C. 垂熔玻璃漏斗　　D. 砂滤棒

E. 微孔滤膜滤器

18. 不宜用水做溶剂的浸提方法有

A. 煎煮法　　B. 渗漉法　　C. 浸渍法　　D. 回流法　　E. 水蒸气蒸馏法

19. 下列关于渗漉的叙述中,正确的是

A. 可把渗漉法视为动态浸渍　　B. 渗漉过程中可以不断造成浓度差

C. 不必另行过滤　　　　　　　D. 装量一般不超过渗漉筒的 1/3

E. 装筒后松紧适宜

20. 浸渍法的应用特点为

A. 溶剂的用量大,有效成分浸出完全　　B. 能直接制得高浓度的制剂

C. 适用于含黏性药物制剂的提取　　D. 浸出液的量代表一定的药材量

E. 适用于含新鲜的易于膨胀药物制剂的提取

21. 属动态干燥的是

A. 鼓式干燥　　B. 减压干燥　　C. 沸腾干燥　　D. 微波干燥　　E. 喷雾干燥

22. 影响蒸发过程的因素有

A. 药液蒸发的面积　　B. 液体表面压力　　C. 搅拌

D. 加热温度与液体温度的温度差　　E. 液体黏度

23. 影响干燥的因素有

A. 物料的性质　　B. 干燥介质的温度　　C. 干燥介质湿度　　D. 干燥介质的流速

E. 干燥方法

24. 常用浓缩方式有

A. 减压浓缩　　B. 常压浓缩　　C. 薄膜浓缩　　D. 加压浓缩　　E. 离心浓缩

25. 常用的干燥方法有

A. 常压干燥　　B. 减压干燥　　C. 喷雾干燥　　D. 沸腾干燥　　E. 冷冻干燥

26. 关于生产上蒸发浓缩过程叙述正确的是

A. 生产上蒸发浓缩可用蒸发器生产强度来解释

B. 生产上蒸发浓缩均采用沸腾蒸发

C. 提高加热蒸汽压力,可提高蒸发浓缩效率

D. 增大冷凝器中二次蒸汽的压力,可提高蒸发浓缩效率

E. 加强搅拌,定期除垢,可提高蒸发浓缩效率

27. 干燥方式按物料状态可分为

A. 动态　　B. 冷冻　　C. 连续式　　D. 间歇式　　E. 静态

28. 沸腾干燥的特点有

A. 适于药液干燥　　B. 适于湿粒性物料的干燥　　C. 气流阻力大,热利用率低

D. 干燥速度快,产品质量好　　E. 适于大规模生产

29. 喷雾干燥的特点有

A. 适用于热敏性物料　　B. 可获得粉状制品　　C. 可获得颗粒性制品

D. 是瞬间干燥　　　　　E. 适于大规模生产

30. 按药液加入方式的不同把三效蒸发分为

A. 顺流加料法　　B. 逆流加料法　　C. 平流加料法　　D. 错流加料法

E. 单效加料法

31. 薄膜浓缩的特点包括

A. 能连续操作　　B. 可在常压下进行　　C. 不能在减压下进行

D. 能将溶液回收　E. 不受液体静压影响

32. 薄膜浓缩设备有

A. 喷雾式薄膜蒸发器　　B. 升膜式薄膜蒸发器　　C. 降膜式薄膜蒸发器

D. 刮板式薄膜蒸发器　　E. 离心式薄膜蒸发

33. 正确地论述了蒸发浓缩的是

A. 蒸发浓缩可在沸点或低于沸点时进行　　B. 蒸发浓缩可在减压或常压下进行

C. 为提高蒸发效率,生产上蒸发浓缩采用沸腾浓缩

D. 沸腾蒸发浓缩的效率常以蒸发强度来衡量

E. 蒸发浓缩的生产强度与传热温度差成反比

34. 下列关于喷雾干燥叙述正确的为

A. 数分钟内完成水分蒸发　　　B. 获得制品为疏松的细颗粒或细粉

C. 适用于热敏性物料　　　　　D. 适用于液态物料的干燥

E. 适用于湿颗粒性物料的干燥

35. 下列属于应用流化技术进行干燥的方法有

A. 喷雾干燥　　B. 真空干燥　　C. 冷冻干燥　　D. 沸腾干燥　　E. 减压干燥

36. 适用于鼓式干燥的对象为

A. 中药浸膏　　B. 散剂　　C. 颗粒剂　　D. 膜剂　　E. 药材

37. 湿颗粒可采用的干燥方法有

A. 烘干干燥　　B. 沸腾干燥　　C. 喷雾干燥　　D. 红外线干燥　　E. 减压干燥

38. 下列关于湿物料中水分叙述正确的有

A. 难以除去结合水　　B. 物料不同,在同一空气状态下平衡水分不同

C. 不能除去平衡水分　　D. 易于除去非结合水分

E. 干燥过程中除去的水分只能是自由水分

39. 在干燥的恒速阶段,影响干燥速率的因素有

A. 干燥介质温度　　B. 干燥介质湿度　　C. 干燥介质流动情况

D. 物料厚度　　　　E. 物料结构

40. 在干燥降速阶段,可以影响干燥速率的因素有

A. 干燥介质温度　　B. 干燥介质湿度　　C. 干燥介质流动情况

D. 物料厚度　　E. 物料结构

四、答　案

(一)A 型题

1. C	2. A	3. E	4. E	5. E	6. A	7. C	8. C	9. A	10. E
11. A	12. E	13. D	14. D	15. C	16. A	17. A	18. C	19. C	20. D
21. D	22. C	23. B	24. B	25. C	26. C	27. D	28. D	29. B	30. D
31. B	32. D	33. C	34. C	35. E	36. C	37. D	38. D	39. C	40. C
41. E	42. E	43. E	44. C	45. D	46. E	47. D	48. A	49. C	50. A
51. B	52. B								

(二)B 型题

1. E	2. C	3. D	4. C	5. A	6. C	7. D	8. A	9. B	10. B
11. A	12. A	13. E	14. D	15. B	16. A	17. B	18. C	19. D	20. C
21. B	22. A	23. C	24. B	25. D	26. D	27. C	28. E	29. A	30. C
31. C	32. B	33. C	34. B						

(三)X 型题

1. BCDE	2. ABCDE	3. AE	4. BCD	5. ACDE	6. CE	7. ACDE
8. ABCDE	9. ABD	10. BDE	11. ABCDE	12. BCDE	13. ACDE	
14. ABCD	15. BCDE	16. BCE	17. CD	18. BCD	19. ABCE	
20. CDE	21. CE	22. ABCD	23. ABCE	24. ABC	25. ABCDE	
26. ABCE	27. AE	28. BDE	29. ABCDE	30. ABCD	31. ABDE	
32. BCDE	33. ABCD	34. BCD	35. AD	36. AD	37. ABDE	
38. ABCDE	39. ABC	40. DE				

第五章　散剂

一、考试大纲

(一)基本要求

　　1.特点

　　2.分类

(二)散剂的制备

　　1.一般散剂的制备

　　2.特殊类型散剂(含毒性药物、含低共熔混合物、含液体药物散剂及眼用散剂)的制备

(三)散剂的质量要求与检查

　　粒度、水分及均匀度要求与检查

二、应试指南

(一)基本要求

　　1.含义　散剂系指一种或数种药物经粉碎、混合而制成的粉末状剂型。

　　2.特点　散剂表面积较大,因而易分散、奏效较快;制备简单,适于医院制剂;对疮面有一定的机械性保护作用;口腔科、耳鼻喉科、伤科和外科多应用,也适于小儿给药。但因其表面积较大,散剂易吸潮变质且刺激性也相应增加。所以剂量大,易吸潮,刺激性、腐蚀性强,含挥发性成分较多的处方不宜制成散剂。

　　3.分类

　　(1)按医疗用途和给药途径分:内服散剂与外用散剂两大类。外用散剂又可分为撒布于皮肤和黏膜创伤表面的撒布散;使用时以酒或醋调成稠糊敷于患处或敷于脚心等穴位的调敷散;直接用于眼部的眼用散;吹入鼻喉等腔道的吹入散。包封于布袋中的袋装散,如挂于胸前的小儿香囊,绑敷于肚脐表面的元气袋。

　　(2)按药物组成分:由单味药制得的单方散剂,俗称"粉",如川贝粉;由两种以上药物制得的复方散剂。

　　(3)按药物性质可分为:含毒性药散剂,含液体成分散剂,含低共熔组分散剂。

　　(4)按剂量可分为:单剂量由患者按包服用的分剂量散剂,由患者按医嘱自己分取剂量应用的非分剂量散剂。

(二)散剂的制备

　　1.一般散剂的制备

　　(1)粉碎与过筛:按药物本身特性及临床用药的要求,采用适宜的方法,粉碎并过筛得细粉备用。

　　(2)混合:方法有研磨、搅拌和过筛混合法。两种物理状态和粉末粗细相似且数量相当的药物容易混匀。但当药物比例相差悬殊时就应采用等量递增法,习称配研法。即先将量小的组分与等体积量大的组分混匀,再加入与混合物等体积量大的组分再混匀,如此倍量增加直至

量大的组分加完并混合均匀。

（3）分剂量：系指将混合均匀的散剂按所需剂量分成相等重量份数的操作。

（4）包装：常用的包装材料有光纸、玻璃纸、蜡纸、玻璃瓶、塑料瓶、铝塑袋及聚乙烯塑料薄膜袋等。贮藏于阴凉干燥处并分类保管，定期检查。

2.特殊类型散剂的制备

（1）含毒性药物的散剂：毒性药物的应用剂量小，称量不准，易致中毒。为保证复方散剂中毒性药物的含量准确，多采用单独粉碎再以配研法与其他药粉混匀，如九分散中马钱子粉与麻黄等，其余药粉以等量递增法混匀。化学毒剧药则要添加一定比例量的稀释剂制成稀释散（倍散）。剂量在 0.01～0.1g 者，可配制 1∶10 倍散（取药物 1 份加入稀释剂 9 份）；剂量在 0.01g以下，则配成 1∶100 或 1∶1000 倍散。倍散配制时采用等量递增法稀释混合。稀释剂常用的有乳糖、淀粉、糊精、蔗糖、葡萄糖、硫酸钙等。为了保证散剂的均匀性及易于区别，一般以胭脂红、靛蓝等食用色素着色，随着稀释倍数增大，颜色逐渐变浅。如硫酸阿托品散的制备：先用乳糖饱和研钵表面能，再加入硫酸阿托品 1.0g 与胭脂红乳糖 1.0g 研匀，按等体积递增法逐渐加入 98g 乳糖混匀并过筛，即制得 100 倍散。

（2）含可形成低共熔物的散剂：当两种或更多种药物混合后，有时出现润湿或液化现象，这种现象称为低共熔。共熔现象的发生与药物品种及所用比例量有关。

（3）含液体药物的散剂：在复方散剂中有时含有挥发油、酊剂、流浸膏、药物煎汁等液体组分，应根据液体药物性质、剂量及方中其他固体粉末的多少采用不同的处理方法。

（三）散剂的质量要求与检查

1.散剂的质量要求　除另有规定外，一般内服散剂应通过 6 号筛，用于消化道溃疡病、儿科和外用散剂应通过 7 号筛，眼用散剂应通过 9 号筛。散剂一般应干燥、疏松、均匀、色泽一致。

2.散剂的质量检查

（1）均匀度：取供试品适量置光滑纸上，应呈现均匀的色泽，无花纹、色斑。

（2）水分：取供试品按现行《中国药典》（一部）附录水分测定法测定，除另有规定外，不得超过 9.0％。

（3）装量差异：单剂量、一日量包装的散剂装量差异限度应符合：0.1g 以下，装量差异限度为±15％；0.1～0.5g 为±10％；0.5～1.5g 为±8％；1.5～6g 为±7％；6g 以上为±5％。

三、考前模拟

（一）A 型题（最佳选择题）

1.散剂的特点叙述错误的是

A.奏效较快　　B.对创面有一定机械性保护作用　　C.适合于小儿给药

D.刺激性较强的药物宜制成散剂　　E.剂量大的药物不宜制成散剂

2.含毒性药散剂及贵重细料药散剂的分剂量多采用

A.目测法　　B.估分法　　C.重量法　　D.容量法　　E.体积法

3.散剂制备中，混合很关键，不符合一般原则的是

A.等比混合易混匀　　B.组分数量差异大者，采用等量递加混合法

C.组分堆密度差异大时，堆密度小者先放入混合容器中

D.含低共熔成分时,应避免共熔　　　E.药粉形状相近者易于混匀

4.需要制成倍散的是

A.含低共熔成分的散剂　　　B.含毒性药品的散剂　　　C.含液体药物的散剂

D.眼用散剂　　　　　　　E.含浸膏的散剂

5.10 倍散是指

A.药物以 10g 为单剂量包装　　　B.习惯名称　　　C.1g 药物加入 9g 赋形剂

D.临床稀释 10 倍后使用　　　E.药理作用是同类药物的 10 倍

6.含液体成分的散剂在制备时应

A.含有少量挥发油时,可用处方中其他固体组分吸收后混匀

B.含有少量浸膏时,应将其干燥成粉与其他固体组分混匀

C.液体量过大时,需加大量吸收剂吸收

D.含有过量柴胡水蒸气蒸馏提取液,须蒸发除去大部分水,以其他固体粉末收

E.含有较多流浸膏时,可加入固体粉末低温干燥研匀

7.散剂按药物组成可分为

A.单散剂与复散剂　　　B.特殊散剂与普通散剂　　　C.内服散剂与外用散剂

D.分剂量散剂与不分剂量散剂　　　E.一般散剂与泡腾散剂

(二)B 型题(配伍选择题)

A.含毒性药品的散剂　　　B.含低共熔成分的散剂　　　C.含液体药物的散剂

D.含浸膏的散剂　　　E.一般散剂

1.蛇胆川贝散

2.九分散剂

3.避瘟散

A.粗粉　　　B.细粉　　　C.最细粉　　　D.中粉　　　E.极细粉

散剂质量要求中要求:

4.一般内服散剂要求

5.儿科用散剂要求

6.外用散剂要求

7.眼用散剂要求

(三)X 型题(多项选择题)

1.下列是关于散剂的质量要求包括

A.应干燥疏松、混合均匀　　　B.含水量不得超过 9.0%　　　C.均需做装量差异检查

D.眼用散剂需过 100 目筛　　　E.一般内服散剂应为细粉

2.在散剂制备中,常用的混合方法有

A.研磨混合　　　B.扩散混合　　　C.搅拌混合　　　D.过筛混合　　　E.紊乱混合

3.倍散中加入着色剂的目的

A.颜色好,乐于使用　　　B.易于判断散剂是否混匀　　　C.与未稀释散剂加以区别

D.颜色鲜艳,美观　　　E.易于分剂量

4. 关于倍散正确的叙述是

A. 倍散在制备时应采用打底套色法制备

B. 倍散是在药物中加入一定量稀释剂制备得到的

C. 剂量在 0.01~0.1g 者可制成 10 倍散

D. 剂量在 0.01g 以下者可制成 1000 倍散

E. 倍散又称稀释散

四、答　案

(一)A 型题

    1. D   2. C   3. D   4. B   5. C   6. A   7. A

(二)B 型题

    1. C   2. A   3. B   4. B   5. C   6. C   7. E

(三)X 型题

    1. ABE   2. ACD   3. BC   4. BCDE

第六章　浸出药剂

一、考试大纲

(一)基本要求

(1)特点

(2)分类

(二)常用浸出药剂

1.汤剂与合剂

(1)汤剂的主要特点与制备

(2)合剂的制备及应用：

2.糖浆剂与煎膏剂　糖浆剂、煎膏剂的主要特点、制备及应用

3.酒剂与酊剂　酒剂、酊剂的主要特点、制备及应用

4.流浸膏剂、浸膏剂、茶剂

(1)流浸膏剂、浸膏剂的主要特点、制备及应用

(2)茶剂的分类与制备

(三)浸出药剂的质量要求与检查

合剂、糖浆剂、煎膏剂、酒剂、酊剂、流浸膏剂、浸膏剂、茶剂的质量要求与检查项目

二、应试指南

(一)基本要求

1.含义　指用适当的溶剂和方法,提取药材中有效部位而制成的供内服或外用的一类制剂。

2.特点　①复合组分的综合疗效适应了中医辨证施治的需要;②药效缓和、持久、副作用小;③服用剂量较小,使用方便;④某些浸出制剂稳定性较差。

3.分类

(1)以水为溶剂的浸出制剂,如汤剂、合剂、糖浆剂、煎膏剂等。

(2)以不同浓度的乙醇或酒为溶剂的浸出制剂,如酒剂、酊剂、大部分流浸膏剂和浸膏剂。

(3)含糖浸出药剂。

(二)常用浸出药剂

1.汤剂与合剂

(1)汤剂的主要特点与制备:汤剂优点为①能适应中医辨证论治的需要,其中处方组成用量可以根据病情变化,适当加减,灵活应用;②复方,有利于充分发挥药物成分的多效性和综合作用;③汤剂为液体制剂;④以水为溶剂,吸收快,能迅速发挥药效,制备简单易行。缺点为①煎液体积较大、味苦,服用、携带不方便;②不能久贮,临时配制应用,多有不便;③挥发性及难溶性成分提取率或保留率低,可能影响疗效。制备应选择煎煮法。

(2)合剂的制备及应用：合剂的制备工艺为浸提→纯化→浓缩→分装→灭菌，其质量要求为澄清，色泽均匀，无异味，允许有少量摇之易散的沉淀。

2.糖浆剂与煎膏剂

(1)糖浆剂

①糖浆剂的分类。单糖浆系蔗糖的饱和水溶液，浓度为 85%(g/ml)或 64.74%(g/g)；芳香糖浆如橙皮糖浆、姜糖浆等，常用于矫味；药用糖浆指含药物、药材提取物的浓蔗糖水溶液，能发挥相应的治疗作用，如川贝枇杷糖浆、养阴清肺糖浆等。

②糖浆剂的制备方法。一般可分为热溶法、冷溶法、混合法 3 种。

(2)煎膏剂

①含义。指药材用水煎煮，去渣浓缩后，加炼蜜或炼糖制成的半流体制剂，俗称膏滋。

②特点。多以滋补作用为主，同时兼有缓和的治疗作用。具有体积小、易保存、服用方便等优点。受热易变质以及主要活性成分为挥发性的药材不宜制成煎膏剂。

③制备方法。分为煎煮、浓缩、炼糖、收膏、分装和贮藏。其中炼糖(炼蜜)目的在于去除杂质，杀灭微生物，减少水分，防止"返砂"(煎膏剂贮藏一定时间后析出糖的结晶的现象)。收膏时除另有规定外，糖和蜜的用量一般为清膏量的 1～3 倍，其相对密度一般控制在 1.40 左右。贮藏时应贮藏于阴凉干燥处。

3.酒剂与酊剂

(1)特点：酊剂的主要特点为含药量高，服用剂量小，易于保存。

(2)酊剂的制法及应用：酊剂应贮存在洁净干燥的棕色玻璃瓶中，密闭阴凉保存。溶解法和稀释法用乙醇溶解或稀释到规定体积，静置，必要时过滤。适于化药及中药有效部位的酊剂。浸渍法浸渍 3～5 日或规定时间，取上清液；药渣再浸渍至有效成分充分溶出。

4.流浸膏剂、浸膏剂、茶剂

(1)流浸膏剂的主要特点、制备及应用：流浸膏剂系指药材用适宜的溶剂提取有效成分，蒸去部分溶剂，调整浓度至每 1ml 相当于原药材 1g 的制剂。采用渗漉法或其他制法(浸膏剂加规定溶剂稀释制成或煎煮法、溶解法)制备。

(2)浸膏剂的主要特点、制备及应用：浸膏剂系指药材用适宜的溶剂提取有效成分，浓缩调整浓度至每 1g 相当于原药材 2～5g 的制剂。根据干燥程度的不同，浸膏剂分为稠浸膏与干浸膏。稠浸膏为半固体状，含水量为 15%～20%。干浸膏为粉末状，含水量约为 5%。浸膏剂一般多作为制备颗粒剂、片剂、胶囊剂、丸剂、软膏剂、栓剂等的中间体，仅颠茄浸膏、大黄浸膏等少数品种直接用于临床。

(3)茶剂的分类与制备：茶剂包括块状茶剂(不含糖和含糖)；袋装茶剂；煎煮茶剂，袋装茶剂和煎煮茶剂为混合法，块状茶剂为压制法。

(三)浸出药剂的质量要求与检查

1.合剂的质量要求与检查项目

(1)合剂的质量要求：澄清，在贮存期间不得有发霉、酸败、异物、变色、产生气体或其他变质现象，允许有少量摇之易散的沉淀。pH、相对密度、装量、微生物限度应符合规定。

(2)合剂的质量检查：pH、相对密度、装量、微生物限度。

2.糖浆剂的质量要求与检查项目

(1)糖浆剂的质量要求：澄清，在贮藏期间不得有发霉、酸败、产生气体或其他变质现象，允许有少量摇之易散的沉淀。含蔗糖量不低于 45%（g/ml）。pH、相对密度、装量、微生物限度符合规定。

（2）糖浆剂的质量检查：含糖量测定、pH、相对密度、装量、微生物限度。

3. 煎膏剂的质量要求与检查项目

（1）煎膏剂的质量要求：成品应质地细腻、稠度适宜，无焦臭味、异味；无返砂（返砂：膏滋贮存一定时间后，糖结晶析出的现象）；比重适宜；加 40 倍水稀释，3min 后观察，不得有焦屑等异物。相对密度、不溶物、装量、微生物限度应符合规定。

（2）煎膏剂的质量检查：相对密度、不溶物、装量、微生物限度。

4. 酒剂的质量要求与检查项目

（1）酒剂的质量要求：酒剂在贮存期间允许有少量摇之易散的沉淀；乙醇含量检查须符合各品种项下的规定；甲醇含量检查须符合药典规定；总固体、装量及微生物限度检查，应符合《中国药典》2010 年版（一部）附录制剂通则的有关规定。

（2）酒剂的质量检查：乙醇含量、甲醇含量、总固体、装量及微生物限度检查。

5. 酊剂的质量要求与检查项目

（1）酊剂的质量要求：酊剂应澄清，久置产生沉淀时在乙醇含量和有效成分含量符合规定的情况下，可滤除沉淀；乙醇含量检查，须符合各品种项下的规定；装量及微生物限度检查，应符合《中国药典》2010 年版（一部）附录制剂通则的有关规定。

（2）酊剂的质量检查：乙醇含量、甲醇含量、总固体、装量及微生物限度检查。

6. 流浸膏剂的质量要求与检查项目

（1）流浸膏剂的质量要求：澄清，成品中至少含 20% 以上的乙醇。久置若产生沉淀，在乙醇和指标成分含量符合该药品项下规定的情况下，可滤过除去沉淀。乙醇量、装量、微生物限度符合规定。

（2）流浸膏剂的质量检查：乙醇量、装量、微生物限度。

7. 浸膏剂的质量要求与检查项目

（1）浸膏剂的质量要求：乙醇量、装量、微生物限度符合规定。

（2）浸膏剂的质量检查：乙醇量、装量、微生物限度。

8. 茶剂的质量要求与检查项目

（1）茶剂的质量要求：茶剂应洁净，色泽均匀，气味纯正，饮片的细度应控制在一定范围。茶叶和饮用茶袋应符合饮用茶标准的有关要求。水分、溶化性、装量差异、微生物限度符合规定。

（2）茶剂的质量检查：水分、溶化性、装量差异、微生物限度。

三、考前模拟

（一）A 型题（最佳选择题）

1. 属于汤剂的特点的是

A. 具备"五方便"的优点　　B. 起效较为迅速　　C. 成分提取最完全的一种方法

D. 本质上属于真溶液型液体分散体系　　E. 临床用于患者口服

2. 以下哪种方法可以提高汤剂的质量

A. 煎药用陶器　　B. 药材粉碎的越细越好　　C. 煎药次数越多越好

D. 从药物加入药锅时开始准确计时　　E. 煎药时间越长越好

3. 口服液的制备工艺流程是

A. 提取精制灭菌配液罐装　　B. 提取精制配液灭菌罐装

C. 提取纯化配液罐装灭菌　　D. 提取浓缩配液灭菌罐装

E. 提取浓缩配液罐装灭菌

4. 热溶法制备糖浆剂不具备的特点是

A. 适合于对热稳定成分的制备　　B. 糖浆剂易于保存　　C. 糖浆剂易于滤过澄清

D. 成品颜色较深　　E. 生产周期长

5. 关于糖浆剂的叙述错误的是

A. 糖浆剂根据用途不同有两类,即矫味糖浆与药用糖浆

B. 中药糖浆剂含蔗糖量应低于 $45\%(g/ml)$　　C. 口感好　　D. 易霉败变质

E. 在汤剂的基础上发展起来的

6. 下列措施对于提高糖浆剂稳定性无作用的是

A. 控制原料质量　　B. 添加适量的防腐剂

C. 成分若耐热宜热罐,灌装后将瓶倒放一段时间

D. 尽量使蔗糖转化　　E. 去除瓶口残留药液

7. 煎膏剂在质量控制上一定要控制蔗糖的转化率在

A. 10%以下　　B. 10%～35%　　C. 40%～50%　　D. 60%～90%　　E. 100%

8. 煎膏剂的工艺过程有一个很重要的步骤即收膏,此时加入糖或蜜,其量应为

A. 是清膏量的 1 倍以下　　B. 是清膏量的 2 倍以下　　C. 是清膏量的 3 倍以下

D. 是清膏量的 4 倍以下　　E. 是清膏量的 5 倍以下

9. 关于酒剂与酊剂的叙述正确的是

A. 酊剂一般要求加入着色剂以使美观

B. 酒剂一般要求加入矫味剂以使口感好

C. 均宜内服不宜外用　　D. 酒剂、酊剂的溶媒都是乙醇

E. 溶解法可用于酒剂的制备

10. 关于酒剂与酊剂的质量控制叙述正确的是

A. 酒剂不要求乙醇含量测定

B. 酒剂的浓度要求每 100ml 相当于原药材 20g

C. 含毒剧药的酊剂浓度要求每 100ml 相当于原药材 10g

D. 酒剂在贮存期间出现少量沉淀可以滤除,酊剂不可

E. 酊剂无需进行 pH 检查

11. 酊剂在贮存过程中出现沉淀的处理方法是

A. 过滤除去即可　　B. 应在乙醇含量符合要求的情况下才能过滤除去

C. 应在有效成分含量符合要求的情况下才能过滤除去

D. 应在乙醇、有效成分含量均符合要求的情况下才能过滤除去　　E. 不宜除去

(二)B 型题(配伍选择题)

A. 先煎　　B. 后下　　C. 包煎　　D. 烊化　　E. 另煎

1. 旋覆花需要的特殊处理方式是

2.阿胶需要的特殊处理方式是

3.西洋参需要的特殊处理方式是

4.代赭石需要的特殊处理方式是

A.冷溶法　　　B.热溶法　　　C.冷溶法与热溶法　　　D.混合法　　　E.混合法与冷溶法

5.在糖浆剂的制备中易污染微生物的制法是

6.中药糖浆剂的制备多采用

7.单糖浆的制备可采用

8.无色糖浆剂的制备多采用

A.中药合剂　　　B.糖浆剂　　　C.煎膏剂　　　D.酊剂　　　E.浸膏剂

9.下述药材煎煮－浓缩－收膏－分装工艺流程可用于制备

10.下述浸提－纯化－浓缩－分装－灭菌工艺流程可用于制备

A.中药合剂　　　B.糖浆剂　　　C.酒剂　　　D.中药合剂＋糖浆剂

E.中药合剂＋糖浆剂

11.贮存期间允许有少量轻摇即散的沉淀的是

12. 在制剂中需要加人着色剂的是

A.糖浆剂　　　B.煎膏剂　　　C.酊剂　　　D.酒剂　　　E.醋剂

13.多采用溶解法、稀释法、渗漉法制备的剂型是

14.多采用渗漉法、浸渍法、回流法制备的剂型是

15.多采用煎煮法制备的剂型是

A.每 ml 相当于原药材 1g 的制剂　　　B.每 ml 相当于原药材 2g 的制剂

C.每 g 相当于原药材 2～5g 的制剂　　　D.每 g 相当于原药材 1～2g 的制剂

E.每 g 相当于原药材 6g 的制剂

16.流浸膏剂的浓度是

17.浸膏剂的浓度是

A.含水 3％　　　B.含水 5％　　　C.含水 15％　　　D.含水 15％～20％　　　E.含水 25％

18.稠浸膏剂一般要求含水

19.干浸膏剂一般要求含水

三、X 型题(多项选择题)

1.浸出药剂的特点是

A.符合中医辨证施治的要求　　　B.减少服用剂量

C.常以水或不同浓度的乙醇为溶剂　　　D.制剂稳定性好　　　E.临床用于内服

2.以下制剂属于浸出制剂的是

A.益母草膏　　　B.当归补血口服液　　　C.五花茶　　　D.藿香正气水　　　E.金银花糖浆

3.关于中药口服液与中药合剂的叙述正确的是

A.中药口服液就是中药合剂,中药合剂就是中药口服液

B.是在汤剂的基础上发展来的

C.是在糖浆剂的基础上发展来的

D.可以根据临床辨证施治,随症加减,应用灵活

E.中药口服液一般采用 100℃流通蒸汽灭菌 30min

4. 口服液的精制可以采用的方法是

A. 壳聚糖沉淀法　　B. 101 果汁澄清剂　　C. SFE 法　　D. 高速离心法

E. 超声波处理

5. 合剂中可以加入的附加剂是

A. 矫味剂　　B. 抗氧剂　　C. 增溶剂　　D. 防腐剂　　E. 助悬剂

6. 合剂质量要求的叙述正确的是

A. 合剂需做装量差异检查　　B. 允许在贮藏期间有少量轻摇即散的沉淀

C. 要求测定 pH 值　　D. 要求所含细菌及真菌应<100 个/ml

E. 合剂一般不测定相对密度

7. 单糖浆的浓度可表示为

A. 85%（g/g）　　B. 85%（g/ml）　　C. 64.71%（g/g）　　D. 64.74%（g/ml）

E. 75%

8. 单糖浆在药剂上可用做

A. 矫味剂　　B. 助悬剂　　C. 崩解剂　　D. 黏合剂　　E. 润滑剂

9. 关于糖浆剂的质量标准叙述正确的是

A. 要求为澄明液体，色泽均匀

B. 贮存期间允许有少量轻摇即散的沉淀

C. 中药糖浆剂含糖量应不低于 50%（g/ml）

D. 中药糖浆剂含糖量应不低于 45%（g/ml）

E. 要求有一定的相对密度

10. 关于煎膏剂的叙述正确的是

A. 多用于慢性病的治疗　　B. 口感好，体积小，服用方便

C. 含挥发性成分的药物制成该剂型效果更好　　D. 煎膏剂必须加入辅料炼蜜

E. 可采用渗漉法制备

11. 煎膏剂炼糖的目的在于

A. 除去杂质　　B. 杀灭微生物　　C. 减少水分　　D. 防止返砂　　E. 使口感好

12. 煎膏剂在收膏时正确的判断是

A. 相对密度在 1.35 左右　　B. 细棒趁热挑起，"夏天挂旗，冬天挂丝"

C. 趁热滴于桑皮纸上，不现水迹　　D. "打白丝"　　E. 滴水成珠

13. 酒剂与酊剂的共同点是

A. 对浸出成分均有一定选择性，杂质少，澄明度好　　B. 久贮不易长霉

C. 溶媒本身有一定的药理作用　　D. 均需进行乙醇含量检查

E. 均要求澄明度好，不允许有沉淀

14. 关于流浸膏剂与浸膏剂的异同点叙述正确的是

A. 二者均采用适宜溶剂浸出有效成分，只是蒸发除去溶剂的程度不同，除去部分溶剂者为流浸膏剂

B. 流浸膏剂均含有 20%～25%的乙醇，浸膏剂不含

C. 流浸膏剂与浸膏剂多用于制备其他剂型的原料，很少直接用于临床

D. 流浸膏剂较浸膏剂保留更多的有效成分

E. 二者均可采用渗漉法制备

四、答　案

(一)A 型题

1. B　　2. A　　3. C　　4. E　　5. B　　6. D　　7. C　　8. C　　9. B　　10. C

11. D

(二)B 型题

1. C　　2. D　　3. E　　4. A　　5. A　　6. D　　7. C　　8. B　　9. C　　10. A

11. E　　12. C　　13. C　　14. D　　15. B　　16. A　　17. C　　18. D　　19. B

(三)X 型题

1. ABC　　2. ABCDE　　3. BE　　4. ABD　　5. AD　　6. ABC　　7. BC

8. ABD　　9. BDE　　10. AB　　11. ABCD　　12. BCD　　13. ABCD　　14. ABCDE

第七章　液体药剂

一、考试大纲

(一)基本要求

　　1.特点

　　2.分类

(二)表面活性剂

　　1.表面活性剂的基本性质及其应用

　　(1)胶束与临界胶束浓度

　　(2)亲水亲油平衡值及其应用

　　(3)起昙和昙点

　　(4)表面活性剂的毒性

　　(5)表面活性剂在中药制剂中的应用

　　2.常用表面活性剂

　　(1)表面活性剂的类型与特点

　　(2)表面活性剂常用品种与应用

(三)增加药物溶解度的方法

　　1.药物溶解的不同程度

　　2.增加药物溶解度的常用方法及原理

　　3.影响增溶的因素

(四)各类液体药剂

　　1.真溶液型液体药剂

　　(1)真溶液型液体药剂的特点

　　(2)芳香水剂、露剂、甘油剂的制备要点

　　2.胶体溶液型液体药剂

　　(1)胶体溶液型液体药剂的分类与特点

　　(2)高分子溶液与溶胶的制备

　　(3)影响胶体溶液稳定性的因素

　　3.乳浊液型液体药剂

　　(1)乳浊液型液体药剂的组成与类型

　　(2)乳化剂的种类与选用、混合乳化剂 HLB 值的计算、乳剂的制备及应用

　　(3)影响乳剂稳定性的因素及乳剂的不稳定现象

　　4.混悬型液体药剂

　　(1)混悬型液体药剂的特点、适宜制成混悬型液体药剂的药物

　　(2)润湿剂、助悬剂、絮凝剂与反絮凝剂及其应用

　　(3)混悬型液体药剂的制备及应用

　　(4)影响混悬型液体药剂稳定性的因素

5.液体药剂的质量要求与检查　口服溶液剂、混悬剂、乳剂的质量要求与检查

二、应试指南

(一)基本要求

液体药剂系指药物在一定条件下,以不同的分散方式和不同的分散程度分散于介质中所形成的液体分散体系。其特点为分散度大,吸收快,作用迅速;易控制药物浓度,可减少固体药物口服后由于局部浓度过高而引起的胃肠道刺激;便于分剂量和服用,尤其适用于儿童和老年患者。液体药剂稳定性较差,贮藏、运输不方便。

(二)表面活性剂

1.表面活性剂的基本性质及其应用

(1)胶束和临界胶束浓度:表面活性剂在溶液中开始形成胶团时的浓度称为临界胶团浓度(CMC)。临界胶团浓度的大小与其结构和组成有关,同时受温度、pH 值以及电解质等外部条件的影响。

(2)亲水亲油平衡值:表面活性剂分子中亲水基团和亲油基团对油或水的综合亲和力称为亲水亲油平衡值(HLB)。表面活性剂的 HLB 值越高,其亲水性越强;HLB 值越低,其亲油性越强。HLB 值在 15～18 以上的表面活性剂适合用作增溶剂,HLB 值在 8～16 的表面活性剂适合用作 O/W 型乳化剂,HLB 值在 3～8 的表面活性剂适合用作 W/O 型乳化剂,HLB 值在 7～9 的表面活性剂适合用作润湿剂。非离子型表面活性剂的 HLB 值具有加和性。

(3)起昙和昙点:某些含聚氧乙烯基的非离子型表面活性剂的溶解度开始随温度升高而加大,当达到某一温度时,其溶解度急剧下降,溶液出现浑浊或分层,但冷却后又恢复澄清。这种由澄清变成浑浊或分层的现象称为起昙,该转变温度称为昙点。产生起昙现象的主要原因是此类表面活性剂分子结构中所含的聚氧乙烯基与水分子形成的氢键在温度升高到昙点后断裂,从而引起表面活性剂溶解度急剧下降,出现浑浊或分层现象,当温度下降至昙点以下时,氢键又可重新形成。

(4)表面活性剂的毒性:阳离子表面活性剂的毒性一般较大,其次是阴离子表面活性剂,非离子表面活性剂的毒性相对较小。阳离子和阴离子的表面活性剂还有较强的溶血作用,非离子表面活性剂的溶血作用比较轻微,其中聚山梨酯类表面活性剂的溶血作用通常较其他含聚氧乙烯基的表面活性剂更小。

2.常用表面活性剂

(1)阴离子表面活性剂

①肥皂类。具有良好的乳化能力,但容易被酸破坏,碱土金属皂还可被钙、镁盐等破坏,电解质可使之盐析,具有一定的刺激性,一般只用于外用制剂。

②硫酸化物。常用的有硫酸化蓖麻油(俗称土耳其红油)和高级脂肪醇硫酸酯类(主要用作外用软膏的乳化剂)。

③磺酸化物。常用的有脂肪族磺酸化物和烷基芳基磺酸化物。

(2)阳离子表面活性剂:起表面活性作用的是阳离子。常用的有苯扎氯铵(洁尔灭)、苯扎溴铵(新洁尔灭)等。

(3)两性离子表面活性剂

①天然的两性离子表面活性剂。主要有豆磷脂和卵磷脂,常用的是卵磷脂。

②合成的两性离子表面活性剂。阴离子部分主要是羧酸盐,阳离子部分主要是胺盐或季铵盐。

(4)非离子表面活性剂

①脱水山梨醇脂肪酸酯。亲油性较强,常用作 W/O 型乳剂的乳化剂或 O/W 型乳剂的辅助乳化剂。

②聚氧乙烯脱水山梨醇脂肪酸酯。商品名为吐温类,常用的有吐温 20(聚山梨酯 20)、吐温 40(聚山梨酯 40)、吐温 60(聚山梨酯 60)、吐温 80(聚山梨酯 80)、吐温 85(聚山梨酯 85)等。

③聚氧乙烯脂肪酸酯。常用作 O/W 型乳剂的乳化剂。常用的有聚氧乙烯 40 硬脂酸酯。

④聚氧乙烯脂肪醇醚。常用的有西土马哥、平平加 O 及埃莫尔弗等。

⑤聚氧乙烯聚氧丙烯共聚物。常用的有普朗尼克类,如普朗尼克 F—68。

(三)增加药物溶解度的方法

1.增加药物溶解度的常用方法

(1)增溶:表面活性剂在水溶液中的浓度达到临界胶团浓度(CMC)以上,一些水不溶性或微溶性物质在胶团溶液中的溶解度显著增加,形成透明胶体溶液,称为增溶。

(2)助溶:一些难溶于水的药物由于第三种物质的加入而使其在水中溶解度增加的现象,称为助溶。加入的第三种物质称为助溶剂。难溶性药物与助溶剂形成可溶性络合物、有机分子复合物以及通过复分解反应生成可溶性盐类而产生助溶作用。

(3)制成盐类:一些难溶性弱酸、弱碱类药物,可制成盐类而增加溶解度。

(4)应用混合溶剂:如潜溶剂。

2.影响增溶的因素

(1)增溶剂的性质、用量及使用方法:增溶剂的种类不同,其增溶量亦不同,即使是同系物的增溶剂,也因相对分子质量的不同而产生不同的增溶效果。同系物增溶剂的碳链越长,其增溶量也越大。对极性或中等极性药物而言,非离子表面活性剂的 HLB 值越大,其增溶效果越好。

(2)被增溶药物的性质:药物的相对分子质量越大,被增溶量通常越小。

(3)溶液的 pH 值及电解质:溶液的 pH 值增大,有利于弱碱性药物的增溶;溶液的 pH 值减小,有利于弱酸性药物的增溶。溶液中加入电解质,能使被增溶药物的溶解度增加,其原因是电解质能够降低增溶剂的临界胶团浓度,从而使增溶剂在较低的浓度时形成大量胶团而产生增溶作用;另外电解质还可中和胶团的电荷,增大了胶团内部的有效体积,为被增溶药物提供更多的空间,从而提高增溶效果。

(4)温度:影响胶团的形成;影响被增溶物质的溶解;影响表面活性剂的溶解度。

(四)各类液体药剂

1.真溶液型液体药剂

(1)真溶液型液体药剂的特点:溶液型液体药剂系指药物以分子或离子形式分散于分散介质中形成的供内服或外用的均相液体制剂。属于溶液型液体药剂的有溶液剂、糖浆剂、芳香水剂、醑剂、甘油剂等。

(2)芳香水剂、露剂、甘油剂的制备特点

2.胶体溶液型液体药剂

(1)胶体溶液型液体药剂的分类与特点

①高分子溶液。高分子化合物如胃蛋白酶、右旋糖酐、明胶、阿拉伯胶、聚乙烯醇(PVA)、聚乙烯吡咯烷酮(PVP)、羧甲基纤维素钠等,以单分子形式分散于分散介质中形成的均相体系称为高分子溶液,又称为亲水胶体,为热力学稳定体系。

②溶胶剂。分散相质点以多分子聚集体(胶体微粒)分散于分散介质中形成的胶体分散体系称为溶胶剂,又称为疏液胶体。溶胶外观澄明,但具有乳光,属于高度分散的热力学不稳定体系。

(2)高分子溶液与溶胶的制备

①高分子溶液的制备。取天然或合成高分子物质,加水浸泡、溶胀、胶溶,必要时采用研磨、搅拌或加热等方法使之溶解即得。

②溶胶的制备。分散法;凝聚法。

(3)影响胶体溶液稳定性的因素

①高分子溶液。脱水剂,如乙醇、丙酮等可破坏水化膜;大量的电解质可因其强烈的水化作用,夺去了高分子质点水化膜的水分而使其沉淀,这一过程称为盐析。

②溶胶。溶胶胶粒上形成的厚度有 $1\sim2$ 个离子的带电层,称为吸附层。在荷电胶粒的周围形成了与吸附层电荷相反的扩散层。这种由吸附层和扩散层构成的电性相反的电层称双电层,又称扩散双电层。由于双电层的存在而产生电位差,称 ξ 电位。溶胶 ξ 电位的高低决定了胶粒之间斥力的大小,是决定溶胶稳定性的 主要因素。

③电解质的作用:电解质离子的电中和使扩散层变薄,ε 电位降低,水化膜变薄,胶粒易聚集。

3.乳浊液型液体药剂

(1)乳浊液型液体药剂的组成与类型:乳剂由油相、水相和乳化剂组成,按粒滴大小分普通乳、亚微乳和纳米乳。O/W 型乳剂、W/O 型乳剂及复乳。

(2)乳化剂的种类与选用、混合乳化剂 HLB 值的计算、乳剂的制备及应用

①乳化剂的种类。常用乳化剂根据其性质不同可分为 3 类,即表面活性剂、高分子溶液以及固体粉末。其中固体粉末的乳化作用不受电解质的影响,常用的亲水性固体粉末有氢氧化镁、氢氧化铝、二氧化硅、硅皂土等,乳化时可形成 O/W 型乳剂;亲油性固体粉末有氢氧化钙、氢氧化锌、硬脂酸镁等,乳化时可形成 W/O 型乳剂。

②乳化剂的选择。根据乳剂的类型选择;根据乳剂给药途径选择:口服乳剂所用乳化剂必须无毒、无刺激性;外用乳剂应选用无刺激性的表面活性剂;注射用乳剂应选择磷脂、泊洛沙姆等乳化剂;根据乳化剂性能选择:选择乳化性能强、性质稳定、受外界因素如酸、碱、盐等影响小、无毒无刺激性的乳化剂;选择混合乳化剂。

③混合乳化剂 HLB 值的计算。两种混合乳化剂的 HLB 值计算公式

$$HLB_{混合} = \frac{W_A \cdot HLB_A + W_B \cdot HLB_B}{W_A + W_B}$$

④乳剂的制备及应用。制备时应注意乳剂中分散相的体积比应在 $25\%\sim50\%$,根据乳剂的类型选择适合 HLB 值的乳化剂或混合乳化剂,注意调节乳剂的黏度和流变性,必要时加入适量抗氧剂、防腐剂。乳剂中添加药物时,若药物能溶于内相或外相,可先溶于内相或外相中,

然后制成乳剂;若药物不溶于内相也不溶于外相时,可用亲和性大的液相研磨,再制成乳剂,也可以在制成的乳剂中研磨药物,使药物分散均匀。制备就多选用干胶法,适用于阿拉伯胶或阿拉伯胶与西黄芪胶的混合胶作为乳化剂的乳剂制备;也可以使用机械法、湿胶法和新生皂法,如油相中硬脂酸与水相中三乙醇胺在一定温度(70℃以上)下混合时生成硬脂酸三乙醇胺皂,可作为 O/W 型乳化剂。本法适合于乳膏的制备。

(3)影响乳剂稳定性的因素及乳剂的不稳定现象

①影响乳剂稳定性的主要因素。乳化剂的性质;乳化剂的用量一般应控制在 0.5%～10%;分散相的浓度,一般宜在 50%左右;分散介质的黏度;乳化及贮藏时的温度,一般认为适宜的乳化温度为 50℃～70℃;制备方法及乳化器械;微生物的污染等。

②乳剂的不稳定现象。分层指乳剂在放置过程中,乳滴逐渐聚集在上层或下层的现象。絮凝指乳滴聚集成团但仍保持各乳滴的完整分散体而不呈现合并现象。转相系指 O/W 型乳剂转成 W/O 型乳剂或出现相反的变化称为转相(又称转型)。破裂指分散相乳滴合并且与连续相分离成不相混溶的两层液体的现象。酸败指乳剂受外界因素(光、热、空气等)及微生物作用,使体系中油或乳化剂发生变质的现象。

4.混悬型液体药剂

(1)混悬型液体药剂的特点、适宜制成混悬型液体药剂的药物:①混悬型液体药剂的特点。混悬液型液体药剂系指难溶性固体药物以微粒状态分散在液体介质中形成的非均相液体制剂,也包括干混悬剂,即难溶性固体药物与适宜辅料制成粉末状或颗粒状,临用时加水振摇即可分散(或崩散)成混悬液。②适宜制成混悬液的药物。难溶性药物或药物使用剂量超过其溶解度但需制成液体制剂供临床使用;两种溶液混合时药物的溶解度降低而析出固体微粒;欲使药物发挥长效作用者。为了安全用药,毒性药物或小剂量药物不宜制成混悬液使用。

(2)润湿剂、助悬剂、絮凝剂与反絮凝剂及其应用

①润湿剂:疏水性药物制备混悬液时,常加入润湿剂以利于分散。常用的润湿剂有聚山梨酯类、司盘类表面活性剂等。

②助悬剂。助悬剂能增加分散介质的黏度,使混悬液具有触变性,从而增加其稳定性。常用的助悬剂有低分子助悬剂如甘油、糖浆;高分子助悬剂如天然高分子助悬剂阿拉伯胶粉末(或胶浆)、西黄芪胶、琼脂等,合成高分子助悬剂甲基纤维素、羧甲基纤维素钠、羟乙基纤维素、聚乙烯吡咯烷酮、聚乙烯醇等;硅酸类助悬剂如胶体二氧化硅、硅酸铝、硅皂土等。

③絮凝剂与反絮凝剂。加入适量的电解质可使混悬剂中微粒周围双电层所形成的 ζ 电位降低到一定程度,加入的电解质称为絮凝剂。加入电解质后使 ζ 电位升高,阻碍微粒之间的碰撞聚集的现象称为反絮凝,能起反絮凝作用的电解质称为反絮凝剂,加入适宜的反絮凝剂也能提高混悬剂的稳定性。同一电解质可因用量不同起絮凝作用或反絮凝剂作用,如枸橼酸盐、枸橼酸氢盐、酒石酸盐、酒石酸氢盐、磷酸盐和一些氯化物等。

(3)混悬型液体药剂的制备及应用

①分散法。将固体药物粉碎成微粒,再混悬于分散介质中。其中亲水性药物微粒一般与分散介质加液研磨至适宜的分散度,然后加入剩余的液体至全量。疏水性药物应先加润湿剂研匀,再加其他液体研磨,最后加亲水性液体稀释至全量。

②凝聚法。化学凝聚法:即两种或两种以上的化合物在一定条件下反应生成不溶性的药物而制成混悬剂。为了得到较细的微粒,化学反应宜在稀溶液中进行,同时应快速搅拌;物理

凝聚法:主要是指微粒结晶法。即选择适当的溶剂,在一定温度下将药物制成饱和溶液,在急速搅拌下缓缓加入另一冷溶剂中,使之迅速析出结晶微粒,再分散于分散介质中制得混悬液。

(4)影响混悬型液体药剂稳定性的因素:①微粒间的排斥力与吸引力。②混悬粒子的沉降。在一定条件下,混悬液中微粒的沉降速度符合 stoke's 定律。由 Stoke's 定律可见,沉降速度 V 与 r2、($\rho1-\rho2$)成正比,与 η 成反比。为了增加混悬液的稳定性,在药剂学中可以采取的措施有:减小粒径;增加分散介质黏度;减小微粒与介质之间的密度差。③微粒增长与晶型的转变。尽可能减小微粒粒径,注意缩小微粒之间的粒径差。④温度的影响。温度的改变常影响药物微粒的溶解与结晶过程,从而引起结晶长大、晶型转变。

5.液体药剂的质量要求与检查

(1)口服乳剂:应呈均匀的乳白色,以半径为 10cm 的离心机每分钟 4000 转的转速离心15min,不应分层。

(2)口服混悬剂:药物应通过八号筛,且其中混悬物应分散均匀,不应很快下沉,沉降体积比不低于 0.90,下沉的混悬物不应结块,经振摇仍能分散均匀。标签上应注明"服前摇匀",为安全起见,剧毒药不应制成口服混悬剂。

(3)干混悬剂的干燥失重应按照干燥失重法,其减失的重量不得超过 2.0%。重量差异、装量、干燥失重、沉降体积比、微生物限度检查均应符合 2010 年版《中国药典》的相关要求。

三、考前模拟

(一)A 型题(最佳选择题)

1. 关于液体药剂叙述正确的是

A.液体药剂中药物一般以溶解、胶溶或乳化形式存在,固体药物分散其中不属于液体药剂

B.液体药剂较相应固体药剂作用迅速

C.液体药剂包括芳香水剂、合剂、灌肠剂、醑剂等很多剂型

D.液体药剂不易分剂量　　E.液体药剂一般稳定性较好

2. 对液体制剂质量要求错误者为

A.均相液体药剂应是澄明溶液　　B.分散媒最好用有机分散媒

C.外用液体药剂应无刺激性　　D.口服液体药剂应外观良好,口感适宜

E.制剂应有一定的防腐能力

3. 下列液体药剂的叙述错误的是

A.溶液剂分散相粒径一般小于 1nm　　B.高分子溶液分散相粒径一般在 1~100nm

C.混悬剂分散相微粒的粒径一般在 500nm 以上

D.乳状液药剂属热力学稳定分散体系

E.混悬型药剂属粗分散体系

4. 下列关于表面活性剂的论述错误的是

A.能够显著降低两相间界面张力的物质,如:乙醇、吐温等

B.分子结构中同时含有亲水基团和亲油基团

C.低浓度时,发生表面吸附　　D.高浓度时进入溶液内部

E.高浓度时可以形成胶团

5.下列不属于表面活性剂的是

A.脱水山梨醇脂肪酸脂类　　B.聚氧乙烯去水山梨醇脂肪酸脂类

C.聚氧乙烯脂肪酸脂类　　D.聚氧乙烯脂肪醇醚类　　E.聚氧乙烯脂肪酸类

6.下列关于阳离子表面活性剂的叙述错误的是

A.水溶性大　　B.主要用于杀菌与防腐　　C.起表面活性的部分是阳离子

D.分子结构主要部分是一个五价氮原子　　E.在酸性与碱性溶液中不稳定

7.用于制备注射用乳剂及脂质体的表面活性物质是

A.脂肪酸山梨坦　　B.聚氧乙烯脂肪酸酯类　　C.普流罗尼克　　D.卵磷脂

E.胆汁

8.关于HLB值错误的是

A.体现了对油和水的综合亲和力　　B.该值在15~18以上适合用作增溶剂

C.在8~16之间适合用作O/W乳化剂　　D.越高乳化能力越强

E.越低亲油性越强

9.表面活性剂不具备的性质是

A.显著降低界面张力　　B.亲水亲油平衡值　　C.临界胶团浓度

D.克氏点和昙点　　E.适宜的黏稠度

10.混合后的表面活性剂HLB值可以用公式计算的表面活性剂是

A.非离子型表面活性剂　　B.离子型表面活性剂　　C.阴离子型表面活性剂

D.阳离子型表面活性剂　　E.上述皆可以用

11.用Span-60和Tween-60配制HLB值为10.3的乳化剂,两组分重量百分比为(Span-60的HLB值为4.7.Tween-60的HLB值为14.9)

A.45%、55%　　B.24%、76%　　C.40%、60%　　D.30%、70%　　E.35%、65%

12.司盘80(HLB值为4.3)与吐温80(HLB值为15)各等量混合后,可用做液体药剂的

A.增溶剂　B.O/W型乳化剂　　C.W/O型乳化剂　　D.润湿剂　　E.去污剂

13.表面活性剂在药剂学中不能用于

A.增溶　　B.防腐　　C.润湿　　D.乳化　　E.助悬

14.表面活性剂的毒性叙述错误的是

A.阳离子表面活性剂毒性一般最大　　B.阴离子表面活性剂毒性一般最小

C.吐温的溶血作用通常较其他含聚氧乙烯基的表面活性剂更小

D.静脉给药毒性比口服给药大

E.对皮肤的刺激性以非离子型表面活性剂相对小

15.根据解离情况表面活性剂可以分为

A.天然和合成　　B.水溶性和油溶性　　C.离子型与非离子型表面活性剂

D.阳离子与阴离子表面活性剂　　E.吐温与司盘类

16.月桂酸钠作为表面活性剂的性质错误的是

A.为阴离子型表面活性剂　　B.有良好的乳化能力　　C.一般只用于外用制剂

D.易被钙盐所破坏　　E.有良好的表面活性,很强的杀菌能力

17.生活中被广泛用作洗涤剂的表面活性剂是

A.硬脂酸三乙醇胺皂　　B.土耳其红油　　C.月桂酸钠

D. 十二烷基苯磺酸钠　　　E. 吐温

18. 增溶作用是由于表面活性剂的原因是

A. 形成氢键　　　B. 形成络合物　　　C. 形成胶团　　　D. 形成多分子膜

E. 分子亲油基团

19. 关于增溶的叙述错误的是

A. 增溶是表面活性剂在水中形成胶团实现的

B. 增溶剂的 HLB 值是在 15～18 以上　　　C. 弱酸性药物在偏碱性的溶液中有较大增溶

D. 弱碱性药物在偏碱性的溶液中有较大增溶

E. 两性药物在等电点时有较大增溶

20. 吐温类为常用的表面活性剂,下列关于它的叙述错误的是

A. 亲水性表面活性剂　　　B. 可作为增溶剂　　　C. 非离子型表面活性剂

D. 有起昙现象　　　E. 可用做 W/O 型乳化剂

21. 对极性或中等极性药物,增溶能力正确的是

A. 非离子型＞阳离子型＞阴离子型　　　B. 阳离子型＞阴离子型＞非离子型

C. 非离子型＞阴离子型＞阳离子型　　　D. 阴离子型＞阳离子型＞非离子型

E. 增溶能力相差不大

22. 关于液体药剂的分散体系描述错误的是

A. 溶液型液体药剂药物以分子或离子形式分散于分散介质中

B. 胶体溶液以多分子聚集体的形式分散　　　C. 混悬液与乳浊液均属于粗分散体系

D. 乳状液为多相分散体系　　　E. 混悬液为不均匀分散体系

23. 以胶类作乳化剂时,初乳中油(植物油)、水、胶的比例是

A. 1∶1∶1　　　B. 1∶2∶1　　　C. 1∶2∶1　　　D. 2∶4∶1　　　E. 4∶2∶1

24. 下列不属于真溶液型液体药剂是

A. 溶液剂　　　B. 甘油剂　　　C. 露剂　　　D. 醑剂　　　E. 输液剂

25. 有利于乳状液制剂稳定的可行措施是

A. 应选择 HLB 值在 3～8 的表面活性剂做乳化剂　　　B. 乳化剂用量越多越好

C. 制备温度高稳定　　　D. 分散相体积在 25%～50% 之间　　　E. 黏度越大越好

26. 石灰搽剂的处方组成为:麻油、饱和石灰水,其制备方法为

A. 干胶法　　　B. 湿胶法　　　C. 两相交替加入法　　　D. 新生皂法　　　E. 凝聚法

27. 下列不能作为混悬剂的助悬剂是

A. 西黄蓍胶　　　B. 海藻酸钠　　　C. 聚山梨酯　　　D. 糖浆　　　E. 硅皂土

28. 根据 Stoke's 定律,与混悬微粒沉降速度成正比的因素是

A. 混悬微粒半径　　　B. 混悬微粒粉碎度　　　C. 混悬微粒半径平方

D. 混悬微粒直径　　　E. 分散介质的黏度

29. 乳剂形成的最基本条件是

A. 乳化剂与水相　　　B. 乳化剂与油相　　　C. 乳化剂与乳化功

D. 机械力与油相　　　E. 乳化功与机械力

(二)B 型题(配伍选择题)

A. 分散相大小＜1nm　　　B. 分散相大小 1～100nm　　　C. 分散相大小＞100nm

D. 分散相大小 0.5～10μm　　　E. 分散相大小＞10μm

1. 乳状液

2. 溶胶剂

3. 高分子溶液剂

4. 溶液剂

下列表面活性剂的商品名分别为

A. 司盘　　　B. 吐温　　　C. 卖泽　　　D. 苄泽　　　E. 普朗尼克

5. 聚氧乙烯脱水山梨醇脂肪酸酯类

6. 聚氧乙烯聚氧丙烯共聚物类

7. 脱水山梨醇脂肪酸酯类

8. 聚氧乙烯脂肪酸酯类

A. 真溶液　　　B. 高分子溶液　　　C. 胶体溶液　　　D. 乳状液　　　E. 混悬液

9. 以分子或离子分散为澄明溶液的是

10. 液体微粒分散得到的液体多相体系

11. 固体微粒分散得到的液体多相体系

A. 增溶剂　　　B. O/W 型乳化剂　　　C. W/O 型乳化剂　　　D. 润湿剂　　　E. 消泡剂

12. HLB 值在 1～3 的表面活性剂适合用

13. HLB 值在 3～8 的表面活性剂适合用

14. HLB 值在 7～9 的表面活性剂适合用

15. HLB 值在 15～18 的表面活性剂适合用

A. 普朗尼克　　　B. 新洁尔灭　　　C. 卵磷脂　　　D. 洗衣粉类　　　E. 硅藻土

16. 非离子型表面活性剂

17. 阴离子型表面活性剂

18. 阳离子型表面活性剂

19. 两性离子型表面活性剂

A. 阴离子型表面活性剂　　　B. 阳离子表面活性剂　　　C. 非离子型表面活性剂

D. 两性离子型表面活性剂　　　E. 上述均不对

20. 杀菌作用强的是

21. 起泡、去污作用好的是

22. 有起昙现象的是

A. 水蒸气蒸馏法　　　B. 回流法　　　C. 新生皂法　　　D. 研磨分散法　　　E. 渗漉法

23. 露剂的制备可以采用

24. 溶胶的制备可以采用

25. 乳状液的制备可以采用乳剂不稳定的现象有

A. 分层　　　B. 絮凝　　　C. 转相　　　D. 破裂　　　E. 酸败

26. 分散相乳滴合并且与连续相分离成不相混溶的两层液体

27. 受外界因素作用,使体系中油或乳化剂发生变质现象

28. 乳剂放置时乳滴逐渐聚集在上层或下层的现象

29. 乳滴聚集成团但仍保持各乳滴的完整分散个体而不合并

A. 溶胶　　B. 混悬液　　C. 乳状液　　D. 混悬液+乳浊液　　E. 溶胶+混悬液+乳状液

30. 属于热力学不稳定分散体系的是

31. 属于动力学不稳定分散体系的是

32. 属于动力学稳定分散体系的是

(三)X型题(多项选择题)

1. 关于表面活性剂的内容阐述正确的是

A. 其能力主要取决于分子结构的"两亲性"

B. 降低表面张力的能力大小与其应用浓度有一定关系

C. HLB 值越小,降低界面张力能力越小　　D. 具有两亲性的分子都是表面活性剂

E. 表面活性剂在水中表面吸附达到饱和,再增加表面活性剂的浓度,对降低表面活性作用不再明显增加

2. 下列不是表述表面活性剂的术语的是

A. 临界胶团浓度　　B. HLB 值　　C. 置换价　　D. 起昙点　　E. 低共熔

3. 关于胶团和临界胶团浓度的叙述正确的是

A. 表面活性剂在溶液中开始形成胶团时的浓度为临界胶团浓度

B. 形成的胶团在胶体粒子范围内　　C. 胶团的形成是水分子排挤所致

D. 胶团的形成是表面活性剂亲油基和水分子之间的斥力

E. 表面活性剂种类不同形成胶团的形状也不同

4. 表面活性剂的乳化作用体现在

A. 降低界面张力　　B. 形成牢固的多分子乳化膜　　C. 形成牢固的单分子乳化膜

D. 形成牢固的固体微粒乳化膜　　E. 形成牢固的水化膜

5. 新洁尔灭为

A. 为阴离子型表面活性剂　　B. 即苯扎溴铵　　C. 即苯扎氯铵

D. 杀菌、消毒作用良好　　E. 为季铵类化合物

6. 关于两性离子表面活性剂的叙述正确的是

A. 在碱性水溶液中具有较好的起泡性、去污力

B. 在酸性水溶液中有很强的杀菌能力

C. 在等电点时将产生沉淀　　D. 卵磷脂为两性离子表面活性剂

E. 对油脂的乳化能力很强,可制成乳滴细小而不易被破坏的乳剂

7. 关于吐温叙述正确的是

A. 为聚氧乙烯脱水山梨醇脂肪酸酯　　B. 亲水性要显著,可用作 O/W 型乳化剂

C. 有起昙现象　　D. 无毒性,无溶血性　　E. 可提高挥发油类成分制剂的澄明度

8. 下列属于阴离子型表面活性剂的是

A. 土耳其红油　　B. 月桂酸钠　　C. 苯扎溴铵　　D. 卵磷脂

E. 十二烷基苯磺酸钠

9. 关于临界胶团浓度(CMC)的论述错误的是

A. 与浓度无关　　B. 其大小与结构和组成有关

C. 是非离子表面活性剂的特性　　D. 受温度、pH 的影响

E. 表面活性剂分子之间形成络合物

10. 下面关于昙点的论述正确的是

A. 含有聚氧乙烯基的非离子表面活性剂均具有此特性

B. 起昙现象实际就是表面活性剂溶解度变化所引起的

C. 起昙现象是可逆的,因此加热对制剂的稳定性不会造成影响

D. 盐类或碱性物质的加入可使昙点降低　　E. 聚氧乙烯基越多昙点越高

11. 下列关于表面活性剂性质的叙述错误的是

A. 表面活性剂 HLB 值愈高,其亲水性愈强　　B. 非离子型表面活性剂均具有起昙现象

C. 阴离子型表面活性剂的毒性一般最小

D. 阳离子型和阴离子型的表面活性剂有较强的溶血作用

E. 静脉给药时表面活性剂的毒性比口服给药大

12. 以下关于亲水亲油平衡值(HLB)的论述正确的是

A. 体现表面活性剂亲水基团的多少　　B. 体现表面活性剂亲油基团的多少

C. 亲水亲油平衡值越高,亲水性越小　　D. 亲水亲油平衡值越小,亲油性越大

E. 表面活性剂的亲水亲油性必须适当平衡

13. 关于增溶的叙述错误的是

A. 一般作增溶剂的 HLB 值在 13～16 之间选择

B. 被增溶物分子量越大增溶效果越好

C. 增溶剂的碳链越长,其增溶量越多

D. 增溶剂的使用方法通常为将其加入溶剂溶解,然后加入药物

E. 当溶液的 pH 增大时,有利于弱酸性药物的被增溶

14. 助溶的机制有

A. 难溶性药物通过复分解反应生成可溶性盐类

B. 难溶性药物形成可溶性络合物　　C. 难溶性药物形成有机复合物

D. 难溶性药物与潜溶剂相似相溶

E. 在难溶性药物分子结构中引入了助溶剂的亲水性基团,增加了它在水中的溶解度

15. 以下关于高分子溶液的论述正确的是

A. 双电层是决定其稳定性的主要因素　　B. 乙醇可破坏水化膜

C. 陈化可破坏水化膜　　　　　　　　　　D. 絮凝可保护水化膜

E. 盐析可破坏水化膜

16. 可以破坏高分子溶液稳定性的物质是

A. 丙酮　　B. 硫酸钠　　C. 水　　D. 西黄芪胶　　E. 枸橼酸

17. 下列关于溶胶剂的叙述错误的是

A. 为均相分散体系　　　　　　　B. 分散相质点大小在 1～100nm 之间

C. 制备方法包括分散法和凝聚法　　D. 溶胶剂具有双电层结构　　E. 具有丁达尔效应

18. 关于溶胶的叙述正确的是

A. 是热力学不稳定体系　　B. 是动力学不稳定体系　　C. 有布朗运动

D. 为均相分散体系　　　　E. 可采用凝聚法和分散法制备得到

19. 不能形成 O/W 型乳剂的乳化剂是

A．PluroniC F68　　B. 氢氧化镁　　C．氢氧化锌　　D. 硬脂酸镁　　E. 十二烷基硫酸钠

20. 下列可用做乳化剂的物质是

A. 硬脂醇　　B. 阿拉伯胶　　C. 硅皂土　　D. 氢氧化镁　　E. 硬脂酸镁

21. 下列乳剂的不稳定现象中为可逆过程的是

A. 分层　　B. 转相　　C. 絮凝　　D. 破裂　　E. 酸败

22. 关于西黄芪胶作为乳化剂的叙述正确的是

A．W/O 型乳化剂　　B. 可供内服　　C. 黏性大,乳化能力差

D. 常与阿拉伯胶合用　　E. 不需加防腐剂

23. 乳化剂选用的一般原则为

A. 口服乳剂一般选合成乳化剂　　B. 类型相反的乳化剂不能混合使用

C. 阴、阳离子表面活性剂不能同时使用

D. 非离子型表面活性剂可与其他乳化剂合用

E. 与药物具有相反电荷的离子型表面活性剂不能选用

24. 影响乳剂稳定性的因素有

A. 乳化剂的用量　　B. 制备方法及乳化机械　　C. 分散介质的黏度

D. 乳化温度　　E. 乳化剂的性质

25. 乳剂形成的三要素包括

A. 油相　　B. 水相　　C. 机械力　　D. 乳化剂　　E. 助悬剂

26. 对混悬剂的叙述正确的是

A. 制成混悬剂可产生长效作用　　B. 毒性或剂量小的药物不易制成混悬剂

C. 加入一些高分子物质可抑制结晶增长　　D. 可以制成干混悬剂提高稳定性

E. 絮凝度越小,说明混悬剂稳定

27. 增强混悬液稳定性的措施有

A. 减小药物的粒径　　B. 增加分散介质的黏度　　C. 缩小微粒间的粒径差

D. 加入絮凝剂　　E. 贮藏于阴凉处

28. 混悬液中的稳定剂包括

A. 润湿剂　　B. 助溶剂　　C. 助悬剂　　D. 絮凝剂　　E. 反絮凝剂

29. 关于絮凝剂与反絮凝剂的叙述正确的是

A. 絮凝剂能够使ξ电位降低　　B. 反絮凝剂能够使ξ电位降低

C. 絮凝剂能够增加体系稳定性　　D. 反絮凝剂能够降低体系稳定性

E. 控制ξ电位在 $20\sim25mV$,恰好发生絮凝

30. 属于热力学稳定体系的有

A. 高分子亲液胶体　　B. 乳状液　　C. 溶胶　　D. 混悬液　　E. 溶液

31. 适宜制成混悬型液体药剂的药物是

A. 溶解度小的药物　　B. 剂量小的药物　　C. 为发挥药物的长效作用

D. 毒剧药　　E. 为提高在水溶液中稳定性的药物

四、答 案

(一)A 型题

1. B   2. B   3. D   4. A   5. E   6. E   7. D   8. D   9. E   10. A
11. A   12. B   13. B   14. B   15. C   16. E   17. D   18. C   19. C   20. E
21. A   22. B   23. E   24. E   25. D   26. D   27. C   28. C   29. C

(二)B 型题

1. C   2. B   3. B   4. A   5. B   6. E   7. A   8. C   9. A   10. D
11. E   12. E   13. C   14. D   15. A   16. A   17. D   18. B   19. C   20. B
21. A   22. C   23. A   24. D   25. C   26. D   27. E   28. A   29. B   30. E
31. B   32. A

(三)X 型题

1. ABE   2. CE   3. ABCE   4. ABCD   5. BDE   6. ABDE   7. ABCE
8. ABE   9. ACE   10. BDE   11. BC   12. DE   13. ABDE   14. ABC
15. BCE   16. ABE   17. AB   18. ACE   19. CD   20. BCDE   21. AC
22. BCD   23. BCDE 24. ABCDE 25. ABD   26. ABCD 27. ABCDE 28. ACDE
29. ACE   30. AE   31. ACE

第八章　注射剂

一、考试大纲

(一)基本要求

　　(1)特点

　　(2)分类

(二)热原

　　1.热原及其基本性质

　　(1)热原的来源及致热特点

　　(2)热原的基本性质

　　2.注射剂中污染热原的途径与去除方法

　　(1)污染热原的途径

　　(2)去除热原的方法

　　3.热原与细菌内毒素的检查　热原检查法与细菌内毒素检查法及其应用

(三)注射剂的溶剂

　　1.制药用水的种类及其应用

　　2.注射用水的制备与质量要求

　　3.注射用油的质量要求与精制

(四)注射剂的附加剂

　　1.增加药物溶解度的附加剂及其选用

　　2.防止药物氧化的附加剂及其选用

　　3.调节渗透压的方法、附加剂与计算

　　4.调整 pH 的附加剂、抑菌剂、止痛剂及其选用

(五)中药注射剂的半成品

　　1.中药注射用半成品的基本要求

　　2.中药注射用半成品提取、纯化的常用方法

　　3.去除药液中鞣质的方法

(六)中药注射剂

　　1.中药注射液

　　(1)制备工艺流程与应用

　　(2)注射剂容器的种类、规格及质量要求

　　(3)安瓿处理、药液配制、滤过、灌封、灭菌与检漏的方法及要点

　　2.中药注射用无菌粉末

　　(1)质量要求

　　(2)制法

（七）输液剂

    1.种类及其作用

    2.制备要点

（八）其他注射剂

    1.乳状液型注射剂

    （1）质量要求

    （2）制备要点

    2.混悬液型注射剂

    （1）质量要求

    （2）制备要点

（九）中药注射剂质量要求与检查

    1.质量要求

    2.检查项目与方法

（十）滴眼液

    1.质量要求

    2.吸收途径及影响疗效的因素

    3.常用附加剂

二、应试指南

（一）基本要求

中药注射剂系指从药材中提取的有效物质制成的可供注入人体内的灭菌溶液或乳状液，以及供临用前配成溶液的无菌粉末或浓溶液。

    1.特点

    （1）优点：药效迅速，作用可靠；适用于不宜口服的药物；适用于不能口服给药的病人；可以产生局部定位或延长药效的作用，有些注射液可以用于疾病诊断。

    （2）缺点：使用不便且注射时疼痛，使用不当有一定危险性；制备过程比较复杂，制剂技术和设备要求较高。

    2.分类　注射剂、注射用无菌粉末、注射用浓溶液。

（二）热原

    1.热原及其基本性质

    （1）热原的来源及致热特点：含热原的输液注入人体约半小时后，病人所出现的寒颤、高热、出汗和恶心呕吐，严重者出现昏迷、休克，甚至危及生命的现象，大致可以认为，内毒素＝热原＝脂多糖。致热能力最强的是革兰阴性杆菌所产生的热原。

    （2）热原的基本性质

    ①耐热性。在通常的灭菌条件下，热原往往不能被破坏，一般采用180℃，3～4h、250℃，30～45min 或 650℃，1min 可彻底破坏热原。

    ②滤过性。热原直径约为 1～5nm，可通过一般滤器，甚至是微孔滤膜，孔径小于 1nm 的

超滤膜可除去绝大部分甚至全部热原。

③水溶性。热原可溶于水,其浓缩的水溶液带有乳光。

④不挥发性。热原具有不挥发性,但可溶于水蒸气所夹带的雾滴而带入蒸馏水中,因此,蒸馏水器上附有隔沫装置。

⑤被吸附性。热原可以被活性炭、离子交换树脂、石棉板等吸附。

⑥其他。热原能被强酸、强碱、强氧化剂、超声波等破坏。

2. 污染热原的途径 包括从溶剂中带入;从原辅料中带入;从容器、用具、管道与设备中带入;制备过程中污染;从输液器中带入。去除热原可以使用高温法、酸碱法、吸附法、离子交换法、凝胶滤过法、反渗透法、超滤法。

3. 热原与细菌内毒素的检查

(1)热原检查法家兔致热试验法。适于大多数制剂,不适于放射性药物、肿瘤抑制剂等。

(2)细菌内毒素检查法。鲎试验法

(三)注射剂的溶剂

1. 制药用水的种类及其应用

(1)注射用水系指纯化水经蒸馏所得的制药用水,可作为配制注射剂的溶剂或稀释剂,静脉用脂肪乳剂的水相及注射用容器的精洗,亦可作为滴眼剂配制的溶剂。

(2)灭菌注射用水为注射用水经过灭菌所得的制药用水,主要用作注射用无菌粉末的溶剂或注射剂的稀释剂。

(3)纯化水系指原水经蒸馏法、离子交换法、反渗透法或其他适宜方法制成的制药用水,常用作中药注射剂、滴眼剂等灭菌制剂制备时药材的提取溶剂;口服、外用制剂配制用溶剂或稀释剂;非灭菌制剂用器具的精洗用水。必要时亦用作非灭菌制剂用药材的提取溶剂。纯化水不得用于注射剂的配制与稀释。

2. 注射用水的制备与质量要求

(1)纯化水的制备:交换法、电渗析及反渗透法。

(2)注射用水的制备:将纯化水经蒸馏制备而成。

(3)储存方式:80℃以上保温或70℃以上保温循环或4℃以下存放,并在制备后12h内使用。

(4)质量要求:性状为无色透明液体;无臭,无味。经检查 pH 值应为 5.0～7.0;氨含量应小于 0.00002%;每 1ml 中含细菌内毒素应小于 0.25EU;细菌、真菌和酵母菌总数每 100ml 不得超过 10 个。硝酸盐与亚硝酸盐、电导率、总有机酸、不挥发性物与重金属检查符合规定。

3. 注射用油的质量要求与精制

(1)注射用油的精制:植物油的精制过程为:中和脱酸(加入氢氧化钠溶液,保温搅拌,至油皂分开)—脱色除臭(加活性白陶土或活性炭保温搅拌,滤过至油液完全澄清)—灭菌(150℃干热灭菌1～2h),并放冷至适宜温度。

(2)质量要求:符合注射用油标准,无异臭,无酸败味。酸值、碘值、皂化值是评定注射用油的重要指标。于 450nm 波长处的吸光度不得过 0.045;过氧化物、不皂化物、碱性杂质、重金属、砷盐、脂肪酸组成和微生物限度应符合要求。

(四)注射剂的附加剂

1. 增加主药溶解度的附加剂 除另有规定外,供静脉用的注射液,慎用增溶剂;椎管注射用的注射液,不得添加增溶剂。

2.防止主药氧化的附加剂　①抗氧剂,如亚硫酸钠、亚硫酸氢钠、焦亚硫酸钠、硫代硫酸钠等;②金属离子络合剂,如依地酸二钠、乙二胺四乙酸二钠等;③惰性气体,如 N_2 或 CO_2。

3.调节渗透压的方法、附加剂与计算　凡与血浆、泪液具有相同渗透压的溶液称为等渗溶液,大量注入低渗溶液,可导致溶血,因此大容量注射液应调节其渗透压。常用的渗透压调节剂有氯化钠、葡萄糖等。

(1)冰点降低数据法:血浆的冰点为 $-0.52℃$,因此冰点降低为 $-0.52℃$ 的溶液即与血浆等渗。

(2)氯化钠等渗当量法:氯化钠等渗当量系指 1g 药物相当于具有相同等渗效应的氯化钠的克数,通常用 E 表示。

(3)溶血测定法:按冰点降低数据法和氯化钠等渗当量法计算出的等渗溶液,可能会出现溶血现象。这是因为红细胞并不是一个理想的半透膜,有些药物可以自由透过红细胞膜而产生溶血现象,这就需要注射液与红细胞膜的张力相等,才不会产生溶血现象。0.9%氯化钠溶液既是等渗溶液也是等张溶液。溶血法测得的等渗溶液即为等张溶液。

4.调整 pH 的附加剂　一般注射液 pH 允许在 4～9,大量输入的注射液 pH 应近中性。

5.抑菌剂　常用的抑菌剂为苯酚、三氯叔丁醇等。除另有规定外,供静脉用的注射液、椎管注射用的注射液,均不得添加抑菌剂。

6.镇痛剂及其选用　常用的有苯甲醇、盐酸普鲁卡因。

(五)中药注射剂的半成品

1.中药注射用半成品的基本要求　有效成分为半成品的中药注射剂,其纯度应达到90%以上。

2.中药注射用半成品的制备　蒸馏法;溶剂萃取法;酸碱沉淀法;吸附法;超滤法。

3.常采用的去除鞣质的方法有　改良明胶法(胶醇法)。醇溶液调 pH 法。聚酰胺吸附法。

(六)中药注射剂

1.中药注射液

(1)制备工艺流程与应用。

(2)注射剂容器的种类、规格及质量要求:①种类。按原材料分为玻璃容器和塑料容器。按盛装剂量分为单剂量装、多剂量装和大剂量装容器。②规格。单剂量装玻璃小容器,俗称安瓿,以硬质中性玻璃制成的为主,其容积通常有 1ml、2ml、5ml、10ml、20ml 等规格。多剂量容器系指玻璃瓶以橡胶塞封口,瓶口胶塞上另加铝盖密封,常用的有 5ml、10ml、20ml、30ml、50ml 等规格。大剂量装容器常见的为输液瓶,有 100ml、500ml 或 1000ml 等规格。除玻璃制的大剂量装容器外,还有软聚氯乙烯袋作静脉输液容器输液袋。③质量要求。除另有规定外,容器应符合有关药用玻璃容器和塑料容器的国家标准规定。容器用胶塞特别是多剂量注射液用的胶塞应有足够的弹性,其质量应符合有关国家标准规定。

(3)安瓿处理、药液配制、滤过、灌封、灭菌与检漏的方法及要点:安瓿在应用前必须经物理检查(主要为外观、清洁度、耐热性等检查)、化学检查(耐酸性、耐碱性、中性等检查)等质量检查,合格品经处理后,方能使用。

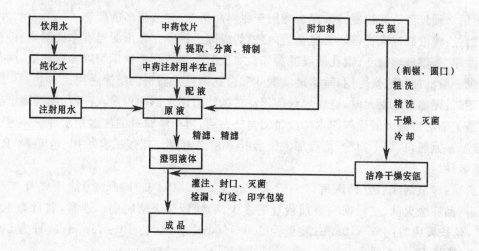

①安瓿处理工序。切割圆口→灌水蒸煮→洗涤→干燥、灭菌。

②药液配制。方法,稀配法(原料质量好):一次加溶剂至全量;浓配法(易产生澄明度问题的原料)。配置时采取的措施包括水处理,冷藏;热处理,冷藏;活性炭处理,活性炭在酸性溶液中吸附作用较强,在碱性溶液中出现"胶溶"现象;加入附加剂。配制油溶性注射液,注射用油应在150℃温度下干热灭菌1~2h,冷却后配制。已经调配好的注射液应在当日完成滤过、灌封、灭菌。

③滤过。先粗滤再精滤。粗滤滤材有滤纸、长纤维脱脂棉、稠布、纸浆、滤板等。常用滤器有布氏漏斗、板框压滤机等。精滤常用滤器有垂熔玻璃滤器,G3号多用于常压滤过,G4号可用于减压或加压滤过,G6号作无菌滤过。0.22μm以下微孔滤膜滤器用于滤过除菌。

④灌封。灌注;熔封。标示装量≤50ml,增加装量(易流动液体可增加少些,黏稠性液宜增加多点);多剂量:装量不得超过10次注射量。

⑤灭菌与检漏。在灭菌时或灭菌后应采用减压法或其他适宜方法进行容器检漏。

2.中药注射用无菌粉末

(1)质量要求:符合注射剂一般要求外,还需进行装量差异和不溶性微粒检查。

(2)制法:注射用无菌粉末用冷冻干燥法或喷雾干燥法制得,供直接分装;无菌块状物用冷冻干燥法制得。

(七)输液剂

1.种类及其作用 目前临床上常用有下列几种:

(1)电解质输液:如氯化钠注射液(俗称生理盐水)、复方氯化钠注射液(林格液)、碳酸氢钠注射液等。

(2)营养输液:糖类输液、氨基酸输液、脂肪乳注射液等。

(3)胶体输液:多糖类、明胶类、高分子聚合物类等。

2.制备要点

(1)配液:①稀配法。精密称取原料药物,直接加注射用水配成所需浓度。稀配法适用于原料质量好的药物。②浓配法。先配成浓溶液,经煮沸、加活性炭吸附、冷藏、滤过后,再用滤清的注射用水稀释至所需浓度。浓配法适用于原料质量差、含杂质多的药物。

(2)滤过:输液滤过应在密闭管道系统内进行,以减少污染。常用滤器有布氏漏斗、带孔不锈钢管、滤棒、垂熔玻璃漏斗、微孔薄膜滤器等。布氏漏斗和带孔不锈钢管以多层滤纸、绸布等为滤材,供一般滤过和脱炭之用;垂熔玻璃漏斗和微孔薄膜滤器则供精滤之用。

(3)灌封:用输液瓶灌封时,应在灌封前用滤过的注射用水倒冲再灌入药液,灌到规定装量时,立即盖上临时用滤清的注射用水冲洗过的衬垫薄膜,再用经滤过的注射用水冲洗并甩去余水的橡胶塞塞紧瓶口,翻下帽沿,最后加上铝盖扎紧使之密封。扎盖机有手摇、电动、半自动、全自动等数种。

(4)灭菌:输液剂灌后立即灭菌。一般采用表压 68.6kPa(0.7kg/cm²)热压灭菌 30min。为了保证产品完全灭菌,应根据输液剂装置的多少,酌情延长灭菌时间。通常,装量为 100~200ml 者,延长灭菌时间 5~10min;装量为 200~500ml 者,延长 10~15min;装量为 500~1000ml 者,延长 15~20min。

(5)质量检查与包装:输液剂质量检查项目有:澄明度检查、热原检查、无菌检查、pH 测定及含量测定等。检查方法和标准按《中国药典》等有关规定进行。澄明度检查一般用目测法,但近年来正逐步采用微孔滤膜－显微镜法、电阻计数法(如库尔特计数仪)、光阻计数法和激光计数法等。

(八)其他注射剂

1.乳状液型注射剂 以脂溶性药物(挥发油、植物油等)为原料,加入乳化剂和注射用水经乳化制成的油/水(O/W)型或复合(W/O/W)型的可供注射给药的乳状液,称乳状液型注射剂。

(1)质量要求:应稳定,不得有相分离现象,不得用于椎管注射。在静脉用乳状液型注射剂分散相球粒的粒度中,有 90% 应在 1μm 以下,不得有大于 5μm 的球粒。

(2)制备要点:将精制卵磷脂或大豆磷脂与甘油、注射用水经高速搅拌分散成磷脂分散液,加入油性药物或精制植物油经高速匀化、减压滤过、分装密塞、热压灭菌、质量检查、包装即得。

2.混悬液型注射剂

(1)质量要求:混悬型注射剂不得用于静脉注射、椎管注射。微粒粒径≤15μm,15~20μm≤10%,若有可见沉淀,振摇时应容易分散均匀。

(2)制备要点:①以无菌操作技术将无菌药物粉末分散在灭菌溶剂中;②用灭菌溶液微粒结晶法制备而成。

(九)中药注射剂质量要求与检查

1.质量要求 溶液型注射剂应澄明,静脉输液应尽可能与血液等渗;遮光贮存;加有抑菌剂的注射剂,在标签上应标明所加抑菌剂的名称与浓度;注射用无菌粉末应标明所用溶剂。在固定中药材品种、产地和采收期的前提下,需制定中药材、提取物及注射剂的指纹图谱。

注射液、静脉输液和注射用浓溶液每支(瓶)的装量均不得少于其标示量。标示装量为 50ml 以上至 500ml 的注射液、静脉输液或注射用浓溶液的最低装量检查应符合规定。注射用无菌粉末装量差异限度 0.50g 以上装量差异限度为 ±5%;0.15g 以上至 0.50g 装量差异限度为±7%;0.05g 以上至 0.15g 装量差异限度为±10%;0.05g 至 0.05g 以下装量差异限度为 ±15%。凡规定检查含量均匀度的注射用无菌粉末,一般不再进行装量差异检查。

可见异物、不溶性微粒、有关物质、无菌、热原或细菌内毒素检查应符合有关规定。

2.检查项目与方法　装量;装量差异;可见异物;不溶性微粒:溶液型静脉用注射液、溶液型静脉输液、静脉用注射用无菌粉末、注射用浓溶液;有关物质;无菌;热原:静脉注射、静脉输液。

(十)滴眼液

1.质量要求

(1)滴眼剂应在无菌环境下配制,必要时可加入抑菌剂等附加剂。

(2)与泪液等渗、调节 pH 值、适当增大黏度。

(3)溶液型滴眼剂(检查澄明度):应澄明。

(4)混悬型滴眼剂(不检查澄明度,检查粒度):不得有超过 $50\mu m$ 的颗粒;然后确定 $4\sim5$ 个视野记数,含 $15\mu m$ 以下的微粒不得少于 90%。

(5)装量:$\leqslant10ml$。

(6)澄明度就是检查可见异物,滴眼剂的澄明度要求比注射剂要低些。

2.吸收途径及影响疗效的因素　①每次滴眼的滴数或滴药次数;②药物的外周血管消除可能影响药效,亦可能引起全身性副作用;③眼用溶液的 pH 及药物的 pKa;④刺激性;⑤表面张力;⑥黏度。

3.常用附加剂

(1)pH 调节剂:常用的 pH 调节剂有磷酸盐缓冲液、硼酸缓冲液等。

(2)渗透压调节剂:常用的渗透压调节剂有氯化钠、硼酸、葡萄糖等。

(3)抑菌剂滴眼剂:是多剂量外用制剂,因此制剂中应加入作用迅速有效的抑菌剂。常用抑菌剂有硝酸苯汞、硫柳汞、苯扎氯铵、苯乙醇、三氯叔丁醇、对羟基苯甲酸甲酯与对羟基苯甲酸丙酯混合物等。

(4)黏度调节剂:常用的黏度调节剂是甲基纤维素,其他如聚乙烯醇、聚乙二醇、聚乙烯吡咯烷酮等亦可选用。

(5)其他附加剂:根据主药性质和制备需要,可加入抗氧剂、增溶剂、助溶剂等。

三、考前模拟

(一)A 型题(最佳选择题)

1.关于注射剂的特点,描述不正确的是

A. 药效迅速作用可靠　　B. 适用不宜口服的药物　　C. 适用于不能口服给药的病人

D. 不能产生延长药效的作用　　E. 可以用于疾病诊断

2.致热能力最强的是哪种微生物产生的热原

A. 革兰阳性杆菌　　B. 革兰阴性杆菌　　C. 绿脓杆菌

D. 金黄色葡萄球菌　　E. 沙门杆菌

3.具有特别强的致热活性,且为内毒素的主要成分是

A. 磷脂　　B. 脂多糖　　C. 蛋白质　　D. 淀粉　　E. 葡萄糖

4.注射剂出现热原的主要原因是

A. 原辅料带入　　B. 从溶剂中带入　　C. 容器具管道生产设备带入

D. 制备过程中带入　　　E. 从输液器中带入

5. 孔径小于多少的超滤膜就能除去绝大部分甚至全部热原

A. 5nm　　　B. 4nm　　　C. 2nm　　　D. 1nm　　　E. 1.5nm

6. 除去热原的一般方法为

A. 聚酰胺吸附　　　　B. 一般滤器过滤法　　　　C. 醇溶液调 pH 法

D. 活性炭吸附法　　　E. 改良明胶法

7. 不能除去热原的方法是

A. 强酸强碱处理　　　B. 强还原剂　　　C. 超滤法

D. 高温处理　　　　E. 活性炭吸附

8. 注射用水是指纯化水经哪种处理后所得的制药用水

A. 离子交换法　　　B. 渗透法　　　C. 蒸馏法　　　D. 电渗析法　　　E. 滤过法

9. 为了保证注射用水的质量,一般要求可在无菌条件下保存多少时间使用

A. 14h 以内　　　B. 12h 以内　　　C. 15h 以内　　　D. 18h 以内　　　E. 20h 以内

10. 注射用油的质量要求中酸值不大于

A. 0.2　　　B. 0.1　　　C. 1.0　　　D. 0.3　　　E. 0.5

11. 注射用油的碘值为

A. 26～140　　　B. 38～154　　　C. 50～170　　　D. 70～188　　　E. 88～195

12. 中药注射剂所用原料若为从中药中提取的有效成分,其纯度应达

A. 70%　　　B. 75%　　　C. 80%　　　D. 85%　　　E. 90%

13. 中药注射剂所用原料若为有效部位,要求所测定有效部位的含量应不低于总固体量的

A. 60%　　　B. 75%　　　C. 80%　　　D. 85%　　　E. 90%

14. 不得添加增溶剂的是

A. 滴眼剂　　　B. 皮内注射剂　　　C. 肌内注射剂　　　D. 皮下注射剂　　　E. 脊椎腔注射剂

15. 一般注射液的 pH 允许在

A. 2～5 之间　　　B. 3～7 之间　　　C. 4～9 之间　　　D. 5～10 之间　　　E. 6～11 之间

16. 安瓿的处理洗涤工序除去微量的碱和金属离子方法是

A. 加 0.1%～0.5% 的盐酸溶液,100℃ 蒸煮 30min

B. 加 1%～2% 的盐酸溶液,60℃ 蒸煮 30min

C. 加 0.1%～0.5% 的盐酸溶液,100℃ 蒸煮 10min

D. 加 1%～2% 的盐酸溶液,60℃ 蒸煮 10min

E. 加 0.1%～0.5% 的盐酸溶液,60℃ 蒸煮 30min

17. 有关热原检查法的叙述中,正确的为

A. 法定检查法为家兔法和鲎试验法　　　B. 家兔法比鲎试验法更准确可靠

C. 鲎试验法比家兔法灵敏,故可代替家兔法　　　D. 鲎试验法对一切内毒素均敏感

E. 家兔法适用于各种剂型的制剂

18. 配置注射液前的半成品,应检查重金属不得超过

A. 千分之一　　　B. 万分之一　　　C. 百万分之十　　　D. 百万分之一　　　E. 千万分之一

19. 配制注射液前的半成品,检查砷盐的含量不得超过

A. 千分之二　　　B. 万分之二　　　C. 十万分之二　　　D. 百万分之二　　　E. 千万分之二

20. 常用于加压或减压过滤的垂熔玻璃滤器是

A. G3　　B. G4　　C. G5　　D. G6　　E. G2

21. 注射液配制时,需用活性炭处理其用量为

A. 0.1～1.0%　　B. 0.01%～0.1%　　C. 1.0%～2.0%　　D. 2.0%～3.0%　　E. 3.0%～5.0%

22. 供多次用量的注射液,每一容器的装量不超过

A. 5 次注射量　　B. 10 次注射量　　C. 8 次注射量　　D. 15 次注射量

E. 12 次注射量

23. 输液瓶的处理过程中使用 70℃ 左右

A. 0.1% Na_2CO_3 冲洗 10s 以上　　B. 3% Na_2CO_3 冲洗 10s 以上

C. 0.1% HCl 冲洗 10s 以上　　D. 3% HCl 冲洗 10s 以上

E. 以上答案均不正确

24. 大输液的灭菌方法是

A. 150℃ 干热灭菌 1～2h　　B. 热压灭菌 115℃～30min　　C. 煮沸灭菌 30～60min

D. 流通蒸汽 30～60min　　E. 低温间歇灭菌法

25. 混悬型注射剂若供静脉注射用

A. 粒径 $2\mu m$ 以下者应占有 90%　　B. 粒径 $2\mu m$ 以下者应占有 92%

C. 粒径 $2\mu m$ 以下者应占有 95%　　D. 粒径 $2\mu m$ 以下者应占有 98%

E. 不准使用

26. 为增强药物与癌细胞的亲和力,提高抗癌疗效,抗癌药物宜制成

A. 注射剂　　B. 输液剂　　C. 无菌粉末　　D. 混悬型注射液　　E. 静脉注射乳

27. 静脉注射乳剂分散球粒的要求 是

A. 90% 以上应在 $1\mu m$ 以下,并不得有大于 $8\mu m$ 的球粒

B. 90% 以上应在 $1\mu m$ 以下,并不得有大于 $5\mu m$ 的球粒

C. 75% 以上应在 $1\mu m$ 以下,并不得有大于 $8\mu m$ 的球粒

D. 75% 以上应在 $1\mu m$ 以下,并不得有大于 $5\mu m$ 的球粒

E. 70% 以上应在 $1\mu m$ 以下,并不得有大于 $5\mu m$ 的球粒

28. 注射用无菌粉末用冷冻干燥法制备者:平均装量 0.5g 以上灌装时装量差异应控制在

A. ±6% 以内　　B. ±4% 以内　　C. ±5% 以内　　D. ±7% 以内

E. ±8% 以内

29. 供静脉注射用的注射剂质量要求中没有下列哪项

A. 无菌无热原检查　　B. 草酸盐检查　　C. 不溶性微粒检查

D. 溶血试验　　E. 钠离子检查

30. 正清风痛宁注射液中,乙二胺四乙酸二钠为

A. 抑菌剂　　B. 止痛剂　　C. pH 调节剂　　D. 金属离子络合剂

E. 等渗调节剂

31. 滴眼剂主要吸收途径有

A. 1 条　　B. 2 条　　C. 3 条　　D. 4 条　　E. 5 条

32. 为增加滴眼液的黏度延长药液在眼内的滞留时间,合适的黏度是

A. 2.0～3.0cPa·s　　B. 3.0～4.0cPa·s　　　C. 4.0～5.0cPa·s D. 5.0～6.0cPa·s

E. 6.0～7.0cPa·s

33. 滴眼剂质量要求,每一容器的装量应不超过

A. 5ml　　B. 8ml　　C. 10ml　　D. 15ml　　E. 20ml

34. 滴眼剂质量检查项目中,混悬液型滴眼剂

A. 不得有超过 70μm 的颗粒　　B. 不得有超过 65μm 的颗粒

C. 不得有超过 60μm 的颗粒　　　D. 不得有超过 55μm 的颗粒

E. 不得有超过 50μm 的颗粒

35. 配置氯化钠等渗溶液 1000ml,需用氯化钠

A. 0.9g　　B. 2.7g　　C. 4.5g　　D. 3.6g　　E. 9.0g

36. 配置 1000ml 某中药注射剂(冰点下降度为 0.05℃)等渗溶液,需用氯化钠

A. 0.8g　　B. 1.6g　　C. 3.2g　　D. 6.4g　　E. 8.1g

37. 下列关于热原的性质叙述错误的为

A. 水溶性　　B. 耐热性　　C. 挥发性　　D. 滤过性　　E. 被吸附性

38. 不能作为注射剂溶剂的是

A. 纯水　　B. 乙醇　　C. 大豆油　　D. 丙二醇　　E. 聚乙二醇

39. 关于注射剂的描述错误的是

A. 制备过程复杂　　B. 中药注射剂易产生刺激

C. 中药注射剂的澄明度易出现问题

D. 不溶于水的药物不能制成注射剂　　E. 可以制成乳剂型注射剂

40. 注入大量低渗溶液可导致

A. 红细胞聚集　　B. 红细胞皱缩　　C. 红细胞不变　　D. 溶血　　E. 药物变化

41. 错误论述热原性质的是

A. 具有不挥发性　　B. 可以被吸附　　C. 可以被滤过　　D. 溶于水

E. 靠温度不能破坏热原

42. 不需要调节渗透压的是

A. 血浆代用品　　B. 滴眼液　　C. 静脉乳　　D. 灌肠剂　　E. 注射剂

43. 下列不属于输液剂的是

A. 葡萄糖注射液　　B. 氨基酸注射剂　　C. 血浆代用品

D. 鱼腥草注射液　　E. 乳酸钠注射液

44. 配制含 1% 溴酸后马托品的等渗滴眼液 100ml,需加氯化钠( )克(1% 溴酸后马托品溶液的氯化钠等渗当量为 0.17)

A. 0.73g　　B. 0.438g　　C. 0.541g　　D. 0.17g　　E. 0.102g

45. 不能有效除去热原的方法是

A. 250℃,30～40 分钟　　B. 用稀氢氧化钠处理　　C. 活性炭吸附

D. 用聚酰胺膜进行反渗透处理　　E. 用 G4 垂熔玻璃滤器滤过

46. 取注射剂适量,采用显微计数器测定,该方法是检查注射剂中的

A. 澄明度　　B. 细菌　　C. 热源　　D. 不溶性微粒　　E. 树脂

47. 中药粉针剂制备常用的方法是

A. 鼓式干燥　　B. 沸腾干燥　　C. 减压干燥　　D. 喷雾干燥　　E. 冷冻干燥

48. 小量注射剂与静脉输液剂主要不同是

A. 灌封后立即灭菌　　B. 要调节渗透压　　C. 可加入抑菌剂

D. 无菌、无热源　　E. 钾离子不能超标

49. 滴眼剂的制备过程一般为

A. 容器处理—配液—滤过—无菌分装—灭菌—质检—包装

B. 容器处理—配液—滤过—灭菌—无菌分装—质检—包装

C. 容器处理—灭菌—配液—滤过—质检—包装

D. 容器处理—配液—灭菌—滤过—无菌分装—质检—包装

E. 容器处理—配液—滤过—无菌分装—质检—包装

50. 含有 K^+、Na^+、Ca^{2+}、SO_4^{2-}、HCO^{3-} 的水通过阳离子交换树脂后

A. 水中含有 K^+、Na^+、C_a^{2+}　　B. 水中不含 K^+、Na^+、Ca^{2+}

C. 水中不含 SO_4^{2-}　　D. 树脂吸附 SO_{42}^{-}　　E. 水中不含 HCO^{3-}

(二)B 型题(配伍选择题)

A. 耐热性　　B. 滤过性　　C. 被吸附性　　D. 水溶性　　E. 酸碱性

1. 高温法破坏热原是利用热原的

2. 用重铬酸钾硫酸溶液破坏热原是利用热原的

3. 用活性炭除去热原是利用热原的

4. 用强碱性阴离子交换树脂除去热原是利用热原的

A. 亚硫酸氢钠　　B. 磷酸氢二钠　　C. 苯酚　　D. 葡萄糖　　E. 盐酸普鲁卡因

5. 抗氧剂

6. pH 调节剂

7. 抑菌剂

8. 止痛剂

A. 电解质输液　　B. 营养输液　　C. 血浆代用液　　D. 胶体输液

E. 非电解质输液

9. 脂肪乳剂输液

10. 糖类输液

11. 氯化钠注射液

12. 右旋糖酐注射液

A. 滴眼剂中作渗透压调节剂　　B. 滴眼剂中作抑菌剂　　C. 滴眼剂中作黏度调节剂

D. 滴眼剂中作抗氧剂　　E. 滴眼剂中作助溶剂

13. 硼酸

14. 硫柳汞

15. 聚乙烯吡咯烷酮

16. 聚乙二醇

A. 不溶性微粒　　B. 水溶性高分子　　C. 细菌　　D. 热原　　E. 鞣质

17. 用明胶处理用于除去药液中的

18. 用活性炭处理用于除去药液中的

19. G6 垂熔玻璃滤器滤过用于除去药液中的

A. 聚乙烯吡咯烷酮　　B. 依地酸二钠　　C. 苯甲醇　　D. 氯化钠　　E. 盐酸普鲁卡因

20. 用于帮助滴眼剂调节黏度的是

21. 用于抑制注射剂中微生物的是

22. 用于防止注射剂中主药氧化的是

23. 用于减轻注射剂注射时疼痛的是

A. 为纯净的水溶液　　B. 为胶体溶液　　C. 药物可在体内定向分布

D. 用于疾病诊断　　E. 使在水中易分解失效的药物保持稳定

24. 乳剂型注射剂

25. 粉针剂

26. 胶体输液

(三) X 型题 (多项选择题)

1. 热原的基本性质包括

A. 耐热性　　B. 滤过性　　C. 水溶性　　D. 不挥发性　　E. 被吸附性

2. 纯化水常作为

A. 口服外用制剂配制用溶剂或稀释剂　　　　B. 非灭菌制剂用器具的精洗用水

C. 注射剂的配制与稀释　　　　D. 中药注射剂灭菌制剂制备时药材的提取溶剂

E. 中药滴眼液灭菌制剂制备时药材的提取溶剂

3. 中药注射用原料的提取和纯化方法主要有

A. 蒸馏法　　B. 萃取法　　C. 酸碱沉淀法　　D. 大孔树脂吸附法　　E. 超滤法

4. 注射剂中常采用的去除鞣质的方法有

A. 胶醇法　　B. 醇溶液调 pH 法　　C. 萃取法　　D. 蒸馏法　　E. 聚酰胺吸附法

5. 安瓿的的处理工序有

A. 圆口　　B. 切割　　C. 洗涤　　D. 干燥　　E. 灭菌

6. 用于无菌操作或低温灭菌的安瓿需

A. 200℃以上干热灭菌 45min　　　　B. 180℃干热灭菌 3h

C. 170℃干热灭菌 2h　　　　D. 160℃干热灭菌 1.5h

E. 150℃干热灭菌 2h

7. 可用于滤过除菌的是

A. G4 垂熔玻璃滤器　　　　B. 0.45μm 的微孔滤膜　　　　C. G6 垂熔玻璃滤器

D. 0.22μm 以下的微孔滤膜　　E. G3 垂熔玻璃滤器

8. 关于注射液的滤过描述正确的是

A. 一般大量药液采用减压过滤,少量采用加压滤过　　B. 加压过滤滤层不易松动

C. 减压过滤压力稳定,滤速快　　　　D. 加压过滤外界空气易漏入滤过系统

E. 先粗滤后精滤

9. 注射剂中防治药物氧化的附加剂有

A. 磷酸盐　　B. 硫柳汞　　C. 乙二胺四乙酸二钠　　D. 亚硫酸钠　　E. 苯甲醇

10. 对注射用无菌粉末描述正确的是

A. 简称粉针剂　　　B. 对热不稳定或易水解的药物宜制成此剂型

C. 按无菌操作法操作　　　D. 为无菌的干燥粉末或无菌块状物

E. 只能通过无菌粉末直接分装法来制备

11. 制成混悬型注射剂的药物有

A. 不溶性固体药物　　　B. 水溶液中不稳定需制成水不溶性衍生物

C. 需在体内定向分布　　　D. 需在体内发挥长效作用　　　E. 需为机体提供营养的

12. 影响滴眼液药物疗效的因素有

A. 表面张力愈大,使药物易于渗入　　　B. 增加黏度有利于吸收

C. 滴眼液的 pH 影响药物的吸收　　　D. 滴药次数和每次滴眼的滴数

E. 滴眼液的刺激性

13. 下列对热原的叙述正确的有

A. 热原是一种能引起恒温动物体温异常升高的致热物质

B. 热原为由磷脂、脂多糖、蛋白质组成的高分子复合物

C. 磷脂是热原的主要活性成分　　　D. 热原主要由革兰阴性杆菌产生,且致热活性最强

E. 活的细菌并不能将热原排出体外

14. 除去药液中热原的方法有

A. 超滤法　　　B. 离子交换法　　　C. 反渗透法　　　D. 凝胶滤过法　　　E. 高温法

15. 可用于注射给药的分散状态有

A. 溶液　　　B. 乳状液　　　C. 混悬液　　　D. 无菌粉末　　　E. 胶体溶液

16. 注射剂中纯水的制备方法有

A. 离子交换法　　　B. 聚酰胺吸附法　　　C. 电渗析法　　　D. 反渗透法　　　E. 滤过吸附法

17. 热源污染的途径有

A. 溶剂　　　B. 机器设备　　　C. 制备过程　　　D. 辅料　　　E. 操作环境

18. 注射剂防止主药氧化可采用的措施有

A. 加亚硫酸钠　　　B. 加乙二胺四乙酸二钠　　　C. 加硫代硫酸钠

D. 通 CO_2 或 N_2　　　E. 加乙二胺四乙酸

19. 不得加抑菌剂的注射剂有

A. 皮下注射剂　　　B. 皮内注射剂　　　C. 肌内注射剂　　　D. 静脉注射剂

E. 椎腔注射剂

20. 可作为注射剂的常用抑菌剂的物质是

A. 三氯叔丁醇　　　B. 丙二醇　　　C. 苯酚　　　D. 甲醛　　　E. 甲酚

21. 注射剂中配液时活性炭处理具有的作用为

A. 除热原　　　B. 脱色　　　C. 助滤　　　D. 除杂质　　　E. 除鞣质

22. 改善中药注射剂澄明度的措施有

A. 调节药液适宜的 pH　　　B. 热处理冷藏　　　C. 合理选用增溶剂、助溶剂与助滤剂

D. 水处理冷藏　　　E. 注射用油 150℃干热灭菌 1～2h

23. 输液剂不得加入的附加剂有

A. 增溶剂　　　B. 止痛剂　　　C. pH 调节剂　　　D. 渗透压调节剂　　　E. 抑菌剂

24.滴眼剂的附加剂有

A.pH 调节剂　　B.抑菌剂　　C.黏度调节剂　　D.渗透压调节剂　　E.增溶剂

25.注射剂配制时常用活性炭处理,正确的操作是

A.应选用针用规格活性炭　　B.与白陶土合用可除去热源

C.使用前经 150℃干燥活化 3～4h　　D.用量越多越好

E.活性炭有脱色助滤作用

四、答　案

(一)A 型题

1.D	2.B	3.B	4.B	5.D	6.D	7.B	8.C	9.B	10.B
11.A	12.E	13.A	14.E	15.C	16.A	17.A	18.C	19.D	20.B
21.A	22.B	23.B	24.B	25.E	26.E	27.B	28.C	29.E	30.D
31.B	32.C	33.C	34.E	35.E	36.E	37.C	38.A	39.D	40.D
41.E	42.D	43.D	44.A	45.E	46.D	47.E	48.C	49.B	50.B

(二)B 型题

1.A	2.E	3.C	4.C	5.A	6.B	7.C	8.E	9.B	10.B
11.A	12.D	13.A	14.B	15.C	16.C	17.E	18.D	19.C	20.A
21.C	22.B	23.E	24.C	25.E	26.B				

(三)X 型题

1.ABCDE	2.ABDE	3.ABCDE	4.ABE	5.ABCDE	6.AB	7.CD
8.BE	9.CD	10.ABCD	11.ABCD	12.BCDE	13.ABD	
14.ABCDE	15.ABCDE	16.ACD	17.ABCDE	18.ABCDE	19.DE	
20.ABCE	21.ABCD	22.ABCDE	23.AE	24.ABCDE	25.ABCE	

第九章 外用膏剂

一、考试大纲

（一）基本要求

　　1.特点与分类

　　（1）特点

　　（2）分类

　　2.药物透皮吸收的途径及其影响因素

　　（1）药物透皮吸收的途径

　　（2）影响药物透皮吸收的因素

（二）软膏剂

　　1.特点与常用基质

　　（1）特点

　　（2）基质的质量要求与类型

　　（3）油脂性基质、乳剂型基质、水溶性基质的特点、代表品种及选用

　　（4）乳剂型基质的类型与基本处方分析

　　2.软膏剂的制备

　　（1）药物加入基质的一般方法

　　（2）研合法、熔合法、乳化法的操作方法及其适用性

　　3.眼膏剂 制备要点与质量要求

（三）膏药

　　1.特点及基质的主要组分

　　2.基质原料及其处理方法

　　3.制备工艺及其要点

（四）贴膏剂

　　1.橡胶膏剂

　　（1）组成与特点

　　（2）基质的组成

　　2.凝胶膏剂

　　（1）组成与特点

　　（2）基质的组成

　　3.贴剂 贴剂的组成

（五）外用膏剂的质量要求与质量检查

　　（1）软膏剂、黑膏药、贴膏剂的质量要求

　　（2）软膏剂、贴膏剂的质量检查项目

二、应试指南

(一)基本要求

1.特点与分类

(1)特点：药物与适宜的基质制成专供外用的半固体或近似固体的一类制剂。具有保护、润滑、局部治疗的作用。可透过皮肤和黏膜起全身治疗作用，称经皮吸收制剂（TDDS），或经皮给药系统（TTS）。能避免肝脏的首过效应，避免药物在胃肠道的破坏，减少血药浓度的峰、谷变化，降低药物的副作用。

(2)分类：软膏剂、膏药、贴膏剂（橡胶膏剂，凝胶剂、贴剂）等。

2.药物透皮吸收的途径及其影响因素

(1)药物透皮吸收的途径：完整表皮；皮肤附属器（毛囊、皮脂腺和汗腺）。其中，完整表皮是透皮吸收的主要途径。

(2)影响药物透皮吸收的因素：①皮肤条件。②药物性质：药物必须具有适宜的油、水分配系数，即具有一定油溶性和水溶性的药物穿透作用较理想。③基质的组成与性质：基质的 pH 影响弱酸性与弱碱性药物的穿透、吸收，当基质 pH 小于弱酸性药物的 pKa 或大于弱碱性药物的 pKa 时，这些药物的分子形式显著增加而利于吸收。基质中添加表面活性剂、皮渗促进剂等附加剂能增加药物的穿透性，有利于吸收。④其他因素：外用膏剂中，药物的吸收还与药物浓度、应用面积、应用次数及与皮肤接触时间等密切相关。

(二)软膏剂

1.特点与常用基质

(1)特点：多用于慢性皮肤病，具有保护创面、润滑皮肤和局部治疗作用。软膏中药物透皮吸收也可产生全身治疗作用。

(2)基质的质量要求与类型：①具有适宜的黏稠度，易于涂布于皮肤或黏膜。②作为药物的良好载体，能与药物的水溶液或油溶液互相混合，有利于药物的释放和吸收。③性质稳定，不与药物发生配伍禁忌。④不妨碍皮肤的正常功能与伤口的愈合。⑤易洗除，不污染衣物。

(3)油脂性基质、乳剂型基质、水溶性基质的特点、代表品种及选用

·油脂性基质的特点、代表品种及选用

①油脂性基质特点。润滑、无刺激性，并能封闭皮肤表面，减少水分蒸发，促进皮肤的水合作用，故对皮肤的保护及软化作用比其他基质强。能与较多的药物配合，但油腻性及疏水性大，不易与水性液混合，也不易用水洗除，不宜用于急性炎性渗出较多的创面。

②代表品种及选用。油脂类，高级脂肪酸甘油酯及其混合物。此类基质常用的有豚脂、植物油、氢化植物油等。中药油膏常用麻油与蜂蜡的熔合物为基质。类脂类，羊毛脂有较大的吸水性，可吸水 150%，甘油 140%、70%的乙醇 40%。由于羊毛脂的组成与皮脂分泌物颇相似，故可提高软膏的渗透性；蜂蜡、虫白蜡、鲸蜡。常用于调节软膏的稠度。烃类，凡士林具有适宜的稠度和涂展性，吸水性较低（约吸收 5%水分），故不适宜用于有多量渗出液的伤患处。与适量的羊毛脂或胆甾醇合用，可增加其吸水性。本品对药物的释放与穿透较差，加入适量的表面活性剂可改善；固体石蜡和液状石蜡。亦是常用的烃类基质，常用于调节软膏剂的稠度。硅酮类，对皮肤无刺激性，润滑而易于涂布，不污染衣物。具有防水功能，对氧和热稳定，常与油脂

型基质合用制成防护性软膏。本品对眼有刺激，不宜作为眼膏剂基质。

· 乳剂型基质的特点、代表品种及选用

①乳剂型基质的特点。对油和水均有一定亲和力，有利于药物的释放与穿透；可吸收创面渗出物，易涂布、易清洗；可用于亚急性、慢性、无渗出的皮肤病，忌用于糜烂、溃疡及化脓性创面；遇水不稳定的药物不宜制成乳剂型软膏。

②分类及代表品种。O/W 型乳剂基质，能与多量的水混合、无油腻、易洗除。药物的释放和穿透较其他基质快，但若患处分泌物太多，分泌物会反向吸收进入皮肤而使炎症恶化（反向吸收），应注意适应证的选择。W/O 型乳剂基质，吸收部分水分，透皮良好，涂展性佳。

· 水溶性基质的特点、代表品种及选用

①特点。释药较快；无油腻性和刺激性；能吸收组织渗出液，可用于糜烂创面和腔道黏膜；润滑作用较差；易失水、发霉，故需加保湿剂与防腐剂。

②分类及代表品种。纤维素衍生物如甲基纤维素、羧甲基纤维素钠等；聚乙二醇（PEG），与苯甲酸、鞣酸、苯酚等混合可使基质过度软化，可降低酚类防腐剂的防腐能力；长期使用可致皮肤干燥。卡波姆（卡波普）尤适用于脂溢性皮炎的治疗。液体药剂良好的助悬剂、增稠剂和辅助乳化剂，还可用作黏合剂、包衣材料及缓释、控释材料，以及海藻酸钠、甘油明胶等。

(4)乳剂型基质的类型与基本处方分析

①O/W 型乳剂基质。例如，一价皂（肥皂类阴离子表面活性剂）作乳化剂的 O/W 型乳剂基质。处方：硬脂酸 120g，单硬脂酸甘油酯 35g，液状石蜡 60g，凡士林 10g，羊毛脂 50g，三乙醇胺 4g，尼泊金乙酯 1g，蒸馏水加至 1000g。处方分析：三乙醇胺皂：处方中三乙醇胺与部分硬脂酸皂化生成硬脂酸胺皂，为 O/W 型乳化剂；单硬脂酸甘油酯：增加油相的吸水能力，辅助乳化、稳定、增稠。

②W/O 型乳剂基质。例如，脱水山梨醇脂肪酸酯类（司盘）作乳化剂的 W/O 型乳剂基质。处方：凡士林 400g，硬脂醇 180g，倍半油酸三梨醇酯 5g，尼泊金乙酯 1g，蒸馏水加至 1000g。处方分析：倍半油酸山梨醇酯：司盘，W/O 型乳化剂；硬脂醇（十八醇）：辅助乳化。

2.软膏剂的制备

(1)药物加入基质的一般方法：①不溶性固体药物。制成细粉、极细粉或微粉，与少量甘油、蜡等研匀后，再逐渐递加其余基质研匀；将药物细粉加入熔融的基质中，不断搅拌直至冷凝。②植物油提取饮片。根据饮片性质以植物油为溶剂加热提取，去渣后再与其他基质混匀；用油与基质的混合液共同加热提取，去渣后冷凝，即得。③可溶性药物。水溶性药物与水溶性基质混合时，可直接将药物水溶液加入基质中；与油脂性基质混合时，一般应先用少量水溶解药物，以羊毛脂吸收，再与其余基质混匀，与乳剂基质混合时，在不影响乳化的情况下，可在制备时将药物溶于相应的水相或油相中；油溶性药物直接溶解在熔化的油脂性基质中。④中药浸出物，包括中药煎剂、流浸膏等，浓缩至稠膏状，再与基质混合和固体浸膏，加少量溶剂（如水、稀醇等）使之软化或研成糊状，再与基质混匀。⑤共熔成分。如樟脑、薄荷脑、麝香草酚等并存时，可先将其研磨共熔后，再与冷至 40℃ 左右的基质混匀。⑥挥发性药物或热敏性药物。待基质降温至 40℃ 左右，再与其混合均匀。

(2)研合法、熔合法、乳化法的操作方法及其适用性

①研合法。将药物细粉用少量基质研匀或用适宜液体研磨成细糊状，再递加其余基质研匀的制备方法。当软膏基质稠度适中或主药不宜加热，且在常温下通过研磨即能均匀混合时，

可用此法。

②熔合法（热熔法）。将基质先加热熔化，再将药物分次逐渐加入，同时不断搅拌，直至冷凝。软膏中含有不同熔点基质，在常温下不能均匀混合，或主药可溶于基质，或需用熔融基质提取有效性成分者可用此法。

③乳化法。将油溶性组分（油相）混合加热熔融；另将水溶性组分（水相）加热至与油相相同温度（约80℃）时，两相等温混合，不断搅拌，直至冷凝。大量生产，油、水两相混合方法有三种：分散相加至连续相中，适用于含小体积分散相的乳剂系统；连续相加到分散相中，适用于多数乳剂系统；两相同时掺和，适用于连续的或大批量的操作。

3.眼膏剂

(1)制备要点

①基质：干热灭菌150℃ 1~2h。

②配制用具：干热灭菌。

③包装用软膏管：苯酚溶液或70%的乙醇浸泡（消毒剂消毒），用时灭菌蒸馏水冲洗。

④操作：洁净、无菌条件。

(2)质量要求：眼膏剂所用基质除符合软膏剂的要求外，应均匀、细腻，对眼部无刺激性，并易涂布于眼部，便于药物分散和吸收；基质在配制前应滤过并灭菌；除另有规定外，每个容器的装量应不超过5g；混悬型眼膏剂不得检出大于90μm的粒子；每10支眼膏剂中每支内含不小于50μm，具有光泽的金属性异物数超过8粒者不得过1支，其总数不得过50粒；如有超过，应复试20支；初试、复试结果合并计算，30支中每支内含金属性异物超过8粒者不得过3支，且其总数不得过50粒。

(三)膏药

1.特点及基质的主要组分

(1)特点：黑膏药为外观呈黑色的油润固体；基质的主要组分为高级脂肪酸的铅盐；用前需烘软，通常贴于患处，亦可贴于经络穴位；局部作用：保护、封闭及拔毒生肌、收口、消肿止痛。

(2)基质原料及其处理方法：基质的主要组分为①植物油如麻油（最好）、棉籽油、豆油、菜油、花生油。②红丹又称章丹、铅丹、黄丹、东丹、陶丹，为橘红色非结晶性粉末，其主要成分为四氧化三铅（Pb_3O_4），含量要求在95%以上。使用前应干燥，并过筛使成松散细粉，以免聚结成颗粒，下丹时沉于锅底，不易与油充分反应。

2.制备工艺及其要点

(1)工艺流程：药料提取（炸料）→炼油→下丹成膏→去"火毒"→摊涂。

(2)药料提取（炸料）：油温200℃~220℃；炸料程度为植物油炸至枯黄，质地轻泡不耐油炸的（花、草、叶、皮），待其他药材炸至枯黄后加入，称为后下；挥发性成分、矿物药、贵重药摊涂前加入。

(3)炼油：油温300℃，炼油至滴水成珠。

(4)下丹成膏：即油丹生成高级脂肪酸铅盐，下丹油温270℃；油丹皂化温度：300℃；油：丹=500：(150~200)(冬少夏多)。

(5)去"火毒"：火毒包括醛、酮、脂肪酸等，具刺激性。火毒刺激会导致局部产生刺激，轻者出现红斑、瘙痒，重者发疱、溃疡。故应去火毒，即水中浸泡或动态流水去除火毒。用木棒蘸膏药少许滴入冷水中片刻，若粘手不离起丝不断则过嫩，应再移火熬制，或补加铅丹后加热；膏不粘手,稠度适中,则表示合格;膏发脆表示过老。可添加适量炼油或掺入适量软嫩膏料调整。

(6)摊涂:膏药团块,文火或水浴上热熔,60℃～70℃保温,加入细料药搅匀,用竹签蘸取规定量,摊涂于纸或布等裱背材料(皮革、布、多层韧皮纸)上,折合后包装,置阴凉处贮藏。

(四)贴膏剂

1.橡胶膏剂

(1)组成与特点:黏着力强,无需预热可直接贴用;不污染衣物,携带方便,有保护伤口及防止皲裂等作用。以裱背材料即漂白细布、聚乙烯、软聚氯乙烯片;膏料即治疗药物、基质、辅料;膏面覆盖物即塑料薄膜、硬质纱布或玻璃纸——避免膏片相互黏着及防止挥发性药物的挥散组成。

(2)基质的组成:①橡胶为主要基质。②增黏剂作用为增加膏体黏性,如甘油松香酯、氢化松香、β-蒎烯。③软化剂可使生胶软化,增加胶浆的柔性和成品的耐寒性,改善膏浆的黏性。常用的软化剂包括凡士林、羊毛脂、液状石蜡、植物油、邻苯二甲酸二丁酯、邻苯二甲酸二辛酯。若处方中含挥发油及挥发性药物(如樟脑、冰片、薄荷油等)较多时,软化剂的用量应酌情减少。但应注意除了治疗需要外,一般不宜过分增加挥发性药物,因其在贮存中容易挥发损失,使膏面干燥而失黏。④填充剂常用氧化锌(药用规格)、锌钡白(俗称立德粉)。氧化锌作填充剂能与松香酸生成锌盐,增加膏料与裱背材料的黏着性;同时亦能减弱松香酸对皮肤的刺激,还有缓和的收敛作用。热压法制橡胶膏剂时,常用锌钡白作填充剂,其特点是遮盖力强,胶料硬度大。⑤溶剂溶解基质,如汽油、正己烷,需回收除去。

2.凝胶膏剂

(1)组成与特点:①特点。使用方便,贴敷舒适,对皮肤无刺激性。由于基质亲水,膏层含有一定量水分,贴用后皮肤角质层易软化,水合作用增加,有利药物的透皮吸收。缺点是黏性较差。②组成。裱褙材料如漂白布、无纺布;保护层(膏面覆盖物)如聚乙烯薄膜;膏料层包括药料＋基质。

(2)基质的组成:聚丙烯酸钠、羧甲基纤维素钠、明胶、甘油和微粉硅胶。

3.贴剂 贴剂的组成为背衬层、药物贮库层。

(五)外用膏剂的质量要求与质量检查

1.软膏剂的质量要求

(1)软膏剂应均匀、细腻,具有适当的黏稠性,易涂于皮肤或黏膜上并无刺激性。

(2)软膏剂应无酸败、变色、变硬、融化、油水分离等变质现象。

(3)含细粉的软膏剂不得检出大于$180\mu m$的粒子。

(4)软膏剂的装量、无菌、微生物限度等应符合规定。

2.软膏剂的质量检查 粒度、装量、无菌、微生物限度。

3.黑膏药的质量要求

(1)黑膏药的膏体应油润细腻、光亮、老嫩适度、摊涂均匀、无飞边缺口,加温后能粘贴于皮肤上且不移动。

(2)黑膏药应乌黑、无红斑。

(3)黑膏药软化点应符合各品种项下的有关规定。

(4)黑膏药的重量差异限度应符合规定。

4.贴膏剂的质量要求

(1)贴膏剂的膏料应涂布均匀,膏面应光洁,色泽一致,无脱膏、失黏现象。背衬面应平整、洁净、无漏膏现象。涂布中若使用有机溶剂的必要时,应检查残留溶剂。

(2)贴膏剂每片的长度和宽度,按中线部位测量,均不得小于标示尺寸。

(3)贴剂的重量差异限度应在平均重量的±5％以内,超出重量差异限度的不得多于2片,并不得有1片超出限度1倍。

(4)橡胶膏与凝胶膏剂的含膏量、橡胶膏的耐热性、凝胶膏剂的赋形性、各种贴膏剂的黏附力应符合各品种项下的有关规定。

(5)凝胶膏剂和贴剂的微生物限度应符合规定,橡胶膏剂每10cm² 不得检出金黄色葡萄球菌和铜绿假单胞菌。

5.贴膏剂的质量检查

(1)含膏量:橡胶膏与凝胶膏剂。

(2)耐热性:橡胶膏剂。

(3)赋形性:凝胶膏剂。

(4)黏附性:凝胶膏剂。

(5)重量差异:贴剂。

(6)微生物限度。

三、考前模拟

(一)A 型题(最佳选择题)

1.外用膏剂药物的透皮吸收包括三个阶段,其中穿透是指

A.药物从基质中脱离出来并扩散到皮肤上　　B.药物通过表皮进入真皮、皮下组织

C.药物透入皮肤通过血管或淋巴管进入体循环　　D.药物透过基质到达基质表面

E. 药物透入基质进入血管或淋巴管

2.TTS 的含义是

A.经皮吸收因素　　B.经皮治疗系统　　C.经皮吸收过程

D.经皮吸收途径　　E.经皮吸收原理

3.透皮吸收的主要途径

A.完整表皮　　B.毛囊　　C.皮脂腺　　D.汗腺　　E.血管

4.皮肤条件影响透皮吸收中论述错误的是

A.病变、破损的皮肤能加快药物的吸收　　B.皮肤温度升高,吸收加快

C.皮肤清洁后,有利于药物的穿透　　　　D.皮肤湿润引起角质层肿胀不利于吸收

E.皮肤薄有利于吸收

5.下列哪种基质引起皮肤的水合作用最强

A.乳剂型基质　　B.水溶性基质　　C.烃类基质　　D.吸水性软膏基质

E.聚乙二醇类基质

6.适用于治疗脂溢性皮炎的软膏基质是

A.聚乙二醇类　　B.卡波姆　　C.甘油明胶　　D.纤维素衍生物

E.海藻酸钠

7. 具有吸水作用的油脂性基质为

A. 羊毛脂　　　B. 液体石蜡　　　C. 固体石蜡　　　D. 豚脂　　　E. 凡士林

8. 下列哪种基质与皮脂分泌物相近,故可提高软膏中药物的渗透性

A. 凡士林　　　B. 卡波姆　　　C. 聚乙二醇　　　D. 羊毛脂　　　E. 豚脂

9. 在油脂性基质中有适宜的稠度和涂展性的基质是

A. 羊毛脂　　　B. 凡士林　　　C. 蜂蜡　　　D. 豚脂　　　E. 液状石蜡

10. 不宜用于急性炎性渗出较多的创面的基质是

A. 甲基纤维素　　　B. 海藻酸钠　　　C. 卡波沫　　　D. 凡士林　　　E. 皂土

11. 若患处分泌物过多易造成分泌物反向吸收的基质是

A. 油脂性基质　　　B. 水溶性基质　　　C. W/O 型基质　　　D. O/W 型基质

E. 复基质

12. 对水溶性软膏基质论述错误的是

A. 由天然或合成的水溶性高分子物质组成　　　B. 该基质释药较快

C. 能吸收组织渗出液　　　D. 润滑作用较好　　　E. 无油腻性和刺激性

13. 可降低酚类防腐剂防腐能力的软膏基质是

A. 羊毛脂　　　B. 凡士林　　　C. 聚乙二醇　　　D. 甲基纤维素　　　E. 卡波沫

14. 软膏中加入挥发性药物或热敏性药物的方法是

A. 待基质降温至 80℃左右再与药物混合均匀

B. 待基质降温至 70℃左右再与药物混合均匀

C. 待基质降温至 60℃左右再与药物混合均匀

D. 待基质降温至 50℃左右再与药物混合均匀

E. 待基质降温至 40℃左右再与药物混合均匀

15. 水溶性药物与油溶性基质混合时一般常用

A. 可将药物水溶液直接加入基质中搅匀

B. 先用少量水溶解,以羊毛脂吸收后再与其他基质混匀

C. 用基质加热提取,去渣后冷却即得　　　D. 可将药物细粉与基质研匀

E. 先用少量液状石蜡溶解再与其他基质混匀

16. 眼膏剂常用基质为

A. 凡士林 6 份,液状石蜡、羊毛脂各 2 份

B. 凡士林 7 份,液状石蜡 1 份、羊毛脂 2 份

C. 凡士林 8 份,液状石蜡、羊毛脂各 1 份

D. 凡士林 4 份,液状石蜡、羊毛脂各 3 份

E. 凡士林 6 份,液状石蜡 1 份、羊毛脂 3 份

17. 眼膏剂的制备中基质的灭菌方法是

A. 120℃干热灭菌 1～2h　　　B. 130℃干热灭菌 1～2h

C. 140℃干热灭菌 1～2h　　　D. 150℃干热灭菌 1～2h

E. 121.5℃干热灭菌 1～2h

18. 制备黑膏药的植物油以

A. 棉籽油最好　　　B. 豆油最好　　　C. 花生油最好　　　D. 麻油最好

E. 菜油最好

19. 黑膏药制备过程中没涉及的操作为

A. 去火毒　　B. 炼油　　C. 下丹收膏　　D. 炸料　　E. 收丹

20. 对于炸料叙述错误的是

A. 饮片应适当碎断　　B. 质地疏松的药料后炸　　C. 挥发性药料研粉滩涂时加入

D. 树脂类药料炼油时加入　　E. 一般炸至枯黄为度

21. 对于炼油叙述错误的是

A. 药油在 300℃继续熬炼　　B. 是油脂在高温下氧化、聚合、增稠的过程

C. 以炼至挂旗为度　　　　　　D. 炼油程度过嫩则膏药太软

E. 炼油时有浓烟发生

22. 黑膏药中油丹比例是

A. 500：（100～200）　　B. 500：（100～150）　　C. 500：（150～200）　　D. 500：（200～250）　　E. 500：（250～300）

23. 下丹时的温度是

A. 200℃　　B. 220℃　　C. 270℃　　D. 300℃　　E. 320℃

24. 下列辅料哪一个在橡胶膏剂基质中可以起到软化剂的作用

A. 橡胶　　B. 凡士林　　C. 立德粉　　D. 汽油　　E. 松香

25. 下列辅料在橡胶膏剂基质中可以起到增黏剂的作用的基质是

A. 橡胶　　B. 羊毛脂　　C. 立德粉　　D. 汽油　　E. 松香

26. 下列辅料在橡胶膏剂基质中可以起到填充剂的作用的基质是

A. 橡胶　　B. 凡士林　　C. 立德粉　　D. 汽油　　E. 液状石蜡

27. 橡胶硬膏剂的特点不包括

A. 黏着力较强　　B. 无需预热可直接贴用　　C. 有保护伤口防止皲裂的作用

D. 药效时间长　　E. 膏面需有覆盖物

28. 溶剂法制备橡胶膏剂，网状胶片消除静电的时间

A. 12～18h　　B. 14～20h　　C. 16～22h　　D. 18～24h　　E. 10～16h

29. 热压法制备橡胶膏剂的填充剂常用

A. 氧化锌　　B. 锌钡白　　C. 滑石粉　　D. 微粉硅胶　　E. 钛白粉

30. 需要进行软化点测定的是

A. 软膏剂　　B. 眼膏剂　　C. 黑膏药　　D. 凝胶膏剂　　E. 糊剂

31. 下列哪一项不是橡胶膏剂质量检查项目

A. 重量差异　　B. 含膏量　　C. 耐热　　D. 黏附性　　E. 酸碱度

32. 徐长卿软膏属于

A. 水溶性基质　　B. 烃类基质　　C. 类脂类基质　　D. 乳剂型基质

E. 油酯类基质

33. 下面对眼膏剂的叙述错误的是

A. 药物与适宜的基质制成的供眼用的灭菌软膏剂

B. 应均匀细腻稠度适宜，易涂布于眼部　　C. 对眼部无刺激

D. 无微生物污染　　E. 滴眼剂较一般眼膏剂疗效持久，且能减轻眼睑对眼球的摩擦

（二）B型题（配伍选择题）

A.油脂类　　B.类脂类　　C.烃类　　D.硅酮类　　E.纤维素衍生物

1.凡士林属于

2.液状石蜡属于

3.羊毛脂属于

4.动植物油属于

A.橡胶膏　　B.黑膏药　　C.白膏药　　D.软膏　　E.滴丸

5.植物油、羊毛脂、蜂蜡用于制备

6.橡胶、松香、凡士林用于制备

7.植物油和章丹用于制备

A.由石油分馏得到的多种高级烃的混合物　　B.高级脂肪酸与高级醇的酯类

C.在水中不溶解，在8～10倍水中膨胀成为胶冻

D.丙烯酸与丙烯基蔗糖交联的高分子聚合物

E.溶于水形成的黏稠性凝胶可作软膏基质常用浓度2.5%

8.凡士林是

9.羊毛脂是

10.卡波姆是

A.不溶性固体药物制备软膏加入基质的方法

B.水溶性药物制备软膏加入基质的方法

C.中药浸出制剂制备软膏加入基质的方法

D.含有共熔成分制备软膏加入基质的方法

E.含有挥发性药物或热敏性药物制备软膏加入基质的方法

11.先用少量水溶解，以羊毛脂吸收后，再与其余基质混匀是

12.将药物细粉加入熔融的基质中，不断搅拌至冷却是

13.浓缩至稠膏状，再与基质混匀是

14.先将其研磨共熔后，再与冷却至40℃的基质混匀是

A.软膏剂的基质　　B.橡胶膏剂的基质　　C.黑膏药的基质

D.涂膜剂基质　　E.凝胶膏剂基质

15.卡伯姆是

16.黄丹是

17.氧化锌是

18.聚丙烯酸钠是

（三）X型题（多项选择题）

1.外用膏剂包括

A.贴膏剂　　B.栓剂　　C.膜剂　　D.软膏剂　　E.膏药

2.外用膏剂多用于慢性皮肤病，主要作用有

A.保护创面　　B.润滑皮肤　　C.局部治疗作用

D.全身治疗作用　　E.诊断疾病作用

3.软膏剂的基质应具备的条件为

A.能与药物的水溶液或油溶液互相混合并能吸收分泌液

B.具有适宜的稠度,黏着性,涂展性,无刺激性

C.不妨碍皮肤的正常功能与伤口愈合

D.应与药物结合牢固　　　E.不与药物产生配伍禁忌

4.具有吸水作用的软膏基质有

A.羊毛脂　　B.聚乙二醇　　C.蜂蜡　　D.凡士林　　E.液状石蜡

5.下列哪些基质的软膏需加入保湿剂和防腐剂

A.油脂性基质　　B.水溶性基质　　C.O/W 型乳剂基质

D.W/O 型乳剂基质　　E.植物性基质

6.软膏剂的制法有

A.研和法　　B.熔和法　　C.乳化法　　D.搓捏法　　E.冷压法

7.黑膏药基质原料有

A.植物油　　B.宫粉　　C.红丹　　D.红升丹　　E.水银

8.黑膏药的制备过程包括

A.药料提取　　B.炼油　　C.下丹收膏　　D.去火毒　　E.摊涂

9.关于"火毒"叙述正确的是

A.易对局部皮肤产生刺激　　B.是高温时氧化分解的产物

C.是醛、酮、脂肪酸等　　D.多具脂溶性　　E.膏药制成后需放入冷水中浸渍

10.黑膏药中涉及的传统术语有

A.牛眼泡　　B.去火毒　　C.外枯内焦　　D.挂旗　　E.滴水成珠

11.橡胶膏剂的基质组成有

A.橡胶　　B.松香　　C.凡士林　　D.氧化锌　　E.汽油

12.红丹的质量要求是

A.为橘红色非结晶性粉末　　B.主要成分四氧化三铅　　C.含量在95%以上

D.使用前应干燥　　E.结晶性

13.溶剂法制备橡胶膏剂的制备过程包括

A.药料提取　　B.混炼炼压均匀　　C.膏浆制备　　D.涂膏浆

E.回收溶剂

14.下列关于软膏剂的叙述正确的有

A.软膏剂多用于慢性皮肤病　　B.软膏剂中油脂性基质灭菌时可直火加热

C.急性损伤的皮肤不宜使用油脂性基质软膏剂

D.高分子水溶性基质应溶胀、溶解制成溶液或凝胶后使用

E.软膏剂中油脂性基质灭菌条件为150℃约 1h

四、答　案

(一)A 型题

1.B　　2.B　　3.A　　4.D　　5.A　　6.B　　7.A　　8.D　　9.B　　10.D

11.D　　12.D　　13.C　　14.E　　15.B　　16.C　　17.D　　18.D　　19.E　　20.D

21. C　　22. C　　23. C　　24. B　　25. E　　26. C　　27. D　　28. D　　29. B　　30. C

31. E　　32. D　　33. E

(二)B 型题

1. C　　2. C　　3. B　　4. A　　5. D　　6. A　　7. B　　8. A　　9. B　　10. D

11. B　　12. A　　13. C　　14. D　　15. A　　16. C　　17. B　　18. E

(三)X 型题

1. ADE　　2. ABCD　　3. ABCE　　4. AB　　5. BC　　6. ABC　　7. AC

8. ABCDE　9. ABCE　　10. BCE　　11. ABCDE　　12. ABCD　　13. ACDE

14. ACDE

第十章 栓剂

一、考试大纲

(一)基本要求

1.作用特点

2.直肠栓中药物的吸收途径及影响因素

(二)栓剂的基质

1.基质的要求

2.基质的类型、代表品种及其性质

(三)栓剂的制备

1.栓剂的制法

2.热熔法的制备要点与应用

3.润滑剂的种类与选用

4.置换价及其计算

(四)栓剂的质量要求与检查

(1)质量要求

(2)融变时限检查方法

二、应试指南

(一)基本要求

1.作用特点 ①可在腔道起润滑、抗菌、杀虫、收敛、止痛、止痒等局部作用,可经肠道吸收产生全身作用;②药物不受胃肠道 pH 或酶的破坏,避免药物对胃黏膜的刺激性;③药物经直肠吸收,大部分不受肝脏首过作用的破坏;④适用于不能或者不愿口服给药的患者。

2.直肠栓中药物的吸收途径及影响因素 ①栓剂药物吸收的途径。肛门用栓剂给药后,药物在直肠的吸收主要经过以下途径:药物通过直肠上静脉→门静脉→肝脏→大循环;药物通过直肠下静脉和肛门静脉→髂内静脉→下腔大静脉→大循环;药物通过直肠淋巴系统吸收。②影响栓剂中药物吸收的因素。生理因素包括栓剂塞入直肠的深度影响药物的吸收,当栓剂塞入距肛门口 2cm 处时,其吸收总给药量的 50%～70% 可不经过门脉系统;当栓剂塞入距肛门口 6cm 处时,药物的吸收,大部分要进入门脉系统,药物易受肝脏首过作用的影响。另外直肠有粪便、腹泻及组织脱水等均影响药物吸收。药物因素包括难溶性药物因直肠中分泌液少,溶解吸收较少,宜减小粒径,以增加溶出。脂溶性、非解离型药物较解离型药物易吸收。基质因素包括水溶性药物分散在油脂性基质中,药物能较快释放于分泌液中,而脂溶性药物分散于油脂性基质中,药物需由油相转入水性分泌液中,这种转相与药物在两相中的分配系数有关。可适当加入表面活性剂。

(二)栓剂的基质

1.基质的要求 ①在室温下有适当的硬度,塞入腔道时不变形亦不碎裂,在体温下易软化、熔融或溶解;②与主药无配伍禁忌,无毒性、无过敏性、对黏膜无刺激性,不影响主药的含量测定;③熔点与凝固点相距较近,具润湿与乳化能力,水值较高,能混入较多的水;④在贮藏过程中不易霉变,且理化性质稳定等。

2.基质的类型、代表品种及其性质

(1)油脂性基质:可可豆脂具有同质多晶性,当加热至36℃后再凝固而形成大量的α、γ晶型,使熔点仅为24℃,以致难于成型和包装;半合成脂肪酸甘油酯类。

(2)水溶性及亲水性基质:甘油明胶和聚乙二醇(PEG)、聚氧乙烯硬脂酸酯类。

(三)栓剂的制备

1.栓剂的制法　搓捏法、冷压法及热熔法3种,可按基质的不同来选择。

2.热熔法的制备要点与应用　首先将模具洗净、擦干,用润滑剂少许涂布于模具内壁。将计算量的基质在水浴上加热使熔融,然后按药物性质以不同方法加入药物,混合均匀,一次性注入模具至溢出模口,放冷,待完全凝固后,用刀切去溢出部分,脱模即得。

3.润滑剂的种类与选用　脂肪性基质的栓剂,常用软肥皂、甘油各一份与95%乙醇五份混合所得;水溶性或亲水性基质的栓剂,则用油性为润滑剂,如液状石蜡或植物油等。

4.置换价及其计算:药物的重量与同体积基质重量之比值称为置换值(价)。置换值(f)的计算公式为:$f = W/[G-(M-W)]$;制备每粒栓剂所需基质的理论用量(X)为:$X = G - W/f$。

(四)栓剂的质量要求与检查

1.质量要求　药物与基质应混合均匀,外形应完整光滑,应有适宜的硬度,不起霜,不变色。

2.融变时限检查方法　取供试品3粒,在室温放置1h后,分别放在3个金属架的下层圆板上,装入各自的套筒内,并用挂钩固定。除另有规定外,将上述装置分别垂直浸入盛有不少于4L的37.0±0.5℃水的容器中,其上端位置应在水面下90mm处。容器中装一转动器,每隔10min在溶液中翻转该装置一次。

三、考前模拟

(一)A型题(最佳选择题)

1.下列哪项不是对栓剂基质的要求

A.在室温下保持一定的硬度　　B.不影响主药的作用　　C.不影响主药的含量测量

D.与制备方法相适宜　　E.水值较高,能混入较多的水

2.将脂溶性药物制成起效迅速的栓剂应选的基质是

A.可可豆脂　　B.半合成山苍子油酯　　C.半合成椰子油脂

D.聚乙二醇　　E.半合成棕榈油脂

3.甘油明胶作为水溶性亲水基质正确的是

A.在体温时熔融　　B.药物的溶出与基质的比例无关

C.基质的一般用量明胶与甘油等量

D.甘油与水的含量越高成品质量越好

E.常作为肛门栓的基质

4.制成栓剂后,夏天不软化,但易吸潮的基质是

A.甘油明胶　　B.聚乙二醇　　C.半合成山苍子油酯　　D.香果脂

E. 吐温 61

5. 油脂性基质的栓剂的增塑剂

A. 液状石蜡　　B. 植物油　　C. 甘油、乙醇　　D. 肥皂　　E. 甘油、聚山梨酯 80

6. 水溶性基质栓全部溶解的时间应在

A. 20min　　B. 30min　　C. 40min　　D. 50min　　E. 60min

7. 油脂性基质栓全部融化、软化，或触无硬心的时间应在

A. 20min　　B. 30min　　C. 40min　　D. 50min　　E. 60min

8. 下列关于栓剂基质的要求叙述错误的是

A. 具有适宜的稠度、黏着性、涂展性　　　　B. 无毒、无刺激性、无过敏性

C. 水值较高，能混入较多的水　　　　　　D. 与主药无配伍禁忌

E. 在室温下应有适宜的硬度，塞入腔道时不变形亦不破裂，在体温下易软化、熔化或溶解

9. 下列栓剂基质中，具有同质多晶型的是

A. 半合成山苍子油酯　　B. 可可豆脂　　C. 半合成棕榈油脂

D. 吐温 61　　　　　　E. 聚乙二醇 4000

10. 鞣酸栓剂，每粒含鞣酸 0.2g，空白栓重 2g，已知鞣酸置换价为 1.6，则每粒鞣酸栓剂所需可可豆脂理论用量为

A. 1.355g　　B. 1.475g　　C. 1.700g　　D. 1.875g　　E. 2.000g

11. 下列关于栓剂的描述错误的是

A. 可发挥局部与全身治疗作用　　　　B. 制备栓剂可用冷压法

C. 栓剂应无刺激，并有适宜的硬度　　D. 可以使全部药物避免肝的首过效应

E. 吐温 61 为其基质

12. 聚乙二醇作为栓剂的基质叙述错误的是

A. 多以两种或两者以上不同分子量的聚乙二醇合用　　B. 用热熔法制备

C. 遇体温熔化　　D. 对直肠黏膜有刺激　　E. 易吸潮变型

(二)B 型题(配伍选择题)

A. 半合成脂肪酸甘油酯　　B. 羊毛脂　　C. 硬脂酸　　D. 卡波姆

E. 吐温 61

1. 栓剂油溶性基质为

2. 栓剂水溶性基质为

A. 冷压法和热熔法制备　　B. 热熔法制备　　C. 研和法制备　　D. 乳化法制备

E. 滴制法制备

3. 油脂性基质的栓剂可用

4. 水溶性基质的栓剂可用

(三)X 型题(多项选择题)

1. 影响栓剂中药物吸收的因素有

A. 塞入直肠的深度　　B. 直肠液的酸碱性　　C. 药物的溶解度

D. 药物的粒径大小　　E. 药物的脂溶性

2.栓剂基质的要求是

A.有适当的硬度　　B.熔点与凝固点应相差很大　　C.具润湿与乳化能力

D.水值较高,能混入较多的水　　E.不影响主药的含量测定

3.栓剂具有哪些特点

A.常温下为固体,纳入腔道迅速熔融或溶解　　B.可产生局部和全身治疗作用

C.不受胃肠道 pH 或酶的破坏　　　　D.不受肝脏首过效应的影响

E.适用于不能或者不愿口服给药的患者

4.可可豆脂在使用时应

A.加热至 36℃后再凝固　　B.缓缓升温加热熔化 2/3 后停止加热

C.在熔化的可可豆脂中加入少量稳定晶型

D.熔化凝固时,将温度控制在 28℃～32℃几小时或几天

E.可与多数药物混合制成可塑性团块

5.栓剂中油溶性药物加入方法是

A.直接加入熔化的油脂性基质中　　B.以适量的乙醇溶解加入水溶性基质中

C.加乳化剂　　　　D.若用量过大,可加适量蜂蜡、鲸蜡调节

E.用适量羊毛脂混合后,在与基质混匀

6.用热熔法制备栓剂的过程包括

A.涂润滑剂　　B.熔化基质　　C.加入药物　　D.涂布

E.冷却、脱模

7.栓剂的主要吸收途径有

A.直肠下静脉和肛门静脉——肝脏——大循环

B.直肠上静脉——门静脉——肝脏——大循环　　C.直肠淋巴系统

D.直肠上静脉——髂内静脉——大循环

E.直肠下静脉和肛门静脉——髂内静脉——下腔静脉——大循环

8.能作为栓剂的基质有

A.羧甲基纤维素　　B.石蜡　　C.可可豆脂

D.聚乙二醇类　　E.半合成脂肪酸甘油酯类

9.下列关于栓剂制备的叙述正确的为

A.水溶性药物,可用适量羊毛脂吸收后,与油脂性基质混匀

B.水溶性提取液,可制成干浸膏粉后再与熔化的油脂性基质混匀

C.油脂性基质的栓剂常用植物油为润滑剂

D.水溶性基质的栓剂常用肥皂、甘油、乙醇的混合液为润滑剂

E.不溶性药物一般应粉碎成细粉,过五号筛,再与基质混匀

10.栓剂的制备方法有

A.研和法　　B.搓捏法　　C.冷压法　　D.热熔法　　E.乳化法

11.栓剂的质量要求包括

A.外观检查　　B.重量差异　　C.融变时限　　D.耐热试验　　E.耐寒试验

12.聚乙二醇作为栓剂的基质,其特点有

A.相对分子量 1000 者熔点 38℃～42℃

B. 多为两种或两种以上不同分子量的聚乙二醇合用

C. 对直肠有刺激　　　D. 制成的栓剂夏天易软化　　　E. 制成的栓剂易吸湿受潮变形

13. 栓剂与软膏剂在质量检查项目中不同点为

A. 外观　　　B. 融变时限　　　C. 稠度　　　D. 酸碱度　　　E. 水值

14. 以甘油明胶为基质的栓剂所具备的特点有

A. 具有弹性,不易折断　　　B. 阴道栓常用基质　　　C. 适用于鞣酸等药物

D. 体温时熔融　　　E. 药物溶出速度可由明胶、水、甘油三者的比例调节

四、答 案

(一)**A 型题**

1. D　　2. D　　3. C　　4. B　　5. E　　6. E　　7. B　　8. A　　9. B　　10. D

1. D　　12. C

(二)**B 型题**

1. A　　2. E　　3. A　　4. B

(三)**X 型题**

1. ABCDE　　2. ACDE　　3. ABCE　　4. BCDE　　5. ABCD　　6. ABCE　　7. BCE

8. CDE　　9. AB　　10. BCD　　11. ABC　　12. ABCE　　13. BCDE　　14. ABE

第十一章　胶囊剂

一、考试大纲

(一)基本要求

1.特点与分类

2.不宜制成胶囊剂的药物

(二)胶囊剂的制备

1.硬胶囊剂的制备

(1)空胶囊的原料与辅料

(2)空胶囊的规格及其选用

(3)药物的处理、填充与应用

2.软胶囊的制备

(1)软胶囊的囊材组成

(2)软胶囊对充填物的要求

(3)滴制法、压制法制备软胶囊的操作要点与应用

(4)中药软胶囊常见的质量问题及其原因

(三)胶囊剂的质量要求与检查

水分、崩解时限、装量差异要求

二、应试指南

(一)基本要求

1.特点与分类　①外观光洁,美观,且可掩盖药物的不良气味,减少刺激,便于服用;②与片剂、丸剂相比,在胃肠道中崩解快,吸收、显效也较快,生物利用度高;③药物被装于胶囊中,与光线、空气和湿气隔离,稳定性增加;④可制成不同释药速度和释药方式的制剂。

2.不宜制成胶囊剂的药物　药物的水溶液、稀乙醇液;刺激性较强、易溶性的药物;易风化、易吸湿的药物不宜制成胶囊剂。

(二)胶囊剂的制备

1.硬胶囊剂的制备

(1)空胶囊的原料与辅料:空胶囊的主要原料是明胶,具有一定的黏度、胶冻力(系指明胶溶液冷却凝成胶冻后的硬度,可间接代表明胶的坚固度与拉力)等。明胶有 A 型明胶、B 型明胶、皮明胶及骨明胶之分,配合使用较为理想。辅料有①增塑剂,如甘油可增加胶囊的韧性及弹性,羧甲基纤维素钠可增加明胶液的黏度及可塑性;②增稠剂,如琼脂可增加胶液的胶冻力;③遮光剂,如二氧化钛可防止光对药物的催化氧化;④着色剂,如柠檬黄、胭脂红等;⑤防腐剂,如尼泊金类;⑥芳香性矫味剂,如乙基香草醛。

(2)空胶囊的规格及其选用:空胶囊规格由大到小分为 000、00、0、1、2、3、4、5 号,常用的是 0~5 号。其容积分别为 1.42、0.95、0.67、0.48、0.37、0.27、0.20、0.13ml。空胶囊的外观、弹

性、溶解时间(37℃,30min)、水分(10%~15%)、胶囊壁的厚度与均匀度、微生物等,均应符合有关规定。

(3)药物的处理、填充与应用:剂量小的饮片可直接粉碎成细粉,混匀后填充。贵重药、剧毒药可直接粉碎成细粉,加适量稀释剂、助流剂等混匀后直接填充。剂量大的一般性药物可部分或全部提取、分离、浓缩、干燥,制成稠膏或干浸膏,再将剩余的药物粉碎成细粉与之混合、干燥、粉碎成细粉,混匀后直接填充,或制成颗粒充填,或制成微丸充填。处方中挥发油通常先用吸收剂或方中其他药物细粉吸收,或制成包合物或微囊后再填充。易引湿或混合后发生共熔的药物可酌加适量稀释剂,混匀后填充。

2.软胶囊的制备

(1)软胶囊的囊材组成:软胶囊囊材也是由明胶、增塑剂、防腐剂、遮光剂、色素等组成。胶皮的弹性与明胶、增塑剂和水的重量比例有关,通常明胶、增塑剂、水的比例为 1.0:(0.4~0.6):(1.0~1.6)。

(2)软胶囊对充填物的要求:软胶囊内可充填各种油类或对明胶无溶解作用的液体药物、药物溶液或混悬液,甚至可充填固体粉末或颗粒。但混悬液必须具有与液体相同的流动性,混悬液中一般还含有助悬剂,油状基质常用的助悬剂是 10%~30% 油蜡混合物等;非油状基质则常用1%~15%聚乙二醇 4000 或聚乙二醇 6000。有时还可加入抗氧剂、表面活性剂等。

(3)滴制法、压制法制备软胶囊的操作要点与应用

①滴制法。滴制法由具双层喷头的滴丸机完成。以明胶为主的软质囊材(一般称为胶液)与被包药液,分别在双层喷头的外层与内层以不同速度喷出,使定量的胶液将定量的药液包裹后,滴入与胶液不相混溶的冷却液中,由于表面张力作用使之形成球形,并逐渐冷却、凝固成软胶囊。

②压制法。压制法是将胶液制成厚薄均匀的胶片,再将药液置于两个胶片之间,用钢板模或旋转模压制软胶囊的一种方法。

(4)中药软胶囊常见的质量问题及其原因:①胶皮老化变硬。②崩解时限超标。储存过程中,分散介质 PEG400(或经防腐剂、着色剂诱导)氧化生成的低分子醛类物质与明胶反应生成交联物而致崩解时限超标。加用甘氨酸等抗氧化剂可减少 PEG400 中醛类物质含量,降低胶联度提高稳定性。③成品粘连。干燥不彻底或胶皮内水分"外溢"。

(三)质量要求与检查

1.质量要求与检查　胶囊剂外观应整洁,不得有粘结、变形或破裂现象,并应无异臭。硬胶囊内容物应干燥、松散、混合均匀;装量差异小;水分不得超过 9.0%、崩解时限应符合规定;卫生学检查必须符合要求;药物的定性鉴别与含量测定应符合具体胶囊剂各自的要求。

2.水分、崩解时限、装量差异要求

(1)水分:应不得超过 9.0%。

(2)装量差异:每粒装量与标示装量相比较(有含量测定项的或无标示装量的胶囊剂与平均装量相比较),应在±10.0%以内,超出装量差异限度的不得多于2粒,并不得有1粒超出限度的一倍。

(3)崩解时限:按现行《中国药典》(一部)附录崩解时限检查法检查,除另有规定外,硬胶囊剂应在 30min 内,软胶囊剂应在 1h 内全部崩解并通过筛网(囊壳碎片除外)。

三、考前模拟

(一)A型题(最佳选择题)

1. 关于胶囊剂叙述错误的是

A. 胶囊剂分硬胶囊剂与软胶囊剂两种　　　B. 可以内服也可以外用

C. 药物装入胶囊可以提高药物的稳定性　　D. 可以弥补其他固体剂型的不足

E. 较丸剂、片剂生物利用度要好

2. 下列方法中,可用来制备软胶囊剂的是

A. 泛制法　　B. 滴制法　　C. 塑制法　　D. 凝聚法　　E. 界面缩聚法

3. 防止蘸胶时胶液流动性大可加入

A. 山梨醇　　B. 十二烷基磺酸钠　　C. 二氧化钛　　D. 琼脂

E. 无法改变胶液流动性

4. 硬胶囊在制备时药物的处理有一定的方法,叙述错误的是

A. 定量药粉在填充时需要多准备几粒的分量

B. 填充的药物如果是麻醉、毒性药物,应先用适当的稀释剂稀释一定的倍数再填充

C. 疏松性药物小量填充时,可加适量乙醇或液体石蜡混匀后填充

D. 挥发油类药物可直接填充

E. 结晶性药物应粉碎后与其余药粉混匀后填充

5. 制备肠溶胶囊剂时,用甲醛处理的目的是

A. 增加弹性　　B. 增加稳定性　　C. 增加渗透性　　D. 改变其溶解性能

E. 杀灭微生物

6.《中国药典》2010年版一部规定,每粒装量与标示量比较,装量差异限度应在( )以内

A. ±5%　　B. ±10%　　C. ±15%　　D. ±20　　E. ±25%

(二)B型题(配伍选择题)

A. 增塑剂　　B. 增稠剂　　C. 遮光剂　　D. 防腐剂　　E. 矫味剂

1. 二氧化钛

2. 山梨醇

3. 琼脂

4. 乙基香草醛

(三)X型题(多项选择题)

1. 下列关于胶囊剂特点的叙述,正确的是

A. 药物的水溶液与稀醇溶液不宜制成胶囊剂

B. 易溶且刺激性较强的药物,可制成胶囊剂

C. 有特殊气味的药物可制成胶囊剂掩盖其气味

D. 易风化与潮解的药物不宜制成胶囊剂

E. 吸湿性药物制成胶囊剂可防止遇湿潮解

2. 空胶囊的叙述正确的是

A. 空胶囊有8种规格,体积最大的是5号胶囊

B. 空胶囊容积最小者为 0.13ml   C. 空胶囊容积最大者为 1.42ml

D. 制备空胶囊含水量应控制在 12%～15%

E. 应按药物剂量所占体积来选用最小的胶囊

3. 软胶囊填充物若为混悬液可以选用的混悬介质是

A. 醛类物质   B. 胺类物质   C. 植物油   D. 丙酮   E. 聚乙二醇

4. 关于胶囊剂崩解时限要求正确的是

A. 硬胶囊应在 30min 内崩解   B. 硬胶囊应在 60min 内崩解

C. 软胶囊应在 30min 内崩解   D. 软胶囊应在 60min 内崩解

E. 肠溶胶囊在盐酸溶液中 2h 不崩解,但允许有细小的裂缝出现

5. 易潮解的药物可使胶囊壳

A. 变软   B. 易破裂   C. 干燥变脆   D. 相互粘连   E. 变色

6. 下列不宜作为胶囊剂的填充物的有

A. 易溶于水的药物   B. 药物的油溶液   C. 酊剂

D. 有不良口感的药物   E. 易风化的药物

7. 制备硬胶囊壳需要加入的附加剂有

A. 助悬剂   B. 增塑剂   C. 遮光剂   D. 增稠剂   E. 防腐剂

8. 胶囊剂操作环境中,理想的操作条件应包括

A. 温度 10℃～25℃   B. 温度 20℃ 以下   C. 温度 30℃～40℃

D. 相对湿度 35%～45%   E. 相对湿度 40%～60%

四、答　案

(一)A 型题

1. A   2. B   3. D   4. D   5. D   6. B

(二)B 型题

1. C   2. A   3. B   4. E

(三)X 型题

1. ACD   2. BCDE   3. CE   4. AD   5. BC   6. ACE   7. BCDE   8. AD

第十二章　丸剂

一、考试大纲

(一)基本要求

1.分类

2.特点

(二)水丸

1.水丸的赋形剂　水丸赋形剂的常用品种与选用

2.水丸的制备

(1)水丸对药粉的要求

(2)泛制法的工艺流程、操作要点及应用

(3)起模方法

(三)蜜丸(含水蜜丸)

1.蜜丸的类型、蜂蜜的选择与炼制

(1)类型

(2)蜂蜜的要求与选择

(3)炼蜜的目的、规格、要求与选用

2.制备

(1)塑制法的工艺流程、操作要点及应用

(2)水蜜丸的制备方法及要点

(四)浓缩丸

1.浓缩丸的分类与饮片的处理原则

(1)分类

(2)饮片的处理原则

2.浓缩丸的制备　制法与应用

(五)糊丸和蜡丸

1.糊丸

(1)常用的赋形剂

(2)制法与要点

2.蜡丸　制法与要点

(六)滴丸

1.常用基质、冷凝液及药物的分散状态

(1)常用基质的要求与种类

(2)冷凝液的要求、种类与选用

(3)滴丸中药物的分散状态

2.滴丸的制备

(1)制备要点与应用

(2)影响滴丸圆整度的因素

(七)丸剂的包衣

1.包衣目的

2.包衣种类及包衣材料

(八)丸剂的质量要求与检查

1.溶散时限、水分的要求

2.重量差异、装量差异及装量检查的适用性

二、应试指南

(一)基本要求

1.分类

(1)按制备方法分类

①塑制丸。系指药物细粉与适宜的黏合剂混和制成软硬适度的可塑性丸块,然后再分割成丸粒。如蜜丸、糊丸、部分浓缩丸、蜡丸等。

②泛制丸。系指以药物细粉用适宜的液体为黏合剂泛制成小球形的丸剂。如水丸、水蜜丸、部分浓缩丸、糊丸等。

③滴制丸。此法又称滴聚法。系利用一种熔点较低的脂肪性基质或水溶性基质,将主药溶解、混悬,乳化后利用适当装置滴入一种不相混溶的液体冷却剂中而制成的丸剂。

(2)按赋形剂分类:可分为水丸、蜜丸、水蜜丸、浓缩丸、糊丸、蜡丸等。

2.特点

(1)优点:①"丸者缓也",丸剂服后在胃肠道崩解缓慢,逐渐释放药物,作用持久;对毒、剧、刺激性药物可延缓吸收,减弱毒性和不良反应。因此,临床治疗慢性疾病或久病体弱、病后调和气血者多用丸剂。②水溶性基质滴丸具有速效作用。③丸剂制备时能容纳固体、半固体的药物,还可容纳黏稠性的液体药物;并可利用包衣来掩盖其不良臭味。④丸剂生产技术和设备较简单,亦适合基层医疗单位自制。

(2)缺点:如有的服用剂量大,尤其是小儿服用困难。操作不当易致溶散、影响崩解和疗效;原药材加工而成的丸剂易污染微生物,成品较难符合我国卫生标准。

(二)水丸

1.水丸的赋形剂常用品种　水、酒、醋、药汁。

2.水丸的制备

(1)水丸对药粉的要求:应根据处方药物的性质,采用适宜的方法粉碎、过筛、混合,制得药物均匀细粉。一般泛丸用药粉应过5~6号筛,起模、盖面或包衣用粉应过6~7号筛。

(2)泛制法的工艺流程、操作要点及应用:工艺流程为原料的准备→起模→泛制成型→盖面→干燥→选丸→包衣→打光→质量检查→包装。

①原料的准备。

②起模。是将药粉制成直径0.5~1mm大小丸粒的过程,是水丸制备的关键工序。起模

时应注意:起模用粉应黏性适中,黏性过强或无黏性的药粉均不利于起模;起模常用作为润湿剂。

③成型。系指将经筛选合格的丸模,逐渐加大至接近成品的操作。

④盖面。系指将适当材料(清水、清浆或处方中部分药物的极细粉)泛制于筛选合格的成型丸粒上,使丸粒表面致密、光洁、色泽一致的操作。

⑤干燥。温度一般控制在80℃以下,含挥发性成分的药丸干燥应控制在60℃以下。

⑥选丸。系指除去过大、过小及不规则的丸粒,使丸剂成品大小均一的筛选操作。

⑦包衣。根据医疗需要,将水丸表面包裹衣层的操作称为包衣或上衣。

(3)起模方法:①粉末泛制起模,常用设备泛丸锅或泛丸匾。②湿制颗粒起模。

(三)蜜丸(含水蜜丸)

1.蜜丸的类型、蜂蜜的选择与炼制

(1)类型:大蜜丸、小蜜丸、水蜜丸。

(2)蜂蜜的要求与选择:半透明、带光泽、浓稠的液体,白色至黄褐色,放久或遇冷渐有白色颗粒析出。气芳香,味极甜。密度不低于1.349(25℃);含还原糖不低于64.0%。

(3)炼蜜的目的、规格、要求与选用。

①嫩蜜。炼蜜温度达105℃~115℃,含水量在17%~20%,相对密度为1.35,色泽无明显变化,略有黏性,适用于含淀粉、黏液质、糖类及脂肪较多的药物。

②中蜜(炼蜜)。炼蜜温度达116℃~118℃,含水量在14%~16%,相对密度为1.37,呈浅红色,炼蜜时表面翻腾着均匀的黄色而有光泽的细泡(俗称"鱼眼泡"),手捻有黏性,两指分开指间无长白丝出现,适用于黏性中等的药粉制丸。

③老蜜。炼蜜温度达119℃~122℃,含水量<10%,相对密度为1.40,呈红棕色,炼制时表面出现较大的红棕色气泡(俗称"牛眼泡"),黏性强,手指捻之较黏,两指分开有白色长丝(俗称"打白丝"),滴入冷水呈球形而不散,多用于黏性差的矿物药或富含纤维的药粉制丸。

2.制备

(1)塑制法的工艺流程、操作要点及应用:塑制法,工艺流程为:物料的准备→制丸块→制丸条→分粒及搓圆→干燥→整丸等。

①物料的准备。处方药材粉碎成细粉,过6号药筛;根据药粉的黏性大小和粗细等性质,将蜂蜜炼制成适宜规格的炼蜜;机制蜜丸时常选用药用乙醇为润滑剂,而手工制丸则选用适当比例的麻油与蜂蜡加热熔融制成的专用油。

②制丸块。又称和药,是塑制蜜丸的关键工序,影响丸块质量的因素主要有:炼蜜的程度、药的蜜温、用蜜量。

③制丸条。丸块应制成粗细适当的丸条以便于分粒,丸条要求粗细均匀一致,表面光滑,内部充实而无空隙。

④制丸粒。手工可用搓丸板,大量生产采用轧丸机。

⑤干燥。以老蜜制成的蜜丸一般无须干燥可立即分装。用嫩蜜或偏嫩中蜜制成的蜜丸,须在60℃~800℃干燥。

⑥包装。多采用蜡纸盒或塑料小盒包装。

(2)水蜜丸的制备方法及要点:水蜜丸可采用塑制法和泛制法制备。采用塑制法制备时,同样需要注意药粉的性质与蜜水的比例、用量。一般药材细粉黏性中等,每100g药粉用炼蜜

40g 左右,其加水按炼蜜:水＝1:(2.5～3.0),将炼蜜加水,搅匀,煮沸,滤过,即可。含黏性物质较多的药材细粉,需用低浓度的蜜水为黏合剂,每 100g 药粉用炼蜜 10～15g,如含纤维和矿物质较多的药材细粉,则 100g 药粉须用炼蜜 50g 左右。采用泛制法制备时,注意起模时须用水,以免粘结。加大成型时为使水蜜丸的丸粒光滑圆整,蜜水加入的方式:低浓度、高浓度、低浓度的顺序依次加入,即先用浓度低的蜜水加大丸粒,待逐步成型时用浓度稍高的蜜水,成型后,再改用浓度低的蜜水撞光。否则,因蜜水浓度过高、造成粘结。由于水蜜丸中含水量高,成丸后应及时干燥,防止发霉变质。

(四)浓缩丸

1.浓缩丸的分类与饮片的处理原则

(1)分类:浓缩水丸、浓缩蜜丸、浓缩水蜜丸。

(2)饮片的处理原则:贵重、细料药、量少或作用强烈的药物,以及含淀粉较多、疏松易碎的药材以粉碎成细粉;质地坚硬、纤维性强、体积大、黏性大的提取制膏;有效成分或部位明确的,提取。

2.浓缩丸的制备

(1)泛制法:浓缩水丸的制备。

(2)塑制法:浓缩蜜丸的制备。

(五)糊丸和蜡丸

1.糊丸

(1)常用的赋形剂:米糊或面糊。

(2)制法与要点

①泛制法。以水起模,稀糊作黏合剂泛丸。泛制法一般用 5％～10％糊粉冲糊。

②塑制法。以药粉量 30％的糊粉制糊;保持丸块润湿状态,尽量缩短制丸时间;糊丸干燥切忌高温烘烤和暴晒,应通风处阴干或低温烘干。

2.蜡丸　将精制后的蜡加热熔化后待稍凉(约 60℃左右),蜡液边沿开始凝固,表面出现结膜时加入药粉,迅速搅拌,混合均匀,趁热搓制成丸。操作关键:掌握温度,趁热和药,快速搓制(以保持药块温度在 60℃左右)。温度过高则发软,不便成形,过低则发硬,难以搓制。

(六)滴丸

1.常用基质的要求与种类

(1)种类:常用的水溶性基质有聚乙二醇 6000 或聚乙二醇 4000、硬脂酸钠、甘油明胶等。脂溶性基质有硬脂酸、单硬脂酸甘油酯、虫蜡、蜂蜡、氢化植物油等。

(2)常用基质的要求:①不与主药发生作用,不破坏主药的疗效。②熔点较低或加一定量热水(60℃～100℃)能熔化成液体,而遇骤冷又能凝成固体(在室温下仍保持固体状态),并在加进一定量的药物后仍能保持上述性质。③对人体无害。

2.冷凝液的要求、种类与选用　根据滴丸基质的性质选用冷却剂,水溶性基质的滴丸常选用甲基硅油、液状石蜡、煤油或植物油等作为冷却剂,脂溶性基质的滴丸常选用水或不同浓度的乙醇等作冷却剂。

3.滴丸中药物的分散状态　①形成固体溶液。即分子或胶体分散大小,有的呈均匀透明体,故称玻璃液。②形成微细晶粒。③晶型药物在制成滴丸过程中,通过熔融、骤冷等处理,常可形成亚稳定型结晶或无定型粉末。

4.滴丸的制备

(1)制备要点与应用:药物＋基质→均匀分散(熔融)→滴制→冷却→洗丸→干燥→选丸→质量检查→包装。

在滴制过程中能否成丸形,取决于丸滴内聚力(Wc)是否大于药液与冷凝液的黏附力(Wa),即成形力＝Wc－Wa,成形力为正值时,液滴才能成丸形。

(2)影响滴丸圆整度的因素:① 液滴的大小。②液滴与冷却液的密度差,相差大,冷却液的黏滞度小都能增加移动速度。移动速度愈快,受的力愈大,其形愈扁。③冷却剂性质:液滴带着空气滴入冷却剂中,在下降的同时逐渐冷却收缩成丸并逸出所带入的气泡,倘若气泡未能逸出前凝固时,即可产生空洞,这就需要适当增加冷却液和液滴的亲和力,使空气尽早排出,保护凝固时丸的圆整度。④关于冷却剂温度,最好是梯度冷却,使滴丸分为收缩、凝固、冷却三个过程。这样就有利于滴丸充分成型冷却。

(七)丸剂的包衣

1.包衣目的 防止主药氧化变质或挥发,可提高药物的稳定性;减少药物的刺激性,掩盖不良气味;控制丸剂的溶散(如:肠溶衣);防止吸湿及虫蛀;可改善外观,利于识别。

2.包衣种类及包衣材料

(1)药物衣:包衣的材料是丸剂处方中的组成部分,具药理作用,首先发挥药效。常用的有朱砂衣、黄柏衣、甘草衣、雄黄衣、青黛衣、滑石衣、百草霜衣等。

(2)保护衣:是选取处方以外,不具明显的药性作用且性质稳定的物质作为包衣材料,使主药与外界隔绝而起保护作用,有的还起到协同作用。如糖衣、薄膜衣、滑石衣、明胶衣等。

(3)肠溶衣:选取适宜的材料将丸剂包衣后使之在胃液中不崩解而在肠液中崩解,如虫胶、邻苯二甲酸醋酸纤维素(CAP)等。

(八)质量要求与检查

1.水分 除另有规定外,大蜜丸、小蜜丸、浓缩蜜丸中所含水分不得超过 15.0%;水蜜丸、浓缩水蜜丸不得超过 12.0%;水丸、糊丸、浓缩水丸不得超过 9.0%。蜡丸不检查水分。

2.重量差异 按丸服用的丸剂照第一法检查,按重量服用的丸剂照第二法检查。

3.装量差异 单剂量分装的丸剂应按现行《中国药典》(一部)附录ⅠA 丸剂项下有关规定测定,多剂量分装的丸剂照最低装量检查法(附录ⅫC)检查,均应符合规定。

4.溶散时限 除另有规定外,取丸剂 6 丸,按现行《中国药典》(一部)丸剂项下有关规定进行。小蜜丸、水蜜丸和水丸应在 1h 内全部溶散;浓缩丸和糊丸应在 2h 时内全部溶散。滴丸应在 30min 内溶散,包衣滴丸应在 1h 内溶散。大蜜丸不检查溶散时限。

5.微生物限度 按现行《中国药典》(一部)附录ⅧC 微生物限度检查法检查,应符合规定。

三、考前模拟

(一)A 型题(最佳选择题)

1.水丸的制备工艺流程为

A.原料的准备 起模 泛制成型 盖面 干燥 选丸 包衣 打光

B.原料的准备 起模 泛制成型 盖面 选丸 干燥 包衣 打光

C. 原料的准备 起模 泛制成型 干燥 盖面 选丸 包衣 打光

D. 原料的准备 起模 泛制成型 干燥 选丸 盖面 包衣 打光

E. 原料的准备 起模 泛制成型 干燥 包衣 选丸 盖面 打光

2. 关于湿法制粒起模法特点的叙述错误的是

A. 所得丸模较紧密　　　B. 所得丸模较均匀　　　C. 丸模成型率高

D. 该法是先制粒再经旋转摩擦去其棱角而得　　　E. 该法起模速度快

3. 关于蜜丸的叙述错误的是

A. 是以炼蜜为黏合剂制成的丸剂　　　B. 大蜜丸是指重量在 6g 以上者

C. 一般用于慢性病的治疗　　　D. 一般用塑制法制备　　　E. 易长菌

4. 蜂蜜炼制目的叙述错误的是

A. 除去蜡质　　　B. 杀死微生物　　　C. 破坏淀粉酶

D. 增加黏性　　　E. 促进蔗糖酶解为还原糖

5. 关于老蜜的判断错误的是

A. 炼制老蜜会出现"牛眼泡"　　　B. 有"滴水成珠"现象　　　C. 出现"打白丝"

D. 含水量较低,一般在 14%～16%　　　E. 相对密度为 1.40

6. 步骤是塑制法制备蜜丸的关键工序是

A. 物料的准备　　　B. 制丸块　　　C. 制丸条　　　D. 分粒　　　E. 干燥

7. 制备六味地黄丸时,每 100g 粉末应加炼蜜

A. 250g　　　B. 200g　　　C. 150g　　　D. 100g　　　E. 50g

8. 用于制作水蜜丸时,其水与蜜的一般比例是

A. 炼蜜 1 份＋水 1～1.5 份　　　B. 炼蜜 1 份＋水 2～2.5 份　　　C. 炼蜜 1 份水＋2.5～3 份

D. 炼蜜 1 份＋水 3.5～4 份　　　E. 炼蜜 1 份＋水 5～5.5 份

9. 含有毒性及刺激性强的药物宜制成

A. 水丸　　　B. 蜜丸　　　C. 水蜜丸　　　D. 浓缩丸　　　E. 蜡丸

10. 关于滴丸特点的叙述错误的是

A. 滴丸载药量小　　　B. 滴丸可使液体药物固体化　　　C. 滴丸剂量准确

D. 滴丸均为速效剂型　　　E. 劳动保护好

11. 以 PEG 为基质制备滴丸时应选做冷却剂的是

A. 水与乙醇的混合物　　　B. 乙醇与甘油的混合物

C. 液体石蜡与乙醇的混合物　　　D. 煤油与乙醇的混合物　　　E. 液体石蜡

12. 从制剂学观点看,苏冰滴丸疗效好的原因是

A. 用滴制法制备　　　B. 形成固体溶液　　　C. 含有挥发性药物

D. 受热时间短,破坏少　　　E. 剂量准确

13.《中华人民共和国药典》2010 年版一部规定丸剂所含水分不应高于

A. 均为 15.0%　　　B. 均为 9.0%　　　C. 水丸 9.0%,大蜜丸为 15.0%

D. 水丸为 12.0%,水蜜丸为 15.0%　　　E. 浓缩水丸为 12.0%,浓缩水蜜丸为 15.0%

14. 补心类药物一般包衣为

A. 滑石衣　　　B. 药物衣　　　C. 肠衣　　　D. 糖衣　　　E. 半薄膜衣

(二)B型题(配伍选择题)

A. 水丸　　B.蜜丸　　C.浓缩丸　　D.蜜丸＋浓缩丸　　E.水丸＋浓缩丸

1.可以采用塑制法制备的丸剂是

2.可以采用泛制法制备的丸剂是

A.嫩蜜　　B.中蜜　　C.老蜜　　D.中蜜或老蜜　　E.生蜜

3.含淀粉较多的药物制备蜜丸需要采用的辅料是

4.富含纤维的药物制备蜜丸需要采用的辅料是

5.粉性或含有部分糖黏性的药物制丸需要采用的辅料是

A.水丸　　B.蜜丸　　C.水蜜丸　　D.糊丸　　E.蜡丸

6.以炼蜜为辅料用于制备

7.以药汁为辅料用于制备

8.以糯米糊为辅料用于制备

A.含水不超过6.0%　　B.含水不超过9.0%　　C.含水不超过12.0%

D.含水不超过15.0%　　E.含水不超过20.0%

9.《中国药典》2010版一部规定,水丸的含水量为

10.《中国药典》2010版一部规定,水蜜丸的含水量为

11.《中国药典》2010版一部规定,浓缩蜜丸的含水量为

A.15min内溶散　　B.30min内溶散　　C.45min内溶散　　D.60min内溶散

E.120min内溶散

12.《中国药典》2010版一部规定,水蜜丸的溶散时限为

13.《中国药典》2010版一部规定,水丸的溶散时限为

14.《中国药典》2010版一部规定,浓缩丸的溶散时限为

15.《中国药典》2010版一部规定,滴丸的溶散时限为

A.泛制法　　B.塑制法　　C.泛制法与塑制法　　D.滴制法　　E.热熔法

16.逍遥蜜丸

17.先起模子

18.浓缩丸

(三)X型题(多项选择题)

1.可以用做制备丸剂的辅料的是

A.水　　B.酒　　C.蜂蜜　　D.药汁　　E.面糊

2.关于水丸的特点叙述正确的是

A.丸粒较小　　B.可以掩盖不良气味　　C.较易溶散

D.溶解时限易控制　　E.生产周期短

3.在水丸制备中有些药物可以提取药汁作为泛丸的赋形剂,以下药物宜提取的是

A.丝瓜络　　B.乳香、没药　　C.白术　　D.阿胶　　E.胆汁加水稀释

4.关于起模的叙述正确的是

A.起模是指将药粉制成直径0.5～1mm的小丸粒的过程

B.起模是水丸制备最关键的工序　　C.起模常用水作润湿剂

D. 为便于起模,药粉的黏性可以稍大一些　　E. 起模用粉应过 5 号筛

5. 水丸的制备中需要盖面,方法有以下( )几种

A. 药粉盖面　　B. 清水盖面　　C. 糖浆盖面　　D. 清浆盖面　　E. 虫蜡盖面

6. 关于塑制法制备蜜丸叙述正确的是

A. 含有糖、黏液质较多宜热蜜和药　　B. 所用炼蜜与药粉的比例应为 1:1~1:1.5

C. 一般含糖类较多的药材可以用蜜量多些　　D. 夏季用蜜量宜少　E. 手工用蜜量宜多

7. 制丸块是塑制蜜丸关键工序,那么优良的丸块应为

A. 可塑性非常好,可以随意塑形　　B. 表面润泽,不开裂

C. 丸块被手搓捏较为黏手　　D. 较软者为佳　　E. 握之成团、按之即散

8. 蜂蜜炼制不到程度,蜜嫩水多可导致蜜丸

A. 表面粗糙　　B. 蜜丸变硬　　C. 搓不光滑　　D. 难以成丸

E. 空心

9. 关于浓缩丸的叙述正确的是

A. 又称为"药膏丸"　　B. 又称为"浸膏丸"　　C. 是采用泛制法制备的

D. 是采用塑制法制备的　　E. 与蜜丸相比减少了体积和服用量

10. 关于滴丸冷却剂的要求叙述正确的是

A. 冷却剂不与主药相混合　　B. 冷却剂与药物间不应发生化学变化

C. 液滴与冷却剂之间的黏附力要大于液滴的内聚力

D. 冷却剂的相对密度应大于液滴的相对密度

E. 冷却剂的相对密度应小于液滴的相对密度

11. 滴丸基质应具备的条件是

A. 熔点较低或加热(60℃~100℃)下能熔成液体,而遇骤冷又能凝固

B. 在室温下保持固态　　C. 要有适当的黏度　　D. 对人体无毒副作用

E. 不与主药发生作用,不影响主药的疗效

12. 固体药物在滴丸的基质中分散的状态可以是

A. 形成固体溶液　　B. 形成固态凝胶　　C. 形成微粉分散状态

D. 形成无定型状态　　E. 形成固态乳剂

13. 关于滴丸丸重的叙述正确的是

A. 滴丸滴速越快导致丸重差异　　B. 温度高丸重小　　C. 温度高丸重大

D. 滴管口与冷却剂之间的距离应 10cm 以内　　E. 滴管口径大丸重也大,但不宜太大

14. 为改善滴丸的圆整度,可采取的措施是

A. 液滴不宜过大　　B. 液滴与冷却液的密度差应相近

C. 液滴与冷却剂间的亲和力要小

D. 液滴与冷却剂间的亲和力要大　　E. 冷却剂要保持恒温,温度要低

15. 丸剂可以包

A. 药物衣　　B. 糖衣　　C. 薄膜衣　　D. 肠溶衣　　E. 明胶衣

16. 水丸包衣可起到的作用是

A. 便于识别　　B. 保护　　C. 减少刺激性　　D. 定位释放　　E. 改善外观

17. 丸剂包衣按传统方法可包成

A. 朱砂衣　　　B. 青黛衣　　　C. 雄黄衣　　　D. 虫胶衣　　　E. 百草霜衣

18. 下列丸剂中需做溶散时限检查的是

A. 水丸　　　B. 糊丸　　　C. 水蜜丸　　　D. 蜡丸　　　E. 浓缩丸

四、答　案

(一)A 型题

1. A　　2. A　　3. B　　4. E　　5. D　　6. B　　7. D　　8. C　　9. E　　10. D

11. E　　12. B　　13. C　　14. B

(二)B 型题

1. D　　2. E　　3. A　　4. C　　5. B　　6. B　　7. A　　8. D　　9. B　　10. C

11. D　　12. D　　13. D　　14. E　　15. B　　16. B　　17. A　　18. C

(三)X 型题

1. ABCDE　　2. ABC　　3. ABDE　　4. ABC　　5. ABD　　6. BDE　　7. AB

8. CD9　　9. ABE　　10. AB　　11. ABDE　12. ACD　　13. ABDE　　14. AB

15. ABCDE　　16. ABCDE　　17. ABCE　　18. ABCDE

第十三章 颗粒剂

一、考试大纲

(一)基本要求

1. 特点
2. 分类

(二)颗粒剂的制备

1. 可溶颗粒的制备
(1)制备工艺与应用
(2)不同制粒方法及其应用
2. 混悬颗粒　制备要点
3. 泡腾颗粒　制备要点与应用

(三)颗粒剂的质量要求与检查

溶化性、水分、粒度要求及检查方法

二、应试指南

(一)基本要求

颗粒剂指药材的提取物与适宜的辅料或药材细粉制成的干燥颗粒状制剂,原称冲剂或冲服剂。

1. 特点　①剂量较小,服用、携带、贮藏、运输均较方便,深受患者欢迎;②适于工业生产,可制成色、香、味俱佳的制剂,且产品质量稳定;③吸收、奏效较快;④必要时可以包衣或制成缓释制剂;⑤某些品种具一定吸湿性,包装不严易吸湿结块;少数品种颗粒松散,细粉较多。

2. 分类　按溶解性能和溶解状态,颗粒剂可分为可溶性颗粒剂、混悬性颗粒剂和泡腾性颗粒剂。可溶性颗粒剂又可分为水溶性颗粒剂和酒溶性颗粒剂。

(二)颗粒剂的制备

1. 可溶颗粒的制备
(1)制备工艺与应用

①原料药的提取。一般多采用煎煮法提取有效成分,也可采用渗漉法、浸渍法及回流等提取方法。

②提取液的精制。多采用乙醇沉淀法,目前也常采用高速离心(或与醇沉法联用)、微孔滤膜或超滤膜滤过、大孔树脂吸附、絮凝沉淀等方法去除杂质。

③辅料。目前最常用的辅料为糖粉和糊精。糖粉一般经低温(60℃)干燥,粉碎过 80～100 目筛。糊精宜选用可溶性糊精,β-环糊精可将芳香挥发性药物制成包合物,再混匀于其他药物制成的颗粒中,使液体药物粉末化,且增加油性药物的溶解度和颗粒剂的稳定性。

④制颗粒

⑤干燥。湿颗粒制成后,应及时干燥。久置,湿粒易结块变形。干燥温度一般以 60℃～

80℃为宜。干燥时温度应逐渐上升,否则颗粒的表面干燥过快,易结成一层硬壳而影响内部水分的蒸发;且颗粒中的糖粉骤遇高温时会熔化,使颗粒变得坚硬;尤其是糖粉与柠檬酸共存时,温度稍高更易黏结成块。

⑥整粒。干颗粒冷却后须再过筛,一般过12～14目筛,除去粗大颗粒(磨碎再过),然后过60目筛,除去细粉,使颗粒均匀。

⑦包装。应选用不易透气、透湿的包装材料,并于阴凉干燥处贮藏。

(2)不同制粒方法及其原因

①挤出制粒。制成"手捏成团、轻按即散"的软材。再以挤压方式通过筛网(板)(10～14目),制成均匀的颗粒。辅料的用量可根据稠膏的相对密度、黏性强弱适当调整,一般稠膏:糖粉:糊精的比例为1:3:1,辅料总用量一般不宜超过稠膏量的5倍。颗粒质量与软材的质量、过筛条件等因素密切相关。若软材过软,制粒时易黏附或压出的颗粒成条状物,可加用适当辅料或药物细粉调整湿度;若软材过黏,则形成团块不易压过筛网,可加用适量高浓度乙醇调整,并迅速过筛;若软材太干,黏性不足,通过筛网后呈疏松的粉粒或细粉过多,可加入适当的黏合剂(如低浓度淀粉浆等)增加黏度。同时,过筛用筛网应松紧适中,加料量不宜过多,压力亦不宜太大。

②快速搅拌制粒。通过调整搅拌桨叶和制粒刀的转速可控制粒度的大小。

③流化喷雾制粒。又称沸腾制粒、一步制粒,目前多用于无糖型、低糖型颗粒剂的制备。

④干法制粒。可提高颗粒的稳定性、崩解性和溶散性,并进一步减小剂量。

2.混悬颗粒 制备要点是将药材提取物加赋形剂混匀制粒,加水后呈混悬性液体。

3.泡腾颗粒 泡腾性颗粒剂由药物与泡腾崩解剂制成,遇水产生二氧化碳气体,使药液产生气泡呈泡腾状态的颗粒剂。由于酸、碱中和反应产生二氧化碳,使颗粒快速崩散,具速溶性。同时,二氧化碳溶于水后呈酸性,能刺激味蕾,因而可达到矫味的作用,若再配以芳香剂和甜味剂等,可得到碳酸饮料的风味。常用作泡腾崩解剂的有机酸有枸橼酸、酒石酸等,弱碱有碳酸氢钠、碳酸钠等。制备时应注意控制干燥颗粒水分,以免服用前酸碱发生反应。

(三)质量要求与检查

1.外观性状 颗粒剂成品外观应干燥,颗粒大小均匀,色泽一致,具一定硬度,无吸潮、软化、结块、潮解等现象。

2.水分 除另有规定外,不得超过5.0%。

3.粒度 不能通过1号筛和能通过4号筛的颗粒和粉末总和,不得超过8.0%。

4.溶化性 可溶性颗粒剂用热水冲服时应全部溶化,只允许有轻微浑浊;混悬性颗粒剂应能混悬均匀,并不得有焦屑等异物;泡腾性颗粒剂加水后应立即产生二氧化碳气体并呈泡腾状。

5.其他 装量差异、微生物限度等均应符合有关规定。

三、考前模拟

(一)A型题(最佳选择题)

1.在挤出法制粒中制备软材很关键,其判断方法为

A.手捏成团,重按即散　　　B.手捏成团,轻按即散　　　C.手捏成团,重按不散

D. 手捏成团,轻按不散　　　E. 手捏成团,按之不散

2. 糖粉与糊精是颗粒剂制备中常用的辅料,其与稠膏比例一般为

A. 稠膏:糖粉:糊精的比例为 $1:2:2$　　　B. 稠膏:糖粉:糊精的比例为 $1:2:3$

C. 稠膏:糖粉:糊精的比例为 $1:3:1$　　　D. 稠膏:糖粉:糊精的比例为 $1:3:2$

E. 稠膏:糖粉:糊精的比例为 $1:2:1$

3. 颗粒剂制备中若软材过黏而形成团块不易通过筛网,可采取的解决措施是

A. 加药材细粉　　　B. 加适量高浓度的乙醇　　　C. 加适量黏合剂

D. 加大投料量　　　E. 拧紧过筛用筛网

4. 一般多用于无糖型及低糖型颗粒剂的制备的制粒方法是

A. 挤出制粒法　　　B. 快速搅拌制粒　　　C. 流化喷雾制粒　　　D. 干法制粒

E. 包衣锅滚转制粒

5. 酒溶性颗粒剂一般以哪种浓度的乙醇作为溶剂

A. 40%　　　B. 50%　　　C. 60%　　　D. 70%　　　E. 80%

6. 混悬性颗粒剂的药料处理原则错误的是

A. 热敏性成分的药材宜粉碎成细粉　　　B. 糖黏性成分的药材宜粉碎成细粉

C. 含挥发性成分的药物宜粉碎成细粉　　　D. 贵重细料药宜粉碎成细粉

E. 含淀粉较多的药物宜粉碎成细粉

7. 泡腾性颗粒剂的泡腾物料为

A. 酒石酸与碳酸钠　　　B. 枸橼酸与碳酸钠　　　C. 枸橼酸与碳酸氢钠

D. 酒石酸与碳酸氢钠　　　E. A+C

8. 关于水溶性颗粒剂的质量要求错误的是

A. 含水量在 3.0% 以内　　　B. 具有一定硬度　　　C. 无吸潮、结块现象

D. 颗粒大小均匀,色泽一致　　　E. 辅料总用量一般不宜超过稠膏量的 5 倍

9. 颗粒剂对粒度的要求正确的是

A. 越细越好,无粒度限定

B. 不能通过 2 号筛和能通过 4 号筛的颗粒和粉末总和不得超过 8.0%

C. 不能通过 1 号筛和能通过 5 号筛的颗粒和粉末总和不得超过 15.0%

D. 不能通过 2 号筛和能通过 4 号筛的颗粒和粉末总和不得超过 6.0%

E. 不能通过 1 号筛和能通过 5 号筛的颗粒和粉末总和不得超过 6.0%

10. 关于颗粒剂溶化性的要求错误的是

A. 可溶性颗粒剂用热水冲服时应能全部溶化

B. 可溶性颗粒剂的溶化性允许有轻微浑浊

C. 混悬性颗粒剂要混悬均匀

D. 混悬性颗粒剂不允许有焦屑异物

E. 泡腾性颗粒剂在加水后应立即产生二氧化碳气体

11. 我国药典对颗粒剂装量差异检查有详细规定,下列叙述错误的是

A. 取 10 袋(或瓶),精密称定总重并求得平均值

B. 超出差异限度的不得多于 2 袋(或瓶)

C. 不得有 2 袋(或瓶)超出限度 1 倍

D. 标示装量 1.0 以上至 1.5g,装量差异限度为 8%

E. 标示装量 1.5 以上至 6g,装量差异限度为 7%

(二)B 型题(配伍选择题)

A. 软材太干　　B. 软材过多　　C. 软材过少　　D. 软材过粘　　E. 软材过软

1. 制粒时软材形成团块不易压过筛网,是因为

2. 制粒时软材通过筛网后呈疏松的粉粒或细粉过多,是因为

3. 制粒时软材易黏附或压出的颗粒成条状,是因为

A. 水溶性颗粒剂　　B. 酒溶性颗粒剂　　C. 泡腾性颗粒剂　　D. 混悬性颗粒剂

E. 可溶性颗粒剂

4. 以药材细粉作为辅料可用作哪种颗粒剂的制备

5. 采用煎煮法工艺一般可用作哪种颗粒剂的制备

6. 以枸橼酸作为辅料可用作哪种颗粒剂的制备

7. 用酒冲服饮用的是

(三)X 型题(多项选择题)

1. 关于颗粒剂的理解正确的是

A. 是药材提取物与适宜的辅料制成的干燥颗粒状制剂

B. 2010 版《中国药典》一部收载中药颗粒剂 125 种

C. 是在干糖浆的基础上发展起来的　　D. 质量稳定　　E. 服用、携带、运输方便

2. 水溶性颗粒剂在制备过程中可以采用的精制方法是

A. 水提醇沉法　　B. 超滤法　　C. 大孔吸附树脂法　　D. 高速离心法

E. 絮凝沉淀法

3. 可用于颗粒剂制粒的方法有

A. 挤出制粒法　　B. 快速搅拌制粒　　C. 流化喷雾制粒　　D. 干法制粒

E. 旋转制粒

4. 颗粒剂制备中湿颗粒干燥的注意事项为

A. 湿颗粒要及时干燥　　B. 湿颗粒的干燥温度要迅速上升

C. 干燥温度控制在 60℃~80℃为宜　　D. 含水量控制在 5% 以内

E. 含水量控制在 2% 以内

5. 酒溶性颗粒剂一般采用的制备方法是

A. 煎煮法　　B. 浸渍法　　C. 渗漉法　　D. 回流法　　E. 水蒸气蒸馏法

6. 关于酒溶性颗粒剂叙述正确的是

A. 使用时用一定量的饮用白酒溶解　　B. 可替代药酒服用

C. 可酌加冰糖　　　　　　　　　　　D. 可酌加适量着色剂

E. 为节约药材可将药材粉碎成细粉充当辅料

7. 关于泡腾性颗粒剂的叙述正确的是

A. 泡腾性颗粒剂之所以有泡腾性是因为加入了有机酸及弱碱

B. 泡腾性颗粒剂有速溶性　　C. 加入的有机酸有矫味作用

D. 应注意控制干燥颗粒的水分　　E. 应将有机酸与弱碱分别与干浸膏粉制粒再混合

四、答　案

(一)A 型题

　　1. B　　2. C　　3. B　　4. C　　5. C　　6. B　　7. E　　8. A　　9. C　　10. A
11. C

(二)B 型题

　　1. D　　2. A　　3. E　　4. D　　5. A　　6. C　　7. B

(三)X 型题

　　1. ABCDE　　2. ABCDE　　3. ABCD　　4. ACE　　5. BCD　　6. ABC　　7. ABDE

第十四章　片剂

一、考试大纲

(一)基本要求

1. 中药片剂的特点、类型

2. 片剂的分类

(二)片剂的辅料

1. 稀释剂与吸收剂　适用范围、主要品种及其应用

2. 润湿剂与黏合剂　适用范围、主要品种及其应用

3. 崩解剂

(1)崩解机理、主要品种及其应用

(2)崩解剂的加入方法

4. 润滑剂　使用目的、主要品种及其应用

(三)中药片剂的制备

1. 制备工艺　浸膏片与半浸膏片的制备要点与应用

2. 湿制颗粒压片法

(1)中药原料处理的一般原则

(2)制颗粒的目的

(3)湿颗粒的干燥

(4)干颗粒的质量要求

(5)压片前干颗粒的处理及挥发性成分的加入方法

(6)压片(含片重计算)

3. 干制颗粒压片法　方法及要点

4. 粉末直接压片法　方法及要点

5. 压片过程与片剂成型　片剂成型机制

6. 压片过程中可能发生的问题及解决办法　松片、裂片、粘冲、片重差异超限、崩解时间超限的原因

(四)片剂的包衣

1. 包衣的目的、种类与要求

(1)包衣的目的与种类

(2)片心及衣层的质量要求

2. 包衣的方法与设备　包衣方法

3. 包衣物料与包衣操作

(1)糖衣物料及包衣工序与操作要点

(2)薄膜衣物料及包衣操作要点

(3)肠溶衣物料及包衣操作要点

(五)片剂的质量要求与检查

(1)片剂检查项目

(2)片重差异、崩解时限及发泡量要求

二、应试指南

(一)基本要求

1.中药片剂的特点、类型

(1)特点:优点为①性状稳定,剂量准确,片剂内药物含量差异较小;②质量稳定,片剂为干燥固体,且某些易氧化变质及潮解的药物可借包衣加以保护,所以光线、空气、水分等对其影响较小;③机械化生产,产量大,成本低,"卫生标准"也容易达到;④携带、运输、服用较方便;⑤制成不同类型的片剂满足临床或预防的不同需求。缺点为①制备或贮藏不当会影响片剂的崩解、吸收;②某些易引湿吸潮;含挥发性成分的片剂贮存较久时含量下降;③片剂中药物的溶出速率较散剂及胶囊剂为慢,其生物利用度稍差些;④儿童和昏迷病人不易吞服。

(2)类型:①半浸膏片:将处方部分药材细粉与其余药料制得的稠膏混合制成的片剂,如银翘解毒片等。此类型在中药片剂中所占比例较大;②全浸膏片:将处方全部药材提取制得的浸膏制成的片剂,如通塞脉片等;③全粉末片:将处方中全部药材粉碎成细粉,加适宜的赋形剂制成的片剂,如参茸片等;④提纯片:以处方药材提得的单体或有效部位的细粉为原料,加适宜的赋形剂。

2.片剂的分类

(1)口服片

①口服普通片。素片指药物与辅料混合后,经加工压制而成的片剂。一般不包衣的片剂多属此类,如安胃片、葛根芩连片。包衣片指在压制片(常称片芯)外包衣膜的片剂,如三七伤药片、盐酸小檗碱(黄连素片)。

②咀嚼片。指在口中嚼碎后咽下的片剂,多用于维生素类及治疗胃部疾患的药物,如干酵母、乐得胃片。

③分散片。指遇水能迅速崩解且均匀分散的片剂。这种片剂一般由药物、高效崩解剂及水性高黏度溶胀辅料组成。

④泡腾片。指含泡腾崩解剂的片剂。泡腾片遇水即产生二氧化碳气体,促使片剂快速崩解,药物奏效迅速,生物利用度较高,如活血通脉泡腾片等。

⑤多层片。指由两层或多层组成的片剂。各层可含不同种和不同量的药物或辅料。多层片可避免复方药物间的配伍变化,且可制成缓释片剂,如双层复方氨茶碱片。

(2)口腔用片

①含片。指含于口腔内缓缓溶解的片剂。如复方草珊瑚含片、桂林西瓜霜含片。

②舌下片。指置于舌下使用的片剂,如硝酸甘油片。

(3)外用片

①阴道片。指置于阴道,用以治疗阴道疾病或避孕用的片剂。如鱼腥草素泡腾片等。

②溶液片。指临用前加适量水或缓冲液溶解制成溶液而使用的片剂,如复方硼砂漱口片等。

(二)片剂的辅料

1. 稀释剂与吸收剂

(1)适用范围:稀释剂适用于主药剂量小于 0.1g,或含浸膏量多,或浸膏黏性太大而制片成型困难者。吸收剂适用于原料药中含有较多挥发油、脂肪油或其他液体,而需制片者。

(2)主要品种及其应用

①淀粉。不溶于冷水和乙醇,在水中加热到 62℃～72℃可糊化,是片剂最常用的稀释剂、吸收剂和崩解剂。以玉米淀粉最为常用,马铃薯淀粉亦可选用。

②糊精。常与淀粉配合用作填充剂,兼有黏合作用。

③可压性淀粉。又称预胶化淀粉,适于粉末直接压片,但应控制硬脂酸镁的用量在 0.5%以内,以免发生软化作用。

④糖粉。是片剂优良的稀释剂,兼有矫味和黏合作用,多用于口含片、咀嚼片及纤维性或质地疏松的中药制片。

⑤乳糖。是优良的填充剂,尤其适用于引湿性药物。但国内本品量少价高,现多用淀粉、糊精、糖粉(7：1：1)混合物替代。喷雾干燥乳糖可选作粉末直接压片辅料。

⑥甘露醇。是咀嚼片、口含片的主要稀释剂和矫味剂。山梨醇可压性好,亦可作为咀嚼片的填充剂和黏合剂。

⑦硫酸钙二水物。常作为稀释剂和挥发油的吸收剂。

⑧磷酸氢钙。具有良好的稳定性和流动性。磷酸钙与其性状相似,两者均为中药浸出物、油类及含油浸膏的良好吸收剂,并有减轻药物引湿性的作用。

2. 润湿剂与黏合剂

(1)适用范围:润湿剂系指本身无黏性,但能润湿并诱发药粉黏性的液体。适用于具有一定黏性的药料制粒压片。黏合剂系指本身具有黏性,能增加药粉间的黏合作用,以利于制粒和压片的辅料。适用于没有黏性或黏性不足的药料制粒压片。

(2)主要品种及其应用

①水。水为润湿剂,一般多用蒸馏水或去离子水。

②乙醇。凡药物具有黏性,但遇水后黏性过强而不易制粒;或遇水受热易变质;或药物易溶于水难以制粒;或干燥后颗粒过硬,影响片剂质量者,均宜采用不同浓度的乙醇作为润湿剂。乙醇浓度为 30%～70%或更浓,应视药物和赋形剂的性质及气温高低而定。

③淀粉浆(糊)。为最常用的黏合剂,使用浓度为 5%～30%,以 10%最为常用。

④糊精。主要作为干燥黏合剂,但纤维性大及弹性强的中药制片不很适用。

⑤糖浆。适用于纤维性强、弹性大以及质地疏松的中药制片。使用浓度多为 50%～70%,常与淀粉浆或胶浆混合使用。

⑥胶浆类。多用于可压性差的松散性药物或作为硬度要求大的口含片的黏合剂。多功能辅料聚维酮(PVP),其水溶液尤适用于咀嚼片黏合剂;其干粉为直接压片的干燥黏合剂,能增加疏水性药物的亲水性,有利片剂崩解;其无水乙醇溶液可用于泡腾片的酸、碱粉末混合制粒,不会发生酸、碱反应;其乙醇溶液适用于对湿热敏感的药物制粒;而 5%～10%PVP 水溶液是喷雾干燥制粒时的良好黏合剂。

⑦微晶纤维素。可作黏合剂、崩解剂、助流剂和稀释剂,可用于粉末直接压片。

⑧纤维素衍生物。羧甲基纤维素钠(CMC-Na)、羟丙基甲基纤维素(HPMC)和低取代羟

丙基纤维素(L-HPC)均可作黏合剂,且都兼有崩解作用。乙基纤维素不溶于水,其醇液可用作对水敏感药物的黏合剂,亦可作缓释制剂的辅料。

3. 崩解剂

(1)崩解机制:毛细管作用、膨胀作用、产气作用、酶解作用等。

(2)主要品种及其应用

①干燥淀粉:是最常用的崩解剂。用量一般为干颗粒的 5%～20%,用前 100℃ 干燥使含水量低于 8%。

②羧甲基淀粉钠(CMS-Na)。具有良好的流动性和可压性;吸水后体积可膨胀 300 倍,是优良的崩解剂;亦可作为直接压片的干燥黏合剂;适用于可溶性和不溶性药物。

③低取代羟丙基纤维素(L-HPC)。吸水性强,吸水膨胀度达 500%～700%,崩解作用好。

④泡腾崩解剂。为碳酸氢钠与酒石酸或枸橼酸组成的崩解剂,遇水产生二氧化碳气体而使片剂崩解。本品可用于溶液片、外用避孕片等。

⑤表面活性剂。为崩解辅助剂,能增加药物的润湿性,促进水分向片内渗透,而加速疏水性或不溶性药物片剂崩解。

(3)崩解剂的加入方法:内加法;外加法;内、外加法;特殊加入法。

4. 润滑剂

(1)使用目的:①助流性。用以降低颗粒间摩擦力,增加颗粒的流动性,保证片重恒定。②抗黏着性。减轻压片物料对冲模表面的黏附性,使片剂光洁。③润滑性。降低颗粒或片剂与冲模间摩擦力,易于出片,减少冲模磨损。

(2)主要品种及其应用

①硬脂酸镁。润滑性强,附着性好,抗黏着性亦好,但助流性差。适用于易吸湿的颗粒。

②滑石粉。助流性、抗黏着性良好,润滑性及附着性较差。

③聚乙二醇(PEG)。为水溶性润滑剂,适用于溶液片或泡腾片,用量为 1%～4%。

④月桂醇硫酸镁(钠)。具有良好润滑作用,并可改善片剂的崩解和药物的溶出。

⑤微粉硅胶(白炭黑)。具有强亲水性,有良好的流动性、可压性、附着性。为粉末直接压片优良的助流剂、润滑剂、抗黏附剂、吸收剂。用量为 0.15%～3%。

(三)中药片剂的制备

1. 制备工艺

(1)浸膏片的制备要点与应用:干浸膏直接粉碎成颗粒。浸膏粉制粒。

(2)半浸膏片的制备要点与应用:将处方中部分药材制成稠浸膏,另一部分药材粉碎成细粉,两者混合后若黏性适中可直接制成软材,制颗粒。若两者混合后黏性不足,则需另加适量的黏合剂或润湿剂制粒。若两者混合后黏性太大难以制粒,或制成的颗粒试压时出现花斑、麻点,须将稠浸膏与药材细粉混匀,烘干,粉碎成细粉,再加润湿剂制软材,制颗粒。

2. 湿制颗粒压片法

(1)中药原料处理的一般原则:①含水溶性有效成分,或含纤维较多、黏性较大、质地泡松或坚硬的药材,以水煎煮,浓缩成稠膏,必要时采用高速离心或加乙醇等纯化方法去除杂质,再制成稠膏或干浸膏。②含淀粉较多的药材、贵重药、剧毒药、树脂类药及受热有效成分易破坏的药材等,一般粉碎成 100 目左右细粉,用适当方法灭菌后备用。③含挥发性成分较多的药材宜用双提法,先提取挥发性成分备用,药渣再与余药加水煎煮,并与蒸馏后药液共制成稠膏或干浸膏粉。④含脂溶性有效部位的药材,可用适宜浓度的乙醇或其他溶剂以适当的方法提取,再浓缩成稠膏。⑤有效成分明确的药材采用特定的方法和溶剂提取后制片。

(2)制颗粒的目的:①增加药料的流动性,使片重和含量准确;②避免粉末分层,保证片剂含量均匀;③减少细粉吸附和容存的空气,避免片剂松裂;④避免细粉飞扬及黏冲、拉模等现象。

(3)湿颗粒的干燥:湿粒应及时干燥。干燥温度一般为 60℃~80℃。温度过高可使颗粒中含有的淀粉粒糊化,降低片剂的崩解度;并可使含浸膏的颗粒软化结块。含挥发性及苷类成分的中药颗粒应控制在 60℃ 以下,否则易使有效成分散失或破坏。

(4)干颗粒的质量要求

①主药含量。按该片剂成品的含量测定方法测定,指标成分含量应符合规定。

②含水量。中药压片用干颗粒含水量一般为 3%~5%;化学药干颗粒含水量为 1%~3%,但有些品种可例外。

③松紧度。干颗粒以手指轻捻能碎成有粗糙感的细粉为宜。颗粒过硬压片易产生麻面;疏松颗粒易碎成细粉,压片时易产生顶裂。

④颗粒大小及粒度。应根据片重和片径来选择颗粒的粒度,大片可用较大或较小颗粒压片,但小片必须用较小颗粒,否则会造成较大的片重差异。一般干颗粒中 20~30 目的粉粒以 20%~40% 为宜。若粗粒过多则压成的片剂重量差异大,而产生松片、裂片、边角毛缺及黏冲等现象,可能与细粉过多有关。

(5)压片前干颗粒的处理及挥发性成分的加入方法

①整粒。系指干颗粒再次通过筛网,使条、块状物分散成均匀干粒的操作。

②加挥发油或挥发性药物。处方中含有的或提得的挥发油,可加于整粒时从干颗粒中筛出的部分细粉中,两者混匀后,再与其他干粒混匀。薄荷脑、冰片等挥发性固体药物,可用少量乙醇溶解后或与其他成分研磨共熔稀释后,喷雾在颗粒上混匀。

③加崩解剂与润滑剂。崩解剂应先干燥过筛,在整粒时加入干颗粒中,充分混匀,且压片前应密闭防潮。适量的润滑剂应在整粒后筛入干颗粒中,混匀。

(6)压片(含片重计算)

①按主药含量计算片重。已知主药含量时,片重=每片含主药量/干颗粒中主药的百分含量

②按干颗粒总重计算片重。处方应制的片数及片重确定时,片重=(干颗粒重+压片前加入的辅料量)/预定的压片数

③若处方药料的片数与片重未确定时,单服颗粒重(g)=干颗粒总重量/单服次数,片重=单服颗粒重/单服片数

3.干制颗粒压片法

(1)压法:采用滚压机将物料压成具有一定硬度的薄片,再碎成干颗粒,加润滑剂压片。

(2)直接筛选法:将具有良好流动性和可压性的结晶性药或干浸膏直接粉碎成颗粒,加润滑剂或崩解剂压片。

(3)融合法:将药物与聚乙二醇、硬脂酸等低熔点的熔合剂及辅料一同加热、搅拌,熔合剂熔融使粉料黏结,趁热制粒,冷后即得。

4.粉末直接压片法 将全部药材细粉混匀加适量的黏合剂或润湿剂制成适宜的软材,挤

压过筛制粒。黏合剂或润湿剂需根据药粉性质选择,若药粉中含有较多的矿物质、纤维性成分,应选用黏合力较强的黏合剂,如糖浆、炼蜜、饴糖,或与淀粉浆合用;若处方中含有较多黏性成分,可选用水、醇等润湿即可。

5.压片过程与片剂成型 ①粒间力;②机械力;③固体桥;④黏结作用。

6.压片过程中可能发生的问题及解决方法

(1)松片:①润湿剂或黏合剂品种不当或用量不足,致使压片物料细粉过多;含纤维、角质类、矿物类药量多,缺乏黏性或具有弹性,致使颗粒松散不易压片:可加入干燥黏合剂,或另选黏性较强的黏合剂及适当增加其用量重新制粒。②药料中含挥发油、脂肪油等成分较多时,油为有效成分,可加适当的吸收剂吸油,也可制成微囊或包合物等,油为无效成分,可用压榨法或脱脂法去除。③制剂工艺不当,应采用新技术改进制剂工艺。颗粒过干,其弹性变形较大,压成的片子硬度差。但含水量过多,压片时易黏冲,且片剂硬度亦降低。可采用相应方法,调控颗粒中的含水量。④压片时压力过小或车速过快,受压时间过短,可适当增大压力,减慢车速。冲头长短差异:应更换冲头。⑤片剂露置过久,应在干燥、密闭条件下贮藏。

(2)裂片:①压片物料细粉过多,或颗粒过粗、过细;原料为针、片状结晶,且结晶过大,黏合剂未进入晶体内部引起裂片。可采用与松片相同的处理方法。②颗粒中油类成分较多或含纤维成分较多时,可加用吸收剂或糖粉克服。③颗粒过干或药物失去结晶水过多引起裂片,可喷洒适量稀乙醇湿润。④冲模不合要求,可更换冲模。压力过大,或车速过快,颗粒中空气未逸出:可调节压力或减慢车速。

(3)黏冲:①颗粒含水量过高,药物易吸湿,室内温度、湿度过高均易产生黏冲。应重新干燥颗粒,车间恒温、恒湿,保持干燥。②润滑剂用量不足或分布不均匀,应增加用量,并充分混合。③冲模表面粗糙或有缺损,冲头刻字(线)太深,或冲头表面不洁净。应更换冲模,并擦净冲头表面。

(4)片重差异超限:①压片颗粒粗细相差悬殊,或颗粒流动性差,致模孔中颗粒填充量不匀等,使片重差异增大。宜筛去过多的细粉,减少粗细差异,并掌握好颗粒的干湿度,或重新制粒。②润滑剂用量不足或混合不匀,致压片加料时颗粒的流速不一,使填充量不等,片重差异变大。应适量增加润滑剂,并充分混匀。③两侧加料器安装高度不同,或加料器堵塞,使填充颗粒的速度不一,或下冲塞模不灵活,致颗粒填充量不一。应停机检查,调整后再压片。

(5)崩解时间超限:①崩解剂的品种、用量及加入方法不当:应调整崩解剂品种或用量,并改进加入方法。②黏合剂黏性太强,用量过多:应选用适宜的黏合剂或润滑剂,并调整其用量。③颗粒粗硬,或压片压力过大:应将颗粒适当破碎或适当减少压力。④含胶、糖或浸膏的片子贮存温度较高或引湿后,崩解时间均会延长。应注意贮藏条件。

(四)片剂的包衣

1.包衣的目的、种类与要求

(1)包衣的目的与种类:①防潮、避光、隔绝空气以增加药物的稳定性;②掩盖片剂的不良臭味;③包肠溶衣,防止在胃液中因酸性或胃酶的破坏,及减少对胃的刺激性;④控制药物在胃肠道的一定部位释放或缓缓释放;⑤可将两种有配伍变化的药物成分分别置于片芯和衣层,以免发生变化;⑥改善片剂的外观和便于识别等。种类包括糖衣、薄膜衣、肠溶衣以及缓释衣、控释衣。

(2)片心及衣层的质量要求

①片心的质量要求。片面呈弧形而棱角小的双凸片或拱形片;硬度较大,脆性较小,且干燥。

②衣层的质量要求。应均匀牢固;与片芯成分不起作用;崩解度符合规定;在有效期内保持光亮美观,颜色一致,无裂片、脱壳现象,不影响药物的溶出和吸收。

2.包衣的方法与设备

(1)包衣方法:流化包衣法、滚转包衣法、压制包衣法。

(2)包衣的设备:包衣锅、悬浮包衣机、干压包衣机。

3.包衣物料与包衣操作

(1)糖衣物料及包衣工序与操作要点

①糖衣物料。糖浆:粉衣层和糖衣层。蔗糖,浓度 65%～75%(g/g);有色糖浆:可溶性食用色素,用量为 0.3%左右。二氧化钛可作避光剂;胶浆:用于包隔离层,增加黏性、塑性和牢固性。10%～15%明胶浆,35%阿拉伯胶浆,4%白芨胶浆或聚乙烯醇、聚维酮、苯二甲酸醋酸纤维素等;滑石粉:粉衣料,10%～20%碳酸钙(镁)(酸性药物不宜)或适量淀粉作油类吸收剂和增白;川蜡,糖衣片打光剂。

②包衣工序。隔离层指在片芯外包的一层起隔离作用的衣层。形成不透水的屏障。一般包 3～5 层。凡含引湿性、易溶性或酸性药物的片剂,包隔离层与糖衣隔离,防止吸潮或被糖衣破坏。尽快消除片剂的棱角。包完隔离层后再包粉衣层,对不需包隔离层的片剂可直接包粉衣层。一般需包 15～18 层。糖衣层使片剂表面光滑平整、细腻坚实。一般要包 10～15 层。有色糖衣增加美观、便于识别或起到遮光作用,在糖浆中加入食用色素和二氧化钛。一般需包 8～15 层。打光是包衣最后工序,其目的是使糖衣片表面光亮美观,兼有防潮作用。一般用米心蜡。

③操作要点。必须层层充分干燥。浆粉用量适当。干燥温度适当,温度变化符合各工序要求。包糖衣层,锅温一般控制在 40℃左右,且每次加入糖浆后,应待片面略干后再吹风(35℃)至干。浆、粉加入时间掌握得当。

(2)薄膜衣物料及包衣操作要点

①薄膜衣物料。羟丙基甲基纤维素(HPMC)常用于水溶性薄膜包衣,高黏度者用于非水溶性薄膜包衣。欧巴代(商品名 Opadry)即属含有 HPMC 的包衣材料,有胃溶、肠溶、中药防潮及最后抛光等类型。羟丙纤维素(HPC)可溶于胃肠液中;黏性较大,多与其他薄膜衣料混合使用。乙基纤维素(EC)、甲基羟乙基纤维素(HMEC)等也可选作薄膜衣物料。丙烯酸树脂Ⅳ号为较理想的胃溶型薄膜衣材料,国外商品名为"Eudragit"有胃溶型、肠溶型、不溶型等多种型号。苯乙烯—乙烯吡啶共聚物适用于引湿性强的中药片。增塑剂常用的有水溶性增塑剂甘油、聚乙二醇、丙二醇等;非水溶性增塑剂蓖麻油、甘油三醋酸酯、乙酰化甘油酸酯及邻苯二甲酸酯等。还需要着色剂与避光剂、释药速度调节剂。

②包衣操作要点。流化包衣、滚转包衣法。

(3)肠溶衣物料及包衣操作要点

①肠溶衣材料。在酸性胃液中(pH2～3)不溶,在肠液(pH 约 7.4)中能迅速溶解。丙烯酸树脂Ⅰ号、Ⅱ号、Ⅲ号中,Ⅰ号为乳胶液(水为分散媒),在 pH 约 6.5 以上溶解,常作外层包衣膜,Ⅱ号在 pH 约 6 以上,Ⅲ号在 pH7 以上成盐溶解。在肠中溶解速度快于邻苯二甲酸醋酸纤维素(CAP)。醋酸纤维素酯(CAP)是较好的肠溶衣料和防水隔离层衣料,在 pH 约 6 以

上溶解,包衣时一般用 8%～12%的乙醇丙酮混合液。

②包衣操作。流化包衣、滚转包衣法、压制包衣法。

(五)片剂的质量要求与检查

1. 质量要求

(1)外观:完整光洁、色泽均匀。

(2)片重差异:0.3g 以下,重量差异限度±7.5%;0.3g 或以上,重量差异限度±5.0%。

(3)质量稳定。

(4)崩解度:药材原粉片 30min;(半)浸膏片、糖衣片、薄膜衣片 60min。肠溶衣片,先在盐酸溶液(9→1000)中检查 2h,每片均不得有裂缝或崩解现象;再在磷酸盐缓冲液(pH6.8)中 1h 内应全部崩解。泡腾片置盛 200ml 水(15℃～25℃)的烧杯中,有许多气泡放出,气泡停止,片剂应溶解或分散在水中。含片、咀嚼片及检查溶出度或释放度的片剂不作崩解时限检查。

(5)硬度与脆碎度、溶出度、均匀度符合规定:中药压制片硬度在 2～3kg/cm²,化学压制片小片 2～3kg/cm²,大片 3～10 kg/cm²。

2. 质量检查

(1)外观性状:片剂表面应完整光洁,色泽均匀,无杂斑,无异物,并在规定的有效期内保持不变。

(2)片重差异:应符合现行药典对片重差异限度的要求,具体的检查方法如下:取 20 片,精密称定每片的片重并求得平均片重,然后以每片片重与平均片重比较,超出上表中差异限度的药片不得多于 2 片,并不得有 1 片超出限度 1 倍。

(3)硬度和脆碎度:片剂应有适当的硬度,硬度可由硬度仪测定。脆碎度使药片在一个旋转的鼓中互相碰撞和摩擦,经一定的时间(一般转速为 25 转/min,转动 100 转)后检查片剂的碎裂情况,或检查片剂的减失重量。

(4)崩解度:除药典规定进行"溶出度或释放度"检查的片剂以及某些特殊的片剂(如口含片、咀嚼片等)以外,一般的口服片剂需做崩解度检查。

(5)发泡量。

三、考前模拟

(一)A 型题(最佳选择题)

1. 关于片剂的特点叙述错误的是

A. 剂量准确　　B. 质量较稳定　　C. 生物利用度高于胶囊剂　　D. 可以实现定位给药

E. 对儿童不是理想的剂型

2. 舌下片给药途径是

A. 口服　　B. 黏膜　　C. 呼吸道　　D. 皮肤　　E. 注射

3. 关于咀嚼片的叙述,错误的是

A. 适用于吞咽困难的患者　　B. 适用于小儿给药　　C. 一般不需要加入崩解剂

D. 治疗胃部疾患的药物可以制成咀嚼片　　E. 属于口腔用片剂

4. 关于片剂的叙述正确的是

A. 中药片剂按原料及制法分为全浸膏片、全粉末片及提纯片

B.银黄片属于浸膏片　　C.片剂根据医疗途径及制法分为口服片与外用片两种

D.分散片属于口服片　　E.片剂不可以制成控释制剂

5.片剂辅料中既可做填充剂又可做黏合剂与崩解剂的物质是

A.淀粉　　B.糊精　　C.羧甲基纤维素钠　　D.微晶纤维素　　E.微粉硅胶

6.关于淀粉的特点叙述正确的是

A.淀粉可以充当润滑剂　　B.淀粉可压性好　　C.淀粉易吸湿潮解

D.淀粉有助流性　　E.淀粉也可充当崩解剂

7.若主药含量极少,可采用的稀释剂为

A.淀粉　　B.糊精　　C.糖粉　　D.硫酸钙　　E.硬脂酸镁

8.乳糖是片剂较理想的赋形剂,但价格昂贵,目前多用下列辅料一定比例来替代

A.淀粉、糖粉、糊精(7∶1∶1)　　B.淀粉、糊精、糖粉(7∶5∶1)

C.淀粉、糊精、糖粉(7∶1∶1)　　D.淀粉、糊精、甘露醇(5∶1∶1)

E.淀粉、糊精、糖粉(5∶1∶1)

9.甘露醇常作为咀嚼片的

A.稀释剂　　B.崩解剂　　C.润滑剂　　D.黏合剂　　E.矫味剂

10.宜选用水做润湿剂的情况是

A.物料中的成分不耐热　　B.物料中的成分易溶于水　　C.物料中的成分不易水解

D.物料中以较大量糖粉及糊精为赋形剂　　E.颗粒若干燥后过硬时

11.淀粉浆可用做黏合剂,常用浓度为

A.5%　　B.8%　　C.10%　　D.15%　　E.20%

12.可用作片剂辅料中崩解剂的是

A.乙基纤维素　　B.阿拉伯胶　　C.羧甲基淀粉钠　　D.滑石粉　　E.糊精

13.压片前需要加入的赋形剂是

A.黏合剂　　B.崩解剂　　C.润滑剂　　D.崩解剂与润滑剂

E.黏合剂、崩解剂与润滑剂

14.片剂生产中制粒的目的错误的叙述是

A.减少片重差异　　B.避免片剂含量不均匀　　C.避免粘冲现象

D.避免松片、裂片的发生　　E.避免复方制剂中各成分间的配伍变化

15.解决粉末直接压片中存在的可压性差的问题可以采取的措施是

A.压片机增加预压装置　　B.缩短药片受压时间　　C.使压片机车速加快

D.在处方中大量使用淀粉　　E.加入润滑剂改善

16.松片不可能由于的造成原因是

A.药物细粉过多　　B.原料中含有较多的挥发油　　C.颗粒中含水过高

D.润湿剂选择不当,乙醇黏度过高　　E.冲头长短不齐

17.不能引起片重差异超限的是

A.药材原粉进行压片　　B.润滑剂用量不足　　C.下冲下降不灵活

D.颗粒过于干燥　　E.颗粒粗细相差悬殊

18.以下措施不可以改善片剂崩解超时限的是

A.加入高效崩解剂　　B.以外加法加入崩解剂

C. 疏水性润滑剂要控制用量不可过多

D. 黏合剂用量不宜过大   E. 制粒时颗粒不可过硬

19. 压片时可用除哪项之外的原因造成粘冲。

A. 压力过大   B. 颗粒含水过多   C. 冲模表面粗糙   D. 润滑剂有问题

E. 冲模刻字深

20. 用于包衣的片心形状应为

A. 平顶形   B. 浅弧形   C. 深弧形   D. 扁形   E. 无要求

21. 目前中药片剂生产上广泛使用的包衣方法是

A. 滚转包衣法   B. 悬浮包衣法   C. 平压包衣法   D. 液中包衣法

E. 沸腾包衣法

22. 片剂包糖衣的顺序是

A. 粉衣层→隔离层→糖衣层→有糖色衣层   B. 糖衣层→粉衣层→有色糖衣层→隔离层

C. 隔离层→粉衣层→糖衣层→有色糖衣层   D. 隔离层→糖衣层→粉衣层→有色糖衣层

E. 粉衣层→糖衣层→隔离层→有糖色衣层

23. 以下包糖衣的衣层可以视具体情况不包的是

A. 粉衣层   B. 隔离层   C. 糖衣层   D. 有糖色衣层   E. 打光

24. 关于片剂包糖衣叙述正确的是

A. 包糖衣共需包五层衣层，即隔离层、粉衣层、糖衣层、有色糖衣层、打光，缺一不可

B. 包粉衣层的主要目的是增强片剂的稳定性

C. 包糖衣层所用物料为糖浆与少量滑石粉

D. 包有色糖衣层时要注意从内到外有色糖浆的颜色要由深至浅

E. 打光时用虫蜡为包衣物料

25. 包糖衣若出现片面裂纹的原因是

A. 温度高干燥速度太快   B. 片心未干燥   C. 包糖衣层时最初几层没有层层干燥

D. 胶液层水分进入到片心   E. 有色糖浆用量过少

26. 片剂硬度检查的根本目的在于

A. 保持外观完整   B. 以免在包装、贮运过程中发生磨损或破坏

C. 防止产生粉尘   D. 防止松片   E. 使病人信任生产厂家

27. 下列不是片剂崩解度要求的准确标准的是

A. 药材原粉片30min内崩解   B. 糖衣1h内崩解   C. 肠溶衣1h内崩解

D. 薄膜衣片1h内崩解   E. 泡腾片应在5min内崩解

28. 《中国药典》2010版规定半浸膏片的崩解时限为

A. 5min   B. 30 min   C. 45 min   D. 60 min   E. 未规定

29. 关于片剂崩解的叙述错误的是

A. 糖衣片只需在包衣前检查片剂的重量差异即可，包衣后不必再检查

B. 水分的透入是片剂崩解的首要条件

C. 若片剂崩解迟缓，加入表面活性剂均可加速其崩解

D. 凡检查溶出度的制剂，不再进行崩解时限检查

E. 含有胶类、糖类及浸膏片贮存温度较高引湿后，崩解时间缩短显著

30.需要进行含量均匀度检查的是

A.不易混匀的物料　　B.胶体溶液　　C.含有毒剧药物的制剂　　D.小剂量的片剂

E.含有易溶成分的片剂

(二)B 型题(配伍选择题)

A.溶液片　　B.分散片　　C.泡腾片　　D.多层片　　E.口含片

符合以下片剂剂型的特点的片剂是

1.片一般大而硬,多用于口腔及咽喉疾病

2.可避免复方制剂中不同药物之间的配伍变化

3.含有高效崩解剂及水性高黏度膨胀材料的片剂

4.临用前用缓冲液溶解后使用的片剂

下列赋形剂可以改善片剂压片时很多性质

A.稀释剂　　B.吸收剂　　C.黏合剂　　D.崩解剂　　E.润滑剂

5.当为避免片重差异需在压片前加入

6.当药粉黏性不足,制粒困难时需加入

7.当主药剂量小于 0.1g,制片困难时需加入

8.当为提高片剂的生物利用度时需加入

在制备片剂的过程中,能引起下列质量问题的原因是

A.裂片　　B.粘冲　　C.片重差异超限　　D.崩解迟缓　　E.松片

9.压片时颗粒粗细相差悬殊可以引起

10.压片时颗粒质地过松可以引起

11.冲模表面粗糙

12.压片时黏合剂用量过多可以引起

A.糖浆　　B.糖浆和滑石粉　　C.胶浆　　D.CAP　　E.虫蜡

13.片剂包衣时包隔离层应选用的辅料为

14.片剂包衣时包糖衣层应选用的辅料为

15.片剂包衣时包粉衣层应选用的辅料为

16.片剂包衣时打光时应选用的辅料为

A.羧甲基淀粉钠　　B.硬脂酸镁　　C.乳糖　　D.羟丙基甲基纤维素　　E.水

17.崩解剂

18.润湿剂

19.填充剂

20.润滑剂

按崩解时限检查法检查,下列片剂应在多久时间内溶解

A.5min　　B.15min　　C.30min　　D.60min　　E.120min

21.药材原粉片片剂

22.泡腾片

23.糖衣片

24.肠溶衣片

A.崩解剂　　B.润滑剂　　C.填充剂　　D.肠溶衣料　　E.薄膜衣料

25. 制备片剂时聚乙二醇 6000(PEG6000)常用作

26. 制备片剂时纤维醋法酯可用作

27. 制备片剂时碳酸镁($MgCO_3$)常用作

28. 制备片剂时苯乙烯-乙烯吡啶共聚物可用作

A. 口服片　　　B. 舌下片　　　C. 糖衣片　　　D. 咀嚼片　　　E. 阴道片

29. 喘息定适宜制成

30. 干酵母片适宜制成

31. 伤痛宁片适宜制成

32. 鱼腥草素泡腾片适宜制成

(三)X 型题(多项选择题)

1. 舌下片的特点是

A. 属于黏膜给药方式　　　　　　B. 可以避免肝脏的首过作用

C. 局部给药发挥全身治疗作用　　D. 一般片大而硬,味道适口

E. 吸收迅速显效快

2. 片剂可以采用不同的技术制成

A. 缓释片剂　　B. 控释制剂　　C. 外用制剂　　D. 微囊制剂　　E. 固体分散制剂

3. 片剂的制备需要加入的辅料的是

A. 填充剂　　B. 防腐剂　　C. 润滑剂　　D. 润湿剂　　E. 黏合剂

4. 干淀粉可用作赋形剂的是

A. 稀释剂　　B. 吸收剂　　C. 黏合剂　　D. 润湿剂　　E. 崩解剂

5. 需要加入稀释剂的情况有

A. 主药剂量小于 0.1g　　B. 含浸膏量较多　　C. 含浸膏黏性太大

D. 含有较多的挥发油　　E. 含有较多的液体成分

6. 下列可用作黏合剂的是

A. 不同浓度的乙醇　　B. 水　　C. 糖粉　　D. 阿拉伯胶浆　　E. 淀粉浆

7. 下列可以充当吸收剂的是

A. 微粉硅胶　　B. 硫酸钙二水物　　C. 氧化镁　　D. 糖粉　　E. 聚乙二醇

8. 关于片剂所用赋形剂的叙述正确的是

A. 由于淀粉可充当多种赋形剂,因此为改善片剂质量可在处方中大量使用

B. 糊精既可以做稀释剂又可以做黏合剂

C. 硬脂酸镁作为润滑剂用量不宜过大,其原因是虽润滑性好但助流性差

D. 月桂醇硫酸钠可用做润滑剂

E. 崩解剂的加入方法中内加明显优于外加法,因为内加法可以使片剂崩解的更为彻底

9. 乙醇在片剂中可以用作润湿剂,叙述正确的是

A. 气温高时,乙醇浓度可以稍高些　　B. 物料水溶性大,乙醇浓度可以稍低些

C. 加入乙醇后应使与物料充分混合一段时间,再去制粒,利于发挥作用

D. 以大量糊精、糖粉做赋形剂,可用乙醇做润湿剂

E. 乙醇浓度越高物料被润湿后黏度越小

10.适合于乙醇作润湿剂的药料是

A.药浸膏粉　　　B.不耐热的成分　　　C.糊精作为赋形剂

D.药物在水中溶解度大　　　E.以糖粉作为赋形剂

11.关于片剂崩解机理叙述正确的是

A.崩解剂吸收水分使自身体积膨胀

B.物料吸收水分往往产生一种润湿热,使片剂内部残存气体膨胀

C.表面活性剂在片剂崩解中也起到重要作用

D.片剂内有毛细管和孔隙,利于水分从该通道进入到内部　　　E.酶解作用

12.片剂中加入润滑剂的目的是

A.降低颗粒间的摩擦力　　　B.降低颗粒与冲模间的摩擦力　　　C.减少片重差异

D.保持片面光洁　　　E.有一定促进崩解的作用

13.制备片剂的方法有

A.干颗粒压片法　　　B.旋转压片法　　　C.粉末直接压片法　　　D.直压法　　　E.重压法

14.片剂制备过程中制粒目的是

A.加速片剂崩解　　　B.利于片剂干燥　　　C.避免粉末分层

D.增加颗粒流动性　　　E.减少细粉吸附与飞扬

15.关于旋转式压片机的特点有

A.均为双流程,因此生产效率高　　　B.每套压力盘均为上下两个

C.压力分布均匀　　　D.通过调节上、下冲之间的距离来控制压力,距离近压力大

E.由下冲下降的最低位置来决定片重

16.粉末直接压片主要存在的问题是

A.粉末流动性不好　　　B.片重差异大　　　C.粉末可压性差

D.粉末崩解性不好　　　E.易损坏压片机

17.下列片剂的种类在质量检查项目中无需检查崩解时限的是

A.口含片　　　B.咀嚼片　　　C.分散片　　　D.多层片　　　E.规定检查溶出度的片剂

18.影响片剂崩解的因素有

A.贮存温度　　　B.黏合剂性质　　　C.崩解剂加入方法　　　D.润滑剂的性质

E.压片力的大小

19.裂片是片剂制备中经常遇到的问题,可以由下列何种原因引起

A.压片物料细粉过多　　　B.油类成分过多　　　C.颗粒过干或药物失去结晶水过多

D.冲模不合要求　　　E.压力过大或压片机转速过快

20.片剂包衣的种类有

A.糖衣　　　B.薄膜衣　　　C.半薄膜衣　　　D.肠溶衣　　　E.朱砂衣

21.常用的胃崩解剂型薄膜衣物料有

A.糖浆　　　B.滑石粉　　　C.丙烯酸树脂Ⅳ　　　D.羟丙基纤维素

E.邻苯二甲酸醋酸纤维素

22.片剂包衣的目的是

A.增强稳定性　　　B.掩盖药物嗅味　　　C.减少药物对胃的刺激性

D.避免肝脏首过作用

E. 提高片剂的生物利用度

23. 关于片剂质量检查叙述错误的是

A. 片剂应检查溶出度　　　B. 有些片剂需要进行融变时限检查

C. 检查片重差异要求不得有两片超出限度 1 倍

D. 要求一般中药压制片硬度在 2～3kg

E. 崩解时限判断时,只要有 1 片未在规定时间内崩解就是不合格

24. 干燥淀粉作为崩解剂其崩解机制是

A. 干燥淀粉可以吸收水分而膨胀　　　B. 干燥淀粉可以遇水产生气体

C. 干燥淀粉弹性强

D. 干燥淀粉在压片过程中形成许多毛细管和孔隙,为水分的进一步透入提供通道

E. 向该片剂中加入淀粉酶促进崩解

25. 关于片剂成型的理论叙述正确的是

A. 由于有范德华等粒间力的存在,产生足够的内聚力

B. 适量水分的存在增加了药物的可塑性,同时也能减少颗粒间的摩擦

C. 相同压力树枝状结晶压出的片剂硬度较普通结晶大

D. 压制多层片时,层层都要用较大压力压紧,否则易于分层

E. 在压片过程中能形成固体桥

26. 关于片心的要求正确的是

A. 片心形状以弧形而棱角小的双凸片或拱形片　　　B. 片心形状以平顶片为宜

C. 脆性小且应干燥　　　D. 应对片心进行崩解度检查　　　E. 片心的硬度比一般片剂要大

27. 片剂包隔离层

A. 可以增加衣层的牢固性　　　B. 使片心失去棱角　　　C. 片心含酸性药物必须包隔离层

D. 片心含吸潮性成分必须包隔离层　　　E. 包衣物料为胶浆和少量滑石粉

28. 薄膜衣的特点是

A. 衣层薄增重少　　　B. 对片剂崩解影响小　　　C. 效率高　　　D. 生产周期短

E. 完全掩盖片芯原有色泽

29. 片剂质量的要求包括

A. 含量准确,重量差异小

B. 通过包衣保证了片剂的稳定性,因此一般包衣片有效期都在五年以上

C. 片剂大部分经口服用,不进行细菌学检查

D. 外观完整光洁,硬度符合要求　　　E. 崩解时限或溶出度符合规定

四、答　案

(一)A 型题

1. C　2. B　3. E　4. D　5. A　6. E　7. A　8. C　9. D　10. C

11. C　12. C　13. D　14. A　15. A　16. C　17. D　18. B　19. A　20. C

21. A　22. C　23. B　24. E　25. A　26. B　27. C　28. D　29. E　30. D

(二)B 型题

1. E　2. D　3. B　4. A　5. E　6. C　7. A　8. D　9. C　10. E

11. B　12. D　13. C　14. A　15. B　16. E　17. A　18. E　19. C　20. B
21. C　22. A　23. D　24. E　25. B　26. D　27. C　28. E　29. B　30. D
31. A　32. E

(三)X 型题

1. ABCE	2. ABCDE	3. ACDE	4. ABE	5. ABC	6. BCDE
7. ABC	8. BD	9. ADE	10. ABCDE	11. ABCDE	12. ABCD
13. AC	14. CDE	15. BCD	16. ABC	17. ABE	18. ABCDE
19. ABCDE	20. ABCD	21. CD	22. ABC	23. CE	24. ADE
25. ABCE	26. ACE	27. CDE	28. ABCD	29. ADE	

第十五章 气雾剂与喷雾剂

一、考试大纲

(一)基本要求

1.气雾剂的特点与分类 特点与分类

2.吸入气雾剂的吸收与影响因素 吸入气雾剂的吸收及其影响因素

3.气雾剂的组成

(1)组成

(2)常用附加剂

(3)抛射剂及其作用

(二)气雾剂的制备

1.制备工艺流程

2.抛射剂充填方法及选用

(三)气雾剂的质量要求与检查

质量检查项目

二、应试指南

(一)基本要求

1.气雾剂的特点与分类 气雾剂系指药材提取物或药材细粉与适宜的抛射剂装于有特制阀门系统的耐压严封容器中,使用时借助抛射剂产生的压力将内容物呈雾状或其他形态喷出的制剂。供呼吸道、腔道、皮肤用,起局部或全身治疗作用。

(1)特点:①具有速效和定位作用。药物呈细小雾滴能直达作用部位,局部浓度高,药物分布均匀,奏效迅速。②制剂的稳定性高。药物装在密闭不透明的 容器中,不易被微生物污染,且能避免与空气、水分和光线接触,可提高药物的稳定性。③给药剂量准确,副作用较小。④无局部用药的刺激性。

(2)分类:按分散系统可分为溶液型气雾剂、混悬型气雾剂(粉末气雾剂)、乳剂型气雾剂(泡沫气雾剂);按相的组成可分为二相气雾剂、三相气雾剂;按医疗用途可分为呼吸道吸入气雾剂、皮肤和黏膜用气雾剂和空间消毒气雾剂。

2.吸入气雾剂的吸收与影响因素 吸入气雾剂给药时,药物以雾状吸入可直接作用于支气管平滑肌,但肺泡是药物的主要吸收部位。影响吸入气雾剂中药物吸收的主要因素有:①药物的脂溶性及分子大小。吸入给药时的吸收速度与药物的脂溶性成正比,与药物的分子大小成反比。②吸入气雾剂雾滴的粒径大小。气雾剂雾滴的大小,影响其在呼吸道不同 部的沉积。雾滴过粗,药物易沉着在口腔、咽部及呼吸器官的各部位腔道中;粒子过小,雾滴在肺泡部位的沉积减少,反而影响吸收。

3.气雾剂的组成

(1)组成:气雾剂由药物与附加剂、抛射剂、耐压容器和阀门系统组成。雾滴的大小取决于抛射剂的类型、用量、阀门和揿钮的类型以及药液的黏度等。

(2)常用附加剂:潜溶剂(如乙醇、丙二醇等)、乳化剂(如硬脂酸三乙醇胺皂)、助悬剂(如司盘类、月桂醇等)、抗氧剂(如维生素 C、亚硫酸钠等)、防腐剂(如尼泊金乙酯等)。

(3)抛射剂及其作用:是喷射药物的动力,一般可分为氢氟烷烃、碳氢化合物和压缩气体 3 类。①氢氟烷烃类;②碳氢化合物和压缩气体如丙烷、异丁烷、正丁烷以及压缩惰性气体(N_2、CO_2)等;③二甲醚。

(二)气雾剂的制备

1.制备工艺流程　容器、阀门系统的处理与装配→中药的提取、配制与分装→填充抛射剂→质检→成品。

2.抛射剂充填方法及选用

(1)压灌法:生产速度稍慢,且受阀的形式影响,抛射剂进入容器后,空气无法排除,在使用过程中压力的变化幅度较大。

(2)冷灌法:冷灌法中抛射剂直接灌入容器,速度快,对阀门无影响,容器中的空气易于排出,因而成品压力较为稳定。但整个操作需在低温条件下快速进行,抛射剂消耗较大。由于是在抛射剂沸点之下工作,含水产品不宜采用此法充填抛射剂。

(三)气雾剂的质量要求与检查

1.气雾剂的质量要求　配制时应在洁净避菌的环境下进行,并及时灌封于灭菌的洁净干燥容器中,同时可按照药材提取物或药物的性质加入适宜的溶剂、抗氧剂、表面活性剂或其他附加剂,各种附加剂对呼吸道、皮肤或黏膜应无刺激性。溶液型气雾剂的药液应澄清,乳剂型气雾剂液滴在液体介质中应均匀分散,混悬 型气雾剂应将药物制成细粉和附加剂充分混匀、研细,制成稳定的混悬液。在制备过程中应严格控制水分,以免影响其稳定性。吸入气雾剂的药粉粒径应控制在 10/m 以下,大多数应为 5/m 左右,一般不使用药材细粉。气雾剂应贮藏在阴凉干燥处,应避免曝晒、受热、敲打、撞击。

2.气雾剂的质量检查　非定量阀门气雾剂应做喷射速率和喷出总量检查。定量阀门气雾剂应做每瓶总揿次、每揿喷量或每揿主药含量检查,检查每揿主药含量的品种,不再进行每揿喷量检查。吸入用混悬型气雾剂应做粒度检查。

三、考前模拟

(一)A 型题(最佳选择题)

1.下列关于气雾剂特点的叙述错误的为

A.奏效迅速　　　B.定位作用　　　C.给药剂量准确、副作用小

D.生产成本低　　　E.稳定性高

2.关于气雾剂的叙述中,正确的为

A.抛射剂的沸点对成品特性无显著影响　　　B.抛射剂的蒸气压对成品特性无显著影响

C.F12、F11 各单用与一定比例混合使用性能无差异　　　D.抛射剂只有氟里昂

E.喷出的雾滴的大小取决于药液的黏度

3.有关抛射剂的叙述中,错误的为

A.抛射剂是喷射药物的动力　　　B.抛射剂是气雾剂中药物的溶剂

C.抛射剂是气雾剂中药物的稀释剂　　　D.抛射剂是一类高沸点的物质

E. 抛射剂在常温下蒸气压大于大气压

4. 吸入型气雾剂药物的主要吸收部位是

A. 肺泡管　　B. 肺泡　　C. 气管　　D. 支气管　　E. 细支气管

5. 气雾剂质量要求中,吸入气雾剂的药粉粒径应控制在

A. $5\mu m$ 以下　　B. $10\mu m$ 以下　　C. $6\mu m$ 以下　　D. $8\mu m$ 以下　　E. $9\mu m$ 以下

6. 决定每次用药剂量的因素

A. 药物的量　　　　B. 附加剂的量　　　　C. 抛射剂的量

D. 耐压容器的容积　　　E. 定量阀门的容积

7. 采用冷灌法充填抛射剂的特点不包括

A. 生产速度快　　B. 对阀门无影响　　　　C. 容器中空气易排出

D. 在低温条件下操作,抛射剂消耗小　　　　E. 含水产品不宜采用本法

8. 关于气雾剂的叙述中,正确的是

A. 抛射剂用量少,蒸气压高　　　B. 加入丙酮,会升高抛射剂的蒸气压

C. 给药剂量难以控制　　　　　D. 抛射剂可以作为药物的溶剂

E. 抛射剂的存在,降低了药物的稳定性

9. 下列哪种物质不是气雾剂的组成物质

A. 丙烷　　B. 丙二醇　　C. 月桂醇　　D. 三氯甲烷　　E. 氮气

(二)B 型题(配伍选择题)

A. 异丁烷　　B. 硬脂酸三乙醇胺皂　　C. 维生素 C　　D. 尼泊金乙酯　　E. 司盘类

1. 防腐剂为

2. 抛射剂为

3. 抗氧剂为

4. 助悬剂为

A. 氢氟烷烃类　　B. 聚山梨酯类　　C. 碳氢化合物　　D. 压缩惰性气体

E. 助悬剂

5. 正丁烷为

6. N_2 为

7. 七氟丙烷为

8. 司盘-65 为

(三)X 型题(多项选择题)

1. 气雾剂的特点有

A. 奏效迅速　　B. 抛射剂泄漏后对药物无影响　　C. 剂量准确

D. 避免了胃肠道给药的副作用　　E. 制剂稳定性高

2. 下列关于气雾剂的叙述正确的有

A. 气雾剂分吸入气雾剂、非吸入气雾剂、外用气雾剂

B. 气雾剂可以起局部或全身治疗作用　　C. 混悬型气雾剂属三相气雾剂

D. 乳浊液型气雾剂属三相气雾剂　　E. 溶液型气雾剂属二相气雾剂

3.有关气雾剂的叙述中,正确的为

A.抛射剂在常温下蒸气压大于大气压　　　B.气雾剂只供呼吸道使用

C.抛射剂是气雾剂中药物的稀释剂　　　D.抛射剂是一类低沸点物质

E.抛射剂是气雾剂中药物的溶剂

4.关于影响气雾剂吸收因素的叙述正确的为

A.气雾剂雾滴的大小影响其在呼吸道不同部位的沉积

B.吸收速度与药物脂溶性成正比　　　C.雾滴过粗药物易沉着于肺泡部位

D.雾滴过细药物易沉着于口腔、咽部等部位　　　E.吸收速度与药物分子大小成正比

5.气雾剂的质量要求及质量检查包括

A.喷射速率　　　B.喷出总量　　　C.吸入用气雾剂应作粒度检查

D.溶液型气雾剂药液应澄清　　　E.气雾剂一般不使用药材细粉

6.气雾剂的操作过程主要包括

A.耐压容器的处理　　　B.阀门各部件的处理　　　C.阀门各部件的装配

D.药物的配制　　　E.抛射剂的填充

7.气雾剂充填抛射剂的方法有

A.冷灌法　　　B.热压法　　　C.压灌法　　　D.减压法　　　E.水灌法

8.关于气雾剂的描述正确的是

A.药物吸收的速度与药物分子大小成正比　　　B.咽部是主要的吸收部位

C.药物吸收的速度与药物的脂溶性成正比　　　D.口腔是主要的吸收部位

E.吸入气雾剂的粒径大小应在 $10\mu m$ 以下

9.可以作为气雾剂抛射剂的是

A.正丁烷　　　B.乙醇　　　C.四氟乙烷　　　D.七氟丙烷　　　E.CO_2

10.气雾剂的组成包括

A.药物与附加剂　　　B.抛射剂　　　C.阀门系统　　　D.喷雾剂　　　E.耐压容器

四、答　案

(一)A型题

1.D　2.E　3.D　4.B　5.B　6.E　7.D　8.D　9.D

(二)B型题

1.D　2.A　3.C　4.E　5.C　6.D　7.A　8.E

(三)X型题

1.ACDE　2.ABCDE　3.ACDE　4.AB　5.ABCD　6.ABCDE　7.AC

8.CE　9.ACDE　10.ABCE

第十六章 其他剂型

一、考试大纲

(一)胶剂

1. 特点、分类及质量要求

(1)特点与分类

(2)质量要求

2. 胶剂的制备

(1)原辅料的种类,辅料的作用

(2)制备要点

(二)膜剂

1. 膜剂的特点、分类与质量要求

(1)特点与分类

(2)质量要求

2. 膜剂的制备

(1)常用成膜材料及其他辅料

(2)制备工艺流程及操作要点

(三)涂膜剂

1. 常用成膜材料与附加剂

2. 制备工艺流程

(四)其他传统剂型

锭剂、灸剂、线剂、熨剂、糕剂、丹剂、条剂、钉剂、棒剂

二、应试指南

(一)胶剂

1. 特点、分类及质量要求

(1)特点:胶剂多供内服,主要功效有,皮胶类补血,角胶类温阳,甲胶类侧重滋阴,还有活血祛风等作用。因原料来源及制备工艺等原因,目前仅有少数厂家生产胶剂。

(2)分类(按原料来源):皮胶类,以动物皮为原料,如以驴皮、猪皮为原料制成的阿胶与新阿胶,以牛皮为原料制备的黄明胶;骨胶类,以动物骨骼等为原料,如狗骨胶、鹿骨胶等;甲胶类,以动物甲壳等为原料,如龟甲胶、鳖甲胶;角胶类:以动物骨化的角为原料,如鹿角胶。

(3)质量要求

①外观。胶剂应为色泽均匀、无异常臭味的半透明固体。

②水分。≤15.0%。

③总灰分、重金属、砷盐、微生物限度应符合相关规定。

2.胶剂的制备

(1)原辅料的种类,辅料的作用

①原料的选择。皮类,驴皮以大张毛色灰黑、质地肥厚、伤少无病、尤以冬季宰杀者为佳,名为"冬板";骨类,以东北虎为优,因其骨骼粗大,质地坚实,一般以质润色黄之新品为佳;甲类,以板大质厚、颜色鲜明者为佳,未经水煮者为佳;角类,鹿角分砍角与脱角两种,"砍角"质重,表面呈灰黄色或灰褐色,质地坚硬有光泽,角中含有血质,角尖对光照视呈粉红色者为佳。

②辅料的作用。冰糖,以色白洁净无杂质者为佳。加入冰糖能矫味,且能增加胶剂的硬度和透明度。如无冰糖,也可以白糖代替;油类,制胶用油,常用花生油、豆油、麻油三种。以纯净新鲜者为佳,已酸败者不得使用。油类能降低胶之黏性,便于切胶,且在浓缩收胶时,锅内气泡也容易逸散。熬炼虎骨胶时,有专用虎骨油为润滑剂的;酒,多用黄酒,以绍兴酒为佳,无黄酒时也可以白酒代替。胶剂加酒主要为矫臭矫味。绍兴酒气味芳香,能改善胶剂的气味;明矾,以白色纯净者为佳,用明矾主要是沉淀胶液中的泥土等杂质。

(2)制备要点:原料和辅料的选择—原料的处理—煎取胶汁—滤过去渣、澄清—浓缩收胶—凝胶切块—干燥与包装等。

(二)膜剂

1.膜剂的特点、分类与质量要求

(1)特点:生产工艺简单,易于自动化和无菌生产;药物含量准确、质量稳定;使用方便,适于多种给药途径;可制成不同释药速度的制剂;制成多层膜剂可避免配伍禁忌;体积小,重量轻,便于携带、运输和贮存。但膜剂不适用于药物剂量较大的制剂。

(2)分类:膜剂按结构类型可分为单层、多层及夹心型。按给药途径可分为口服膜剂、黏膜用膜剂。如口腔贴膜以及舌下、口含、眼用、鼻用、阴道用膜等。

(3)质量要求:①膜剂的外观应完整光洁,厚度一致,色泽均匀,无明显气泡。②多剂量的膜剂,分格压痕应均匀清晰,并能按压痕撕开。③膜剂的重量差异,每片与平均重量相比较,超出限度的不得多于2片,并不得有1片超出限度1倍。④膜剂的微生物限度等应符合有关规定。

2.膜剂的制备

(1)常用成膜材料及其他辅料:①常用成膜材料有天然(淀粉、纤维素、明胶、白及胶等)及合成(纤维素衍生物、聚乙烯醇等)两大类。最常用的是聚乙烯醇(PVA),其性质主要由聚合度和醇解度来决定。聚合度越大,水溶性越差。PVA05－88和PVA17－88的醇解度均在88%,平均聚合度分别为500～600和1700～1800,相对分子质量分别为22 000～26 400和74 500～79 200。在温水中能很快地溶解,成膜性、脱膜性及膜的抗拉强度、柔软性、吸湿性均良好,并无毒、无刺激性。在消化道中吸收很少,80%在48h内从大便中排泄。②常用辅料包括增塑剂,能使制得的膜柔软并具有一定的抗拉强度。常用的有甘油、乙二醇、山梨醇等;着色剂,常用食用色素;遮光剂,常用二氧化钛;矫味剂,有蔗糖、甜菊苷等;填充剂,有碳酸钙、淀粉等;表面活性剂,常用聚山梨酯80、十二烷基硫酸钠、豆磷脂。

(2)制备工艺流程及操作要点:溶浆→加药及辅料→脱泡→制膜→干燥→脱膜→分剂量→包装。

(三)涂膜剂

1.常用成膜材料与附加剂

(1)成膜材料:聚乙烯醇缩甲乙醛、聚乙烯醇、玉米朊、火棉胶及以水为溶剂的羧甲基纤维素钠;有机溶剂可选用乙醇、丙酮、乙酸乙酯等。

(2)附加剂:增塑剂有邻苯二甲酸二丁酯的丙酮或乙醇溶液等。

2.制备工艺流程 首先溶解成膜材料。处方药物如能溶于上述溶剂中,可直接加入。中药则应先制成乙醇的提取液或其提取物的乙醇丙酮溶液,再加入成膜材料溶液中。混合—分剂量—包装。

(四)其他传统剂型

1.锭剂 锭剂系指药材细粉加适宜黏合剂(或利用药材本身的黏性)制成不同形状的固体制剂。有长方形、纺锤形、圆柱形、圆锥形等。内服可吞服或研细以水或黄酒化服,外用多是研细用醋或酒调敷,也可作嗅入或外擦药用。

2.灸剂 灸剂系指将艾叶捣、碾成绒状,或另加其他药料捻制成卷烟状或其他形状,供熏灼穴位或其他患部的外用剂型,有艾头、艾炷、艾条、桑枝灸、烟草灸等。具有温热刺激作用。

3.线剂 线剂系指将丝线或棉线,置药液中先浸后煮,经干燥制成的一种外用制剂。利用所含药物的轻微腐蚀作用和药线的机械扎紧作用,切断痔核瘘管或使引流畅通,以利疮口愈合。

4.熨剂 熨剂系指药材细粉或药材的提取液与经煅制的铁砂混合制成的外用制剂。用时拌醋生热,具有活血通络,发散风寒的作用。

5.糕剂 糕剂系指药物细粉与米粉、蔗糖等蒸制成的块状制剂。主要用于治疗小儿脾胃虚弱、面黄肌瘦、慢性消化不良等症。

6.丹剂 丹剂系指汞以及某些矿物药,在高温条件下烧炼制成的不同结晶形状的汞的无机化合物。丹剂毒性较大,不可内服,是一类仅供外用的药物。可制成散剂、钉剂、药线、药条和外用膏剂。使用时要注意剂量和部位,以免引起中毒。丹剂按制法分为升丹和降丹。红升丹、白降丹、轻粉的主要成分分别为氧化汞(HgO)、氯化汞($HgCl_2$)、氯化亚汞(Hg_2Cl_2)。

7.条剂 条剂系指将药物研细过筛,混匀,用桑皮纸粘药膏后搓捻成细条,或用桑皮纸搓捻成条,粘一薄层面糊,再粘药粉而成的外用剂型,又称纸捻。主要用于中医外科插入疮口或瘘管内,以引流脓液,拔毒去腐,生肌敛口。

8.钉剂 钉剂系指药物细粉加糯米粉混匀后加水加热制成软材,分剂量,搓成细长而两端尖锐(或锥形)的外用固体剂型。长度为2.5cm,重量0.06g。一般供外用插入,用于治疗痔、瘘管及溃疡性疮疡等。

9.棒剂 棒剂系指将药物制成小棒状的外用固体剂型。可直接用于皮肤或黏膜上,起腐蚀、收敛等作用,多用于眼科。

三、考前模拟

(一)A 型题(最佳选择题)

1. 阿胶的原料是

A.猪皮　　B.牛皮　　C.羊皮　　　D.驴皮　　　E.马皮

2. 胶剂的叙述错误的是

A.胶剂是以煎煮法制备得来的　　　　　B.为干燥固体制剂　　C.一般用做内服

D. 以皮为原料的胶剂多有补血作用　　E. 生产上多用夹层煎药锅煎取胶汁

3. 胶剂的制备工艺流程是

A. 原料的选择与处理,煎取胶液,浓缩收胶,干燥与包装

B. 原料的选择与处理,煎取胶液,收胶凝胶,切胶开片,干燥包装

C. 原料的选择与处理,煎取胶液,浓缩收胶,切胶开片,干燥包装

D. 原料的选择与处理,煎取胶液,滤过澄清,浓缩收胶,干燥包装

E. 原料的选择与处理,煎取胶液,滤过澄清,浓缩收胶,凝胶切胶,干燥包装

4. 关于浓缩收胶的叙述错误的是

A. 该步骤的目的是除去大部分水　　B. 该步骤的目的是进一步除去杂质

C. 在收胶时加入黄酒　　D. 在收胶时加入豆油　　E. 在收胶时加入明矾

5. PVA 的中文名称为

A. 聚丙烯　　B. 聚氯乙烯　　C. 聚乙烯吡咯烷酮　　D. 聚乙二醇

E. 聚乙烯醇

6. 膜剂的特点中不包括

A. 易于生产自动化和无菌操作　　B. 可制成不同释药速度的制剂

C. 含量准确　　D. 便于携带、运输和贮存　　E. 适用于任何剂量的制剂

7. 膜剂最常用的成膜材料为

A. 聚乙烯吡咯烷酮　　B. 聚乙烯醇　　C. 白及胶　　D. 羧甲基纤维素钠

E. 阿拉伯胶

8. 二氧化钛在膜剂中起的作用为

A. 增塑剂　　B. 着色剂　　C. 遮光剂　　D. 填充剂　　E. 成膜材料

9. 膜剂的质量要求与检查中不包括

A. 重量差异　　B. 含量均匀度　　C. 微生物限度检查　　D. 外观

E. 黏着强度

10. 正确论述膜剂的是

A. 只能外用　　B. 多采用热熔法制备　　C. 最常用的成膜材料是聚乙二醇

D. 为释药速度单一的制剂　　E. 可以加入矫味剂,如甜菊苷

11. 山梨醇在膜剂中作为

A. 填充剂　　B. 成膜材料　　C. 脱模剂　　D. 湿润剂　　E. 增塑剂

12. 膜剂的制备多采用

A. 滩涂法　　B. 热熔法　　C. 溶剂法　　D. 涂膜法　　E. 冷压法

(二)B型题(配伍选择题)

　　A. 成膜材料　　B. 增塑剂　　C. 遮光剂　　D. 抗氧剂　　E. 填充剂

1. 二氧化钛在膜剂中用作

2. 碳酸钙在膜剂中用作

3. 聚乙烯醇在膜剂中用作

4. 白及胶在膜剂中用作

A. 将艾叶捣、碾成绒状,或另加其他药料捻制成卷烟状或其他形状

B. 铁砂经煅烧后吸附药材的提取物用时拌醋生热,制得的外用剂型

C. 药物细粉加适宜黏合剂制成规定形状的固体剂型

D. 汞与某些矿物药,在高温条件下炼制而成的不同结晶形状的无机化合物,供外用的剂型

E. 将丝线或棉线置药液中先浸后煮经干燥而得

5. 锭剂系

6. 灸剂系

7. 线剂系

8. 熨剂系

A. 具有温热刺激作用　　B. 活血通络、发散风寒作用　　C. 治疗小儿脾胃虚弱

D. 引流脓液,拔毒去腐,生肌敛口作用　　E. 轻微腐蚀,机械扎紧作用

9. 线剂系

10. 糕剂系

11. 熨剂系

12. 灸剂系

制备胶剂所用的辅料有

A. 冰糖　　B. 黄酒　　C. 花生油　　D. 阿胶　　E. 明矾

13. 在胶剂的制备中,加入后是为增加胶剂的透明度与硬度的是

14. 为了便于切胶,需要加入的辅料

15. 为了使胶剂成品不含气泡,应加入后起"发锅"作用的是

16. 为了沉淀胶液中的泥砂杂质,需要加入

A. 塌顶　　B. 开片　　C. 胶坨　　D. 伏胶　　E. 外枯内焦

17. 所得到的固体凝胶又叫

18. 成品胶片弯曲现象叫

A. 猪皮　　B. 牛皮　　C. 鹿皮　　D. 驴皮　　E. 牛肉

19. 黄明胶的制备原料是

20. 新阿胶的制备原料是

21. 阿胶的制备原料是

(三)X 型题(多项选择题)

1. 关于胶剂的叙述正确的是

A. 在制备胶剂中加入明矾主要是沉淀溶液中的泥砂杂质

B. 霞天胶是以牛皮为原料熬制而成

C. 胶剂内加入冰糖不仅起矫味作用,还可以增加硬度和透明度

D. 阿井之水制备阿胶质量好是传说,用自来水熬胶即可(胶剂以煎煮法制备)

E. 制备胶剂中,浓缩是使胶原蛋白继续水解,进一步除去杂质及水分的过程

2. 胶剂制备过程中常加入的辅料有

A. 糖　　B. 油　　C. 酒　　D. 糊精　　E. 淀粉

3. 在原料驴皮处理时加入2%的碳酸钠其目的是

A. 除去脂肪等杂质　　B. 降低挥发性盐基氮含量　　C. 消除腥臭气味

D. 使皮类软化

E.令皮中含有碳酸钠成分

4.关于胶剂的质量要求

A.应为半透明固体　　　B.应色泽均匀　　C.总灰分、重金属、砷盐符合规定

D.含水分不得过 15％　　　E.允许有少量不溶物

5.膜剂理想的成膜材料应

A.无刺激性、无致畸、无致癌等　　B.在体内能被代谢或排泄

C.不影响主药的释放　　D.成膜性、脱膜性较好　　E.在体温下易软化、熔融或溶解

6.下列属于丹剂的药物有

A.轻粉　　B.红升丹　　C.红丹　　D.白降丹　　E.紫雪丹

7.膜剂的辅料有

A.成膜材料　　B.增塑剂　　C.着色剂　　D.遮光剂　　E.矫味剂

四、答　案

(一)A 型题

1.D　2.E　3.E　4.E　5.E　6.E　7.B　8.C　9.E　10.E
11.E　12.D

(二)B 型题

1.C　2.E　3.A　4.A　5.C　6.A　7.E　8.B　9.E　10.C
11.B　12.A　13.A　14.C　15.B　16.E　17.C　18.A　19.B　20.A
21.D

(三)X 型题

1.ACE　2.ABC　3.ABC　4.ABCD　5.ABCD　6.ABD　7.ABCDE

第十七章 药物新型给药系统与制剂新技术

一、考试大纲

(一)药物新型给药系统

1.缓释制剂

(1)特点与类型

(2)不宜制成缓释制剂的药物

2.控释制剂　特点与类型

3.靶向制剂　特点与类型

4.前体药物制剂　特点与适宜药物

(二)中药制剂新技术

1.环糊精包合技术

(1)β-环糊精包合物的作用

(2)β-环糊精包合物的制备

2.微型包囊技术

(1)特点与应用

(2)常用包囊材料

(3)单凝聚法、复凝聚法制备微囊的原理及其操作要点

3.固体分散技术

(1)固体分散体的特点、类型与常用载体

(2)固体分散体的制备与应用

二、应试指南

(一)药物新型给药系统

1.缓释制剂

(1)特点:药物治疗作用持久、毒副作用小、用药次数明显减少;药物可缓慢地释放进入体内,血药浓度的峰谷波动小,可避免超过治疗血药浓度范围的毒副作用,又能保持在有效浓度治疗范围之内以维持疗效。

(2)类型

①骨架分散型缓释制剂。水溶性骨架,常用羧甲基纤维素(CMC)、羟丙基甲基纤维素(HPMC)、聚乙烯吡咯烷酮(PVP)等为骨架材料;脂溶性骨架,常用脂肪、蜡类物质为骨架材料;不溶性骨架,常用不溶性无毒塑料为骨架材料等。

② 膜控型缓释制剂。常见的有薄膜包衣缓释制剂、缓释微囊剂。常通过控制囊膜的厚度、微孔的孔径及微孔的弯曲度等来达到控制药物释放速度的目的。

③ 缓释乳剂。水溶性药物可将其制成 W/O 型乳剂,由于油相对药物分子的扩散具有一定的屏障作用而达到缓释目的。

④注射用缓释制剂。系将药物制成油溶液型和混悬型注射剂。

⑤缓释膜剂。

(3)不宜制成缓释制剂的药物:①生物半衰期($t_{1/2}$)很短(小于 1h)或很长(大于 24h)的药物;②单服剂量很大(大于 1g)的药物;③药效剧烈、溶解度小、吸收无规律或吸收差或吸收易受影响的药物;④在肠中需在特定部位主动吸收的药物。

2.控释制剂

(1)特点:同缓释制剂。

(2)类型

①渗透泵式控释制剂。利用渗透压原理制成的控释制剂,能均匀恒速地释放药物。渗透泵型片剂的释药速度与 pH 无关,在胃中与在肠中的释药速度相等。膜的厚度、孔径、孔率,片心的处方以及释药小孔的直径,是制备渗透泵型片剂的关键。

②膜控释制剂。膜控释制剂系指水溶性药物及辅料包封于具有透性的、生物惰性的高分子膜中而制成的给药体系。常见的有:封闭型渗透性膜:将药物和辅料制成药心后再包封透性膜衣即得。或将离子型药物吸附于离子交换树脂上,用水渗透性膜材料包衣,干燥即得;微孔膜包衣:将片心用掺有致孔剂的透性膜包衣而制成;多层膜控释片;眼用控释制剂;皮肤用控释制剂:透皮治疗体系(TTS)系由被膜、药物贮藏层、微孔膜、皮肤接触层四层组成,药物分散于贮藏层;子宫用控释制剂:用乙烯—醋酸乙烯共聚物(EVA)作为骨架材料制成,形状为 T 型,其垂直空管部分作为药物贮库,封固,用环氧乙烷灭菌,备用。

③胃驻留控释制剂。胃内漂浮片系指服用后亲水胶体吸水膨胀而漂浮于胃内容物上面,逐渐释放药物的一类控释制剂;胃内漂浮—控释组合给药系统:系由药物贮库中间装一漂浮室而成。

3.靶向制剂

(1)特点:可使药物浓集于或接近靶组织、靶器官、靶细胞,提高疗效并显著降低对其他组织、器官及全身的毒副作用。

(2)类型:靶向制剂释药情况分类为,①一级靶向制剂系指进入靶部位的毛细血管床释药。②二级靶向制剂系指进入靶部位的特殊细胞(如肿瘤细胞)释药,而不作用于正常细胞。③三级靶向制剂系指作用于细胞内的一定部位释药。靶向作用药物载体类型分类为,①被动靶向制剂,常见的有脂质体、微囊、微球等。②主动靶向制剂,修饰的药物载体:修饰的脂质体;修饰的微球;其他:如修饰的微乳、修饰的纳米球等;前体药物靶向制剂。③ 物理化学靶向制剂,如磁性制剂;其他还有栓塞靶向制剂、热敏靶向制剂、pH 敏感靶向制剂等。

4.前体给药制剂

(1)特点:产生协同作用,扩大临床应用范围;改善药物吸收,提高血药浓度、延长作用时间、可制成靶向性制剂,降低毒副作用;改变药物的刺激性与不良嗅味;增加药物的稳定性。

(2)适宜药物:溶解度小而达不到所要求的制剂浓度;或稳定性、药物吸收不够理想;或有刺激性、有不适臭味、有毒副作用,以至无法用于临床;或需延长药物作用时间,延缓耐药性的产生。需制成靶向制剂的药物。

(二)中药制剂新技术

1.环糊精包合技术

(1)β-环糊精包合物的作用:增加药物的稳定性;增加药物的溶解度;减少刺激性,调节释药速度;液体药物粉末化,便于制成其他剂型。

(2)β-环糊精包合物的制备:①饱和水溶液法。将环糊精配成饱和溶液,加入药物(难溶性药物可加少量有机溶剂溶解),在一定温度下搅拌使药物与环糊精发生包合形成包合物,经冷藏析出包合物(必要时加入某些有机溶剂促进析出),滤过,洗涤,干燥即得。亦称重结晶法或共沉淀法。②研磨法。将环糊精与2~5倍量水研匀,加入药物(难溶性药物,先溶于少量有机溶剂中),研磨成糊状,低温干燥,再用适宜的有机溶剂洗净。再干燥,即得。③冷冻干燥法。将药物和环糊精混合溶解于水中,经冷冻干燥得粉末状包合物。该法适用于要求所制成的包合物易溶于水,且在干燥过程中易分解、变色的药物,所得成品疏松,溶解度好。④喷雾干燥法。将药物分散于环糊精的饱和水溶液中,搅拌,喷雾干燥,制得包合物。该法适用于难溶性药物包合物的制备。

2. 微型包囊技术

(1)特点与应用:可提高稳定性,掩盖不良嗅味,降低在胃肠道中的副作用,减少复方配伍禁忌,缓释或控释药物,改进某些药物的物理特性,如流动性、可压性,以及可将液体药物制成固体制剂。常根据药物剂型设计需要,将药物微囊化后进一步制成散剂、胶囊剂、片剂、软膏剂、注射剂或缓、控释制剂等。

(2)常用包囊材料:①天然的高分子材料,如明胶、阿拉伯胶、海藻酸钠、壳聚糖等;②半合成的高分子材料,如羧甲基纤维素钠、醋酸纤维素酞酸酯、乙基纤维素、甲基纤维素、羟丙基甲基纤维素等;③合成高分子材料,如聚乙烯醇、聚酯类、聚酰胺等。

(3)单凝聚法、复凝聚法制备微囊的原理及其操作要点

①单凝聚法制备微囊的原理系将药物分散于囊材的水溶液中,以电解质或强亲水性非电解质为凝聚剂,使囊材凝聚包封于药物表面而形成微囊。常用的囊材为明胶、醋酸纤维素酞酸酯、甲基纤维素、聚乙烯醇等。凝聚剂为强亲水性非电解质,如乙醇、丙酮等或强亲水性电解质如 Na_2SO_4、$(NH_4)_2SO_4$。高分子物质的凝聚往往是可逆的,一旦解除形成凝聚的条件,就可发生解凝聚,使形成的囊消失。利用这种可逆性可使凝聚过程多次反复直到满意为止。凝聚囊的固化情况,视囊材性质而定,如以醋酸纤维素酞酸酯为囊材,可利用醋酸纤维素酞酸酯在强酸性介质中不溶的特性,当凝聚囊形成后,立即倾入强酸性介质中进行固化。以明胶为囊材时,可加入甲醛进行胺缩醛反应,使明胶分子互相交联,交联程度随甲醛的浓度、时间、介质pH等因素而不同。浓度大、时间长、介质 pH 8~9 时交联才能完全。若囊心物不宜用碱性介质,可用15%戊二醛、戊二醇等,在中性介质中即可完成明胶的交联。

②复凝聚法制备微囊的原理。利用两种具有相反电荷的高分子材料作囊材,将囊心物分散在囊材的水溶液中,在一定条件下相反电荷的高分子材料互相交联后,溶解度降低,自溶液中凝聚析出成囊的方法。囊材为明胶-阿拉伯胶,明胶为两性蛋白质,在水溶液中分子里含有 $-NH_2$、$-COOH$ 及其相应的解离基团 $-NH^+$、$-COO^-$。所含正负离子的多少,受介质酸度的影响。pH 低时,$-NH^+$ 的数目多于 $-COO^-$;反之,则 $-COO^-$ 数目多于 $-NH^{3+}$。两种电荷相等时的 pH 为等电点。当 pH 在等电点以上时明胶带负电荷,在等电点以下时带正电荷。阿拉伯胶在水溶液中分子链上也含有 $-COO^-$,带负电荷。因此,明胶与阿拉伯胶溶液混合后,调 pH4.0~4.5,明胶带有的正电荷达到最高量,与带负电荷的阿拉伯胶结合交联形成正负离子络合物,溶解度降低而凝聚成微囊。

3. 固体分散技术

(1)固体分散体的特点、类型与常用载体

①特点。使药物高度分散于固体基质中,增加药物的比表面积,加快药物的溶出速率,提高药物的生物利用度。

②类型。低共熔混合物:药物与载体共熔成完全混溶的液体,搅拌均匀,迅速冷却固化而成为分散体,药物以微晶形式分散于载体中成为物理混合物;固态溶液:药物以分子状态溶解在固体载体中形成均相体系。固态溶液中药物的分散度往往比低共熔混合物中的更高,因此,它的溶出速度特别高;玻璃溶液或玻璃混悬液:药物溶于熔融的透明状的无定形载体中,骤然冷却,得到质脆透明状态的固体溶液;共沉淀物:固体药物与载体以适当比例形成的非结晶性无定形物。常用的载体为多羟基化合物。

③常用载体。水溶性载体材料,高分子聚合物(如聚乙二醇类、聚乙烯吡咯烷酮类)、表面活性剂、有机酸及糖类(如山梨醇、蔗糖)等;难溶性载体材料,纤维素(如乙基纤维素)、聚丙烯树脂类等;肠溶性载体材料。

(2)固体分散体的制备与贮藏要求

①熔融法。将药物与载体混匀,加热熔融后,在剧烈搅拌下迅速冷却成固体的方法。制备时必须迅速冷却,以达到较高的过饱和状态,使多个胶态晶核迅速形成,而不至形成粗晶。该方法简便且经济,适用于对热稳定的药物。

②溶剂法又称共沉淀法。将药物与载体共同溶解于有机溶剂中,蒸去溶剂后,得到药物在载体中混合而成的共沉淀固体分散物。当固体分散物内含有少量溶剂时,易引起药物的重结晶而降低主药的分散度。本法适用于对热不稳定或易挥发的药物。

③溶剂-熔融法。药物先溶于适当溶剂中,将此溶液直接加入熔融的载体中搅匀、迅速冷却固化后即得固体分散物。该方法液体的容纳量为 $5\% \sim 10\%$(g/g),而且不影响载体的固体性质,故可用于液体药物。本法仅用于小剂量的药物。固体分散体在贮藏过程中可能出现硬度变大、结晶析出或结晶变粗等现象,从而降低药物的生物利用度。

三、考前模拟

(一)A 型题(最佳选择题)

1.影响渗透泵式控释制剂的释药速度的因素不包括

A.膜的厚度　　B.释药小孔的直径　　C.pH 值　　D.片心的处方　　E.膜的孔率

2.不属于物理化学靶向制剂的是

A.磁性制剂　　B.pH 敏感的靶向制剂　　C.靶向给药乳剂　　D.栓塞靶向制剂

E.热敏靶向制剂

3.下列哪种方法不宜作为环糊精的包合方法

A.饱和水溶液法　　B.研磨法　　C.沸腾干燥法　　D.冷冻干燥法　　E.喷雾干燥法

4.固体分散技术中药物的存在状态不包括

A.分子　　B.离子　　C.胶态　　D.微晶　　E.无定形

5.制备固体分散体时液体药物在固体分散体中所占比例不宜超过

A.1：5　　B.1：6　　C.1：7　　D.1：8　　E.1：10

6.下列关于 β-CD 包合物的叙述错误的是

A.液体药物粉末化　　　　B.释药迅速　　C.减少药物的刺激性

D.能增加药物的溶解度　　E.能增加药物的稳定性

7.下列关于微囊特点的叙述错误的为

A.改变药物的物理特性　　　B.提高稳定性　　　C.掩盖不良气味

D.加快药物的释放　　　　　E.降低在胃肠道中的副作用

8.可作为复凝聚法制备微囊的囊材为

A.阿拉伯胶-海藻酸钠　　　B.阿拉伯胶-桃胶　　　C.桃胶-海藻酸钠

D.明胶-阿拉伯胶　　　　　E.果胶-CMC

9.关于控释制剂特点中,错误的论述是

A.释药速度接近一级速度　　　B.可使药物释药速度平稳　　　C.可减少给药次数

D.可减少药物的副作用　　　　E.称为控释给药体系

10.聚乙二醇在固体分散体中的主要作用是

A.增塑剂　　B.促进其溶化　　C.载体　　D.黏合剂　　E.润滑剂

11.采用单凝聚法,以明胶做囊材制备微囊时可采用作凝聚剂的是

A.石油醚　　B.乙醚　　C.甲醛　　D.丙酮　　E.甲酸

12.用明胶与阿拉伯胶作囊材以复凝聚法制备微囊时,应将 pH 调到

A.4～4.5　　B.5～5.5　　C.6～6.5　　D.7～7.5　　E.8～9

(二)B 型题(配伍选择题)

A.速效制剂　　B.缓释制剂　　C.控释制剂　　D.靶向制剂

E.前体药物制剂

1.在人体中经生物转化,释放出母体药物的制剂属

2.水溶性骨架片剂属

3.胃内漂浮片剂属

4.渗透泵型片剂属

A.将药物分散于囊材的水溶液中,以电解质或强亲水性非电解质为凝聚剂,使囊材凝聚包封于药物表面而形成微囊

B.利用两种具有相反电荷的高分子材料作囊材,将囊心物分散在囊材的水溶液中,在一定条件下相反电荷的高分子材料互相交联后,溶解度降低,自溶液中凝聚析出成囊的方法

C.在分散相与连续相的界面上发生单体的缩聚反应而形成微囊

D.将固体或液体药物在气相中做囊化的方法

E.将药物分散于环糊精的饱和水溶液中,搅拌,喷雾干燥,即得

5.复凝聚法是

6.界面缩聚法是

7.喷雾干燥法法是

8.单凝聚法是

(三)X 型题(多项选择题)

1.下列关于缓释制剂的叙述正确的为

A.需要频繁给药的药物宜制成缓释剂　　　B.生物半衰期很长的药物宜制成缓释制剂

C.可克服血药浓度的峰谷现象　　　D.能在较长时间内维持一定的血药浓度

E.一般由速释与缓释两部分药物组成

2.缓释制剂可分为

A.骨架分散型缓释制剂　　　B.膜控包衣型缓释剂　　　C.缓释膜剂

D.乳剂分散型缓释制剂　　　E.注射用缓释制剂

3.控释制剂的类型有

A.骨架分散型控释制剂　　　B.渗透泵式控释制剂　　　C.膜控释制剂

D.胃驻留控释制剂　　　E.控释乳剂

4.下列关于靶向制剂的叙述正确的为

A.减少用药剂量　　B.提高疗效　　C.降低药物的毒副作用

D.增强药物对靶组织的特异性　　　E.靶区内药物浓度高于正常组织的给药体系

5.属于靶向给药的制剂有

A.脂质体　　B.前体药物制剂　　C.微囊　　D.微球　　E.磁性制剂

6.下列关于β—环糊精包合物的叙述正确的有

A.液体药物粉末化　　B.可增加药物溶解度　　C.减少刺激性

D.是一种分子胶囊　　E.调节释药速度

7.下列关于微囊的叙述正确的为

A.药物微囊化后可改进某些药物的流动性、可压性　　　B.可使液体药物制成固体制剂

C.提高药物稳定性　　D.减少复方配伍禁忌　　E.掩盖不良嗅味

8.微型包囊的方法有

A.冷冻干燥法　　B.溶剂—非溶剂法　　C.界面缩聚法　　D.辐射化学法

E.喷雾干燥法

9.用明胶与阿拉伯胶作囊材制备微囊时,应用明胶的原因有

A.为两性蛋白质　　B.在水溶液中含有—NH_3^+、—COO^-

C.pH 低时,—NH_3^+的数目多于—COO^-　　D.具有等电点

E.与带正电荷的阿拉伯胶结合交联形成正负离子络合物

四、答　案

(一)A 型题

1. C　2. C　3. C　4. B　5. E　6. B　7. D　8. D　9. A　10. C

11. D　12. A

(二)B 型题

1. E　2. B　3. C　4. C　5. B　6. C　7. D　8. A

(三)X 型题

1. ACDE　2. ABCDE　3. BCD　4. ABCDE　5. ACDE　6. ABCDE

7. ABCDE　8. BCDE　9. ABCD

第十八章　中药制剂的稳定性

一、考试大纲

(一)中药制剂稳定性的影响因素及其稳定措施

1. 影响中药制剂稳定性的因素

(1)易水解和易氧化的药物类型

(2)影响中药制剂稳定性的因素

(3)制剂的包装与贮藏要求

2. 提高中药制剂稳定性的方法

(1)延缓药物水解的方法

(2)防止药物氧化的方法

(二)中药制剂稳定性的试验方法

(1)长期试验法与加速试验法试验要点

(2)经典恒温法的原理、试验步骤与计算

(3)CRH 与中药固体制剂吸湿性

(4)中药固体制剂防湿措施

(5)半衰期和有效期的计算

二、应试指南

(一)中药制剂稳定性的影响因素及其稳定措施

1. 影响中药制剂稳定性的因素

(1)易水解和氧化的药物类型

· 易水解的药物

①酯类药物。具有酯键结构的药物,相对较易水解,相对分子质量小的脂肪族酯类极易水解,几乎无法制成稳定的液体制剂,如亚硝酸乙酯。有些酯类药物则比较稳定,如阿托品,可以制成水溶液注射剂。溶液碱性愈强,水解愈快,如穿心莲内酯在 pH 为 7 时内酯环水解极其缓慢,在偏碱性溶液中则水解加快;当 pH 接近 10 时,不仅内酯开环,转变为穿心莲酸,而且二萜双环可能发生双键移位、脱水、异构化、树脂化等反应,抗炎解热的疗效降低。

②酰胺类药物。一般较酯类药物难水解,如青霉素等。

③苷类药物。苷类药物在酶或酸碱的作用下产生水解反应。水解的难易程度与构成苷类药物的糖、苷元、苷元和糖连接的方式有关。如强心苷易水解,故常以浓度较高的乙醇为溶剂,其注射液多采用水与乙醇、丙二醇或甘油等为混合溶剂。洋地黄酊多采用70%乙醇浸出。

· 易氧化的药物

具有酚羟基或潜在酚羟基的有效成分易被氧化,如黄芩苷等。含有不饱和碳链的油脂、挥发油等,在光线、氧气、水分、金属离子,以及微生物等影响下,都能产生氧化反应。

(2)影响中药制剂稳定性的因素:①处方因素。pH 的影响。液体制剂通常在某一特定的 pH 范围内比较稳定。酸或碱是催化剂,可使溶液中不同反应的速度增大。在专属酸、碱催化反应中,pH 通过对反应速度常数 K 的影响而影响制剂的稳定性。反应速度常数 K 随着介质 pH 而变化,其数值可通过动力学实验加以测定。通过不同条件下化学反应的 1gK 值,可以计算药物最稳定 pH。调节 pH 时,要兼顾药物的溶解性、制剂的稳定性和疗效,同时还应注意对用药部位的刺激性等。溶剂、基质及其他辅料的影响。对于易水解的药物,有时采用非水溶剂如乙醇、丙二醇、甘油等使其稳定,有时加入表面活性剂,利用所形成胶团或胶束的屏障作用而延缓水解。②制剂工艺的影响。同种药物的不同剂型,乃至同种剂型的不同工艺,其稳定性差异较大。应根据药物性质,结合临床需要,设计合理的剂型和制剂工艺,以提高制剂的稳定性。③贮藏条件的影响。一般来说,温度升高,反应速度常数 K 值增大,不同反应增加的倍数可能不同。根据 Van't Hoff 经验规则,温度每升高 10℃,反应速度则增加 2～4 倍。某些热敏性的药物,应避免加热,在低温环境中制备、贮藏。药物暴露在日光下,可引起光化反应。如因光线照射酚类可产生氧化反应、酯类可产生水解反应、挥发油可产生聚合反应等。对光敏感的制剂,应选用适宜的遮光容器包装。对贮藏产生影响的还包括氧气和金属离子、湿度和水分以及包装材料。固体药物暴露于湿空气之中,表面吸附水蒸气,也可产生化学反应,这种反应是在固体吸水后表面形成的液膜上进行的。而吸水的程度与药物的性质和空气中相对湿度有关。

(3)制剂的包装与贮藏要求:遮光、密封、熔封或严封、阴凉处、凉暗处、冷处、常温。

2.提高中药制剂稳定性的方法

(1)延缓药物水解的方法:①调节 pH。通过实验找出药物最稳定的 pH,然后用酸、碱或适当的缓冲剂调节,使溶液维持在最稳定的 pH 范围。实验时可测定数个 pH 时药物水解的情况,用反应速度常数 K 的对数对 pH 作图,从曲线的最低点(转折点)求出该药物最稳定的 pH。实验可在较高的恒温条件下进行,以便在较短的时间内得出结果。②降低温度。降低温度可使水解反应减慢。在提取、浓缩、干燥、灭菌、贮存等过程中,可以适当降低温度,以减少水解的发生。特别是某些热敏性药物。③改变溶剂。在水溶液中很不稳定的药物,可用乙醇、丙二醇、甘油等极性较小的溶剂,以减少药物水解。④制成干燥固体。对于极易水解的药物,可制成干燥的固体,如灭菌的粉末安瓿、干颗粒压片或粉末直接压片等。并尽量避免与水分的接触。

(2)防止药物氧化的方法:①降低温度。在制备和贮存过程中,应适当降低温度,以减少药物的氧化。②避光。在制备的全部过程中,应严格避免日光的照射,成品用棕色玻璃容器包装,避光贮藏。③驱逐氧气。可采取加热煮沸法驱逐溶液中的氧气或通入惰性气体驱逐容器上部空气中的氧气。④添加抗氧剂。在驱逐氧气的同时,还应加入抗氧剂。⑤控制微量金属离子。尽可能避免药物与金属器械接触,并加入金属离子络合剂。⑥调节 pH。药液的 pH 升高,则药物的氧化加速。所以对于容易氧化变质的药物,一定要调节药液的 pH 在最稳定的范围内。

(二)中药制剂稳定性试验方法

1.长期试验法与加速试验法试验要点

长期试验是在接近药品的实际贮存条件下进行的。取供试品 3 批,按市售包装,在温度 (25±2)℃、相对湿度(60±10)％的条件下放置 12 个月。分别于 0、3、6、9、12 个月,按考察项目检测,12 个月以后,仍需继续考察,分别于 18,24,36 个月取样,按项目进行考察,结果与 0 月比较。以确定药品的有效期。

对温度特别敏感的药品,长期试验可在温度(6±2)℃的条件下放置 12 个月,在药品标签及说明书中均应指明在何种温度下保存,不得使用"室温"之类的名词。

温度加速试验 常规试验法 在超常的条件下,通过加速药物的化学或物理变化,预测药物的稳定性。

供试品要求 3 批,按市售包装,在温度(40±2)℃,相对湿度(75±5)%的条件下放置 6 个月。试验期间第 1、2、3、6 月各取样一次测定。如不符合要求,则在(30±2)℃,相对湿度(60±5)%的条件下放置 6 个月。对温度特别敏感的药物制剂,预计只能在冰箱(4℃~8℃)内保存使用,此类药物制剂的加速试验,可在温度(25±2)℃、相对湿度(60±5)%的条件下进行,时间为 6 个月。乳剂、混悬剂、软膏剂、眼膏剂、栓剂、气雾剂、泡腾片及泡腾颗粒宜直接采用温度(30±2)℃、相对湿度(60±5)%的条件进行试验。

2.经典恒温法的原理、试验步骤与计算

(1)原理:基于化学动力学理论。针对多数药物的分解反应符合一级动力学过程,根据 Arrhenius 指数定律,其对数形式为:

$$lgK = \frac{E}{2.303R} \cdot \frac{1}{T} + lg\,A$$

(2)实验步骤:①预试验确立反应制剂稳定性的指标性成分及含量测定方法;②选定 4~5 个实验加速温度和间隔取样时间,测定不同温度加速试验条件下,不同取样中指标性成分的含量,经 lgC— t 图解确定为一级反应后,再经线性回归,求出各温度下的反应速度常数 K 值;③经 lgK—1/T 图解法,得出 25℃时 K 值;④计算 25℃时药物分解 10%所需的时间(t0.9)。

3.CRH 与中药固体制剂吸湿性

水分对固体制剂的稳定性影响很大,是引发其他变化的前提条件。吸湿是中药固体制剂经常发生的现象。为探讨固体制剂的吸湿性,可在各种湿度条件下测定其吸湿速度和平衡吸湿量,进一步获得供试样品的临界相对湿度(CRH)。

4.中药固体制剂防湿措施

减少制剂原料特别是中药干浸膏中水溶性的杂质、黏液质、蛋白质、淀粉等;加入适宜辅料或制成颗粒,以减少表面积;采用防湿包衣或包装。

5.半衰期和有效期的计算

在制剂稳定性研究中,药物含量降低 10%所需的时间(即 t0.9)为有效期,药物含量降低 50%所需的时间(即 $t_{1/2}$)为半衰期。一级反应的有效期和半衰期按以下公式计算。

$$t_0.9 = \frac{0.1054}{K}, \qquad t_{1/2} = \frac{0.693}{K}$$

由上式可知,一级反应的有效期和半衰期与制剂中药物的初浓度无关,而与速度常数 K 值成反比。

三、考前模拟

(一)A 型题(最佳选择题)

1.药物的有效期是指药物含量降低

A.10%所需时间　　B.50%所需时间　　C.63.2%所需时间　　D.5%所需时间

E.90%所需时间

2. 对药物化学一级反应描述错误的是

A. 以 lgC 对 t 作图为一条直线　　B. 有效期与药物的初始浓度无关

C. 半衰期与速度常数 k 成正比　　D. 可以通过加速试验来观察

E. 温度升高反应速度加快

3. 某药物按一级反应分解，反应速度常数为 $K=5.27\times10-5(h-1)$，则 t0.9 为

A. 2000h　　B. 100h　　C. 200h　　D. 100h　　E. 20h

4. 某药物按一级反应分解，反应速度常数 $K=0.0095$（天-1），问该药物的 $t_{1/2}$ 约为

A. 73 天　　B. 37 天　　C. 40 天　　D. 55 天　　E. 80 天

5. 不能延缓药物水解的方法

A. 调节 pH　　B. 降低温度　　C. 改变溶剂　　D. 制成干燥粉末

E. 控制微量金属离子

6. 不能防止药物氧化的方法为

A. 降低温度　　B. 驱逐氧气　　C. 用普通玻璃容器包装药物

D. 调节 pH 值　　E. 添加抗氧剂

7. 提高中药制剂稳定性方法不包括

A. 调节 pH　　B. 降低温度　　C. 加入金属离子络合剂　　D. 将片剂制成散剂

E. 避光

8. 温度加速试验法的经典恒温法的试验叙述错误的是

A. 药物的反应符合一级动力学过程　　B. 根据 FiCk's 公式计算

C. lgK 对 1/T 作图得一条直线　　D. 可求得 K25℃　　E. 可计算 25℃的 t0.9

9. 根据 Van't Hoff 规则，温度每升高 10℃，反应速度大约增加

A. 1～3 倍　　B. 2～4 倍　　C. 3～5 倍　　D. 4～6 倍　　E. 5～7 倍

10. 某药物按一级反应分解，反应速度常数 $K=4.6\times10-3$（天），则药物的 t0.9 约为

A. 10 天　　B. 23 天　　C. 30 天　　D. 40 天　　E. 50 天

11. 药物按一级反应分解，反应速度常数 $K=0.3465$（年），则该药物的 $t_{1/2}$ 约为

A. 1 年　　B. 2 年　　C. 3 年　　D. 4 年　　E. 5 年

(二)B 型题(配伍选择题)

A. 吸潮　　B. 晶型转变　　C. 水解　　D. 氧化　　E. 风化

1. 含不饱和碳链的油脂易

2. 具有酚羟基的药物易

3. 苷类药物易

4. 酯类药物易

A. 水解　　B. 氧化　　C. 变旋　　D. 晶型转变　　E. 蛋白质变性

5. 穿心莲内酯易发生

6. 强心苷易发生

7. 青霉素易发生

8. 黄芩苷易发生

A. 延缓水解的方法　　B. 防止氧化的方法　　C. 制备稳定衍生物的方法

D. 改进工艺的方法　　E. 防止光照的方法

9. 改变溶剂

10. 添加抗氧剂

(三)X型题(多项选择题)

1. 药物在贮藏中,易产生氧化的成分为

A. 苷类　　B. 油脂　　C. 鞣质　　D. 挥发油

E. 具有酚羟基或潜在酚羟基的有效成分

2. 影响药物化学反应速度的主要因素有

A. 药物的浓度　　B. 温度　　C. pH　　D. 水分　　E. 光线

3. 容易被水解的药物有

A. 阿托品　　B. 强心苷　　C. 挥发油　　D. 青霉素

E. 穿心莲内酯

4. 延缓药物水解的方法有

A. 调节 pH　　B. 降低温度　　C. 制成干燥固体　　D. 驱逐氧气

E. 改变溶剂

5. 药物发生变质的原因包括

A. 分子聚合　　B. 药物变旋　　C. 晶型转变　　D. 药物水解

E. 酶类药物的变性

6. 贮藏条件能影响制剂稳定性,主要包括

A. 温度　　B. 湿度　　C. 光线　　D. 包装材料　　E. 氧气

7. 既可以延缓药物水解又可以防治药物氧化的措施有

A. 改变溶剂　　B. 降低温度　　C. 调节 pH　　D. 避光

E. 控制微量金属离子

8. 吸湿加速试验叙述正确的是

A. 带包装样品置高于 CRH 条件下观察

B. 去包装样品置于相对湿度 90% 的密闭容器中观察

C. CRH 值越大越不易吸湿

D. 可在各种湿度条件下测定吸湿速度和平衡吸湿量

E. CRH 值是吸湿性大小的指标

四、答　案

(一)A型题

1. A　　2. C　　3. A　　4. A　　5. E　　6. C　　7. D　　8. B　　9. B　　10. B

11. B

(二)B型题

1. D　　2. D　　3. C　　4. C　　5. A　　6. A　　7. A　　8. B　　9. A　　10. B

(三)X型题

1. BDE　　2. ABCDE　　3. ABDE　　4. ABCE　　5. ABCDE　　6. ABCDE　　7. BC

8. CDE

第十九章　生物药剂学与药物动力学概论

一、考试大纲

(一)生物药剂学

1. 生物药剂学及其研究内容
2. 药物的吸收、分布、代谢与排泄
3. 影响药物体内过程的因素

(二)药物动力学

1. 药物动力学及其研究内容
2. 隔室模型、生物半衰期、表观分布容积、体内总清除率
3. 生物半衰期、表观分布容积的计算
4. 单室模型单(多)剂量静注、静脉滴注、血管外给药血药浓度—时间关系计算公式

(三)药物制剂的生物利用度

(1)生物利用度的计算及其评价指标
(2)需测定溶出度的药物,溶出度的测定方法与常用参数
(3)溶出度与生物利用度的相关性

二、应试指南

(一)生物药剂学

1. 生物药剂学及其研究内容

(1)生物药剂学是通过研究药物的体内过程(吸收、分布、代谢、排泄),阐明药物剂型因素、生物因素与药效(包括疗效、副作用和毒性)之间关系的一门科学。生物药剂学的研究与发展,为客观评价制剂的剂型选择、处方设计、生产工艺、质量控制及临床合理应用提供了科学依据。

(2)研究内容:①生物因素。研究用药对象的种族差异、性别差异、遗传差异、生理及病理条件的差异等对药物体内过程的影响,进而引起的药物生物效应的变化。②药物剂型因素研究。与药物的剂型有关的药物理化性质、制剂处方组成、药物的剂型和给药途径、制剂工艺过程等对药物体内过程的影响,进而引起的药物生物效应的变化。

2. 药物的吸收、分布、代谢与排泄

(1)吸收:是指药物从用药部位进入体循环的过程。影响药物口服给药吸收的主要因素为①生理因素。胃肠液的成分和性质;胃排空速率;其他如消化道吸收部位、血液或淋巴循环的途径及其流量大小、胃肠本身的运动及食物等。②药物因素。药物的脂溶性和解离度;药物的溶出速度。③剂型因素。固体制剂的崩解与溶出。固体制剂的崩解是药物溶出和吸收的前提。药物的溶出速度也将影响药物的吸收。不同给药途径的药物吸收显效快慢的顺序为:静脉>吸入>肌内>皮下>舌下或直肠>口服>皮肤;口服制剂药物吸收速度快慢的顺序是:溶液剂>混悬剂>胶囊剂>片剂>包衣片。制剂的处方因素主要包括主药和辅料的理化性质及其相互作用等。即使是同一药物制备同种剂型,由于所用辅料或制备工艺不同也会产生不同的疗效。

(2)分布:指药物吸收后,由循环系统运送至体内各脏器组织的过程。影响药物分布的因素主要有以下方面。①药物与血浆蛋白结合的能力。合并用药时,药物与血浆蛋白竞争结合可导致药物分布的改变,影响药物的作用强度和作用时间,甚至出现用药安全性问题。②血液循环和血管透过性。通常药物的分布是通过血液循环进行的。药物分布的速度主要取决于血液循环的速度,其次是毛细血管通透性。③药物与组织的亲和力。药物的选择性分布主要取决于生物膜的转运特性,其次是药物与不同组织亲和力的不同。若药物进入组织器官的速度大于从组织器官脱离返回血液循环的速度,连续给药时,药物将发生蓄积。药物若蓄积在靶组织或靶器官,则可达到满意的疗效;若蓄积在脂肪等组织,则起贮存作用,可延长药物的作用时间;若蓄积的药物毒性较大,则可对机体造成伤害。④血脑屏障与血胎屏障。通常水溶性药物很难透入脑脊髓,而脂溶性药物却能迅速向脑脊髓转运。病理状态,如脑脊髓炎症时,血脑通透性增加。多数药物靠被动转运通过胎盘。随着胎儿的长大,药物的通透性增加;孕妇严重感染、中毒或其他疾病时,胎盘屏障作用降低。

(3)代谢:药物在体内发生化学结构改变的过程。药物代谢的主要部位在肝脏,也发生在血浆、胃肠道、肠黏膜、肺、皮肤、肾、脑和其他部位。药物代谢反应的主要类型有氧化、还原、水解、结合等反应。影响药物代谢的主要因素有以下方面。①给药途径。给药途径不同所引起代谢的差异通常与首过效应有关。②给药剂量与体内酶的作用。药物的代谢是在酶的参与下完成的,当体内药量超过酶的代谢反应能力时,代谢反应往往出现饱和现象。合并用药所产生的酶诱导作用或酶的抑制作用能够影响药物的代谢。③生理因素。影响药物代谢的生理因素有性别、年龄、个体差异、饮食及疾病状态等。

(4)排泄:体内的药物及其代谢产物从各种途径排出体外的过程。药物及其代谢产物主要经肾排泄,其次是胆汁排泄。也可由乳汁、唾液、汗腺等途径排泄。药物的肾排泄包括肾小球滤过、肾小管重吸收和肾小管分泌。药物的血浆蛋白结合率,以及药物与血浆蛋白的竞争性结合等可影响药物的肾排泄。肾小管的重吸收主要与药物的脂溶性、pKa、尿液的 pH 值和尿量密切相关。通常脂溶性非解离型药物的重吸收多,尿量增加可降低尿液中药物浓度,重吸收减少,排泄增加。肾小管分泌可使药物的肾排泄增加,这一过程是主动转运,有载体参与。由于载体缺乏高度特异性。一些阳离子药物之间或阴离子药物之间与载体发生的竞争抑制作用可影响药物的肾小管分泌,延长药物在体内的作用时间。血浆蛋白结合率不影响药物的肾小管分泌。

(二)药物动力学

1.药物动力学及其研究内容

(1)药物动力学系应用动力学原理,定量地描述药物通过各种途径进入体内的吸收、分布、代谢和排泄,过程的动态规律的一门科学。

(2)研究内容:研究药物在体内经时量变过程和药物动力学模型;发展新的药物动力学模型和药物动力学参数解析方法;探讨药物动力学参数与药物效应之间的关系;探讨药物动力学与药效动力学的关系;研究药物制剂体外的动力学特征与体内动力学过程的关系。

2.隔室模型、生物半衰期、表观分布容积、体内总清除率

(1)隔室模型最简单的是"单室模型",较复杂的有"双室模型"和"多室模型"。

①单室模型。药物进入机体后,能够迅速、均匀分布到机体各部位,在各组织、器官和体液中处于动态平衡的"均一"状态,把整个机体看作一个单一的隔室,称为单室模型。

②双室模型。药物进入机体后,能够很快进入机体的某些部位,但对另外一些部位则需要一段时间才能完成分布。这样按药物转运速度将机体划分为药物分布均匀程度不同的两个隔室。

(2)生物半衰期:是指体内药量或血药浓度消除一半所需要的时间。生物半衰期是衡量一种药物从体内消除速度的参数。

(3)表观分布容积:是体内药量与血药浓度间关系的一个比例常数,用 V 表示。

(4)体内总清除率:体内总清除率(TBCl)或清除率(CL)是指从机体或器官在单位时间内能清除掉相当于多少体积的体液中的药物。清除率的单位为:体积 o 时间。

3.生物半衰期、表观分布容积的计算 $t_{1/2}$ 与 K 的关系 $t_{1/2}=0.693/K$ 表观分布容积

$$\frac{dx}{dt}=-kx$$

4.单室模型单(多)剂量静注、静脉滴注、血管外给药血药浓度—时间关系计算公式

(1)单剂量静注血药浓度—时间关系计算公式: $C=Coe-Kt; logC=logCo-Kt/2.303$

(2)单剂量静脉滴注血药浓度—时间关系计算公式:

$$C=\frac{K_O}{KV}(1-e^{-kt})$$

(3)单剂量血管外给药血药浓度—时间关系计算公式:

$$C=\frac{K_a FX_o}{V(K_a-K)}e^{-kt}-e^{-ket})$$

(4)多剂量静注血药浓度—时间关系计算公式:

$$Cn=Co(\frac{1-e^{-nkt}}{1-e^{-kt}})e^{-kt}$$

(三)药物制剂的生物利用度

1.生物利用度与溶出度

生物利用度是指药物吸收进入血液循环的程度与速度。

溶出度:是指药物从片剂等固体制剂在规定溶剂中溶出的速度和程度。

2.生物利用度的计算及其评价指标

(1)生物利用程度(EBA):即药物进入血液循环的多少,可通过血药浓度—时间曲线下的面积(AUC)表示。试验制剂与参比制剂的血药浓度—时间曲线下面积的比率称为相对生物利用度。当参比制剂是静脉注射剂时,则得到的比率称为绝对生物利用度。

相对生物利用度: $F=\frac{AUC_T}{AUC_R}\times100\%$

绝对生物利用度: $F=\frac{AUC_T}{AUC_{TR}}\times100\%$

式中,T 与 R 分别代表试验制剂与参比制剂,iv 代表静脉注射剂。

(2)生物利用速度(RBA):即药物进入体循环的快慢。生物利用度研究中,常用血药浓度达峰时间(tmax)比较制剂中药物吸收的快慢。

(3)生物利用度评价指标:制剂的生物利用度应该用 Cmax、tmax 和 AUC 三个指标全面评价。血药浓度—时间曲线上的峰浓度(Cmax)是与治疗效果及毒性水平有关的重要参数,也与药物吸收的数量有关,若 Cmax 低于有效治疗浓度,则治疗无效,若 Cmax 超过最小中毒浓

度,则能导致中毒。

3.需测定溶出度的药物,溶出度的测定方法与常用参数

(1)需测定溶出度的药物:①在消化液中难溶的药物;②与其他成分容易发生相互作用的药物;③久贮后溶解度降低的药物;④剂量小、药效强、副作用大的药物。

(2)溶出度的测定方法与常用参数:转篮法(第一法)、桨法(第二法)和小杯法(第三法)等。

4.溶出度与生物利用度的相关性

为避免频繁进行复杂的人体生物利用度试验,从相对简单的溶出度实验数据中找出特征参数,确定相关性来说明产品质量,以保证制剂安全性和有效性。

三、考前模拟

(一)A 型题(最佳选择题)

1.关于生物药剂学含义叙述错误的是

A.研究药物的体内过程 　　B.阐明急性因素、生物因素与药效的关系

C.研究生物有效性 　　　D.研究药物稳定性 　　E.指导临床合理用药

2.下列关于生物药剂学研究内容的叙述中,错误的为

A.药物在体内如何分布

B.药物从体内排泄的途径和规律如何

C.药物在体内如何代谢

D.药物能否被吸收,吸收速度与程度如何

E.药物的分子结构与药理效应关系如何

3.药物的代谢器官主要为

A.肾脏 　　B.肝脏 　　C.脾脏 　　D.肺 　　E.心脏

4.下列关于影响药物疗效的因素叙述错误的为

A.吸收部位的血液循环快,易吸收 　　B.药物在饱腹时比在空腹时易吸收

C.胃肠道不同区域的黏膜表面积大小不同,药物的吸收速度也不同

D.药物服用者饮食结构不同,服同一种药物疗效不同

E.弱酸性药物在 pH 低的环境中,易吸收

5.影响药物吸收的下列因素中,不正确的是

A.非解离药物的浓度愈大,愈易吸收 　　B.药物的脂溶性愈大,愈易吸收

C.药物的水溶性愈大,愈易吸收 　　　D.药物的粒径愈小,愈易吸收

E.药物的溶解速率愈大,愈易吸收

6.不同给药途径药物吸收一般最快的是

A.舌下给药 　　B.静脉注射 　　C.吸入给药 　　D.肌内注射

E.皮下注射

7.下列关于溶出度的叙述正确的为

A.溶出度系指制剂中某主药有效成分,在水中溶出的速度和程度

B.凡检查溶出度的制剂,不再进行崩解时限的检查

C.凡检查溶出度的制剂,不再进行重量差异限度的检查

D.凡检查溶出度的制剂,不再进行卫生学检查

E. 桨法是较为常用的测定溶出度的法定方法

8. 对药物动力学含义描述错误的是

A. 用动力学和数学方法进行描述　　B. 最终提出一些数学关系式

C. 定性地探讨药物结构与体内过程之间的关系

D. 可知道药物结构改造、设计新药　　E. 制订最佳给药方案

9. 药物吸收的主要部位是

A. 胃　　B. 小肠　　C. 大肠　　D. 直肠　　E. 肺泡

10. 胃液的 pH 为

A. 0.5 左右　　B. 1.0 左右　　C. 1.5 左右　　D. 2.0 左右

E. 2.5 左右

11. 小肠部位肠液的 pH 为

A. 5~7　　B. 6~8　　C. 7~9　　D. 8~10　　E. 9~11

12. 大肠黏膜部位肠液的 pH 为

A. 8.0~8.1　　B. 8.1~8.2　　C. 8.2~8.3　　D. 8.3~8.4　　E. 8.4~8.5

13. 口服剂型药物吸收的顺序是

A. 溶液剂＞胶囊剂＞混悬剂＞片剂＞包衣片

B. 溶液剂＞混悬剂＞胶囊剂＞片剂＞包衣片

C. 溶液剂＞片剂＞胶囊剂＞混悬剂＞包衣片

D. 溶液剂＞混悬剂＞胶囊剂＞片剂＞包衣片

E. 溶液剂＞胶囊剂＞片剂＞混悬剂＞包衣片

14. 影响药物分布的因素不包括

A. 体内循环的影响　　B. 血管透过性的影响　　C. 药物与血浆蛋白结合力的影响

D. 药物与组织亲和力的影响　　E. 药物制备工艺的影响

15. 关于药物的分布叙述错误的是

A. 药物在体内的分布是不均匀的　　B. 药效强度取决于分布的影响

C. 药物作用的持续时间取决于药物的消除速度

D. 药物从血液向组织器官分布的速度取决于药物与组织的亲和力

E. 药物在作用部位的浓度与肝脏的代谢无关

16. 影响药物代谢的主要因素没有

A. 给药途径　　B. 给药剂量　　C. 酶的作用　　D. 生理因素　　E. 剂型因素

17. 药物排泄的主要器官是

A. 肾脏　　B. 肺脏　　C. 肝脏　　D. 胆　　E. 直肠

18. 溶出度的测定方法中错误的是

A. 溶剂需经脱气处理　　B. 加热使溶剂温度保持在 37℃±0.5℃

C. 调整转速使其稳定　　D. 开始计时,至 45min 时,在规定取样点吸取溶液适量

E. 经不大于 $1.0\mu m$ 微孔滤膜滤过,

19. 进行生物利用度试验时,同一受试者在不同时期分别服用受试制剂,其时间间隔通常为

A. 1 周　　B. 3 周　　C. 4 周　　D. 5 周　　E. 6 周

(二)B型题(配伍选择题)

A. ka   B. K   C. ke   D. km   E. ko

1. 吸收速率常数

2. 总消除速率常数

A. $t_{1/2}$ B. V   C. CL   D. AUC   E. F

3. 生物半衰期

4. 表观分布容积

5. 清除率

6. 吸收分数

A. y_∞ B. $t_{0.5}$ C. t_D D. t_{max} E. t_m

7. 累积溶出最大量

8. 累积溶出百分比最高的时间

9. 溶出某百分比的时间

10. 表示溶出63.2%的时间

A. 生物半衰期   B. 血药浓度峰值   C. 表面分布容积   D. 生物利用度

E. 药物的分布

11. 体内药物达动态平衡时,体内药量与血药浓度比值称为

12. 药物被吸收后,向体内组织、器官转运的过程称为

13. 主药被吸收进入血循环的速度和程度称为

14. 体内药量下降一半所需的时间称为

(三)X型题(多项选择题)

1. 我国药典收载的溶出度法定测定方法为

A. 转篮法   B. 桨法   C. 小杯法   D. 循环法

E. 扩散池法

2. 药物的排泄途径有

A. 肾   B. 胆汁   C. 唾液   D. 汗腺   E. 乳汁

3. 下列关于影响药物吸收的因素叙述正确的有

A. 胃空速率越快,药物越易吸收   B. 一般稳定型结晶较亚稳定型结晶吸收好

C. 药物水溶性越大,越易吸收   D. 制剂工艺及赋形剂不同,疗效不同

E. 难溶性固体药物粒径越小,越易吸收

4. 关于溶出度的叙述正确的为

A. 检查溶出度的制剂也进行崩解时限的检查

B. 溶出度测定方法有转篮法、桨法、崩解仪法、循环法

C. 小杯法是我国药典收载的法定方法

D. 溶出度是指制剂中某主药有效成分在水中溶出的速度与程度

E. 溶出度测定目的是探索其与体内生物利用度的关系

5. 需要测定溶出度的中药制剂有

A. 与其他成分容易发生相互作用的药物   B. 在消化液中溶解缓慢的药物

C.久贮后溶解度降低的药物　　　　　　D.剂量小,药效强的药物

E.副作用大的药物

6.影响胃排空速率的主要因素有

A.胃内容物　　B.食物的类型　　C.身体位置　　D.胃肠的 pH　　E.药物

7.药物的脂溶性与解离度对药物吸收的影响

A.脂溶性大的药物易于透过细胞膜　　B.未解离型的药物易于透过细胞膜

C.未解离型药物的比例取决于吸收部位的 pH

D.弱酸型药物在 pH 低的胃液中吸收增加

E.药物分子型比例是由吸收部位的 pH 和药物本身决定的

8.促进难溶性固体药物制剂吸收的方法有

A.减小药物粒径　　B.制成盐类　　C.多晶型药物的晶型转换

D.固体分散技术　　E.改变剂型

9.影响药物口服吸收的主要因素有

A.生理因素　　B.药物因素　　C.剂型因素　　D.药物与血浆蛋白结合能力

E.药物与组织的亲和力

10.与肾小管的重吸收有关的因素包括

A.药物的脂溶性　　B.药物的 pKa　　C.药物的粒度　　D.尿液的 pH

E.尿液量

11.关于生物利用度叙述正确的是

A.系指药物被吸收进入血液循环的程度

B.相对生物利用度是试验制剂与静脉注射制剂相比较

C.绝对生物利用度是试验制剂与参比制剂相比较

D.生物利用程度常用血药浓度一时间去闲下的面积表示

E.研究所用的参比制剂必须安全有效

12.生物利用度试验方法包括

A.受试者的选择　　B.确定参比制剂　　C.试验设计　　D.确定受试制剂

E.药物动力学分析

四、答 案

(一)A 型题

1.D　　2.E　　3.B　　4.B　　5.C　　6.B　　7.B　　8.C　　9.B　　10.B

11.A　　12.D　　13.D　　14.E　　15.E　　16.E　　17.A　　18.E　　19.A

(二)B 型题

1.A　　2.B　　3.A　　4.B　　5.C　　6.E　　7.A　　8.D　　9.E　　10.C

11.C　　12.E　　13.D　　14.A

(三)X 型题

1.ABC　　2.ABCDE　　3.ADE　　4.BCDE　　5.ABCDE　　6.ABCE

7.ABCDE　　8.ABCDE　　9.ABC　　10.ABDE　　11.DE　　12.ABCDE

第二十章　药物制剂的配伍变化

一、考试大纲

(一)基本要求

1.研究目的

2.配伍变化的类型

(二)药剂学的配伍变化

1.物理的配伍变化　常见变化及原因

2.化学的配伍变化　常见变化及原因

3.注射剂的配伍变化　常见变化及原因

4.实验及处理方法

(1)实验方法

(2)处理方法

二、应试指南

(一)基本要求

1.研究目的

(1)满足临床预防或治疗并发症而配伍其他药物。

(2)期望所配伍的药物产生协同作用,增强疗效。

(3)减少药物的不良反应。

(4)减少或延缓耐药性的发生。

2.配伍变化的类型　中药学配伍变化;药剂学配伍变化;药理学配伍变化。

(二)药剂学的配伍变化

1.物理的配伍变化

(1)浑浊、沉淀或分层:某些溶剂性质不同的制剂相互配合使用时,常因药物在混合后的溶液体系中的溶解度较小而析出沉淀。

(2)吸湿、潮解、液化和结块:与吸湿性很强的药物或制剂如干浸膏、冲剂、乳酶生、干酵母、胃蛋白酶、无机溴化物等配伍时,在制备、应用或贮存中可发生潮解与液化,其原因有:①混合物的临界相对湿度下降而吸湿;②形成低共熔混合物,如牙科常用的消毒剂、止痛剂系利用苯酚与樟脑或苯酚、麝香草酚与薄荷脑的共熔作用而制成液体滴牙剂。

(3)吸附。

2.化学的配伍变化

(1)混浊和沉淀:液体剂型配伍应用时若配伍不当,可能发生混浊或沉淀。①pH 改变产生沉淀。由难溶性碱或难溶性酸制成的可溶性盐,水溶液常因 pH 值的改变而析出沉淀,如水杨酸钠或苯巴比妥钠的水溶液遇酸或酸性药物后,会析出水杨酸或巴比妥酸。②水解产生沉淀。如苯巴比妥钠溶液因水解反应能产生无效的苯乙基乙酰脲沉淀。硫酸锌在中性或弱碱性溶液中,易水解生成氢氧化锌沉淀。③生物碱盐溶液的沉淀。大多数生物碱盐的溶液,当与鞣酸、碘、碘化钾、溴化钾或乌洛托品等相遇时,能产生沉淀。黄连素和黄芩苷在溶液中能产生难溶性沉淀。④复分解产生沉淀。无机药物之间可由复分解而产生沉淀。如硝酸银遇含氯化物的水溶液时即产生沉淀。

(2)变色:药物制剂配伍引起氧化、还原、聚合、分解等反应时,可产生有色化合物或发生颜色变化。例如维生素 C 与烟酰胺即使干燥粉末混合也会产生橙红色。

(3)产气:药物配伍时,偶尔会遇到产气的现象。如溴化铵、氯化铵或乌洛托品与强碱性药物配伍,溴化铵和利尿药配伍时,可分解产生氨气。乌洛托品与酸类或酸性药物配伍能分解产生甲醛。

(4)发生爆炸:大多数由强氧化剂与强还原剂配伍时引起的。如碘与白降汞混合研磨能产生碘化氮,如有乙醇存在可引起爆炸。

3.注射剂的配伍变化

(1)常见变化:药理变化;药剂变化(可见、不可见)。

(2)变化原因:①溶剂组成改变。②pH 值改变。pH 对药物稳定性影响极大,pH 值改变会使药物加速分解或产生沉淀。③缓冲剂。某些药物会在含有缓冲剂的注射液中或具有缓冲能力的弱酸溶液中析出沉淀,如 5％硫喷妥钠 10ml 加入生理盐水中不发生变化,但加入到含乳酸盐的葡萄糖注射液中则会析出沉淀。④原辅料的纯度。有些制剂在配伍时发生的异常现象,并不是由于成分本身而是由于成分的纯度不够而引起的。例如氯化钠原料中若含有微量的钙盐,当与 2.5％枸橼酸钠注射液配合时往往产生枸橼酸钙的悬浮微粒而沉淀。中药注射液中未除尽的高分子杂质与输液配伍时可能出现混浊或沉淀。⑤成分之间的反应。某些药物可直接与输液中的一种成分反应。如在中性或碱性下,四环素会与含钙盐的输液形成螯合物而产生沉淀。⑥盐析作用。两性霉素 B 注射液为胶体分散系统,只能加到 5％葡萄糖注射液中静滴,若加入到含大量电解质的输液中,会使胶体粒子凝聚而产生沉淀。⑦混合的顺序。药物制剂配伍时的混合次序极为重要,可用改变混合顺序的方法来克服某些药物配伍时产生沉淀的现象。如 1g 氨茶碱与 300mg 烟酸配合,先将氨茶碱用输液稀释至 1000ml,再慢慢加入烟酸可得澄明溶液,若两种药物先混合再稀释则会析出沉淀。

4.实验及处理方法

(1)实验方法:①可见的配伍变化的实验方法。用肉眼观察有无混浊、沉淀、结晶、变色、产气等现象。②测定变化点的 pH 值。用注射液变化点 pH 值作为预测配伍变化的参考。③稳定性实验。若在规定的时间内(如 6h 或 24h)药物效价和含量降低不超过 10％,一般认为是可允许的。进行稳定性实验所用方法应不受混合液中其他成分的干扰,并具有较高的灵敏度。④成分鉴定与含量测定。紫外光谱、薄层层析、GC、HPLC 等方法的应用。分析是否产生物理化学变化,如可以鉴定产生的沉淀是哪种成分。⑤药理学和药效学实验及药物动力学参数的测定。分析是否产生药理学和药效上的变化。如果药物配伍应用后药物动力学参数发生变化,则说明存在着药理学或药效学上的相互作用或配伍变化。

(2)处理方法:①改变调配次序。可克服一些不应产生的配伍禁忌。在很多溶液中,混合次序能影响成品的质量。②改变溶剂或添加助溶剂。改变溶剂是指改变溶剂容量或改变成混合溶剂。此法常用于防止或延缓溶液剂析出沉淀或分层。③调整溶液的 pH 值。氢离子浓度的改变能影响很多微溶性药物溶液的稳定性。④改变有效成分或改变剂型。在征得医师同意的条件下,可改变有效成分,但改换的药物应力求与原成分相类似,用法也尽量与原方一致。

⑤改变贮存条件。如温度、空气、水、二氧化碳、光线等影响会加速沉淀、变色或降解,故应在密闭及避光条件下,贮存于棕色瓶中,每次发出的剂量亦不宜多。

三、考前模拟

(一)A 型题(最佳选择题)

1.下列属于物理配伍变化的是

A.变色　　B.分解破坏 疗效下降　　C.发生爆炸　　D.吸湿、潮解、液化或结块

E.产生气体

2.下列属于化学配伍变化的是

A.分散状态变化　　B.某些溶剂性质不同的制剂相互配合使用时析出沉淀

C.发生爆炸　　D.吸湿、潮解、液化或结块　　E.粒径变化

3.某些溶剂性质不同的制剂相互配合使用时析出沉淀属于

A.物理配伍变化　　B.化学配伍变化　　C.药理配伍变化　　D.生物配伍变化

E.液体配伍变化

4.硫酸锌在弱碱性溶液中,析出沉淀属于

A.物理配伍变化　　B.化学配伍变化　　C.药理配伍变化　　D.生物配伍变化

E.环境配伍变化

5.生物碱盐的溶液与鞣酸相遇时产生沉淀属于

A.物理配伍变化　　B.液体配伍变化　　C.生物配伍变化　　D.药理配伍变化

E.化学配伍变化

6.变色属于

A.物理配伍变化　　B.化学配伍变化　　C.药理配伍变化　　D.生物配伍变化

E.环境配伍变化

7.当某些含非水溶剂的制剂与输液配伍时会将药物析出,是由于

A.溶剂组成改变引起　　B.pH 值改变引起　　C.离子作用引起

D.盐析作用引起　　E.直接反应引起

8.两性霉素 B 注射液为胶体分散系统,若加入到含大量电解质的输液中出现沉淀是由于

A.直接反应引起　　B.pH 值改变引起　　C.离子作用引起　　D.盐析作用引起

E.溶剂组成改变引起

9.有关药物配伍变化叙述不正确的是

A.药物配伍变化系指两种或两种以上药物配伍后在理化性质或生理效应方面产生的变化

B.药物配伍理论主要是指导临床合理用药的重要理论

C.在一定条件下产生的不利于生产、应用和治疗的药物配伍变化称为药物配伍禁忌

D.为满足复方制剂和临床联合用药需要,药物配伍应用在生产和临床中是经常发生的

E.药物配伍的品种越多,在生产应用和治疗时发生药物间或与辅料等相互作用的可能性越大

10.有关物理的配伍变化叙述不正确的是

A.以乙醇为溶剂的酊剂、流浸膏等,若与某些药物的水溶液混合,其中某些成分可能会析出沉淀

B. 产生浑浊、沉淀或分层是由于溶剂或分散状态改变而使某些成分的溶解度减小所致

C. 产生吸湿、潮解、液化或结块是由于与吸湿性强的药物配伍,因混合物的临界相对湿度下降所致

D. 与活性炭、白陶土、碳酸钙等吸附性较强的物质配伍,小剂量的生物碱等能被吸附,而在机体中释放不完全

E. 物理的配伍变化只影响药物制剂的外观性状,不会影响药物及其制剂的化学稳定性

11. 以下不是药剂学配伍变化实验与处理方法的是

A. 可见的配伍变化试验和变化点的 pH 值测定　　　B. 稳定性实验

C. 临床用药人群的调整　　　　　　　　　　　　　D. 改变调配次序或调整溶剂

E. 改变剂型或改变药物

12. 下列配伍变化属于物理配伍变化的是

A. 产生气体　　B. 乳剂分层　　C. 产生有毒物质　　D. 变色　　E. 发生爆炸

13. 药物配伍应用的目的不包括

A. 使药物之间产生拮抗作用,增强疗效　　　B. 发挥协同作用,增强疗效

C. 减慢耐药性的发生　　　D. 减少不良反应

E. 利用相反的药性或药物间的拮抗作用,克服药物的偏性或副作用

14. 关于药剂学配伍变化的试验方法叙述错误的是

A. 药物配伍后在规定的时间(6～12h),其效价或含量下降不超过 10%,则一般认为是稳定的

B. 测定注射液变化点的 pH,若移动范围大,则该注射液不易产生配伍变化

C. 在可见的配伍变化试验方法中,要注意两种注射液的比例,通常为 1∶1

D. 在可见的配伍变化试验方法中,静脉滴注的观察时间一般定为 6h 较为合适

E. 测定注射液变化点的 pH 时,如果酸碱的用量达 10ml 出现变化,则认为酸碱对该注射液不引起变化

15. 下列不属于化学配伍变化的是

A. 甘草次酸与附子生物碱生成分子络合物

B. 甘草与黄芩的水煎液配伍时,甘草酸的含量因药渣吸附而降低

C. 含柴胡皂苷的中药与拳参配伍产生沉淀

D. 麻黄碱与 Ca^{2+} 可形成配伍化合物

E. 槟榔鞣质与常山生物碱可生成鞣酸生物碱络合物

16. 药物配伍后在规定时间内(6～12h)其效价和含量下降不超过多少时,一般认为是稳定的

A. 3%　　　B. 5%　　　C. 7%　　　D. 10%　　　E. 12%

(二)B 型题(配伍选择题)

A. 中药学配伍变化　　　B. 药理学配伍变化　　　C. 注射剂的配伍变化

D. 物理的配伍变化　　　E. 化学的配伍变化

1. 药物及其制剂因配伍使成分发生氧化、还原、水解、聚合等化学反应而导致药物成分的变化属于

2. 药物在配伍制备、贮存过程中发生分散状态和物理性质的变化,而影响药

质量的变化属于

3. "君、臣、佐、使"组方原则和"七情配伍"理论属于

4. 两种或两种以上的药物合并使用后,受所应用的或内源性物质及食物等的影响发生改变的配伍变化属于

A. 发生爆炸　　B. 成分相互作用　　C. 气体　　D. 变色　　E. pH 值改变

5. 含鞣质的中药(如五倍子)及其制剂与抗生素(如红霉素)配伍,生成沉淀是由于

6. NaHCO₃ 或氧化镁粉末能使大黄粉末

7. 溴化铵与强碱性药物或利尿药配伍可产生

8. 硫酸锌中加入硼酸目的是

A. 沉淀　　B. 液化　　C. 变色　　D. 产生气体　　E. 爆炸

9. 生物碱的可溶性盐的水溶液遇碱可能产生

10. 强氧化剂与强还原剂配伍

11. 苯酚与樟脑配伍可能

12. 铁盐与含酚羟基的药物配伍

(三)X 型题(多项选择题)

1. 下列属于化学配伍变化的是

A. 粒径变化　　B. 分解破坏　　C. 发生爆炸　　D. 潮解、液化和结块

E. 产生气体

2. 下列属于化学配伍变化的是

A. 变色　　B. 分解　　C. 某些溶剂性质不同的制剂相互配合使用时析出沉淀

D. 产生气体　　E. 分散状态或者粒径变化

3. 下列属于物理配伍变化的是

A. 变色　　B. 发生爆炸　　C. 结块　　D. 潮解　　E. 粒径变化

4. 下列属于物理配伍变化的是

A. 分散状态变化　　B. 某些溶剂性质不同的制剂相互配合使用时析出沉淀

C. 硫酸锌在弱碱性溶液中,析出沉淀　　D. 潮解、液化和结块　　E. 粒径变化

5. 下列属于化学配伍变化的是

A. 粒径变化　　B. 生物碱盐的溶液与鞣酸相遇时产生沉淀

C. 硫酸锌在弱碱性溶液中,析出沉淀　　D. 产气　　E. 分散状态变化

6. 药物配伍应用的目的有

A. 复方配伍或联合用药发挥协同作用,如相须、相使配伍可增强疗效

B. 减少药物的不良反应,如相畏、相杀配伍可抑制毒副作用

C. 减少或延缓耐药性的发生　　D. 满足临床预防或治疗并发症需要

E. 提高药物的生物利用度

7. 药物配伍变化的类型有

A. 中药学配伍变化　　B. 药剂学配伍变化　　C. 临床的配伍变化

D. 药理学配伍变化　　E. 生物的配伍变化

8. 化学的配伍变化产生原因

A. pH 的变化而析出沉淀　　B. 成分相互作用产生沉淀　　C. 分解反应产生气体

D. 发生爆炸　　E. 变色

9. 下列属于药剂学配伍变化的试验方法的是

A. 可见的配伍变化实验方法　　B. 测定变化点的 pH 值　　C. 稳定性实验

D. 成分含量的变化　　E. 药理学、药效学实验及药物动力学参数的测定

10. 属于化学配伍变化现象的是

A. 浑浊或沉淀　　B. 变色与产生气体　　C. 发生爆炸　　D. 液化

E. 盐析

11. 为避免药物制剂之间发生配伍变化,可采取的处理措施有

A. 改变调配次序　　B. 改变溶剂或添加助溶剂　　C. 调节药液的 pH

D. 改变有效成分或改变剂型　　E. 改变贮存条件

12. 易与鞣质发生化学配伍变化的物质是

A. 生物碱类　　B. $FeCl_3$　　C. 蛋白质　　D. 醋酸铅　　E. 氢氧化钙

13. 引发注射剂发生配伍变化的原因有

A. 溶剂组成改变　　B. pH 值改变　　C. 盐析作用　　D. 混合顺序与混合浓度

E. 成分之间的沉淀反应

四、答　案

(一)A 型题

1. D　　2. C　　3. A　　4. B　　5. E　　6. B　　7. A　　8. D　　9. B　　10. E

11. C　　12. B　　13. A　　14. E　　15. B　　16. D

(二)B 型题

1. E　　2. D　　3. A　　4. B　　5. B　　6. D　　7. C　　8. E　　9. A　　10. E

11. B　　12. C

(三)X 型题

1. BCE　　2. ABD　　3. CDE　　4. ABDE　　5. BD　　6. ABCD　　7. ABD

8. ABCDE　9. ABCDE　10. ABC　　11. ABCDE　12. ABCDE　13. ABCDE

下篇　中药炮制学

第二十一章　绪论

一、考试大纲

(一)基本要求

    1.炮炙与炮制

    2.《雷公炮炙论》、《炮炙大法》和《修事指南》的作者、成书年代和学术价值

(二)中药炮制的目的与作用

    1.中药炮制的目的

    (1)降低或消除药物的毒性或副作用

    (2)改变或缓和药物的性能

    (3)增强药物疗效

    (4)便于调剂和制剂

    (5)改变药物作用的部位

    2.中药炮制的作用

    (1)对四气五味、升降浮沉、归经、毒性的影响

    (2)净制、切制、加热、辅料炮制与临床疗效

    (3)对含生物碱类、苷类、挥发油类、鞣质类成分饮片质量的影响

(三)中药炮制的常用辅料

    1.液体辅料

    (1)酒、醋、食盐水、米泔水的作用与用量

    (2)姜汁、黑豆汁、蜜、油的作用与用量

    2.固体辅料　麦麸、米、土、河砂、滑石粉、蛤粉的作用

(四)饮片的质量要求和贮藏保管

    1.净度、片型、色泽、气味的要求

    2.水分及有毒成分的限量

二、应试指南

(一)基本要求

    1.炮炙与炮制　中药炮制是根据中医药理论,依照辨证施治用药的需要和药物自身性质,以及调剂、制剂的不同要求,所采取的一项制药技术。中药炮制学是专门研究中药炮制理论、工艺、规格标准、历史沿革及其发展方向的学科。

    2.《雷公炮炙论》、《炮炙大法》和《修事指南》的作者、成书年代和学术价值《黄帝内经》约为战国时期的著作。到宋代,雷敩撰成《雷公炮炙论》三卷,是我国第一部炮制专著。明代李时

珍的《本草纲目》载药 1892 种,其中有 330 味中药记有"修治"专项,综述了前代炮制经验。明代陈嘉谟在《本草蒙筌》的"制造资水火"中指出:"凡药制造,贵在适中,不及则功效难求,太过则气 味反失……"明代缪希雍撰的《炮炙大法》是我国第二部炮制专著,收载了 439 种药物的炮制方法。清代张仲岩著《修事指南》为我国第三部炮制专著,收录药物 232 种。

(二)中药炮制的目的与作用

1. 中药炮制的目的　①降低或消除药物的毒性或副作用;②改变或缓和药物的性能;③增强药物疗效;④便于调剂和制剂;⑤改变药物作用的部位。

2. 中药炮制的作用

(1)对四气五味、升降浮沉、归经、毒性的影响:①通过炮制纠正药物过偏之性;通过炮制使药物性味增强;通过炮制改变药物性味,扩大药物用途。②对升降浮沉的影响。药物经炮制后,可改变其作用趋向。③对归经的影响,药物炮制以归经理论为指导的。④对毒性的影响,通过炮制达到去毒的目的。

(2)净制、切制、加热、辅料炮制与临床疗效:由于原药材混有杂质或非要用部位需净制除去;切制目的提高煎药质量或利于进一步炮制和调配;加热是中药炮制重要手段,提高疗效抑制偏性,产生焦香气等;中药经辅料制后在性味、功效、作用趋向、归经和毒副作用方面发生变化,最大限度发挥疗效。

(3)对含生物碱类:如醋制延胡索,增强了止痛效果。小分子生物碱如槟榔碱,一些季铵类生物碱如小檗碱也能溶于水,在切制及炮制过程中,应尽量减少与水接触的时间,以免生物碱损失。各种生物碱的耐热性不同。有的在高温下不稳定,可产生水解、分解等变化,以达到解毒、增效的目的,如草乌中剧毒的乌头碱在高温条件下水解成毒性小得多的乌头原碱;马钱子中的士的宁在加热条件下转变为异士的宁等,保证了临床用药安全有效。有的药物,如石榴皮、龙胆草、山豆根等,其所含有效物质生物碱 遇热活性降低,影响疗效,则应少加热或不加热,以生用为宜。

对含苷类药物的影响:酒作为炮制常用辅料,可提高含苷药物的溶解度,增强疗效。中药在炮制过程中用水处理时尽量少泡多润。含苷类药物常用炒、蒸、烘等方法破坏或抑制酶的活性,达到保证药物疗效的目的。

对含挥发油类药物的影响:挥发油通常也是一种具有治疗作用的活性成分。通常凡含挥发性的药材及时加工处理,干燥宜阴干,对加热处理尤须注意,如薄荷、藿香等。有些药物经炮制后,不仅使挥发油的含量发生变化,同时还发生了质的变化,有的产生新的成分,有的还可改变药理作用。如荆芥炒炭后,具有止血作用。肉豆蔻的挥发油经煨后,起到实肠止泻的作用。

对含鞣质类药物的影响:鞣质在医疗上常作为收敛剂,用于止血、止泻、治烧伤等。以鞣质为主要药效成分的药物,在炮制过程中用水处理一般变化不大。

对含有机酸类药物的影响:有些含有机酸的药物往往和含有生物碱的药物共制,以增强生物碱的溶解度,增强疗效,如吴茱萸制黄连。

(三)中药炮制的常用辅料

1. 液体辅料

(1)酒的作用:有黄酒和白酒之分。有助于有效成分的溶出,增强疗效。酒能活血通络,祛风散寒,行药势,矫味矫臭。炙药用黄酒,浸药多用白酒。

(2)醋的作用:古时称酢、醯、苦酒,习称米醋。醋存放时间越长越好,称"陈醋"。有引药入肝、理气、止血、行水、消肿、解毒、散瘀止痛、矫味矫臭作用。

(3)食盐水的作用:性味咸寒,强筋骨、软坚散结,清热凉血,解毒,防腐,矫味。

(4)姜汁的作用:抑制其寒性,增强疗效,降低毒性。

(5)蜂蜜的作用:生则性凉,熟则性温,故能补中。中药炮制常用的是炼蜜。增强药物疗效,具解毒、缓和药物、矫臭矫味作用。

(6)麻油的作用:使质地坚硬药物酥脆,降低毒性。

2.固体辅料

(1)麦麸的作用:能和中益脾。与药物共制能缓和药物的燥性,增强疗效。亦可作为煨制辅料。

(2)米的作用:能补中益气,健脾和胃,除烦止渴,止泻痢。与药物共制,可增强药物功能,降低刺激性和毒性,如米炒党参、斑蝥等。

(3)土的作用:中药炮制常用的是灶心土、黄土、红土、赤石脂等。灶心土能温中和胃、止血、涩肠止泻等。

(4)河砂的作用:中药炮制用河砂作中间传热体拌炒药物。可使坚硬的药物经砂炒后质地松脆,提高疗效。

(5)滑石粉的作用:炒药和煨药。能利尿,清热,解暑。

(6)蛤粉的作用:清热、利湿、化痰、软坚。

(四)饮片的质量要求和贮藏保管

1.质量要求 净度、片型及粉碎度、色泽、气味、水分、有毒成分的限量指标的要求。

2.炮制品的贮藏保管

(1)贮藏中的变异现象:虫蛀、发霉、泛油、变色、气味散失、风化、潮解溶化、粘连、挥发及腐烂。如虫蛀发生在含粉性、蛋白质及糖类多的根茎类、花类、动物类药物中,如葛根、金银花、驴皮等;泛油主要发生在含挥发油、油脂及糖类多的种仁及根茎类药物中,如杏仁、桃仁、郁李仁、天冬、玉竹、牛膝等;风化主要发生在某些含结晶水的矿物类药物中,如芒硝、硼砂等。

(2)变异的自然因素:主要与空气、温度、湿度、日光及真菌、虫害等有关。

(3)贮藏保管方法:传统的贮藏保管法包括清洁养护法,密封(闭)贮藏法及对抗同贮法。对抗同贮法,例如蕲蛇或白花蛇与花椒或大蒜瓣同贮;蛤蚧与花椒、吴茱萸或荜澄茄同贮;全蝎与花椒或细辛同贮;牡丹皮与泽泻、山药同贮;人参与细辛同贮;土鳖虫与大蒜同贮等。现代贮藏保管技术:远红外辐射干燥技术,气幕防潮技术,气调贮藏技术,气体灭菌技术,^{60}钴辐射技术,低温冷藏技术,蒸汽加热技术,中药挥发油熏蒸防霉技术包装防霉法等。

三、考前模拟

(一)A型题(最佳选择题)

1.中药炮制的历史追溯到

A. 汉代　　B. 秦代　　C. 周代　　D. 春秋、战国　　E. 原始社会

2.炮制理论的形成时期是

A. 汉代　　B. 唐代　　C. 宋代　　D. 元、明代　　E. 清代

3.《本草纲目》药物正文炮制项称

A. 炮制　B. 修治　C. 修制　D. 炮制　E. 修事

4. 最早的炭药是

A. 地榆炭　B. 血余炭　C. 槐花炭　D. 蒲黄炭　E. 荆芥炭

5. 我国最早的中药炮制专著是

A.《雷公炮炙论》　B.《本草拾遗》　C.《炮炙大法》

D.《神农本草经》　E.《新修本草》

6. 李时珍在《本草纲目》中炮制的专目是

A. 修事　B. 修拣　C. 炮炙　D. 炮制　E. 修治

7. 提出雷公炮炙十七法的是

A. 雷敩　B. 陶弘景　C. 缪希雍　D. 陈嘉谟　E. 李时珍

8. 张仲岩所著《修事指南》为清代炮制专书，收录药物有

A. 232 种　B. 300 种　C. 439 种　D. 1892 种　E. 526 种

9. 蒸煮后，降低其毒的药材是

A. 黄芪　B. 麻黄　C. 川乌　D. 苦杏仁　E. 黄柏

10. 姜汁制栀子属于

A. 从制　B. 反制　C. 相畏制　D. 相资制　E. 相恶制

11. 胆汁制黄连属于

A. 从制　B. 反制　C. 相畏制　D. 相资制　E. 相恶制

12. 指出下列哪一组药材通过炮制后主要起"杀酶保苷"作用

A. 大黄、白芍、甘草、苦杏仁　B. 秦皮、槐米、大黄、黄芩

C. 桔梗、白芍、黄芩、白芥子　D. 牛蒡子、白芥子、黄芩、槐米　E. 人参、甘草、大黄、柴胡

13. 下列关于含生物碱类药材炮制的叙述，错误的是

A. 醋制延胡索止痛作用增强与生物碱成醋酸盐有关

B. 槟榔用减压蒸汽软化切片或直接碎成颗粒与槟榔碱易溶于水有关

C. 黄柏产地趁鲜切丝或水润切丝与小檗碱为季铵碱不溶于水有关

D. 砂烫马钱子毒性降低与士的宁和马钱子碱转化成异型结构和氮氧化物有关

E. 苦参用于清热燥湿、祛风止痒宜水润切片生用与苦参碱不耐热溶于水有关

14. 具有通血脉、行药势、散寒、矫味矫臭作用的辅料是

A. 醋　B. 生姜汁　C. 酒　D. 甘草汁　E. 米泔水

15. 能使药物中所含游离生物碱类成分结合成盐，增加溶解度而提高疗效的辅料是

A. 酒　B. 醋　C. 羊脂油　D. 蜂蜜　E. 食盐水

16. 炮炙中药所用蜂蜜常用

A. 生蜂蜜　B. 嫩蜜　C. 老蜜　D. 炼蜜　E. 中蜜

17. 能够降低药物燥性的辅料有

A. 生姜汁　B. 醋　C. 麦麸　D. 稻米　E. 豆腐

18.《中药饮片质量标准通则（试行）》规定：根、根茎、藤木类、叶类、花类、菌藻类，含药屑、杂质不得超过

A. 1%　B. 2%　C. 3%　D. 5%　E. 10%

19.《中药饮片质量标准通则(试行)》规定:炒黄品、米炒品、酒炙品、醋炙品、盐炙品等含药屑、杂质不得超过

A.1% B.2% C.3% D.5% E.10%

20.《中药饮片质量标准通则(试行)》规定:炒炭品、土炒品、煅制品,含药屑、杂质不得超过

A.1% B.2% C.3% D.5% E.10%

21.《饮片标准通则(试行)》规定:各种炮制品其色泽除应符合该品种规定外,还规定各炮制品的色泽要均匀,炒黄品麸炒品蜜炙品等,含生片糊片不得超过

A.1% B.2% C.3% D.5% E.10%

22.《饮片标准通则(试行)》规定:各种炮制品其色泽除应符合该品种规定外,还规定各炮制品的色泽要均匀,炒炭品含生片和完全炭化者不得超过

A.1% B.2% C.5% D.3% E.10%

23.对于炮制品色泽的要求,《饮片标准通则(试行)》规定:各种炮制品其色泽除应符合该品种规定外,还规定各炮制品的色泽要均匀,煅制品未煅透及灰化者不得超过

A.1% B.2% C.3% D.5% E.10%

24.水分对保证炮制品的质量有重要意义,一般炮制品的含水分宜控制在

A.2%～5% B.3%～7% C.15% D.7%～13% E.13%

25.《饮片标准通则(试行)》规定,蜜炙品类水分不得超过

A.7% B.13% C.10% D.17% E.15%

26.药物的毒副作用是由药物中所含的毒性成分引起的,某些中药其有毒成分亦即是其有效成分,2010版药典规定,制川乌:含双酯型生物碱以乌头碱、次乌头碱及新乌头碱的总量计不得高于

A.0.04% B.0.15% C.0.20% D.1.20% E.0.78%

27.有毒药物及炮制品的含量和限量2010版药典规定:马钱子其炮制品马钱子粉含士的宁应为

A.0.78%～0.82% B.1%～2% C.18%～20%
D.0.15%～0.20% E.1.20%～2.20%

(二)B型题(配伍选择题)

A.降低或消除药物毒性或副作用 B.改变和缓和药物性能 C.增强药物疗效
D.便于调剂和制剂 E.改变或增强药物作用的部位和趋向

1.蒲黄炒炭的主要目的是

2.清炒青葙子的主要目的是

3.柏子仁去油制霜的主要目的是

4.酒制黄柏的主要目的是

5.煅淬自然铜的主要目的是

A.虫蛀 B.发霉 C.泛油 D.潮解溶化 E.风化

6.一般含淀粉、蛋白质、糖等的药物最易

7.一般含油质多糖量多的药物最易

8. 一般含结晶水的矿物药最易

A. 虫蛀　　B. 变色　　C. 风化　　D. 挥发　　E. 泛油

9. 杏仁、桃仁、玉竹、牛膝等药物最易

10. 芒硝、硼砂等药物最易

11. 葛根、金银花、驴皮等药物最易

A 补中益气、健脾和胃　　B. 祛痰杀虫、收敛燥湿　　C. 温中和胃、涩肠止泻

D 清热解暑、利尿　　E. 清热利湿、化痰软坚

12. 稻米能

13. 滑石粉能

14. 蛤粉能

15. 土能

A. 大蒜　　B. 细辛　　C. 泽泻　　D. 荜澄茄　　E. 八角茴香

16. 人参与之同贮的药物为

17. 土鳖虫与之同贮的药物为

18. 牡丹皮与之同贮的药物为

19. 蛤蚧与之同贮的药物为

(三)X 型题(多项选择题)

1. 中药炮制的专著有

A.《雷公炮炙论》　　B.《神农本草经》　　C.《炮炙大法》　　D.《雷公炮炙药性解》

E.《修事指南》

2. 去毒常用的炮制方法有

A. 净制　　B. 水泡漂　　C. 加热　　D. 加辅料处理　　E. 去油制霜

3. 下列关于药物炮制目的的叙述,正确的是

A. 川乌经煮或蒸制后可降低其毒性　　B. 商陆经醋炙后可降低毒性,缓和泻下作用

C. 蓖麻子经炒后可降低毒性　　　　　D. 生甘草蜜炙后可改变药性,长于补中益气

E. 麻黄经蜜炙后可缓和发汗,长于宣肺平喘止咳

4. 炮制对药性的影响有

A. 通过炮制纠正药物过偏之性　　B. 通过炮制使药物的性味增强

C. 通过炮制改变药物的性味扩大药物的用途　　D. 通过炮制可改变药物的作用趋向

E. 通过炮制可达到去毒的目的

5. 药物的升降浮沉与下列哪些因素有关

A. 气味厚薄　　B. 性味属性　　C. 所加辅料　　D. 药物归经　　E. 药物毒性

6. 中药炮制与临床疗效的关系主要有

A. 净制与疗效关系　　B. 切制与疗效关系　　C. 加热与疗效关系　　D. 药性与疗效关系

E. 辅料与疗效关系

7. 蜂蜜的作用是

A. 矫臭矫味　　B. 补中　　C. 润燥　　D. 解毒　　E. 消炎

8.一般炮制品的水分含量宜控制在 7%～13%,对于各类炮制法其炮制品含水量的要求各异,其中含水分不得超过 13% 者是

A.酒炙制品　　B.盐炙制品　　C.醋炙品　　D.烫制后醋淬制品　　E.蜜炙品

9.中药炮制品在贮存过程中发生虫蛀、发霉、泛油、变色变味等变异现象,其主要因素是

A.日光　　B.空气　　C.温度　　D.湿度　　E.虫害

10.贮藏中因受热或受潮,下列哪些药物最易造成走油现象

A.杏仁、桃仁　　B.玉竹　　C.白芷、香薷　　D.郁李仁　　E.天冬、牛膝

11.对抗同贮法,是采用两种以上药物同贮而起到抑制虫蛀、霉变的贮存方法,花椒与下列哪些药物同贮可达防蛀、防霉效果

A.蕲蛇或白花蛇　　B.蛤蚧　　C.全蝎　　D.丹皮　　E.人参

四、答　案

(一)A 型题

1.E	2. D	3. B	4. B	5.A	6. E	7.C	8.A	9.C	10.B
11.A	12.D	13.E	14.C	15.B	16.D	17.C	18.B	19.A	20.C
21.B	22.C	23.C	24.D	25.E	26.A	27.E			

(二)B 型题

1.B	2.C	3.A	4.E	5.D	6.A	7.C	8.E	9.E	10.C
11.A	12.A	13.D	14.E	15.C	16.B	17.A	18.C	19.D	

(三)X 型题

1.ACE	2. ABCDE	3. ABCDE	4. ABCDE	5. ABC	6. ABCE
7.ABCD	8. ABC	9. ABCDE	10. ABDE	11. ABC	

第二十二章　净选与切制

一、考试大纲

(一)净制

　　1.净制的目的
　　2.净制的方法

(二)切制与干燥

　　1.饮片类型　薄片、厚片、斜片、段、丝、块
　　2.切制与干燥方法
　　(1)软化药材的方法(淋、洗、泡、漂、润)
　　(2)软化程度的检查方法
　　(3)不同类型药材切药机的选用
　　(4)干燥方法与条件

二、应试指南

(一)净制

　　1.净制的目的　分开药用部位,使作用不同部位各自发挥更好疗效;进行分档,便于水处理及解热过程中分别处理,使其均匀一致;除去非要用部位,使调配时计量准确或减少服用时副作用;除去泥沙杂质及虫蛀霉变品,以达到洁净卫生。

　　2.净制的方法

　　(1)清除杂质:挑选、筛选、风选、水选。

　　(2)分离和清除非要用部位:①去根或茎。用茎部分的药物一般须除去主根、支根、须根等,如石斛、芦根、藕节等。用根部的药物往往须除去残茎,如龙胆、丹参、威灵仙、防风。②去皮壳。皮壳为非药用部位须除去。如桃仁、苦杏仁去皮。外皮有毒副作用也除去,如白首乌皮、苦楝根皮、雷公藤皮等。③去毛。有些药物表面或内部有许多绒毛,服后能刺激咽喉引起咳嗽或其他有害作用,故须除去,消除其副作用。如鹿茸的茸毛、枇杷叶、石韦、骨碎补、狗脊、马钱子、金樱子、香附等。④去心。牡丹皮、地骨皮、巴戟天、五加皮的木质心不入药用,将心除去。如莲子的心(胚芽)清心热,而莲子肉能补脾涩精,故须分别入药。⑤去芦。如人参、党参、玄参、桔梗、地榆、牛膝、续断等均去芦头。

　　(3)其他加工:①碾捣。如自然铜、赭石、龙骨、阳起石、龟甲、牡蛎、瓦楞、芥子、韭菜子、木鳖子等。②制绒。如麻黄制绒,发汗作用缓和,适用于老幼体弱者;便于应用,如艾叶制绒,便于制成灸法中所用的艾条或艾炷。③拌衣。如朱砂拌茯神、茯苓、远志,以增强宁心安神作用;青黛拌灯心草有清热凉肝的作用。

(二)切制与干燥

　　1.饮片类型

　　(1)薄片:质地致密坚实、切薄片不易破碎药材,如白芍、乌药、三棱、天麻等。

　　(2)厚片:质地松泡、黏性大、切薄片易破碎的药材,茯苓、山药、天花粉、泽泻、升麻、大黄

等。

(3)斜片:长条形而纤维性强的药材,如甘草、黄芪、鸡血藤等。

(4)段:全草类和形态细长,内含成分易于煎出的药材。如薄荷、荆芥、益母草、木贼、麻黄、党参等。

(5)丝:皮类、叶类和较薄果皮药材。切细丝的如黄柏、厚朴、桑白皮、合欢皮、陈皮。切宽丝的如荷叶、枇杷叶、冬瓜皮、瓜蒌皮等。

(6)块:阿胶。

2.切制与干燥方法

(1)软化药材的方法(淋、洗、泡、漂、润):①淋法,多适用于气味芳香质地疏松的全草类、叶类、果皮类;有效成分易随水流失的药材,如薄荷、荆芥、佩兰、枇杷叶、陈皮、甘草等。②淘洗法,多适用于质地松软、水分易渗入及有效成分易溶于水的药材,如五加皮、白鲜皮、南沙参、防风、龙胆等。③泡法,多适用于质地坚硬,水分较难渗入的药材,如萆薢、天花粉、木香、乌药、三棱等。④漂法,多适用于毒性药材、用盐腌制过的药物及具腥臭异常气味的药材,如川乌、天南星、肉苁蓉、昆布、紫河车、人中白等。⑤润法,多适用于质地坚硬、短时间外部水分不易渗透组织内部,达到内外湿度一致,利于切制的药物,如三棱、槟榔、郁金等。

(2)软化程度的检查方法:习称"看水头"或"看水性"。弯曲法、指掐法、穿刺法、手捏法。

(3)不同类型药材切药机的选用:剁刀式切药机可切制根、根茎、全草类药材,不适于颗粒状药材的切制。旋转式切药机可进行颗粒类药物的切制,不适于全草类的切制。

(4)干燥方法与条件:自然干燥、人工干燥。人工干燥温度一般药物以不超过80℃为宜。

三、考前模拟

(一)A型题(最佳选择题)

1.去芦的药物有
A.党参　　B.补骨脂　　C.麦冬　　D.五味子　　E.木通

2.不去毛的药物有
A.金樱子　　B.石韦　　C.麦冬　　D.骨碎补　　E.香附

3.狗脊去毛的方法是
A.用刀器刮　　B.用毛刷刷　　C.用砂炒法烫　　D.与瓷片撞　　E.挖去毛

4.香附去毛的方法为
A.用刀器刮　　B.用毛刷刷　　C.用砂炒法烫　　D.与瓷片撞　　E.挖去毛

5.石韦去毛的方法为
A.用刀器刮　　B.用毛刷刷　　C.用砂炒法烫　　D.与瓷片撞　　E.挖去毛

6.金樱子去毛的方法为
A.用刀器刮　　B.用毛刷刷　　C.用砂炒法烫　　D.与瓷片撞　　E.挖去毛

7.去心的目的是为了分离药用部位的药物是
A.牡丹皮　　B.地骨皮　　C.五加皮　　D.巴戟天　　E.莲子

8.为便于调配和制剂宜碾捣的药物是
A.牛膝　　B.五加皮　　C.芥子　　D.花椒　　E.山茱萸

9. 槟榔的软化方法为

A. 喷淋法　　B. 淘洗法　　C. 泡法　　D. 润法　　E. 漂法

10. 南沙参采用以下哪种软化方法

A. 喷淋法　　B. 淘洗法　　C. 泡法　　D. 润法　　E. 漂法

11. 鹿角应切成

A. 极薄片　　B. 薄片　　C. 厚片　　D. 斜片　　E. 直片

12. 饮片切制的目的是

A. 利于矫味　　B. 利于矫臭　　C. 利于引药上行　　D. 降低毒性　　E. 利于制剂

13. 常用水处理软化药材的方法有

A. 水飞法　　B. 淋法　　C. 干馏法　　D. 提净法　　E. 制霜法

14. 中药切段的长度一般为

A. 4～6mm　　B. 5～8mm　　C. 6～10mm　　D. 10～15mm　　E. 15～20mm

15. 剁刀式切药机不适宜切制的药材是

A. 根茎类　　B. 全草类　　C. 颗粒类　　D. 皮类　　E. 叶类

16. 旋转式切药机不适宜切制的药材是

A. 团块状　　B. 全草类　　C. 根茎类　　D. 颗粒类　　E. 茎木类

17. 一般药物人工干燥的不宜超过

A. 50℃　　B. 60℃　　C. 70℃　　D. 80℃　　E. 90℃

18. 既可以用镑片法又可以用锉法的药材是

A. 降香　　B. 羚羊角　　C. 鹿茸　　D. 苏木　　E. 槟榔

19. 适用于切段的药材为

A. 动物、角质类药材　　　B. 质地致密、坚实　　　C. 质地松泡、黏性大

D. 全草类　　　　　　　E. 皮类

(二)B 型题(配伍选择题)

A. 刮去毛　　B. 刷去毛　　C. 烫去毛　　D. 挖去毛　　E. 撞去毛

1. 枇杷叶、石韦净制应

2. 骨碎补、狗脊净制应

3. 鹿茸净制应

4. 香附净制应

5. 金樱子净制应

A. 淋法　　B. 淘洗法　　C. 泡法　　D. 漂法　　E. 润法

6. 白鲜皮、五加皮切制前采用的水处理方法为

7. 川乌、天南星切制前采用的水处理方法为

8. 三棱、天花粉切制前采用的水处理方法为

9. 薄荷、荆芥切制前采用的水处理方法为

10. 郁金、三棱切制前采用的水处理方法为

A. 薄片　　B. 厚片　　C. 直片　　D. 丝　　E. 段

11. 茯苓、山药宜切

12. 黄柏、厚朴宜切

13.白芍、乌药宜切

A.去瓤的药物　　　B.去皮的药物　　　C.碾捣的药物　　　D.制绒的药物

E.拌衣的药物

14.麻黄为

15.枳壳为

16.自然铜为

17.桃仁为

A.1～2mm　　　B.2～4mm　　　C.2～3mm　　　D.0.5mm 以下　　　E.5～10mm

18.薄片

19.厚片

20.斜片

21.直片

(三)X型题(多项选择题)

1.清除杂质的方法有

A.风选　　　B.水选　　　C.挑选　　　D.浸润　　　E.筛选

2.净选时分开药用部位使不同部位各自更好地发挥疗效的药材是

A.莲子　　　B.扁豆　　　C.麻黄　　　D.白术　　　E.川乌

3.筛选的主要目的是

A.除去杂质　　　B.除去辅料　　　C.除去败片

D.除去非药用部位　　　E.将大小不等的药物分开

4.净选时需去心的药材有

A.巴戟天　　　B.牡丹皮　　　C.莲子　　　D.地骨皮　　　E.连翘

5.须除去残根的药物有

A.石斛　　　B.藕节　　　C.茵陈　　　D.芦根　　　E.丹参

6.饮片切制的目的是

A.利于炮炙　　　B.利于有效成分煎出　　　C.利于鉴别　　　D.利于调配贮存

E.利于制剂

7.其他加工的方法包括有

A.碾捣　　　B.拌衣　　　C.去残肉　　　D.制绒　　　E.去核

8.切制前水处理的目的在于

A.洁净药物　　　B.调整或缓和药效　　　C.降低毒性　　　D.软化药材

E.改变药效

9.切制前水处理中的漂法多适用于

A.毒性 药材　　　B.盐腌制过药材　　　C.具腥臭异常气味药材

D.质地坚硬药材　　　E.质地疏松药材

10.需要研捣后才能供配方的药物是

A.矿物类　　　B.甲壳类　　　C.果实种子类　　　D.全草类　　　E.藤木类

11.药材软化程度常用的检查方法为

A.弯曲法　　　B.口尝法　　　C.穿刺法　　　D.指掐法　　　E.手捏法

12.药材常用的水处理方法有

A.泡法　　　B.润法　　　C.水飞法　　　D.淋法　　　E.提净法

13.厚度规格在2～4mm的饮片类型有

A.斜片　　　B.薄片　　　C.直片　　　D.细丝　　　E.厚片

四、答　案

(一)A型题

1. A　　2. C　　3. C　　4. D　　5. B　　6. E　　7. E　　8. C　　9. D　　10. B

11. A　　12. E　　13. B　　14. D　　15. C　　16. B　　17. D　　18. B　　19. D

(二)B型题

1. B　　2. C　　3. A　　4. E　　5. D　　6. B　　7. D　　8. C　　9. A　　10. E

11. B　　12. D　　13. A　　14. D　　15. A　　16. C　　17. B　　18. A　　19. B　　20. B

21. B

(三)X型题

1. ABCE　　2. ABC　　3. AE　　4. ABCD　　5. ABD　　6. ABCDE　　7. ABD

8. ABCD　　9. ABC　　10. ABC　　11. ACDE　　12. ABD　　13. ACE

第二十三章 炒法

一、考试大纲

(一)清炒法

1. 炒黄　牛蒡子、芥子、王不留行、莱菔子、苍耳子炮制方法、成品性状与炮制作用
2. 炒焦　山楂、栀子炮制方法、成品性状与炮制作用
3. 炒炭　大蓟、蒲黄、荆芥炮制方法、成品性状与炮制作用

(二)加辅料炒

1. 麸炒　枳壳、苍术炮制方法、成品性状与炮制作用
2. 米炒　斑蝥炮制方法、成品性状与炮制作用
3. 土炒　白术炮制方法、成品性状与炮制作用
4. 砂炒　马钱子、骨碎补炮制方法、成品性状与炮制作用
5. 滑石粉炒　水蛭炮制方法、成品性状与炮制作用
6. 蛤粉炒　阿胶炮制方法、成品性状与炮制作用

二、应试指南

(一)清炒法

清炒法目的是增强疗效;降低毒性或消除副作用;缓和或改变药性;增强或产生止血作用。

1. 炒黄　将净选或切制后的药物,置炒制容器内,用文火或中火加热,炒至药物表面呈黄色或较原色稍深,或发泡鼓气,或爆裂,并透出药物固有的气味。

(1)牛蒡子:生品、炒制品。成品微鼓起,略具香气。炮制可缓和寒滑之性,以免伤中,并且气香,宣散作用更佳。杀酶保苷。

(2)芥子:生品、炒制品。成品表面颜色加深,有香气。炮制可缓和辛散走窜之性,以免耗气伤阴,并善于顺气豁痰。杀酶保苷。

(3)王不留行:生品、炒制品。成品大部分呈类球形白花,质脆。炮制后体泡,易于煎出有效成分,且走散力较强。

(4)莱菔子:生品、炒制品。成品断面浅黄色,有香气。炮制后药性缓和,避免副作用。

(5)苍耳子:生品、炒制品。成品表面焦黄色,刺尖焦脆,微有香气。炮制可通过加热,能破坏其毒性。

2. 炒焦　将净选或切制后的药物,置炒制容器内,用武火或中火加热,炒至药物表面焦黄或焦褐色,内部颜色加深,并具有焦香气味。

(1)山楂:生品、炒黄、炒焦、炒炭:炒山楂表面颜色加深,味酸微甜;焦山楂表面焦褐色,内部黄褐色,味微酸;山楂炭表面焦黑色,内部焦褐色,味涩。经炮制,炒山楂酸味减弱,缓和对胃的刺激性,善于消食化积。焦山楂酸味减弱,增加苦味,长于消食止泻。治疗痢疾。山楂炭其性收涩,具有止血、止泻的功效。

(2)栀子:栀子、炒栀子、焦栀子、栀子炭。炒栀子表面深黄色或黄褐色。焦栀子表面焦黄色。栀子炭表面黑褐色或焦黑色。经炮制,炒后可除生栀子的苦寒之性和对胃的刺激性。炒

栀子与焦栀子功用相似,炒栀子比焦栀子苦寒之性略强。栀子炭善于凉血止血,多用于各种出血等。

3.炒炭 将净选或切制后的药物,置炒制容器内,用武火或中火加热,炒至药物表面焦黑色,内部焦黄或焦褐色。

(1)大蓟:大蓟、大蓟炭。成品表面焦黑,内部焦褐。炮制后凉性减弱,收敛止血作用增强。

(2)蒲黄:蒲黄、蒲黄炭。成品形如蒲黄,棕褐色。炮制后性涩,能增强止血作用。

(3)荆芥:荆芥、荆芥炭。成品形如荆芥,表面黑褐色,内部焦褐色。炮制后辛散作用减弱,具有止血功效。

(二)加辅料炒

是净制或切制后的药物与固体辅料同炒的方法。其目的为降低毒性,缓和药性,增强疗效和矫臭矫味等。能使药物受热均匀。分为麸炒、米炒、土炒、砂炒、滑石粉炒、蛤粉炒等。

1.麸炒 将净制或切制后的药物用麦麸熏炒的方法。目的为增强疗效;缓和药性;矫臭矫味。先用中火或武火将锅烧热,再将麦麸均匀撒入热锅中,至起烟时投入药物,不断翻动并适当控制火力,炒至药物表面呈黄色或深黄色时取出,筛去麦麸,放凉。药物每100kg,用麦麸10～15kg。

(1)枳壳:生品、麸炒。成品淡黄色,香气加重。炮制后减低其刺激性,缓和燥性和酸性,增强健胃消胀的作用。

(2)苍术:生品、炒焦、麸炒。麸炒苍术表面黄色或焦黄色,香气较生品为浓。焦苍术表面焦褐色,香气微弱。经炮制:麸炒后缓和燥性,气变芳香,增强了健脾燥湿的作用。炒焦后辛燥之性大减,用于固肠止泻。

2.米炒 将净制或切制后的药物与米同炒的方法。目的为增强健脾止泻的作用,降低毒性,矫臭矫味。将锅烧热,撒上米,用中火加热炒至米冒烟时投入药物,至所需程度取出,去米,放凉。或先将米置热锅内,炒至冒烟时投入药物,拌炒至一定程度,取出,去米,放凉。药物每100kg,用米20kg。注意炮制昆虫类药物时,以米的色泽变化观察火候,炒至米变焦黄或焦褐色为度;炮制植物药时,观察药物色泽变化,炒至黄色为度。

斑蝥:斑蝥、米炒斑蝥。成品微挂火色,显光泽,臭味轻微。炮制后降低其毒性,矫正其气味,可内服。

3.土炒 将净制或切制后的药物与灶心土拌炒的方法。目的为增强药物的补脾止泻功能。将灶心土粉置锅内,中火加热,至土呈灵活状态时投入净药物,翻炒至药物表面挂土色并透出香气时取出,筛去土,放凉。药物每100kg用灶心土25～30kg。

白术:白术、土炒白术、麸炒白术。土炒白术表面杏黄土色,附有细土,有土香气;麸炒白术表面焦黄色或黄棕色,偶见焦斑,有焦香气。经炮制,土炒白术以健脾止泻力胜,白术麸炒药性缓和。能提高健脾和胃作用。

4.砂炒 将净制或切制后的药物与热砂共同拌炒的方法。目的为增强疗效,便于调剂、制剂;降低毒性;便于洁净;矫臭矫味。取砂置锅内,用武火加热至滑利、容易翻动时,投入药物,不断用砂掩埋、翻动,至质地酥脆或鼓起,外表呈黄色或较原色加深时取出,筛去砂,放凉,或趁热投入醋中略浸,取出,干燥即得。砂的用量以能掩盖所加药物为度。

(1)马钱子:马钱子、制马钱子、马钱子粉。砂烫马钱子棕褐色,鼓起,内部红褐色。砂炒马钱子中间略鼓,表面灰褐色,无绒毛,质地坚硬。经炮制,砂烫或油炸后,质地变脆,易于粉碎,也便于除去绒毛;制后还可降低毒性,可供内服。

(2)骨碎补:骨碎补、砂炒骨碎补。成品扁圆状鼓起,无鳞叶。炮制后质地松脆,易于除去鳞片,便于调剂和制剂,利于煎出有效成分。

5. 滑石粉炒　将净制或切制后的药物与滑石粉共同拌炒的方法。目的使药物质地酥脆,便于粉碎和煎煮;降低毒性和矫正不良气味,以利于用药安全和服用方便。将滑石粉置热锅内,用中火加热至灵活状态时投入药物,不断翻动,至药物质酥或鼓起或颜色加深时取出,筛去滑石粉,放凉。药物每100kg用滑石粉40～50kg。

水蛭:水蛭、滑石粉炒水蛭。成品淡黄色或黄棕色,微鼓起,质酥脆,易碎,气微腥,味咸苦。炮制后能降低毒性,质地酥脆,利于粉碎,多入丸散。

6. 蛤粉炒　将净制或切制后的药物与蛤粉共同拌炒的方法。目的为使药物质地酥脆,便于制剂和调剂;降低药物的滋腻之性,矫正不良气味;可增强某项药物的清热化痰作用。将蛤粉置热锅内,中火加热至滑利易翻动时,投入药物,不断翻埋炒至膨胀鼓起,内部疏松时取出,筛去蛤粉,放凉。药物每100kg用蛤粉30～50kg。

阿胶:阿胶丁、蛤粉炒阿胶、蒲黄炒阿胶。蛤粉炒后呈圆球形,质松泡,外表灰白色或灰褐色,内部呈蜂窝状,气微香,味微甘;蒲黄炒后外表呈棕褐色,其余同蛤粉炒。经炮制,炒制后降低滋腻之性,矫正不良气味。

三、考前模拟

(一)A型题(最佳选择题)

1. 炒炭的主要目的在于
A. 降低毒性、安全有效　　B. 矫味矫臭、便于服用　　C. 补脾健胃、固肠止泻
D. 增加或产生止血作用　　E. 制造新药、扩大用药范围

2. 干姜炒成炮姜后的作用是
A. 温中散寒　　B. 温肺化饮　　C. 回阳通脉　　D. 温脾燥湿　　E. 温经止血

3. 炒黄的标准不包括
A. 表面黄色或较原色深　　B. 内部焦黄色　　C. 爆裂　　D. 发泡鼓起
E. 透出药物原有气味

4. 生莱菔子的临床作用偏于
A. 清热排脓　　B. 涌吐风痰　　C. 消食除胀　　D. 健脾止泻　　E. 降气化痰

5. 王不留行炒爆的目的是
A. 降低毒性　　B. 减少刺激性　　C. 矫臭矫味　　D. 利于储存　　E. 利于有效成分的
煎出

6. 炒苍耳子应用的火力是
A. 武火　　B. 中火　　C. 文火　　D. 微火　　E. 文武火

7. 焦栀子的炮制作用是
A. 增强泻火除烦作用　　B. 增强清热利湿作用　　C. 缓和苦寒之性以免伤胃
D. 增强凉血止血作用　　E. 增强凉血解毒作用

8. 山楂的炮制品中对福氏痢疾杆菌、大肠杆菌等均有很强的抑制作用的是
A. 炒山楂　　B. 土炒山楂　　C. 麸炒山楂　　D. 米炒山楂　　E. 焦山楂

9.山楂炒焦可增强

A.活血化瘀作用　　B.止血作用　　C.治高脂血症作用

D.消食止泻作用　　E.酸涩收敛作用

10.善于活血化瘀治高脂血症、冠心病的是下列

A.炒山楂　　B.生山楂　　C.米炒山楂　　D.焦山楂　　E.山楂炭

11.下列炒炭药物中哪种不用大火

A.地榆　　B.荆芥　　C.干姜　　D.大蓟　　E.蒲黄

12.下面哪个药物本来没有止血作用,炒炭后则具有止血作用

A.槐花　　B.地榆　　C.鸡冠花　　D.荆芥　　E.白茅根

13.加辅料炒不包括

A.土炒　　B.米炒　　C.酒炒　　D.蛤粉炒　　E.滑石粉炒

14.麸炒法将麦麸均匀撒入热锅中,投入药物的标准是

A.麦麸微热　　B.麦麸烫手　　C.麦麸起烟　　D.麦麸稍黑　　E.麦麸炭化

15.麸炒药物辅料用量是每100kg药物用麦麸

A.10～15kg　　B.20～30kg　　C.5～10kg　　D.15～25kg　　E.6kg

16.焦苍术的作用为

A.化湿和胃　　B.走表祛风湿　　C.健脾燥湿　　D.固肠止泻　　E.行气宽中

17.古人利用炮制方法降低苍术燥性的科学道理是

A.降低挥发油的含量　　B.降低生物碱的含量　　C.降低强心苷的含量

D.降低鞣质的含量　　E.降低黄酮的含量

18.米拌炒时辅料用量一般为每100kg药物用米

A.30kg　　B.20kg　　C.10kg　　D.15kg　　E.适量

19.下列哪种药物不用麸炒法

A.山药　　B.白术　　C.僵蚕　　D.斑蝥　　E.枳壳

20.土炒药物的辅料用量为每100kg药物用灶心土

A.25～30kg　　B.15～25kg　　C.10～15kg　　D.30～35kg　　E.20～25kg

21.米炒斑蝥降低毒性,是利用了斑蝥素的

A.升华性　　B.脂溶性　　C.水溶性　　D.遇热分解　　E.蛋白凝固

22.下列哪味药不是采用清炒法炮制

A.槐花　　B.莱菔子　　C.蒲黄　　D.白术　　E.苍耳子

23.临床补脾止泻应选用

A.生白术　　B.土炒白术　　C.焦白术　　D.麸炒白术　　E.白术炭

24.砂炒鸡内金的炮制作用是

A.矫臭矫味　　B.增强疗效　　C.便于调剂　　D.缓和对胃的刺激性　　E.便于洁净

25.穿山甲常用的炮制方法是

A.滑石粉炒法　　B.砂烫醋淬法　　C.火煅醋淬法　　D.蛤粉炒法　　E.土炒法

26.蛤粉炒法应用的药物范围是

A.胶类药　　B.动物药　　C.有毒药　　D.植物药　　E.矿物药

27.常用滑石粉炒法炮制的药物有

　　A.阿胶　　　B.水蛭　　　C.鸡内金　　　D.脐带　　　E.龟甲

(二)B型题(配伍选择题)

　　A.砂炒法　　B.炒黄法　　C.炒焦法　　D.麸炒法　　E.米炒法

1.白芥子常用炮制方法是

2.斑蝥常用炮制方法是

　　A.破酶保苷　　　B.降低毒性　　　C.缓和药性　　　D.保存药效　　　E.增强疗效

3.砂炒穿山甲的主要目的是

4.砂炒马钱子的主要目的是

　　A.炒爆花　　B.炒出汗　　C.炒刺焦　　D.炒有爆裂声　　E.炒香

5.苍耳子炒黄的炮制程度为

6.王不留行炒黄的炮制程度为

　　A.缓和辛散走窜之性　　　B.缓和寒泻之性　　　C.降低毒性　　　D.增强养心安神作用

　　E.破酶保苷,便于煎出药效

7.炒苍耳子的主要炮制目的是

8.炒芥子的主要炮制目的是

　　A.增强补脾止泻作用　　　B.增强补脾作用　　　C.增强健脾止泻作用

　　D.增强清热化痰作用　　　E.增强或产生止血作用

9.土炒药物炮制目的之一是

10.米炒药物炮制目的之一是

11.麸炒药物炮制目的之一是

　　A.活血化瘀　　B.消积化食　　C.消食止泻　　D.止血止泻　　E.治高血压　12.炒山

楂长于

13.山楂长于

14.焦山楂长于

15.山楂炭长于

　　A.100∶10~15　　　B.100∶20　　　C.100∶25~30　　　D.100∶30~50　　　E.100∶40~50

16.米炒党参时,药物与辅料用量比为

17.土炒白术时,药物与辅料用量比为

18.麸炒枳实时,药物与辅料用量比为

19.蛤粉炒阿胶时,药物与辅料用量比为

　　A.炒黄　　B.炒焦　　C.炒炭　　D.滑石粉炒　　E.砂烫

20.水蛭应

21.牛蒡子应

22.槟榔应

23.大蓟应

(三)X型题(多项选择题)

1. 下列哪些炮制方法可用武火
A. 炒炭法　　B. 炒黄法　　　C. 砂炒法　　　D. 米炒法　　　E. 炒焦法

2. 炒芥子的主要炮制目的是
A. 降低寒滑之性　　B. 缓和辛散走窜之性　　　C. 易煎出药效　　　D. 破酶保苷
E. 降低毒性

3. 苍耳子炒黄的炮制作用是
A. 降低毒性　　B. 增强疗效　　C. 便于去刺　　D. 破酶保苷
E. 长于通鼻窍,去湿止痛

4. 炒黄法中将其炒至鼓起,有爆裂声并留有香气即可出锅的药物是
A. 莱菔子　　B. 芥子　　C. 苍耳子　　D. 牛蒡子　　E. 九香虫

5. 麸炒药物的主要目的是
A. 增强疗效　　B. 降低毒性　　C. 缓和药性　　D. 矫味矫臭　　E. 破酶保苷

6. 炒莱菔子的临床作用偏于
A. 涌吐风痰　　B. 降气化痰　　C. 消食除胀　　D. 敛肺化痰　　E. 泻胀平喘

7. 苍耳子炒黄的操作要点是
A. 选用中火　　B. 选用文火　　C. 至焦黑色　　D. 至深黄色刺焦　　E. 有爆裂声

8. 炒炭时的注意事项为
A. 炒炭时多用武火　　B. 炒炭时要存性　　C. 炒炭时要全部炭化
D. 炒炭时要全部灰化　　　E. 炒炭时花、草、叶等炒炭后仍可清晰辨别药物原形

9. 山楂常见的炮制品为
A. 山楂　　B. 炒山楂　　C. 焦山楂　　D. 山楂炭　　E. 米炒山楂

10. 栀子炒炭的目的是
A. 降低了京尼平苷的含量　　B. 增强凉血止血作用　　C. 降低对胃的刺激性
D. 增强了清热除烦作用　　E. 增强了利湿作用

11. 蒲黄炒炭时应
A. 用文火加热　　B. 用中火加热　　C. 炒至棕褐色　　D. 喷淋少许清水灭尽火星
E. 取出晾干

12. 常用麸炒法炮制的药物有
A. 干姜　　B. 山药　　C. 龟甲　　D. 白术　　E. 僵蚕

13. 麸炒后增强补脾作用的药物是
A. 僵蚕　　B. 山药　　C. 枳实　　D. 白术　　E. 枳壳

14. 用米炮制的药物有
A. 斑蝥　　B. 白术　　C. 苍术　　D. 党参　　E. 红娘子

15. 米炒斑蝥的主要炮制目的是
A. 降低毒性　　B. 便于粉碎　　C. 增强疗效　　D. 矫味矫臭　　E. 改变药性

16. 米炒降低毒性,矫味矫臭的药物是
A. 党参　　B. 红娘子　　C. 山药　　D. 斑蝥　　E. 甘草

17.常用麸炒法炮制的药物有

A.白术　　B.龟甲　　C.苍术　　D.山药　　E.僵蚕

18.砂烫法的药物有

A.骨碎补　　B.马钱子　　C.狗脊　　D.白术　　E.鸡内金

19.蛤粉炒药物的炮制目的

A.使药物质地酥脆　　B.降低滋腻之性　　C.增强清热化痰作用　　D.降低毒性

E.矫正异味

20.马钱子炒制质量要求

A.外表焦黑色　　B.外表棕褐色　　C.鼓起易敲开　　D.内部黑褐色

E.内面有小泡

21.砂炒马钱子的炮制作用是

A.降低药物毒性　　B.质地酥脆便于粉碎　　C.矫正药物腥臭气味

D.便于除去绒毛　　E.增强药物疗效

22.砂炒马钱子时,炒至什么程度出锅

A.中间略鼓　　B.表面黑色无绒毛　　C.质地坚硬　　D.断面棕褐色

E.中间有裂隙

23.马钱子砂炒后

A.马钱子碱比士的宁破坏的多　　B.质地变脆,易于粉碎　　C.便于除去绒毛

D.制后可降低毒性,可供内服　　E.镇痛作用增强

24.制马钱子的常用方法有

A.油炸法　　B.砂烫法　　C.砂炒法　　D.炒炭法　　E.醋灸法

25.常用滑石粉炒的药物

A.黄狗肾　　B.水蛭　　C.阿胶　　D.刺猬皮　　E.穿山甲

四、答　案

(一)A 型题

1. D　　2. E　　3. B　　4. B　　5. E　　6. B　　7. C　　8. E　　9. D　　10. B

11. E　　12. D　　13. C　　14. C　　15. A　　16. D　　17. A　　18. B　　19. D　　20. A

21. A　　22. D　　23. B　　24. A　　25. B　　26. A　　27. B

(二)B 型题

1. B　　2. E　　3. E　　4. B　　5. C　　6. A　　7. C　　8. A　　9. A　　10. C

11. B　　12. E　　13. A　　14. A　　15. C　　16. A　　17. C　　18. A　　19. D　　20. D

21. A　　22. B　　23. C

(三)X 型题

1. AC　　2. BCD　　3. AC　　4. ABD　　5. ACD　　6. BC　　7. AD

8. ABE　　9. BCD　　10. ABC　　11. BCDE　　12. BDE　　13. BD　　14. ADE

15. AD　　16. BD　　17. ACDE　　18. ABCE　　19. ABCE　　20. BCE　　21. ABD

22. ACDE　　23. ABCD　　24. ABC　　25. ABD

第二十四章　炙　法

一、考试大纲

(一)酒炙

　　大黄、黄连、当归、蕲蛇

　　炮制方法、辅料用量、成品性状与炮制作用

(二)醋炙

　　甘遂、延胡索、乳香、香附

　　炮制方法、辅料用量、成品性状与炮制作用

(三)盐炙

　　杜仲、黄柏、泽泻、车前子

　　炮制方法、辅料用量、成品性状与炮制作用

(四)姜炙

　　厚朴

　　炮制方法、辅料用量、成品性状与炮制作用

(五)蜜炙

　　黄芪、甘草、麻黄、枇杷叶

　　炮制方法、辅料用量、成品性状与炮制作用

(六)油炙

　　淫羊藿、蛤蚧

　　炮制方法、辅料用量、成品性状与炮制作用

二、应试指南

(一)酒炙

1.目的　改变药性,引药上行;增强活血通络作用;矫臭去腥。

2.操作方法　先拌酒后炒药;先炒药后加酒。药物每100kg,用黄酒10～20kg。

3.注意事项　药物用酒拌润时应加盖;除蟾酥外以黄酒为主。

(1)大黄:大黄、酒大黄、熟大黄、大黄炭、醋大黄、清宁片。酒大黄表面深棕色或棕褐色,偶有焦斑,略有酒香气;熟大黄表面黑褐色,质坚实,有特异芳香气,味微苦;大黄炭表面焦黑色,断面焦褐色,质轻而脆,有焦香气,味微苦;醋大黄表面深棕色或棕褐色,断面浅棕色,略有醋香气;清宁片为圆形厚片,表面乌黑色,有香气,味微苦甘。经炮制酒大黄泻下作用稍缓,以清上焦实热为主;熟大黄泻下作用缓和,减轻腹痛之副作用,并增强活血祛瘀之功;大黄炭泻下作用极微并有止血作用;醋大黄以消瘀为主;清宁片泻下作用缓和,具缓泻而不伤气,逐瘀而不败正之功。

(2)黄连:黄连、酒黄连、姜黄连、萸黄连。成品酒黄连色泽较深,味苦,略带酒气;姜黄连表面棕黄色,味苦,略带姜的辛辣味;萸黄连色泽黯黄色,味苦,略带吴萸的辛辣味。经炮制,酒炙能引药上行,缓和寒性,善清头目之火;姜炙黄连缓和其过于苦寒之性,并增强其止呕作用;萸黄连抑制苦寒之性,使黄连寒而不滞。

(3)当归:全当归、当归头、当归身、当归尾、酒当归、土炒当归、当归炭。成品酒当归表面色泽加深,偶见焦斑,略有酒香气;土炒当归表面挂土黄色,具土香气;当归炭表面黑褐色,断面灰棕色,质枯脆,气味减弱,并带涩味。经炮制,酒炙后增强活血补血调经作用;土炒后补血不致滑肠;炒炭后止血和血为主。

(4)蕲蛇:蕲蛇、蕲蛇肉、酒蕲蛇。成品酒蕲蛇表面色泽加深,略有酒气。炮制后增强祛风、通络、止痉的作用,矫味,减少腥气,便于粉碎和制剂。

(二)醋炙

1.目的　引药入肝,增强活血止痛作用;降低毒性,缓和药性;矫臭矫味。

2.操作方法　先拌醋后炒药;先炒药后加醋。药物每100kg,用醋20～30kg,最多不超过50kg。

(1)甘遂:甘遂、醋甘遂。成品醋甘遂形如甘遂,表面棕黄色,偶有焦斑,略有醋气。经炮制,醋炙后,降低毒性,缓和泻下作用。

(2)延胡索:延胡索、醋延胡索。成品醋延胡索片表面深黄色或黄褐色,光泽不明显,味苦,略有醋气。炮制后增强行气止痛作用。

(3)乳香:乳香、醋乳香、炒乳香。成品醋乳香表面深黄色,显油亮,略有醋气;炒乳香表面油黄色,微透明,质坚脆,具特异香气。经炮制,缓和刺激性,利于服用,便于粉碎;醋炙乳香增强活血止痛、收敛生肌的功效,并可矫臭矫味;炒乳香作用与醋制基本相同。

(4)香附:香附、醋香附、四制香附、酒香附、香附炭。成品醋香附表面棕褐色或红棕色,微有焦斑,角质样,略有醋气;四制香附表面深棕褐色,内部呈黄褐色,具有清香气;酒香附表面红紫色,略具酒气;香附炭表面焦黑色,内部焦褐色,质脆,易碎,气焦香,味苦涩。经炮制,醋香附疏肝止痛作用增强,能消积化滞;酒香附能通经脉,散结滞,多用于治寒疝腹痛;四制香附以行气解郁、调经散结为主;香附炭味苦、涩,性温,多用于治妇女崩漏不止等。

(三)盐炙

1.目的　引药下行,增强疗效;增强滋阴降火作用。

2.操作方法　先拌盐水后炒;先炒药后加盐水。药物每100kg,用食盐2kg。

3.注意事项　加水溶化食盐时,一般以食盐的4～5倍为宜;火力宜小。

(1)杜仲:杜仲、盐杜仲。成品盐杜仲颜色加深,有焦斑,银白色橡胶丝减少,弹性减弱,略有咸味。炮制后可直达下焦,温而不燥,能增强补肝肾作用。

(2)黄柏:黄柏、盐黄柏、酒黄柏、黄柏炭。成品盐黄柏深黄色,有少量焦斑,味苦微咸;酒黄柏深黄色,有少量焦斑,略具酒气,味苦;黄柏炭表面焦黑色,内部深褐色,味苦涩。经炮制,盐黄柏缓和苦燥之性,增强滋阴降火,退虚热作用;酒炙后降低苦寒之性,免伤脾阳,引药上行,清上焦之热;黄柏炭清湿热之中兼具涩性,多用于便血、崩漏下血。

(3)泽泻:泽泻、盐泽泻、麸炒泽泻。成品盐泽泻表面微黄色,偶见焦斑,味微咸;麸炒泽泻表面黄白色,偶见焦斑,微有焦香气。经炮制,盐炙后引药下行,增强泄热作用,利尿而不伤阴;麸炒后寒性缓和,长于渗湿和脾,降浊以升清。

(4)车前子:车前子、炒车前子、盐车前子。成品盐车前子黑褐色或黄棕色,气微香,味微咸。炒车前子呈黑褐色或黄棕色,有香气。经炮制,炒车前子寒性稍减,并能提高煎出效果,作用与生品相似;盐车前子泻热利尿而不伤阴,能益肝明目。

(四)姜炙

1.目的　制其寒性,增强和胃止呕作用;缓和副作用,增强疗效。

2.操作方法　将药物与一定量的姜汁拌匀,文火炒;或将药物与姜汁拌匀,待姜汁被吸尽后,进行干燥。药物每100kg,用生姜10kg,或用干姜3kg。

厚朴:厚朴、姜厚朴。成品色泽加深,略具姜的辛辣气味。炮制后消除对咽喉的刺激性,增强宽中和胃的功效。

(五)蜜炙

1.目的　增强润肺止咳的作用;增强补脾益气作用;缓和药性;矫味和消除副作用。

2.操作方法　先拌蜜后炒药;先炒药后加蜜。药物每100kg,用炼蜜25kg。

3.注意事项　炼蜜用开水稀释时,要严格控制水量;蜜炙时,火力要小,以免焦化,炙的时间可稍长;蜜炙药物须凉后密闭贮存;贮存的环境通风干燥、阴凉处。

(1)黄芪:黄芪、蜜黄芪。成品蜜黄芪表面深黄色,质较脆,略带黏性,有蜜香气,味甜。经炮制,蜜炙黄芪甘温而偏润,长于益气补中。

(2)甘草:甘草、蜜甘草。成品蜜甘草表面老黄色,微有黏性,略有光泽,气焦香,味甜。炮制后甘草甘温,以补脾和胃,益气复脉力强。

(3)麻黄:麻黄、蜜麻黄、麻黄绒、蜜麻黄绒。成品蜜麻黄表面深黄色,微有光泽,略具黏性,有蜜香气,味甜;麻黄绒为松散的绒团状,黄绿色,体轻;蜜麻黄绒为黏结的绒团状,深黄色,略带黏性,味微甜。经炮制,蜜炙麻黄性温偏润,辛散发汗作用缓和,以宣肺平喘力胜;麻黄绒作用缓和;蜜麻黄绒作用更缓和。

(4)枇杷叶:枇杷叶、炙枇杷叶。成品炙枇杷叶棕黄色,质脆,略有光泽和黏性,具蜜香气,味甜。炮制后能增强润肺止咳作用,多用于肺燥咳嗽。

(六)油炙

1.目的　增强疗效;利于粉碎。

2.操作方法　油炒、油炸和油脂涂酥烘烤。

(1)淫羊藿:淫羊藿、炙淫羊藿(每100kg淫羊藿,用羊脂油(炼油)20kg)。成品炙淫羊藿表面微黄色,光亮,微有羊脂油气。经炮制后羊脂油炙淫羊藿能增强温肾助阳作用。

(2)蛤蚧:蛤蚧、酒蛤蚧(每100kg蛤蚧块,用黄酒20kg)、油酥蛤蚧。成品酒蛤蚧色稍黄,质较脆,微有酒气;油酥蛤蚧色稍黄,质较脆,具香酥气。经炮制,酥制后易于粉碎,腥气减少;酒炙蛤蚧可增强补肾壮阳的作用。

三、考前模拟

(一)A型题(最佳选择题)

1.酒制药物时,除哪种药物外,一般都为黄酒

A.大黄　　B.乌梢蛇　　C.蟾酥　　D.桑枝　　E.白芍

2.酒制药物时,增强活血通络作用的药物为

A.黄柏　　B.川芎　　C.紫河车　　D.黄连　　E.蕲蛇

3.酒制药物时,改变药性,引药上行的药物为

A.黄连　　B.蕲蛇　　C.当归　　D.川芎　　E.乌梢蛇

4.酒制药物时,矫嗅去腥的药物为

A.大黄　　B.黄连　　C.当归　　D.川芎　　E.乌梢蛇

5.酒制药物时,每100kg药物用黄酒的量一般为

A.5～10kg　　B.10～20kg　　C.20～30kg　　D.30～40kg　　E.40～50kg

6.酒制药物时一般用的火候为

A.文火　　B.中火　　C.武火　　D.强火　　E.大火

7.具缓泻而不伤气,逐瘀而不败正之功,用于年老、体弱及久病患者的大黄炮制品种为

A.酒大黄　　B.熟大黄　　C.大黄炭　　D.醋大黄　　E.清宁片(由酒和蜜制成)

8.能抑制其苦寒之性,使其寒而不滞,清气分湿热,散肝胆郁火是下列哪种黄连的炮制品种

A.黄连　　B.酒黄连　　C.姜黄连　　D.炒黄连　　E.吴萸制黄连

9.取净药材片,加入定量黄酒拌匀,稍闷润,待酒吸尽后,置炒制容器内,用文火加热,炒至深黄色,偶见焦斑,取出晾凉,用此法操作的药材是

A.酒蟾蛛　　B.酒大黄　　C.酒白芍　　D.酒当归　　E.酒续断

10.醋炙法中药物以100kg计算,米醋的常用量是

A.20～30kg　　B.10～15kg　　C.40～50kg　　D.10～20kg　　E.以上都不是

11.当归的炮制品种中既能补血又不致滑肠是

A.当归头　　B.当归尾　　C.酒当归　　D.土炒当归　　E.当归炭

12.实验表明,当归哪个部位中钙、铜、锌含量最高

A.全当归　　B.当归头　　C.当归身　　D.当归尾　　E.当归炭

13.实验表明,当归哪个部位中阿魏酸含量最高,这与传统经验认为其破血的功能相吻合

A.全当归　　B.当归头　　C.当归身　　D.当归尾　　E.当归炭

14.当归酒制后增强了其何种功效

A.补血　　B.活血　　C.破血　　D.润肠通便　　E.活血补血调经

15.醋柴胡的炮制作用是

A.增强疏肝止痛作用　　B.抑制升浮之性,增强清肝退热截疟作用

C.增强止痛作用　　D.缓和升散之性,增强疏肝止痛作用　　E.以上都不是

16.醋制甘遂的目的是

A.引药入肝,疏肝理气　　B.降低毒性,缓和泻下作用　　C.增强活血止痛功能

D.便于调剂与制剂　　E.以上都不是

17.补血活血宜选用

A.当归头　　B.当归尾　　C.当归身　　D.当归炭　　E.当归(全当归)

18.醋炙法中醋的用量最多不超过

A.100∶10　　B.100∶20　　C.100∶30　　D.100∶40　　E.100∶50

19.取净药材,置炒制容器内,文火加热,炒至冒烟,表面微熔,喷淋定量液体辅料,边喷边炒,炒至表面显油亮光泽时,迅速出锅,摊开放凉。此方法适宜的药材是

A.盐泽泻　　B.醋延胡　　C.蜜麻黄　　D.醋乳香　　E.盐菟丝子

20.下列哪味药醋制后可增强其镇痛作用

A.五灵脂　　B.延胡索　　C.商陆　　D.甘遂　　E.以上都不是

21.治疗冠心病时应选用

A.生品延胡索　　B.醋延胡索　　C.姜延胡索　　D.盐延胡索　　E.酒延胡索

22.醋制延胡索的原理是

A.醋与延胡索中的生物碱结合,减少延胡索副作用

B.醋与延胡索所含生物碱结合,防止有效成分破坏

C.醋与延胡索所含生物碱结合生成盐,增加有效成分在水中的溶解度

D.醋酸使生物碱水解,使有效成分易煎出

E.醋酸能杀死延胡索中所含的酶,保存有效成分

23.炙法中多用文火,下列药物操作时应用中火的是

A.知母　　B.杜仲　　C.甘草　　D.柴胡　　E.牛蒡子

24.盐炙药物时,每100kg中药,用食盐

A.1kg　　B.2kg　　C.5kg　　D.10kg　　E.15kg

25.盐炙能增强补肝肾作用的药物是

A.橘核　　B.知母　　C.荔枝核　　D.杜仲　　E.砂仁

26.盐炙的操作方法一般是先拌盐水后炒,哪种药物是先炒药后加盐水

A.补骨脂　　B.益智仁　　C.续断　　D.黄柏　　E.知母

27.下列哪种药盐制时需先炒药后加盐水

A.荔枝核　　B.车前子　　C.小茴香　　D.黄柏　　E.橘核

28.盐炙药物时,加水溶化食盐时,一般加水量应为食盐的

A.2~3倍　　B.4~5倍　　C.6~7倍　　D.8~9倍　　E.10倍

29.黄柏切制时应用

A.泡法　　B.淋法　　C.淘法　　D.润法　　E.以上都不是

30.可缓和苦燥之性,增强其滋阴降火,退虚热作用的黄柏炮制品种为

A.盐黄柏　　B.酒黄柏　　C.黄柏炭　　D.醋黄柏　　E.姜黄柏

31.热壅上焦宜选用

A.生黄柏　　B.酒黄柏　　C.盐黄柏　　D.黄柏炭　　E.以上都不是

32.姜炙法中每100kg药物用生姜的量为

A.3kg　　B.5kg　　C.10kg　　D.15kg　　E.20kg

33.炙法中先拌辅料后炒药操作的药物有

A.醋乳香　　B.盐知母　　C.姜厚朴　　D.醋没药　　E.油淫羊藿

34.生厚朴长于宽中和胃,姜炙后

A.增强降逆止呕的功效　　B.利于配方　　C.降气祛痰

D.消除刺激性,增强宽中和胃的功效　　E.抑制苦寒之性

35.蜜炙黄芪多用于治疗

A.表卫不固的自汗　　B.血热妄行　　C.气虚及气虚出血之证　　D.痰热咳嗽

E.脘腹疼痛

36.蜜炙的目的是为了增强补脾益气作用的药材为

A.甘草　　B.马兜铃　　C.麻黄　　D.百部　　E.款冬花

37.蜜炙药物冷却后,需采取的贮存方法为

A.吸湿法　　B.清洁养护法　　C.对抗同贮法　　D.密闭法　　E.以上都不是

38.不是油炙法的药物为

A.淫羊藿　　B.三七　　C.蛤蚧　　D.豹骨　　E.马兜铃

39.若蜜浓稠不能与药物拌匀时,可以

A.增加用蜜量　　B.加适量开水稀释　　C.加适量冷水稀释　　D.加适量冷开水稀释

E.减少药量

40.蜜炙药物时,一般用量为

A.10%　　B.20%　　C.25%　　D.15%　　E.40%

41.蜜炙麻黄段时,药量与炼蜜的比例为

A.8:1　　B.5:1　　C.4:1　　D.2:1　　E.1:1

42.适于表证已解而咳嗽未愈的老人、幼儿及体虚患者为

A.麻黄　　B.蜜麻黄　　C.麻黄绒　　D.蜜麻黄绒　　E.以上都不是

43.淫羊藿用羊脂油炙的目的是

A.增强祛风湿作用　　B.增强温肾助阳作用　　C.增强止咳平喘作用

D.缓和药性　　E.减少副作用

44.下列药中要求去栓皮并盐炙的是

A.杜仲、肉桂　　B.黄柏、厚朴　　C.杜仲、黄柏　　D.黄柏、知母

E.肉桂、知母

(二)B型题(配伍选择题)

A.姜黄连　　B.清宁片　　C.酒黄连　　D.酒常山　　E.醋大黄

1.能引药上行,缓其寒性,善清头目之火的药物是

2.能缓和苦寒之性,并增强其止呕作用,以治胃热呕吐的药物是

3.泻下作用稍缓,以消积化瘀为主的药物是

4.大便秘结之年老、体弱、久病患者宜选用

A.泻下　　B.泻下稍缓,以清上焦实热为主　　C.泻下作用缓和,并增强活血去瘀之功

D.泻下作用极微并有止血作用　　E.以消瘀为主

5.酒大黄长于

6.熟大黄长于

7.大黄炭长于

8.醋大黄长于

A.土炒当归　　B.酒当归　　C.当归头　　D.当归尾　　E.当归炭

9.具有止血和血作用的是

10.破血宜选用

11.具有补血,又不致滑肠作用的是

12.炙后增强活血补血调经作用的是

A.香附　　B.醋香附　　C.四制香附　　D.酒香附　　E.香附炭

13.行气解郁,调经散结宜选用

14.具有疏肝止痛,并能消积化滞的是

A.引药入肝,增强活血止痛作用　　B.增强散瘀止痛作用　　C.增强疏肝止痛作用

D.降低毒性　　　　　　　　E.矫嗅矫味

15.醋炙三棱的目的是

16.醋炙香附的目的是

17.醋炙青皮的目的是

18.醋炙甘遂、芫花的目的是

A.大黄　　B.延胡索　　C.杜仲　　D.厚朴　　E.淫羊藿

19.用醋炙的药物为

20.用酒炙的药物为

21.用盐炙的药物为

22.用姜炙的药物为

A.用醋炙的药物　　B.用酒炙的药物　　C.用盐炙的药物

D.用姜炙的药物　　E.用蜜炙的药物

23.乳香为

24.川芎为

25.甘草为

26.甘遂为

A.增强补肝肾作用　　B.增强疗疝止痛作用　　C.增强滋阴降火作用

D.矫味免吐　　　　E.增强利尿作用

27.知母盐炙的目的是

28.杜仲盐炙的目的是

29.小茴香盐炙的目的是

A.酒制　　B.盐制　　C.蒸制　　D.煮制　　E.醋制

30.黄芩、黄连、川芎炮制的适宜方法为

31.山茱萸、何首乌、黄精炮制的适宜方法为

32.大黄、当归、乌梢蛇炮制的适宜方法为

33.杜仲、泽泻、知母炮制的适宜方法为

A.知母　　B.盐知母　　C.黄柏　　D.黄柏炭　　E.酒黄柏

34.湿热痢疾,黄疸,热淋,足膝肿痛,疮疡肿毒,湿疹等宜选用

35.能滋阴降火,清虚热的药物是

A.易于煎出有效成分　　B.易除去非药用部位　　C.增强宽中和胃作用

D.增强滋阴降火作用　　E.增强补肝明目,利水作用

36.厚朴姜炙后

37.车前子盐炙后

38.车前子炒后

A.表寒实证　　B.阴虚燥咳　　C.老人、幼儿感冒

D.表证已解而喘咳未愈的体虚患者　　E.表证较轻而肺气壅阴咳嗽气喘者

39. 生麻黄适用于

40. 炙麻黄适用于

41. 炙麻黄绒适用于

A. 增强补脾益气、缓急止痛作用　　B. 增强止咳平喘作用

C. 缓和苦寒之性,避免呕吐,增强润肺止咳作用

D. 增强润肺止咳之力,用于阴虚燥咳

E. 增强润肺止咳作用,缓和发汗之力

42. 马兜铃蜜炙的作用是

43. 甘草蜜炙的作用是

44. 款冬花蜜炙的作用是

A. 姜炙　　B. 盐炙　　　C. 蜜炙　　　D. 油炙　　　E. 醋炙

45. 百部的炮制方法是

46. 韭菜子的炮制方法是

47. 升麻的炮制方法是

A. 生黄柏　　B. 盐黄柏　　　C. 酒黄柏　　　D. 黄柏炭　　　E. 炒黄柏

48. 治疗湿热痢疾应选用

49. 治疗阴虚火旺、骨蒸劳热应选用

50. 治疗崩漏下血宜选用

A. 100:15　　B. 100:12.5　　C. 100:5　　D. 100:20　　E. 100:30

51. 百部蜜炙时,药物与炼蜜的比例为

52. 枇杷叶蜜炙时,药物与炼蜜的比例为

53. 桂枝蜜炙时,药物与炼蜜的比例为

A. 麻黄　　B. 砂仁　　　C. 金樱子　　　D. 厚朴　　　E. 车前子

54. 蜜炙后能缓和药性的药物是

55. 炮制后能增强宽中和胃作用的药物是

56. 炮制后能益肝明目的药物是

A. 增强活血通络作用　　B. 增强润肺止咳作用　　C. 增强活血止痛作用

D. 增强和胃止呕作用　　E. 增强滋阴降火作用

57. 蜜炙作用为

58. 姜炙作用为

59. 盐炙作用为

60. 醋炙作用为

(三)X 型题(多项选择题)

1. 炙法中先炒药后加辅料操作的药物有

A. 醋乳香　　B. 酒五灵脂　　C. 蜜麻黄　　D. 炙淫羊藿　　E. 盐菟丝子

2. 炙法中先拌辅料后炒药操作的药物有

A. 醋艾叶炭　　B. 蜜黄芪　　C. 盐知母　　D. 盐杜仲　　E. 酒五灵脂

3. 炙法中用文火炒的药物有

A. 盐杜仲　　B. 醋乳香　　C. 姜厚朴　　D. 盐知母　　E. 炙淫羊藿

4. 炙法与加辅料炒法的主要区别是

A. 所用辅料不同　　B. 辅料所起作用不同　　C. 火力不同

D. 操作方法不同　　E. 翻炒时间不同

5. 以下常用酒炙法操作的药物有

A. 大黄　　B. 乌梢蛇　　C. 黄连　　D. 延胡索　　E. 当归

6. 大黄的炮制品种有

A. 酒大黄　　B. 熟大黄　　C. 大黄炭　　D. 醋大黄　　E. 酒和蜜制的大黄

7. 酒炙法多用于以下哪几类药材

A. 活血散瘀类　　B. 祛风通络类　　C. 动物类　　D. 叶类　　E. 花类

8. 黄连的炮制品种有

A. 酒黄连　　B. 醋黄连　　C. 姜黄连　　D. 萸黄连　　E. 炒黄连

9. 当归常用的炮制方法有

A. 净制　　B. 切制　　C. 酒炙　　D. 土炒　　E. 炒焦

10. 醋炙的目的为

A. 引药入肝,增强活血止痛作用　　B. 增强散瘀止痛作用

C. 增强疏肝止痛作用　　D. 降低毒性　　E. 矫臭矫味

11. 以下常用醋炙法操作的药物有

A. 莪术　　B. 巴戟天　　C. 益智仁　　D. 青皮　　E. 延胡索

12. 醋炙法中先炒药后加辅料的操作适用于以下哪几类的药材

A. 树脂类药材　　B. 根茎类药材　　C. 矿石类药材　　D. 动物粪便类药材

E. 含黏液质较多的药材

13. 醋炙法多用于以下哪几类药材

A. 疏肝解郁类　　B. 散瘀止痛类　　C. 补益类　　D. 安神类

E. 攻下逐水类

14. 乳香醋炙后

A. 缓和刺激性　　B. 利于服用　　C. 便于粉碎　　D. 增强活血止痛作用

E. 增强收敛生肌作用

15. 香附常用的炮制品种有

A. 醋香附　　B. 香附炭　　C. 酒香附　　D. 四制香附　　E. 蜜香附

16. 盐炙中药的主要目的是

A. 增强滋阴降火的作用　　B. 矫味矫臭　　C. 增强补脾益气的作用

D. 降低毒性　　E. 引药下行

17. 盐炙后能增强滋阴降火作用的药物有

A. 砂仁　　B. 知母　　C. 黄柏　　D. 车前子　　E. 杜仲

18. 盐炙后可增强疗疝止痛的药物有

A. 小茴香　　B. 橘核　　C. 荔枝核　　D. 益智仁　　E. 砂仁

19. 黄柏的炮制品种有

A. 盐黄柏　　B. 酒黄柏　　C. 黄柏炭　　D. 姜黄柏　　E. 川黄柏

20.姜炙法多用于哪几类药物

A.祛痰止咳　　B.补中益气　　C.润肺化痰　　D.降逆止呕　　E.散瘀止痛

21.姜炙法的操作方法为

A.将药物与一定量的姜汁拌匀　　B.放置闷润　　C.用文火炒　　D.用武火炒

E.炒后晾凉

22.生姜汁炮制药物的主要目的是

A.引药归经　　B.矫味矫臭　　C.增强疗效　　D.抑制药物的寒性

E.降低毒性

23.什么性质的药物蜜炙时用蜜量宜小

A.质地疏松　　B.黏性较强　　C.纤维较多　　D.质地坚实　　E.油分较多

24.蜜炙法多用于炮制哪几类药物

A.利水渗湿药　　B.止咳平喘药　　C.辛温解表药　　D.补脾益气药　　E.清热解毒药

25.下列哪些药用蜜炙

A.甘草　　B.麻黄　　C.厚朴　　D.淫羊藿　　E.马兜铃

26.用蜜炙法炮制药物时的注意事项是

A.炼蜜用开水稀释时,要严格控制水量　　B.要闷润适当时间,使蜜汁逐步渗入药内

C.炙炒至不粘手时,取出摊晾　　D.蜜炙时,火力要小,以免焦化

E.蜜炙药物须凉后密闭贮存

27.哪些药物蜜炙后能增强润肺止咳的功效

A.甘草　　B.紫菀　　C.金樱子　　D.百部　　E.款冬花

28.常用油炙法炮制的药物有

A.淫羊藿　　B.乳香　　C.八角茴香　　D.蛤蚧　　E.韭菜子

四、答　案

(一)A型题

1.C 2.B 3.A 4.E 5.B 6.A 7.E 8.E 9.D 10.A
11.D 12.B 13.D 14.E 15.D 16.B 17.E 18.E 19.D 20.B
21.A 22.C 23.B 24.B 25.D 26.E 27B 28B 29.D 30.A
31. 32.C 33.C 34.D 35.D 36.A 37.D 38.E 39.B 40.C
41.B 42.D 43.B 44.C

(二)B型题

1.C 2.A 3.E 4.B 5.B 6.C 7.D 8.E 9.E 10.D
11.A 12.B 13.C 14.B 15.A 16.B 17.B 18.D 19.B 20.B
21.A 22.C 23.D 24.A 25.B 26.E 27.A 28.C 29.A 30.B
31.A 32.C 33.A 34.B 35.C 36.B 37.C 38.E 39.A 40.A
41.E 42.D 43.C 44.A 45.D 46.B 47.C 48.E 49.C 50.A
51.B 52.D 53.C 54.D 55.A 56.A 57.D 58.E 59.B 60.D

(三)X 型题

1. AB	2. BD	3. BCDE	4. ABCDE	5. ABCE	6. ABCDE	7. ABC
8. ACD	9. ABCD	10. ABCDE	11. ADE	12. AD	13. ABE	14. ABCDE
15. ABCD	16. AE	17. BC	18. ABC	19. ABC	20. AD	21. ABCE
22. DE	23. BDE	24. BD	25. ABE	26. ABCDE	27. BDE	28. AD

第二十五章 煅 法

一、考试大纲

(一)明煅

白矾、牡蛎、石决明
炮制方法、注意事项、成品性状与炮制作用

(二)煅淬

赭石、自然铜、炉甘石
炮制方法、成品性状与炮制作用

(三)扣锅煅

血余炭
炮制方法、注意事项、成品性状与炮制作用

二、应试指南

(一)明煅法

药物煅制时,不隔绝空气的方法,适用于除闷煅以外的一切药物。方法包括炉口煅、平炉段、反射炉煅。

1. 白矾　主含含水硫酸铝钾[$KAl(SO_4)_2 \cdot 12H_2O$]。白矾、枯矾。注意一次性煅透,中途不得停火,不要搅拌,否则易形成凉后的"僵块"。成品枯矾不透明、白色、蜂窝状或海绵状固体块状物或细粉,无结晶样物质,体轻质松,手捻易碎,味酸涩。炮制后酸寒之性降低,涌吐作用减弱,增强了收敛、生肌、止血、化腐作用。

2. 牡蛎　牡蛎、煅牡蛎。成品不规则片块,质酥脆。炮制后增强了收敛固涩作用。

3. 石决明　石决明、煅石决明。注意本品应一次煅透,中间不宜停火,否则不易煅透。成品煅石决明不规则的小碎块或细粉,灰白色或青灰色,无光泽,质地脆。炮制后咸寒之性降低,缓和平肝潜阳的功效,增强了固涩收敛、明目的作用。

(二)煅淬

辅料多用醋、酒、药汁等。

1. 目的　改变药物的理化性质,减少副作用,增强疗效;使药物质地酥脆。

2. 注意事项:应反复进行数次,使液体辅料吸尽,药物应全部酥脆为度。

(1)赭石:主含三氧化二铁(Fe_2O_3)。赭石、煅赭石(每100kg代赭石,用醋30kg)。成品煅赭石为无定型粉末或成团粉末,暗褐色或紫褐色,光泽消失。炮制后煅赭石降低了苦寒之性,增强了平肝止血的作用。

(2)自然铜:主含硫化铁(Fe_2S_3)。自然铜、煅自然铜(每100kg自然铜,用醋30kg)。成品不规则的碎粒,黑褐色或黑色,无金属光泽;质地酥脆,有醋气。炮制后煅淬后增强散瘀止痛作用。质地疏松,便于粉碎加工,利于成分煎出。

(3)炉甘石:主含碳酸锌($ZnCO_3$)。炉甘石、煅炉甘石、制炉甘石。(黄连汤制炉甘石,每

100kg煅炉甘石细粉,用黄连12.5kg;三黄汤制炉甘石,每100kg煅炉甘石,用黄连、黄柏、黄芩各12.5kg。)。成品煅炉甘石白色或灰白色无定型细粉,质轻松;制炉甘石呈黄色或深黄色细粉,质轻松,味苦。经炮制,煅淬水飞后,质地纯洁细腻,适宜于眼科及外敷用,消除了刺激性。采用黄连及三黄汤煅淬或拌制,可增强清热明目、敛疮收湿的作用。

(三)扣锅煅

1.目的　改变性能,产生新疗效,增强止血作用;降低毒性;增强收涩、敛疮作用。

2.注意事项　随时用湿盐泥堵封两锅相接处;煅后完全冷却后开锅;煅锅内药料不宜装满;判断药物是否煅透方法:观察扣锅底部米或纸变为深黄色或滴水即沸。

血余炭:成品为不规则小块状,大小不一,乌黑发亮,呈蜂窝状,研之清脆有声。炮制产生止血作用。

三、考前模拟

(一)A型题(最佳选择题)

1.下列哪种方法不属明煅

A.平炉煅　　B.反射炉煅　　C.罐煅　　D.闷煅　　E.盖煅

2.下列药物中用明煅法炮制的药物是

A.明矾　　B.炉甘石　　C.血余炭　　D.棕榈炭　　E.磁石

3.经煅后失去结晶水的药材是

A.石决明　　B.明矾　　C.自然铜　　D.赭石　　E.云母石

4.白矾常用的炮制方法是

A.明煅　　B.暗煅　　C.煅淬　　D.闷煅　　E.扣锅煅

5.自然铜常用的炮制方法是

A.明煅　　B.炉口煅　　C.暗煅　　D.煅淬　　E.扣锅煅

6.闷煅法的操作特点是

A.一次性煅透,中间不得停火　　B.煅至红透,趁热进行,反复操作

C.密闭缺氧化　　　　　　　　D.高温煅至黑色　　E.容器加盖煅制

7.煅炭后增强收涩、敛疮功效的药物是

A.棕榈　　B.荷叶　　C.灯芯　　D.干漆　　E.血余炭

8.下列药物中用扣锅煅法炮制的药物是

A.明矾　　B.自然铜　　C.血余炭　　D.石决明　　E.磁石

9.下列哪种药物宜用煅淬法制成极细粉

A.自然铜　　B.阳起石　　C.明矾　　D.石膏　　E.炉甘石

(二)B型题(配伍选择题)

A.除去结晶水　　B.使质地细腻　　C.改变药性　　D.改变化学成分

E.降低毒性

1.干漆煅制的主要目的

2.明矾煅制的主要目的

3.炉甘石煅制的主要目的

4.自然铜煅制的主要目的

5.血余煅制的主要目的

(三)X型题(多项选择题)

1.煅白矾的注意事项为

A.中间不得停火　　B.最佳温度为200℃左右　　C.最佳温度为300℃左右

D.中间不得搅拌　　E.先武火后文火煅

2.明煅时应注意

A.一次性煅透　　B.大小分档　　C.煅要存性　　D.要反复进行　　E.高温长时间煅制

3.赭石煅淬炮制作用是

A.降低苦寒之性　　B.增强重镇降逆作用　　C.增强平肝止血作用　　D.质地酥脆,易于粉碎

E.增强凉血止血作用

4.下列关于煅淬法正确的说法是

A.将药物按明煅法煅至红透,立即投入规定的液体辅料中骤然冷却的方法

B.药物在高温缺氧条件下煅烧成炭的方法　　C.常用的辅料为醋、酒、药汁等

D.使药物质地酥脆,易于粉碎　　　　　　　　E.利于有效成分的煎出

5.常用煅淬法炮制的药物有

A.牡蛎　　B.自然铜　　C.代赭石　　D.炉甘石　　E.钟乳石

6.扣锅煅的目的是

A.产生新的疗效,增强止血作用　　B.矫味矫臭　　C.降低毒性

D.使药物酥脆,便于粉碎与煎出　　E.增强安神收敛作用

7.下列关于闷煅法正确的说法是

A.煅烧时应随时用湿盐泥堵封两锅相接处　　B.防止空气进入

C.煅后应放至完全冷却后开锅　　D.煅锅内药料不易装满

E.可用观察扣锅底部米或纸变为深黄色或滴水即沸的方法来判断

四、答 案

(一)A型题

1.D　　2.A　　3.B　　4.A　　5.D　　6.C　　7.C　　8.C　　9.E

(二)B型题

1.E　　2.A　　3.B　　4.D　　5.C

(三)X型题

1.ABD　　2.ABC　　3.CD　　4.ACDE　　5.BCD　　6.AB　　7.ABCDE

第二十六章　蒸煮𤊿法

一、考试大纲

(一)蒸

何首乌、黄芩、地黄、黄精

炮制方法、辅料用量、成品性状与炮制作用

(二)煮

藤黄、川乌、附子

炮制方法、辅料用量、成品性状、炮制作用及解毒机制

(三)𤊿

苦杏仁

炮制方法、成品性状与炮制作用

二、应试指南

(一)蒸

1.目的　蒸后便于保存;蒸后性味改变,产生新的功能;便于软化切制;蒸制过程中加入酒、醋,则与酒炙、醋炙有类同的辅料作用。

2.操作方法　将待蒸的药物洗漂干净,并大小分开,质地坚硬者可适当先用水浸润1~2h以加速蒸的效果。与液体辅料同蒸者,可利用该辅料润透药物,然后将洗净润透或拌均匀辅料后润透的药物,置笼屉或铜罐等蒸制容器内,隔水加热至所需程度取出,蒸制时间一般视药物而定,短者1~2h,长者数十小时,有的要求反复蒸制(九蒸九晒)。蒸制过程中一般先用武火,待"圆气"后改用文火,保持锅内有足够蒸汽即可。

(1)何首乌:何首乌、制首乌(每100kg何首乌片或块,用黑豆10kg)。成品制首乌为棕褐色厚片或小方块,质坚硬,有光泽,味微甜。炮制后味转甘厚而性转温,增强了补肝肾、益精血、乌须发、强筋骨的作用。消除了生首乌滑肠致泻的副作用,宜于久服。

(2)黄芩:黄芩、酒黄芩(每100kg黄芩片,用黄酒10kg)、黄芩炭。成品酒黄芩形如黄芩片,表面棕黄色,略有酒气;黄芩炭形如黄芩片,表面黑褐色,体轻,有焦炭气。炮制后酒制入血分,用于上焦肺热及四肢肌表之湿热,可缓和黄芩苦寒之性;黄芩炭清热止血为主。

(3)地黄:鲜地黄、生地黄、生地炭;熟地炭;熟地黄(每100kg生地黄,用黄酒30~50kg)。成品熟地黄表面乌黑发亮,质滋润而柔软,易粘连;味甜或微有酒气;生地炭表面焦黑色,质轻松膨胀,外皮焦脆,中心部呈棕黑色有蜂窝状裂隙,有焦苦味。熟地炭表面焦黑色,有光泽,较生地炭色深。经炮制,生地黄性寒,为清热凉血之品,具有养阴清热、凉血生津的功能;熟地药性由寒转温,功效由清转补,具有滋阴补血、益精填髓的功能;生地炭凉血止血;熟地炭以补血止血为主。

(4)黄精:酒黄精(每100kg黄精,用黄酒20kg)、蒸黄精。成品酒黄精形如黄精,表面黑色,有光泽,中心深褐色,质柔软,味甜,略有酒气。蒸黄精形如黄精,表面棕黑色,有光泽,质柔软,味甜。经炮制,蒸后增强补脾、润肺、益肾的功能,并除去麻味,以免刺激咽喉;酒制能助药

势,使之滋而不腻,更好地发挥补益作用

(二)煮

1.目的 降低毒性,珍珠豆腐煮主要是为了除污。

2.操作方法 清水煮、药汁煮,固体辅料煮。

(1)藤黄:藤黄、制藤黄(藤黄每100kg,用豆腐300kg)。山羊血制、水煮制、荷叶制、高压蒸制。成品制藤黄显黄褐色,表面粗糙,断面显蜡样光泽。炮制后藤黄酸含量减少,毒性降低,可供内服。

(2)川乌:生川乌、制川乌。成品不规则厚片,表面灰褐或暗黄,有光泽,可见灰棕色多角形环纹,中间有空洞,质轻脆,无臭,微有麻舌感。炮制后促进双酯型生物碱的水解和分解,降低了毒性。

(3)附子:盐附子、黑顺片、白附片、炮附片、淡附片。成品后盐附子表面灰黑色,被盐霜,横切面灰褐色;气微,味咸而麻,刺舌。黑顺片为不规则纵切厚片,上宽下窄,表面暗黄色,油润具光泽,半透明状,有纵向导管束;质硬而脆,断面角质样,周边黑褐色,气微,味淡。白附片形如黑顺片,表面黄白色(无外皮),半透明。炮附片形如黑顺片,表面色泽加深,略鼓起。淡附片为不规则薄片,表面灰白色或灰褐色,味淡,口尝无麻舌感。炮制作用:加工后降低毒性,便于内服;炮附片以温肾暖脾为主;淡附片长于回阳救逆、散寒止痛。

(三)燀

1.目的 破坏一些药物中的酶、毒蛋白,有利于分离药用部位。

2.方法 苦杏仁、燀苦杏仁、炒苦杏仁。炮制后燀去皮,除去非药用部分,便于有效成分煎出,提高药效;燀杏仁擅长降气止咳、润肠通便;炒后可去小毒,具有温肺散寒作用。

三、考前模拟

(一)A型题(最佳选择题)

1.药物蒸后性味改变,产生新的功能的是

A.桑螵蛸　　B.何首乌　　　C.木瓜　　　D.天麻　　　E.玄参

2.何首乌的炮制可采用

A.清蒸　　B.黑豆汁蒸　　C.酒蒸　　D.醋蒸　　E.酒醋和蒸

3.欲增强女贞子的补益肝肾作用,宜采用的炮制方法是

A.清蒸法　　B.水煮法　　C.酒炖法　　　D.醋煮法　　　E.醋炖法

4.桑螵蛸入药应采用的炮制法是

A.清蒸法　　B.酒蒸法　　C.盐蒸法　　D.水煮法　　E.醋蒸法

5.黄芩切片前软化可采用的最佳方法是

A.蒸1/2h　　B.煮1/2h　　C.煮10 min　　　D.冷水洗润软　　　E.自然吸湿回润

6.药物蒸后便于保存的是

A.黄芩　　B.何首乌　　C.木瓜　　D.大黄　　E.地黄

7.蒸制熟地的质量标准是

A.质地柔软易切　　B.外表黑色,内部棕黄色　　C.色黑如漆、味甘如饴

D.质变柔润、色褐　　E.表面棕黑色,有光泽

8.地黄在补血调经的"四物汤"中可使用的饮片规格是

A.鲜地黄　　B.生地黄　　C.熟地黄　　D.生地炭　　E.熟地炭

9.酒制地黄的目的是

A.治滑精　　B.增强敛阴止汗　　C.增强固精缩尿　　D.具有滋阴补血作用

E.降低毒性、缓和燥性

10.欲降低藤黄的毒性,宜采用的炮制法是

A.水煮　　B.甘草水煮　　C.黑豆水煮　　D.豆腐煮　　E.姜汤煮

11.酒蒸后消除刺激咽喉副作用,增强补脾润肺益肾作用的药物是

A.山茱萸　　B.女贞子　　C.黄精　　D.五味子　　E.肉苁蓉

12.淡附片的炮制需用

A.酒、甘草和水共煮　　　　B.姜汁、甘草和水共煮　　　　C.胆汁甘草和水共煮

D.黑豆、甘草和水共煮　　E.米泔水、甘草和水共煮

13.苦杏仁的炮制方法是

A.炒法　　B.蒸法　　C.煮法　　D.燀法　　E.制霜法

14.不采用煮法炮制的药物

A.川乌　　B.吴茱萸　　C.珍珠　　D.远志　　E.杏仁

(二)B型题(配伍选择题)

A.川乌　　B.草乌　　C.藤黄　　D.硫黄　　E.吴茱萸

1.常用清水煮的药物是

2.常用固体辅料煮的药物是

3.常用甘草水煮的药物是

A.黄酒　　B.黑豆汁　　C.甘草汁　　D.米醋　　E.豆腐

4.制珍珠常用的辅料是

5.制远志常用的辅料是

6.制何首乌常用的辅料是

A.酒黄芩　　B.酒熟地黄　　C.酒黄精　　D.酒女贞子　　E.酒肉苁蓉

7.炮制后用于上焦肺热的药物是

8.炮制后具有滋阴补血作用的药物是

A.鲜地黄　　B.生地黄　　C.熟地黄　　D.生地炭　　E.熟地炭

9.补血止血宜用

10.凉血止血宜用

11.滋阴补血,益精填髓

12.养阴清热,凉血生津

(三)X型题(多项选择题)

1.蒸法的目的包括

A.便于保存　　B.便于软化切制　　C.改变性味　　D.产生新的功能　　E.净化药物

2.黄芩蒸制或沸水煮的目的是

A.使酶灭活　　B.保存药效　　C.软化药物　　D.便于切片　　E.以上都是

3.熟地黄的炮制可采用

A.清蒸　　　B.黑豆汁蒸　　　C.酒蒸　　　D.醋蒸　　　E.酒醋和蒸

4.常用药汁炮制的药物是

A.五味子　　　B.山茱萸　　　C.吴茱萸　　　D.附子　　　E.远志

5.煮制后可降低毒性的药物有

A.附子　　　B.藤黄　　　C.远志　　　D.硫磺　　　E.珍珠

6.藤黄的炮制方法有

A.山羊血制　　　B.荷叶制　　　C.水煮制　　　D.豆腐制　　　E.高压蒸制

7.川乌炮制的基本过程为

A.净川乌分档,用水浸泡至内无干心　　　　　　　B.净川乌分档,用水浸漂至内无干心

C.用水煮或蒸至内无白心,口尝微有麻舌感

D.用甘草、干姜水煮至无白心,口尝微有麻舌感

E.煮或蒸后取出,晾至六成干或闷润后切厚片干燥

8.研究表明,苦杏仁制时应掌握

A.冷水投药　　　B.用水量应是药材的 10 倍　　　C.加热 5 min　　　D.加热后凉水浸泡

E.筛去种皮 ,用时捣碎

四、答　案

(一)A 型题

1.B　　2.B　　3.C　　4.A　　5.A　　6.A　　7.C　　8.C　　9.D　　10.D

11.C　　12.D　　13.D　　14.E

(二)B 型题

1.A　　2.B　　3.E　　4.E　　5.C　　6.B　　7.A　　8.B　　9.E　　10.D

11.C　　12.B

(三)X 型题

1.ABCD　　2.ABCDE　　3.AC　　4.CDE　　5.ABCD　　6.ABCDE　　7.ACE

8.BCDE

第二十七章　其他制法

一、考试大纲

(一)复制

半夏

炮制方法、辅料用量、成品性状、炮制作用与解毒机制

(二)发酵

六神曲

炮制方法、品质要求、成品性状与炮制作用

(三)发芽

麦芽

炮制方法、成品性状与炮制作用

(四)制霜

巴豆、西瓜霜

炮制方法、成品性状与炮制作用

(五)煨

肉豆蔻

炮制方法、辅料用量、成品性状与炮制作用

(六)提净

芒硝

炮制方法、成品性状与炮制作用

(七)水飞

朱砂

炮制方法、注意事项与炮制作用

二、应试指南

(一)复制

将净选后的药物加入一种或多种辅料,按规定操作程序,反复炮制。

1.目的　①降低或消除药物的毒性;②改变药性;③.强疗效;④矫臭解腥。

2.操作方法　将净选后的药物置一定容器内,加入一种或多种辅料,按工艺程序,反复炮制至规定的质量要求为度。

半夏:生半夏,清半夏,姜半夏,法半夏。生品有毒,多外用。清半夏炮制方法为白矾溶液浸泡(每100kg半夏,用白矾20kg)。成品内无白心,口尝微有麻舌感。炮制后增强燥湿化痰作用。姜半夏炮制方法为水浸泡,加生姜煎汤与白矾半夏共煮至透心。(每100kg半夏,加生姜25kg、白矾12.5kg)。炮制后增强降逆止呕作用。法半夏炮制方法为水浸透,加甘草水汁

与适量石灰液中搅匀,浸泡。(每 100kg 半夏,用甘草 15kg,生石灰 10kg)。成品剖面黄色均匀,口尝微有麻舌感,炮制后:燥湿化痰,多用于中成药中。半夏的毒性主要是对眼、咽喉、胃肠等黏膜有强烈的刺激性。半夏块茎所含尿黑酸及其苷刺激舌根,有强烈涩味,3,4-二羟基苯甲醛有强烈的辛辣味。用生姜、白矾等辅料炮制可降低或消除其毒性作用。

(二)发酵

1.目的　改变原有性能,产生新疗效,扩大用药范围;可增强疗效。

2.操作方法　根据不同品种,采用不同的方法进行加工处理后,再置于温度、湿度适宜的环境下进行发酵。常用的方法有药料与面粉混合发酵,直接用药料进行发酵等。气味芳香,无霉味、酸败味;曲块表面霉衣黄白色,内部有斑点为佳。

六神曲:神曲、炒神曲、焦神曲。经炮制,生六神曲健脾开胃,并有发散作用;麸炒后以醒脾和胃为主;炒焦后消食化积力强,以治食积泄泻为主。

(三)发芽

1.目的　产生新的功效,扩大用药品种。

2.操作方法　经选种、浸泡、发芽、干燥而得。

3.注意事项　应取新鲜、成熟、饱满的果实或种子,要求发芽率在 85% 以上。

(1)麦芽:麦芽、炒麦芽、焦麦芽。经炮制,生麦芽健脾和胃,通乳;炒后增强开胃消食作用,并能回乳;炒焦后消食化滞作用更强。

(四)制霜

1.制霜　药物经过去油制成松散粉末或析出细小结晶或升华、煎熬成粉渣的方法。

2.制霜法分类

(1)去油制霜:巴豆霜、千金子霜、柏子仁霜、瓜蒌子霜、大风子霜、木鳖子霜。

(2)渗出制霜:西瓜霜;升华制霜—信石。

3.制霜法目的　降低毒性,缓和药性;消除副作用;纯净药物;制造新药,增强疗效。

(1)巴豆:去油制霜;成品药物松散成粉,不再粘结成饼。炮制后能降低毒性,缓和其泻下作用。巴豆霜含脂肪油量应为 18%～20%。

(2)西瓜霜:渗出制霜。成品为白色结晶粉末。炮制时芒硝与西瓜合制,起协同作用,使药物更洁净,增强清热泻火之功。

(五)煨

1.分类

(1)面裹煨:肉豆蔻、诃子、葛根;麦麸煨—肉豆蔻、诃子、葛根。

(2)纸煨:木香;滑石粉煨—肉豆蔻、诃子、葛根。

2.煨法目的　除去药物中部分挥发油及刺激性成分,降低副作用,或缓和药性,增强疗效。煨制的药物均可增强止泻作用。

3.操作方法　用滑石粉或麦麸煨,不同于加滑石粉烫炒和加麦麸炒。煨制时辅料用量大,温度较炒法低。目的是利用辅料吸去部分挥发性及刺激性的成分。

(1)肉豆蔻:可用麦麸煨(40kg/100kg)、面裹煨(50kg/100kg)、滑石粉煨(50kg/100kg)。经煨后挥发油含量降低,有毒成分含量降低,煨后止泻作用增强。

(六)提净

某些矿物药,特别是一些可溶性无机盐类药物,经过溶解,过滤,除净杂质后,再行重结晶,以进一步纯制药品的方法。

1.提净目的　药物提净均可使其纯净,增强疗效。缓和药性,降低毒性。

2.操作方法　根据不同品种而采取适当的方法。有的药物与辅料加水共煮,如芒硝。有的药物,加水溶化后,滤去杂质,再加醋,在容器上隔水加热,使液面析出结晶物,随析随捞取,至析尽为止,如硇砂。

芒硝:主要成分为$(Na_2SO_4 \cdot 10H_2O)$。用复制法炮制,每100kg朴硝,用萝卜20kg。朴硝经提净后质地纯净,可内服,经与萝卜制后,可缓和其咸寒之性,并取其消导降气之功,增强其润燥软坚,消导,下气通便作用。

(七)水飞

利用粗细粉末在水中悬浮性不同,将不溶于水的矿物,贝壳类药物经反复研磨制备成极细腻粉末的方法,称水飞法。

1.水飞目的　去除杂质,洁净药物;使药物质地细腻,便于内服和外用;防止药物在研磨过程中粉尘飞扬,污染环境;除去药物中可溶于水的毒性物质,如砷、汞等。

2.操作方法　将药物适当破碎,置乳钵中或其他容器中,加入适量清水,研磨成糊状,再加多量水搅拌,粗粒即下沉,立即倾出混悬液,下沉的粗粒再研磨,如此反复操作,至研细为止。最后将杂质弃去。将前后倾出的混悬液合并静置,待沉淀后,倾去上面的清水,将干燥沉淀物研磨成极细粉末。

3.注意事项　朱砂和雄黄要忌铁器,并要注意避免加热,以防毒性增强。

朱砂:水飞法。朱砂有毒,经水飞后可使药物达到纯净,极细,便于制剂及服用。主要成分为硫化汞(HgS),尚含有微量的杂质。杂质主要是游离汞和可溶性汞盐,毒性极大,为朱砂中的主要毒性成分。研磨水飞法所得朱砂粉毒性最小,且药物纯净。

三、考前模拟

(一)A型题(最佳选择题)

1.下面哪项不是复制法炮制的目的

A.降低或消除药物的毒性　　　B.改变药性　　　C.增强疗效

D.矫臭解腥　　　　　　　　　E.产生新的疗效

2.法半夏的辅料宜选用

A.甘草、生姜　　　　B.甘草、明矾　　　C.生姜、皂角

D.甘草、生石灰　　　E.明矾、甘草

3.清半夏的炮制方法

A.白矾水溶液浸泡　　B.生姜汁浸泡　　C.甘草液浸泡　　D.石灰液浸泡　　E.酒制

4.炮制姜半夏的辅料用量

A.每100kg药物加生姜25kg,白矾12.5kg　　　B.每100kg药物加生姜12.5kg,白矾25kg

C.每100kg药物加生姜15kg,白矾2.5kg　　　D.每100kg药物加生姜20kg,白矾10.5kg

E.每100kg药物加生姜20kg,白矾12.5kg

5.制清半夏 100kg ,所用辅料及其用量是

A. 白矾 10kg　　B. 白矾 20kg　　C. 生姜 12.5kg　　D. 生姜 25kg　　E. 黑豆 10kg

6.制半夏的水处理方法为

A. 浸润法　　B. 淘洗法　　C. 浸漂法　　D. 洗漂法　　E. 浸泡法

7.具有燥湿化痰作用,多用于中成药中,用痰多咳喘,痰饮眩悸、风痰眩晕,痰厥头痛的是

A. 生半夏　　B. 法半夏　　C. 姜半夏　　D. 清半夏　　E. 酒半夏

8.为了增强六神曲的醒脾和胃作用,常用的炮制方法是

A. 炒黄　　B. 炒焦　　C. 麦麸炒　　D. 土炒　　E. 米炒

9.药物发酵时最佳的温度是

A. 18℃～25℃　　B. 20℃～25℃　　C. 25℃～30℃　　D. 25℃～37℃

E. 30℃～37℃

10.发酵法的质量要求中错误的是

A. 气味芳香　　B. 无霉味、酸败味　　C. 曲块表面霉衣黄白色

D. 曲块内部有斑点　　E. 曲块黑色为佳

11.消食化积力强,以治食积泄泻为主的药物是

A. 麸炒神曲　　B. 米炒神曲　　C. 土炒神曲　　D. 神曲　　E. 焦神曲

12.六神曲的成分是

A. 苦杏仁、赤小豆、鲜地丁、鲜青蒿、鲜苍耳草、白面

B. 苦杏仁、赤小豆、鲜青蒿、鲜苍耳草、鲜辣蓼、白面

C. 苦杏仁、白扁豆、鲜青蒿、鲜苍耳草、鲜辣蓼、白面

D. 桃仁、赤小豆、鲜青蒿、鲜苍耳草、鲜辣蓼、白面

E. 桃仁、白扁豆、鲜地丁、鲜青蒿、鲜辣蓼、白面

13.发酵时一般相对湿度控制在

A. 50%～60%　　B. 55%～60%　　C. 60%～65%　　D. 70%～80%　　E. 60%～80%

14.指出下列关于神曲的炮制方法哪项是错误的

A. 用面粉或麦麸作基本原料　　B. 应用的药物有杏仁、赤小豆、鲜青蒿、鲜苍耳草等

C. 杏仁、赤小豆碾成粉末　　D. 在温度 30℃～37℃ 条件下,发酵 4～6 天

E. 以上都不是

15.药物发芽时应保持的温度范围是

A. 8℃～15℃　　B. 18℃～25℃　　C. 25℃～35℃　　D. 30℃～37℃

E. 35℃～40℃

16.用发芽法制备麦芽时芽长控制在

A. 0.2cm　　B. 0.1cm　　C. 0.5cm　　D. 0.8cm　　E. 1.0cm

17.发芽法浸渍度含水量应为

A. 32%～35%　　B. 42%～45%　　C. 52%～55%　　D. 62%～65%

E. 72%～75%

18.发芽法要求药物的发芽率是

A. 50%　　B. 70% 以上　　C. 80% 以上　　D. 85% 以上　　E. 100%

19.临床上消食开胃、回乳消胀宜选用

A.炒麦芽　　　B.焦麦芽　　　C.生麦芽　　　D.生谷芽　　　E.焦谷芽

20.大风子去油制霜的主要目的是

A.缓和泻下作用　　　B.增强其疗效　　　C.降低毒性

D.止痛作用增强　　　E.增强泻下作用

21.巴豆霜的含油量规定为

A.10%～15%　　　B.18%～20%　　　C.20%～25%　　　D.25%～30%　　　E.8%～13%

22.制备西瓜霜的药物除成熟的西瓜外还有

A.石膏　　　B.滑石　　　C.白矾　　　D.芒硝　　　E.硼砂

23.西瓜霜选用何种制霜法炮制

A.去油制霜　　　B.升华制霜　　　C.煎煮制霜　　　D.渗出制霜　　　E.自然制霜

24.千金子霜的目的为

A.降低毒性　　　B.改变药性　　　C.去除杂质　　　D.防止污染环境　　　E.便于服用

25.煨木香一般采用的炮制方法是

A.麦麸煨　　　B.面裹煨　　　C.滑石粉煨　　　D.湿纸煨　　　E.纸煨

26.麸煨肉豆蔻应选

A.文火　　　B.中火　　　C.武火　　　D.先文火后中火　　　E.先中火后武火

27.肉豆蔻煨制方法有麦麸煨、面裹煨、滑石粉煨,毒性顺序是

A.生品＞麦麸煨＞滑石粉煨＞面煨　　　B.生品＞滑石粉煨＞麦麸煨＞面煨

C.生品＞麦麸煨＞面煨＞滑石粉煨　　　D.生品＞面煨＞麦麸煨＞滑石粉煨

E.生品＞滑石粉煨＞面煨＞麦麸煨

28.雄黄炮制忌用

A.加水研磨　　　B.加水球磨　　　C.水飞　　　D.煅后水飞　　　E.研磨后,稀盐酸飞一次

29.朴硝经提净法炮制后称为

A.玄明粉　　　B.皮硝　　　C.风化硝　　　D.芒硝　　　E.火硝

30.净制芒硝,每100kg药物用萝卜

A.50kg　　　B.30kg　　　C.40kg　　　D.20kg　　　E.60kg

31.芒硝结晶的最不适宜的温度是

A.0℃　　　B.2℃～4℃　　　C.15℃　　　D.8℃～10℃　　　E.35℃

(二)B型题(配伍选择题)

A.白矾　　　B.生石灰、甘草　　　C.生姜　　　D.黑豆　E.黄酒

1.清半夏选用的辅料为

2.法半夏选用的辅料为

3.紫河车选用的辅料为

A复制法　　　B煨法　　　C煮法　　　D制霜法　　　E水飞法

4.白附子为

5.半夏为

6.肉豆蔻为

A.醒脾和胃、食积不化、脘腹胀满　　　B.健胃消食作用增强

C. 消食化积力强,治食积泄泻　　　　D. 健脾开胃,并有发散作用

E. 化痰止咳,消食积

7. 神曲炒焦后

8. 神曲生用

9. 神曲麸炒后

10. 半夏曲麦麸炒后

A. 改变原有性能,产生新的治疗作用　　　B. 扩大用药品种,消食作用增强

C. 增强疗效　　D. 降低毒性　　E. 消除副作用

11. 杏仁、赤小豆等经发酵制成神曲后

12. 半夏制曲后

13. 淡豆豉经发酵后

14. 麦芽炒黄、炒焦后

15. 藿香、青蒿经发酵制成建神曲后

A. 去油制霜　　B. 渗出制霜　　C. 升华制霜　　D. 煎煮后成粉渣制霜　　E. 加热失水成霜

16. 巴豆霜为

17. 木鳖子霜为

18. 西瓜霜为

19. 信石为

A. 诃子　　　B. 芒硝　　　C. 虻虫　　　D. 滑石　　　E. 雄黄

20. 采用提净法炮制的药物是

21. 宜选用煅法炮制的药物是

22. 采用水飞法制备的药物是

A. 煅法　　B. 制霜法　　C. 水飞法　　D. 提净法　　E. 干馏法

23. 葛根炮制多选用

24. 芒硝采用的是

25. 朱砂炮制多选用

(三) X 型题(多项选择题)

1. 复制法的目的有

A. 增强疗效　　B. 改变药性　　C. 便于粉碎　　D. 降低或消除药物毒性　　E. 矫臭解腥

2. 半夏的处方用名有

A. 生半夏　　B. 姜半夏　　C. 法半夏　　D. 酒半夏　　E. 清半夏

3. 白附子炮制选用的辅料是

A. 黄酒　　B. 生姜　　C. 白矾　　D. 米醋　　E. 花椒

4. 胆南星炮制后的变化

A. 气改变　　B. 作用改变　　C. 升降浮沉改变　　D. 味改变　　E. 毒性改变

5. 用复制法炮制的药物有

A. 半夏　　B. 天南星　　C. 白附子　　D. 紫河车　　E. 天麻

6. 均由药物与面粉(或麦麸)经发酵而制成的药物有

A. 神曲　　B. 淡豆豉　　C. 粟芽　　D. 建神曲　　E. 半夏曲

7.均有炒黄、炒焦炮制法的药物有

A.六神曲　　B.麦芽　　C.槐花　　D.谷芽　　E.山楂

8.药物发芽的主要操作步骤有

A.选种　　B.晒　　C.干燥　　D.浸泡　　E.发芽

9.在神曲原料组成中有

A.杏仁　　B.青蒿　　C.藿香　　D.面粉　　E.佩兰

10.制霜法根据操作方法的不同,可分为

A.去油制霜　　B.渗出制霜　　C.升华制霜　　D.发芽制霜

E.以上方法均可

11.巴豆制霜时应当注意

A.操作时应当做好劳动保护　　B.工作结束后用冷水洗涤裸露部位

C.压榨时加热　　　　　　　　D.用过的纸和布立即烧毁

E.制成的巴豆霜按剧毒药物管理

12.去油制霜的目的有

A.缓和药性　　B.降低毒性　　C.消除副作用　　D.增强疗效

E.除去大部分杂质

13.麦麸炒和麦麸煨的区别是

A.辅料用量不同　　B.加辅料方法不同　　C.所用火力不同

D.加热时间不同　　E.炮制目的不同

14.可采用煨法炮制的药物有

A.诃子　　B.葛根　　C.木香　　D.肉豆蔻　　E.瓜蒌

15.煨诃子的炮制品种有

A.诃子肉　　B.诃子核　　C.炒诃子肉　　D.面裹煨诃子　　E.麦麸煨诃子

16.用煨法炮制药物时下列说法正确的是

A.煨制时辅料的用量比炒制时用量多　　B.煨制时辅料的用量比炒制时用量少

C.煨制时的温度比炒制时高　　　　　　D.煨制时的温度比炒制时低

E.煨制的目的是利用辅料吸去部分挥发性及刺激性的成分

17.煨肉豆蔻可用辅料包括

A.麦麸　　B.滑石粉　　C.蛤粉　　D.面粉　　E.纸

18.朱砂水飞工艺是

A.吸尽铁屑　　　　　　　B.加水研磨成糊状　　　　C.加入大量清水搅拌

D.倾取混悬液静置,取沉淀　　E.沉淀加热干燥

19.水飞的目的是

A.去除杂质洁净药物　　B.除去药物中可溶于水的毒性物质

C.使药物质地细腻　　D.防止药物在研磨过程中粉尘飞扬　　E.缓和药性

20.对于朱砂的描述正确的是

A.研磨水飞法毒性最小　　B.朱砂水飞时洗涤次数越多游离汞的含量越低

C.水飞后朱砂应晾干　　D.杂质的主要成分为游离汞

E.水飞朱砂时应忌用铁器

21. 肉豆蔻的煨制方法有
A. 麦麸煨   B. 面裹煨   C. 蛤粉煨   D. 滑石粉煨   E. 米煨

四、答　案

(一)A 型题

1. E   2. D   3. A   4. A   5. B   6. C   7. B   8. C   9. E   10. E
11. E   12. B   13. D   14. E   15. B   16. C   17. B   18. D   19. A   20. C
21. B   22. D   23. D   24. A   25. E   26. A   27. A   28. D   29. D   30. D
31. E

(二)B 型题

1. A   2. B   3. E   4. A   5. A   6. B   7. C   8. D   9. A   10. B
11. A   12. C   13. A   14. B   15. A   16. A   17. A   18. B   19. C   20. B
21. A   22. E   23. A   24. D   25. C

(三)X 型题

1. ABDE   2. ABCE   3. BC   4. ABD   5. ABCD   6. ADE   7. ABDE
8. ABCDE   9. ABD   10. ABC   11. ABCDE   12. ABC   13. ABDE   14. ABCD
15. DE   16. ADE   17. ABD   18. ABCE   19. ABCD   20. ACE   21. ABD